Helmut Börsch-Supan · Die Kunst in Brandenburg-Preußen

Verwaltung der Staatlichen Schlösser und Gärten

Helmut Börsch-Supan

Die Kunst in Brandenburg-Preußen

Ihre Geschichte von der Renaissance
bis zum Biedermeier
dargestellt am Kunstbesitz
der Berliner Schlösser

Gebr. Mann Verlag · Berlin

CIP-Kurztitelaufnahme der Deutschen Bibliothek

Börsch-Supan, Helmut:
Die Kunst in Brandenburg-Preußen:
ihre Geschichte von d. Renaissance bis zum Biedermeier,
dargest. am Kunstbesitz d. Berliner Schlösser/
Helmut Börsch-Supan. (Verwaltung d. Staatl. Schlösser u. Gärten).
Berlin: Mann, 1980.
ISBN 3-7861-1273-8

Lithos Carl Schütte & C. Behling
Satz und Druck Druckerei Hellmich KG
Buchbinderische Verarbeitung Lüderitz & Bauer
Typographie und Einband Dieter Eckert, alle in Berlin
Printed in Germany · ISBN 3-7861-1273-8

Inhaltsverzeichnis

Vorwort

Die Berliner Schlösserverwaltung ist ein Fragment einer 1927 geschaffenen Museums- und Denkmalpflegeeinrichtung. Ihr war die Aufgabe zuteil geworden, den nach dem Ersten Weltkrieg verstaatlichten Kunstbesitz des preußischen Königshauses zu bewahren und nutzbar zu machen. Trotz der Zerstückelung dieses einst gewaltigen Erbes bildet die Berliner Einrichtung mit den Schloßbezirken Charlottenburg und Glienicke, der Pfaueninsel sowie dem Jagdschloß Grunewald einen gewichtigen Komplex von Bauten, Gartenanlagen und Sammlungen, der die brandenburgisch-preußische Kunst- und Kulturgeschichte darzustellen vermag.

Der Kunstbesitz der Schlösser ist teils im Lande, teils anderenorts entstanden und importiert worden, denn auch am preußischen Hof wurde gesammelt, was in ganz Europa Geltung besaß. Obgleich die nichtpreußische Kunst wie vor allem die Werke niederländischer Maler des 17. Jahrhunderts, die Gemälde Watteaus und seines Kreises oder die Bilder Caspar David Friedrichs für die Entwicklung der Kunst in diesem Lande wichtig war und den kostbarsten Besitz der Schlösser bildet, kann sie in diesem Buch nur am Rande erwähnt werden. Es stellt sich die Aufgabe, ausgewählte Beispiele der zweiten Werkgruppe – der im Lande geschaffenen Kunst – so zu ordnen und zu beschreiben, daß sich daraus für einen wichtigen Zeitabschnitt ein Gesamtbild der künstlerischen Entwicklung ergibt. Allerdings fällt es notgedrungen skizzenhaft und ungleichmäßig aus – besonders auf den Gebieten der Architektur und des Kunstgewerbes sind nur Andeutungen möglich –, kann aber doch angesichts des Fehlens einer umfassenden Darstellung der brandenburgisch-preußischen Kunstgeschichte eine Gesamtvorstellung vermitteln.

Das Buch will zugleich ein Lesebuch und ein Nachschlagewerk sein und kann dazu als Führer durch eine besondere Art von Kunstausstellung verstanden werden. Diese besitzt gegenüber den üblichen Veranstaltungen den Nachteil, daß ihre einzelnen Stücke an verschiedenen Orten und unter andere Werke verstreut sind. Ihre Vorzüge bestehen jedoch darin, zu dauern und die Kunstwerke nicht durch Transport zu gefährden, sondern in ihrer zugehörigen Umgebung zu belassen. Vielleicht kann auch der vom Zwang der Terminverpflichtung befreite lesende Betrachter zum wiederholten Umgang mit den einzelnen Werken gelangen, der allein die Qualität der Beständigkeit und die Beständigkeit der Qualität erleben läßt.

Hinweise

Um dem Leser das Auffinden des Standortes der einzelnen Kunstwerke zu erleichtern, sind bei den Bildunterschriften neben der Angabe des Schlosses, die zumeist in Abkürzung gegeben wird, die Raumnummern aufgeführt. Die Lage der Räume ist aus den Grundrissen der Gebäude auf den Seiten 322, 323 ersichtlich.

Bei einigen Kunstwerken fehlen solche Standortangaben. Hier konnte die endgültige Aufstellung in den Schauräumen noch nicht vorgenommen werden. Diese Werke befinden sich zur Zeit im Magazin.

Die Abkürzungen bedeuten:
Ch = Schloß Charlottenburg
G = Jagdschloß Grunewald
Sch = Schinkel-Pavillon

Die in der Plankammer des Charlottenburger Schlosses bewahrten Werke werden auf Verlangen speziell interessierten Besuchern gezeigt.

Der Beitrag der Museumsschlösser zum Verständnis der Geschichte

Bedingungen der Fürstenkunst

Bis zum 19. Jahrhundert ist Kunst in Brandenburg-Preußen nur in verhältnismäßig geringem Maß aus einem ursprünglichen Bedürfnis des Volkes nach Bereicherung des Daseins durch das Schöne entstanden. Ein Grund dafür war die Armut des Landes. Ein anderer lag im Protestantismus mit seiner Vernachlässigung der Augenkultur. Allerdings hatte schon im Mittelalter die keineswegs arme Handelsstadt Berlin nicht viel für ihre Kirchen und andere öffentliche Gebäude aufgewendet, so daß für das kärgliche Dasein der Künste in der Mark Armut und Protestantismus nicht allein verantwortlich gemacht werden können.

Die Pflege der Kunst war hauptsächlich das Geschäft der Fürsten, sei es, um eine Kulturarbeit für das Land zu leisten, sei es, um sich selbst mit Glanz zu umgeben. In ihrer Hand lag es, die Kunst zu befördern, ihr Richtung zu geben oder sie verkümmern zu lassen, wie es zu Beginn der Regierungszeit des Soldatenkönigs der Fall war. Welchen Gang sie nahm, hing wesentlich von der Herkunft und der Güte der Kräfte ab, die ins Land geholt wurden. Kunst wuchs nicht, sie wurde gemacht. Etwas von der alten Vorstellung, Kultur lasse sich wie eine Ware importieren, wenn nur Geld vorhanden ist, läßt sich noch in der Gegenwart nachweisen.

Die Kirche spielte als Auftraggeber nur eine untergeordnete Rolle und konnte so gegenüber den unterschiedlichen Interessen und Geschmacksrichtungen der einzelnen regierenden Häupter keine gleichmäßige künstlerische Entwicklung gewährleisten. Daher scheint es berechtigt, die Verhältnisse in diesem Land hinsichtlich des Werdens und Vergehens von Kunst für die Zeit von der Renaissance bis zum Biedermeier, einer Zeit, in der sich die Rolle des Königs als Mäzen grundlegend änderte, an Beispielen höfischer Kunstpflege in den West-Berliner Schlössern aufzuzeigen. Dabei kann freilich keine Darstellung der Situation im ganzen Land mit allen im Laufe der Zeit hinzugewonnenen Territorien versucht werden. Schlesien oder das Rheinland zum Beispiel haben ihre eigene Entwicklung, wenn sie auch in der Zeit, als sie zu Preußen gehörten, von Berlin aus beeinflußt wurde. Hierfür können die Bestände der Schlösser nur vereinzelte Fingerzeige geben.

Notgedrungen wird durch das verfügbare Material der Blick auf Berlin und Potsdam verengt, aber als die wichtigsten Residenzen der Hohenzollern können sie durch ihre lokale Kunstgeschichte eine Vorstellung von der Kunstpolitik der Herrscher vermitteln, die für das ganze Land galt.

Wenn die Darstellung erst mit der Zeit Joachims I. einsetzt, so liegt der Grund dafür in dem gänzlichen Fehlen früherer Zeugnisse der Kunstpflege in den West-Berliner Schlössern. Die Zeit Friedrich Wilhelms IV. macht den Beschluß, weil danach keines der hiesigen Schlösser mehr eine nennenswerte Rolle als Fürstenwohnung gespielt hat und daher zu wenige Ausstattungsstücke aus den Epochen Wilhelms I. und Wilhelms II. verfügbar sind, um an ihnen etwas vom Gang der Entwicklung und von der nun verschärften Spannung zwischen offizieller und oppositioneller Kunst zeigen zu können. Eine vorurteilsfreie Beurteilung der Kunst wilhelminischer

Zeit, die formalen Qualitäten, ungeachtet heute als unsympathisch empfundener Tendenzen im Inhalt, gerecht wird, steht noch aus.

Gegenwart, Vergangenheit, Vergänglichkeit

Mit einer Sammlung von Beispielen, deren Auswahl sich mehr am Vorhandenen als am Herausragenden orientiert, kann das reiche Beziehungsgeflecht der Kunstgeschichte nur hier und da und mehr zufällig als planmäßig aufgedeckt werden. Eine Überschau von hoher Warte wird auf diese Weise nicht geliefert, statt dessen findet eine intimere Begegnung mit dem einzelnen Künstler in einem aus der Nähe gesehenen Werk statt.

Solche Begegnungen zu vermitteln, ist die besondere Aufgabe des Museums. Darin besteht seine volksbildnerische Wirkung. Das Feld, das es eröffnet, kann nicht das ganze Reich der Kunst sein, dessen Überflug den Genuß des Beherrschens einer Materie bereiten mag. Es sollte auch nicht ein durch die betonierten Straßen ideologischer Geschichtsbewältigung erschlossenes Gelände sein, sondern ein Bereich menschlicher Natur, wo auf Schritt und Tritt das Persönliche zum Innehalten auffordert und dessen Tiefen oft mehr erahnt als ergründet werden.

Es fällt schwer, im Zeitalter der Bilderflut, die nicht nur Momentaufnahmen, sondern auch in Reproduktionen die verdichteten Bilder der Kunst massenweise heranspült, sich dem Einzelnen mit derjenigen Hingabe zu widmen, die das Individuelle verlangt, sich anhaltend mit ihm zu beschäftigen und es nicht, in Wissensstoff verwandelt, als erledigt anzusehen. Wie das Leben in der Menschenmasse die Gefahr heraufbeschwört, gegen den Einzelnen gleichgültig zu werden, so verführt das Museum, wo es seine Schätze nur häuft und nicht gliedert, zum gedankenlosen Vorbeigehen an den Dingen, die keine gewöhnlichen Sachen, sondern vielmehr Stellvertreter für Menschen sind, die gelebt haben und auf solche Weise noch leben. Weil sie eine Seele haben, sind Kunstwerke die einzigen Gegenstände, die man wie Menschen lieben kann. Sich mit Kunstwerken zu beschäftigen, ist daher eine Übung in Menschlichkeit, und dies zu befördern, ist die vornehmste Pflicht des Museums.

Die Wege, die das Museum durch die Landschaft vergangenen Kunstschaffens zu bahnen sucht, sind gewundene Fußwege; ihre Linien zeichnen nur ungefähr den Gang der Geschichte nach und eröffnen immer wieder Ausblicke auf die Lückenhaftigkeit unserer Kenntnisse. Die Fülle des auf engem Raum Gebotenen darf nicht darüber täuschen, daß das Vorhandene nur klägliches Strandgut von untergegangenen Kulturleistungen ist.

Neben dem natürlichen Verfall der Dinge, der hingenommen werden kann, haben mannigfaltige Formen der Barbarei und der Arroganz in Brandenburg-Preußen zu unverhältnismäßig großen Verlusten an Kunst – auch noch in jüngster Zeit – geführt. Diese Einbußen geben Anlaß zur Trauer, aber mehr noch zur Sorge, weil sie ein Symptom für eine kulturfeindliche Haltung sind. Schuldig ist hier nicht nur materialistisches Gewinn- und Machtstreben, sondern auch im Kulturbetrieb das rücksichtslose Zurgeltungbringen des eigenen Ich im jeweils Neuen, das Aufgeben des Dienstes an einer gemeinschaftlichen Kultur, die falsche Selbsteinschätzung und das Streben nach dem Schein des Weltstädtischen statt nach solider Urbanität.

Wenn auf den folgenden Seiten an manche so gut wie vergessenen Künstler erinnert wird und dadurch vielleicht der Eindruck einer Neuentdeckung berlinischer Kunst entsteht, so macht ein Blick in Friedrich Nicolais Quellensammlung »Nachricht von den Baumeistern, Bildhauern, Kupferstechern, Malern, Stukkaturern und anderen Künstlern welche vom dreyzehnten Jahrhunderte bis jetzt in und um Berlin sich aufgehalten haben und deren Kunstwerke zum Theil daselbst noch vorhanden sind« sowie eine Durchsicht der Kataloge der Berliner Akademieaustellungen seit 1786 deutlich, wie überwältigend groß die Zahl der gänzlich unbekannten Künstler neben den wenigen ist, die hier behandelt werden.

Es wäre absurd, alles Vergessene in die Erinnerung zurückrufen zu wollen, aber es sollte sich eine Vorstellung vom Umfang des Untergegangenen und von den Mechanismen der Zerstörung bilden, auch um die Bedrohung des Gegenwärtigen durch ähnliche Zerstörungen zu sehen. Die Schlösser mit ihren Sammlungen sind daher nicht nur Denkmale der Kulturpflege in Vergangenheit und – soweit sie instand gesetzt und unterhalten werden – auch der Gegenwart, worauf Berlin stolz sein kann, sondern als Überbleibsel einer weitgehend vernichteten Stadt sind sie zugleich mahnende Erinnerung für die schöpferischen Kräfte der Gegenwart in Kunst und Politik.

Über die zerstörerischen Kräfte zu klagen, ist wenig sinnvoll, wenn auch ihr in der Gegenwart eher zu- als abnehmendes Wirken aufgezeigt werden muß. Wichtiger ist es, für ein allgemeineres und vor allem vertieftes Interesse an den Kunstwerken zu werben, indem die Erfahrung vermittelt wird, welcher Wert aus jedem Bemühen um Verständnis einer künstlerischen Aussage dem einzelnen Betrachter wie der Gemeinschaft erwächst, weil Verständnis der Kunst zum Verständnis des Mitmenschen anleitet.

Über den quantitativen Wertbemessungen von Kunst und ihrer Wirkung in Kunstpreisen und Besucherzahlen wird häufig vergessen, daß der eigentliche Wert des Kunstwerkes in seiner formenden Einwirkung auf den Betrachter besteht, so daß nur am Bildungsstand eines Volkes der Wert seiner Kunstschätze abzulesen ist. Solche formende Kraft ist mehr als Information, wie Bildung mehr als Wissen ist, und so bewirkt ein bescheidenes Kunstwerk, dessen Aussage vollständig aufgenommen wird, mehr als ein nur oberflächlich wahrgenommenes Meisterwerk. Wissenschaftliche Erforschung der Kunstgeschichte und die Verbreitung wissenschaftlicher Erkenntnisse sind untergeordnete Aufgaben des Museums. Aber sie müssen geleistet werden, um den Kunstwerken zu einer intensiveren und unverfälschten Wirkung zu verhelfen, die sich allerdings niemals ohne die vom Betrachter mitgebrachte Sensibilität und Bereitschaft, die Dinge zu lieben, einstellen kann. Unter dem schillernden Schlagwort der Demokratisierung durch Senkung des Anspruches auch den Teil des Publikums ins Museum zu locken, der taub für die leise Sprache der Kunst ist, heißt ohne wirklichen Nutzen den Verschleiß der Kulturgüter befördern, den Restauratoren und Konservatoren heute mit wachsender Besorgnis registrieren.

So wichtig die Einsicht in den Gang der Geschichte ist, die Betrachtung des Kunstwerkes lediglich als Dokument dafür, womöglich mit einer propagandistischen Zielsetzung, kann seine Wirkungsmöglichkeit niemals ausschöpfen. Hinzukommen muß der Sinn für die bewegenden Ursachen der Kunst im Menschlichen, für die Anstrengungen der Phantasie, Bindungen höheren Wertes einzugehen, um sich und andere von primitiver Gebundenheit zu befreien. Die Erfahrung der Gegenwärtigkeit des längst Vergangenen in den nie gelösten Problemen stellt zwischen dem heutigen Betrachter und dem verstorbenen Künstler wie seiner Umwelt einen familiären Zusammenhang über die Grenzen von Ort und Zeit hinweg her. Dieser eigentlich humane Inhalt wird jedoch nur wahrgenommen, wenn der einzelne Betrachter sich dem einzelnen Künstler gegenüber aufschließt.

Tiefen und Höhen einer Kunstlandschaft

Verstehen bedeutet auch Schwächen erkennen. Eine Beschäftigung mit der Kunst in Brandenburg-Preußen ist eine Übung in dieser Art des Begreifens. Sie bietet die Chance, eine Kunstbetrachtung zu überwinden, die der Verbreitung von Ruhm oder seiner moderneren Form, der Reklame, dient. Besonders lokale Kunstgeschichte ist vielfach durch solche Absichten eingeengt.

Es wird gern gefeiert, worauf man stolz sein kann. Leistungen, mit denen sich der Betrachter identifizieren darf, werden herausgestellt, um sie gegenüber anderen zu betonen, ja womöglich ihre Überlegenheit zu beweisen. Da es der Glanz ist, der erfreut, bleibt das Glanzlose unbeachtet. Und doch kann mitunter gerade das Glanzlose bewegen und darüber hinaus wichtige Einsichten vermitteln.

Die jüngste deutsche Geschichte hat uns gelehrt, Vergangenheit zu sehen und als die eigene zu akzeptieren, ohne darauf stolz sein zu können. Patriotismus, wie er im 19. Jahrhundert gepflegt wurde, wirkt heute überlebt. Aber es gibt eine gefühlsmäßige Bindung an Land und Geschichte, eine Art Liebe, die auch das Verfehlte und die Schuld mit umschließt. Wenn im Begriff des Vaterländischen familiäre Beziehungen auf die Zusammengehörigkeit eines Volkes übertragen wurden, so war damit früher auch ein autoritärer Anspruch an das Landeskind verbunden. Heute wird eher die Aufgabe gestellt, das Vaterland wie seine engen Angehörigen mit ihren Fehlern und Schwächen zu lieben. Solche Haltung führt zu ernsterer Betrachtung, fördert Verantwortlichkeit und bildet gründlicher, als es die unkritische Begeisterung für die eigene Vergangenheit – doch oft auf Kosten der Gefühle anderer – vermag. Zwar besteht zwischen der politischen Geschichte und ihrer Last einerseits und der Kunstgeschichte und ihren Annehmlichkeiten andererseits ein Abstand, der oft genutzt wird, um mit der einen das andere zu verklären, so wie die Hinwendung zur Kunst vielfach Flucht aus dem Alltag ist, eine Beschäftigung mit Kunstgeschichte, die den Ursachen des Entstehens und auch des Verfalls von Kunst nachgeht, wird jedoch immer auch auf der Gegenseite oder im Hinter- und Untergrund die Mächte der Barbarei mit sehen. Sie wird auch die Gewichtsverluste der Kunst registrieren, die es dem Barbarischen ermöglichen, sie beiseite zu schieben.

Die unmittelbare Begegnung mit solch rohen Kräften in der Gegenwart schärft den Blick für ihr Wirken in der Vergangenheit und macht immer wieder deutlich, daß dieses kein alter Kulturboden ist. Daß das Berliner Stadtschloß als das bedeutendste architektonische Kunstwerk und als das gewaltigste Erinnerungsmal der preußischen Geschichte vom Erdboden verschwinden konnte, wäre als Tat von Politikern mit verengtem Blickwinkel nicht möglich gewesen, wenn nicht die Bereitschaft der Stadt, sich von ihren Kulturgütern zu trennen, bekannt gewesen wäre. Beispiele ähnlich barbarischer Handlungen in West-Berlin belegen das. Umso mehr scheint es geboten, denjenigen Künstlern ein ehrendes Gedächtnis zu bewahren, die sich um Kultivierung dieses Landes bemüht haben. Was die Betrachtung der brandenburgisch-preußischen Vergangenheit selbst erweist, daß sich aus Mängeln Fähigkeiten entwickeln, kann vielleicht auch für unsere Einstellung zur Geschichte fruchtbar werden und gerade bei der Betrachtung eines lokalen Gegenstandes zu einem Verhalten von unparteiischer Sympathie führen, die auch offen für Fremdes ist.

Über dem Bedenken der mannigfachen Beschränkungen, die der Kunst in Brandenburg-Preußen auferlegt wurden, darf nicht vergessen werden, daß Berlins Kunstgeschichte einige strahlende Namen aufweist, die zu ihrer Zeit tatsächlich in anderen deutschen Ländern kaum oder nicht ihresgleichen hatten: Andreas Schlüter, Georg Wenceslaus von Knobelsdorff, Daniel Chodowiecki, Friedrich Gilly, Johann Gottfried Schadow, Karl Friedrich Schinkel, Christian Daniel Rauch und Adolph Menzel. Das Schicksal ihrer Werke befreit die Berliner von dem Verdacht, ihre Kunstgeschichte zu glorifizieren.

Künstlern solchen Ranges gebührt über ein aufmerksames Studium hinaus eine ehrfurchtsvolle Betrachtung, die einen wachen und kritischen Blick nicht ausschließen muß. Es ist schwer, heute eine solche Haltung zu verlangen, da das Museum nichts so sehr scheut, als sich dem Verdacht auszuliefern, ein Musentempel zu sein. Und doch muß der verbreiteten Praxis entgegengetreten werden, ausgehend von Gleichheitsforderungen, alle Intelligenz einzusetzen, die Größe anderer auf das eigene Mittelmaß zu reduzieren.

Mit um so größerer Dankbarkeit werden Anstrengungen, älteres Kulturgut zu erhalten, anerkannt. Die vorgeführten Beispiele sind zu einem großen Teil Erwerbungen der Schlösserverwaltung nach dem Krieg, und die hierfür erforderlichen Mittel hat zum weitaus größten Teil die Deutsche Klassenlotterie Berlin gespendet. Daneben muß auch mit Dankbarkeit derer gedacht werden, die durch Leihgaben den Eigenbesitz der Schlösser ergänzen. Hier ist in erster Linie das Haus Hohenzollern zu nennen, das auf diese Weise seine Kulturarbeit früherer Jahrhunderte in Berlin fortsetzt.

Kulturarbeit – dieses scheint eine in Berlin immer wieder notwendige Forderung zu sein, die sich nicht leicht mit der Vorstellung verbindet, Kultur sei das Füllmaterial der Freizeit, die vielen in immer größerem Maße zur Verfügung steht. Eine Blüte hedonistischer Kunst aus der Gelassenheit eines gesunden Selbstbewußtseins hat es in diesem Land vor der wilhelminischen Aera nur einmal im Umkreis einer einzelnen Persönlichkeit gegeben, im Rokoko Friedrichs des Großen. Gültiger für die Verhältnisse in Berlin ist das Bild, das für den Umschlag gewählt ist: die »Verherrlichung des Großen Kurfürsten als Förderer der Künste« von Michael Wilmann. Die Gestalten leuchten aus dem Dunkel auf in einem Licht, das keine Beständigkeit verheißt. Herkules, der große Arbeiter, erscheint gleich zweimal, als Skulptur des ausruhenden Herkules, an der die allegorische Gestalt der Bildhauerei gerade meißelt, und dann leibhaftig als Sieger über ein Ungeheuer hinter dem Großen Kurfürsten, der mehr erschöpft als kraftvoll regierend auf seinem Thron sitzt.

Joachim I. und Joachim II. (1501–1571)

Die Bewegung des Humanismus, die seit dem ausgehenden 15. Jahrhundert die Kultur in Deutschland veränderte, erreichte auch die Mark Brandenburg. Die Stiftung der brandenburgischen Landesuniversität in Frankfurt a. O. 1506 durch den Kurfürsten Joachim I. und seinen Bruder Albrecht ist das bedeutsamste Ergebnis der geistigen Entwicklungen dieser Zeit. Auf dem Gebiet der Kunst ereignete sich nichts, was den wissenschaftlichen Anstrengungen vergleichbar wäre. Eine Tradition bodenständiger Kunst, die die Forderung gestellt hätte, fortgeführt zu werden, gab es kaum. Was im 15. Jahrhundert an bedeutenderen Werken hervorgebracht worden war, stammte von Künstlern, die von auswärts ins Land geholt worden waren, hier aber keine Schulen gründeten. Über den 1443–1451 von Kurfürst Friedrich II. errichteten Schloßbau in Cölln ist zu wenig bekannt, um den höfischen Stil der Hohenzollern mit den Beispielen bürgerlicher und kirchlicher Kunst vergleichen zu können, deren glänzendste sich nicht in Berlin, sondern in Brandenburg an der Havel befinden. Die großen Aufgaben kirchlicher Baukunst waren im 14. und frühen 15. Jahrhundert gelöst worden.

In der Malerei des 15. Jahrhunderts ist aufgrund der Herkunft der Hohenzollern aus Franken eine Verbindung mit Nürnberg zu beobachten, sei es daß von dort stammende Künstler in Berlin gewirkt haben, sei es, daß nürnbergische Gemälde nach Berlin geliefert worden sind. Das bedeutendste Kunstwerk, das unter Joachim I. nach Brandenburg – und zwar zunächst in die Klosterkirche von Lehnin – kam, war das von Peter Vischer begonnene und von seinem Sohn Johann vollendete Bronzemonument des Kurfürsten Johann, des Vaters von Joachim I. Allerdings war Joachims Bruder Albrecht, der mächtige, die Künste großzügig fördernde Kardinal, am Zustandekommen dieses Werkes wesentlich beteiligt, was das vereinzelte Dasein dieses Meisterwerkes erklärt. Mit diesem Denkmal der Söhne für den Vater ist ein zentrales Thema hohenzollernscher Kunst angeschlagen, das in Schlüters Reiterdenkmal des Großen Kurfürsten kulminiert.

Unter Joachim II., der 1535 seinem Vater in der Regierung folgte, blühte die Kunst in Brandenburg wie zu keiner Zeit vorher auf. Zum ersten Mal erlebte das Land eine forcierte künstlerische Entwicklung auf Befehl eines Einzelnen. Es war der persönliche Hang dieses Fürsten zu Luxus und Repräsentation, der, ungeachtet der wirtschaftlichen Schwäche des Landes, die Renaissancekunst zu einem Zeitpunkt einführte, als sie in Deutschland durch die Reformation bereits in eine Krise geraten war. Berlin wurde nun zum Zentrum der Kunstpflege in Brandenburg. Nach der aufwendigen Ausstattung der 1536 zur Domkirche erhobenen vormaligen Dominikanerkirche mit Gemälden und Goldschmiedearbeiten war der Neubau eines prachtvollen Schlosses in Cölln die wichtigste künstlerische Unternehmung des Kurfürsten. Daneben entstanden mehrere Jagdschlösser. Die Künstler, die diese Bauten zu entwerfen, auszuführen und auszuschmükken hatten, stammten hauptsächlich aus Sachsen. Brandenburg wurde in künstlerischer Hinsicht eine sächsische Provinz. Seit der Mitte des Jahrhunderts macht sich daneben ein italienischer Einfluß geltend. Er äußert sich vor allem in der Berufung des Venezianers Francesco Chiaramella de Gandino, der seit 1562 den Bau der Festung Spandau leitete, der wichtigsten architektonischen Unternehmung Joachims II. in seiner Spätzeit.

1

Vermutlich hat der sächsische Hofmaler LUCAS CRANACH D. Ä. 1529 von Wittenberg aus Berlin besucht[1]. Bei dieser Gelegenheit dürfte das Bildnis Joachims I. oder wenigstens die Studie dazu entstanden sein. Der Rosenkranz in den Händen des Kurfürsten und sein gesammelter Blick, der auf einem Gegenstand außerhalb des Bildes zu ruhen scheint, lassen noch an Stifterbildnisse denken, wo sich der Porträtierte in Andacht einer religiösen Macht unterordnet. Obschon der Reichtum der Kleidung seinen Rang verrät, versteht Joachim sich hier als Kurfürst von Gottes Gnaden. Er wendet sich nicht den Untertanen, sondern der über ihm stehenden Instanz zu. Auch das bescheidene Format ordnet das Bild eher dem Bereich privater Reflexion als dem öffentlicher Repräsentation zu.

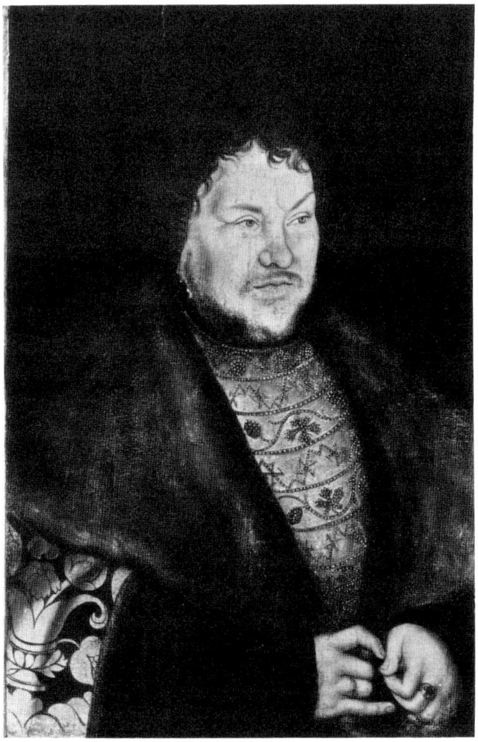

1 Cranach, Lucas d. Ä. (1472–1553), Joachim I., Kurfürst von Brandenburg. Sign., dat. 1529. Öl a. Holz, 52 x 35,5 cm. G 1

In solch demütiger Auffassung spiegelt sich das treue Festhalten Joachims am katholischen Glauben. Zwar förderte er im Sinne seiner Zeit nach Maßgabe der bescheidenen Mittel, die Brandenburg bot, Kunst und Wissenschaft, suchte zugleich aber doch das Gedankengut der Reformation von seinem Land fernzuhalten. Wenn er Cranach, den Freund Luthers, mit seinem Bildnis beauftragte, so weist das auf die von den Parteiungen weitgehend unabhängige Stellung des außerordentlichen Künstlers, auf den der Fürst angewiesen war.

In Berlin scheint es damals keinen Maler gegeben zu haben, der in der Lage gewesen wäre, ein qualitätsvolles Bildnis des Kurfürsten zu liefern. Ein Maler Johann Baptista, nach Friedrich Nicolais Vermutung ein Italiener und vielleicht identisch mit dem 1584 als »Fürstlich Pommerscher Konterfaitmaler« verstorbenen Giovanni Battista Perini, wird 1524 als Hofmaler Joachims I. erwähnt[2]. Aus dieser frühen Zeit haben sich allerdings keine gesicherten Spuren der Tätigkeit dieses ersten erwähnten Hofmalers in Berlin finden lassen[3].

Da das Bildnis Joachims I. von Cranach erst 1903 erworben wurde, kann bezweifelt werden, ob es überhaupt im Auftrag dieses Kurfürsten entstanden ist. Weit mehr als Joachim konnte sein mächtiger Bruder, der Kardinal Albrecht von Brandenburg, Erzbischof von Magdeburg und Mainz und Bischof von Halberstadt, die Künste fördern. Für ihn haben u. a. Dürer und Grünewald gearbeitet.

2

Das Bildnis Joachims II. vom JÜNGEREN CRANACH, sächsischer Hofmaler in Weimar,

[1] Dieter Koepplin, Tilman Falk, Lukas Cranach, Gemälde, Zeichnungen, Druckgraphik. Basel 1974, Bd. I., S. 25, 268, 291, Nr. 169, Bd. II., S. 698, 751 Anm. 83.

[2] Nicolai, Nachrichten, 1786, S. 12.

[3] Berckenhagen (1964, Abb. 42) schreibt ihm ein im Märkischen Museum befindliches Bildnis Joachims II. von 1562 zu.

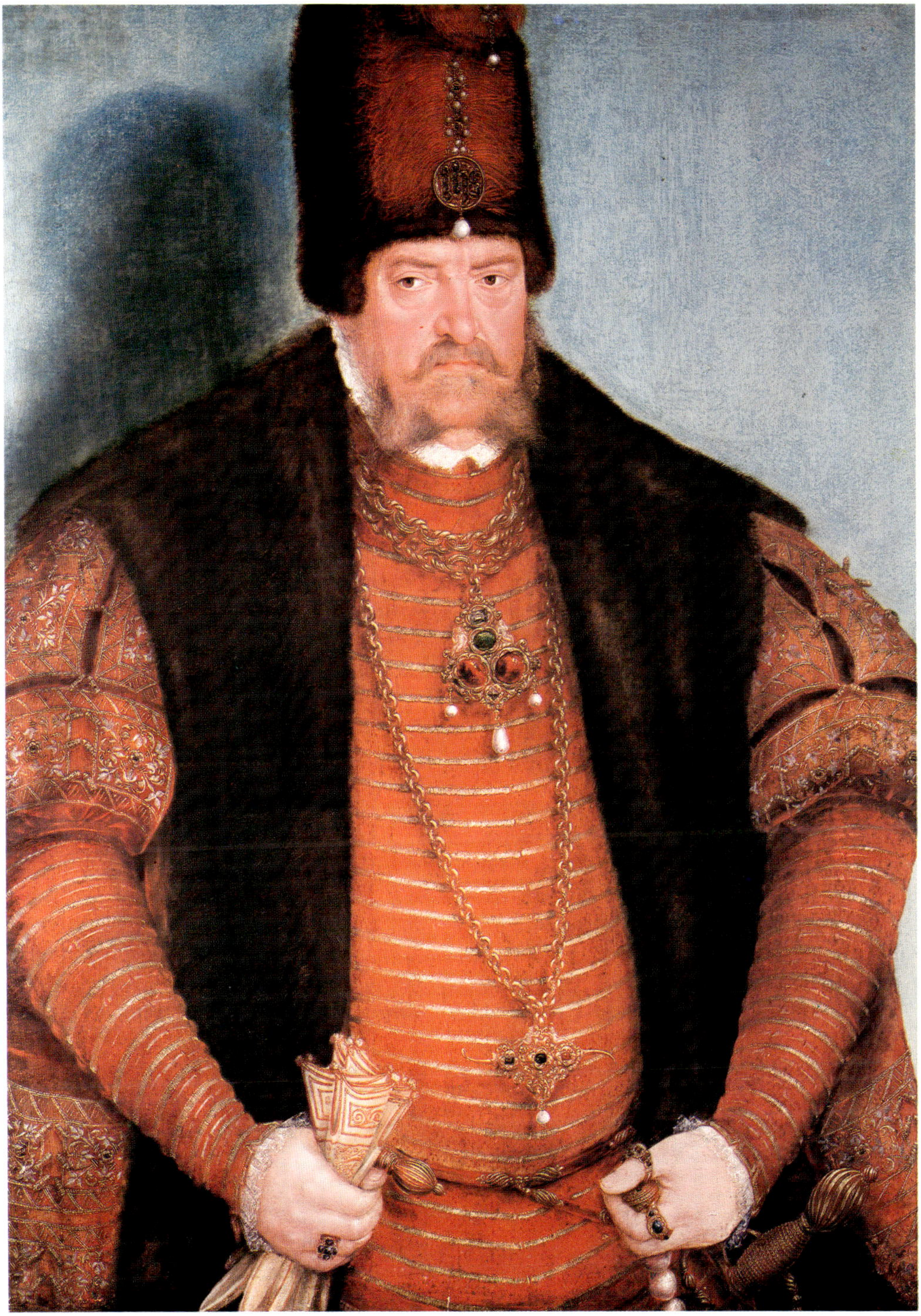

L. Cranach d. J., Joachim II. *(Seite 16 f.)*

Es waren die Bilder Christus und der Jungfrau Maria von lauterm Golde, mit Edelsteinen besetzt, und der Apostel und Heiligen von Silber, nebst vielen güldenen Kirchengeräten[6].«

3

Joachim II. weihte 1536 die um 1300 erbaute Kirche des Dominikanerklosters auf dem Schloßplatz (1747 abgebrochen) als DOMKIRCHE den Heiligen Maria Magdalena und Erasmus sowie dem Heiligen Kreuz und stattete sie verschwenderisch aus, wie es sein Onkel, der Kardinal Albrecht von Brandenburg, mit der Domkirche in Halle getan hatte. Dieser führte auch die Verehrung des von den Humanisten besonders geschätzten Heiligen Erasmus in Halle ein und ließ sich selbst in der Gestalt dieses Heiligen porträtieren. Auf die Verehrung des Heiligen Kreuzes bezieht sich ein – nicht vollständig erhaltener – Zyklus von Passionsszenen aus der Cranachwerkstatt, von der noch neun, teils 1537 und 1538 datierte Tafeln in Berlin vorhanden sind. Eine 1538 gemalte »Beweinung Christi« in Wien dürfte dazu gehören[7]. Vermutlich waren die Bilder an den Pfeilern der dreischiffigen Kirche angebracht. Fußwaschung, Christus am Ölberg, Ecce homo, Geißelung, Dornenkrönung und Kreuztragung sind in auffallender Weise so komponiert, daß der Augpunkt am linken Bildrand liegt, diese Bilder also wohl an den Südpfeilern ihren Platz hatten und den Blick zum Hauptaltar weiterlenkten, auf dem vermutlich eine Kreuzigung, vielleicht mit plastischen Figuren, gestanden hat. Die übrigen Darstellungen, von denen nur noch Grablegung, Christus in der Vorhölle und Auferstehung in Berlin vorhanden sind, wären an den nördlichen Pfeilern zu denken. Eine Kreuzabnahme ist auf alle Fälle als verschollenes Bild zu erwarten.

Für die Domkirche in Halle hatte Kardinal Albrecht von Brandenburg um 1519/25 eine vergleichbare, nur in einzelnen gezeichneten Entwürfen überlieferte Passionsfolge geschaffen[8]. Auch hierin zeigt sich die Abhängigkeit Berlins von Halle. Obschon es sich um einen für Berlin wichtigen Auftrag handelte, hat Cranach nur Werkstattbilder geliefert.

Nachdem Kurfürst Johann Sigismund 1613 vom lutherischen zum reformierten Bekenntnis übergetreten war, kam es 1615 in der Domkirche zu einem Bildersturm, der die Lutheraner empörte und einen Aufruhr hervorrief. Die Bilder Cranachs fielen diesem Bildersturm nicht zum Opfer. Sie wurden als Kunstwerke respektiert und in das Schloß überführt.

4

Einer der tüchtigsten Porträtmaler in Mitteldeutschland war der um 1586 in Leipzig gestorbene HANS KRELL, der für verschiedene Fürsten tätig war und daher den Beinamen »Fürstenmaler« führte. Seit 1533 bzw. 1534 ist er in Leipzig und Freiberg ansässig. Um 1536 ist er wahrscheinlich in Berlin gewesen, denn in Rechnungen dieses Jahres werden hier zwei Maler »Hans Krele (der Conterfaiter)« und Hans Neuper erwähnt[9]. Mit diesem Besuch ist vermutlich das Bildnis der Kurfürstin Hedwig von Brandenburg, einer polnischen Königstochter und seit 1535 Gemahlin Joachims II., in Verbindung zu bringen, das Hans Krell zugeschrieben wird. Die Abhängigkeit von Cranachs Bildnisstil ist unübersehbar, aber der Sinn für das Ornamentale, das die Körperlichkeit unter einer Überfülle von Kostbarkeiten der Tracht verbirgt, ist eher noch gesteigert. Die Gestalt wirkt wie gefes-

[6] Nicolai, Nachrichten, 1786, S. 14.

[7] Max J. Friedländer, Jakob Rosenberg, Die Gemälde von Lucas Cranach. Basel 1979, Nr. 369–374 D, dort Abbildungen von 6 Tafeln des Zyklus. Rosenberg meint, die Erfindung sei »eher Eigentum des Vaters«, die Ausführung sei jedoch unter starker Beteiligung von Lukas Cranach d. J. erfolgt.

[8] U. Steinmann, Der Bilderschmuck der Stiftskirche zu Halle, in: Staatl. Museen zu Berlin, Forschungen und Berichte XI. Kunsthistor. Beiträge. Berlin 1968, S. 69-104.

[9] Borrmann, 1893, S. 107, Anm. 1.

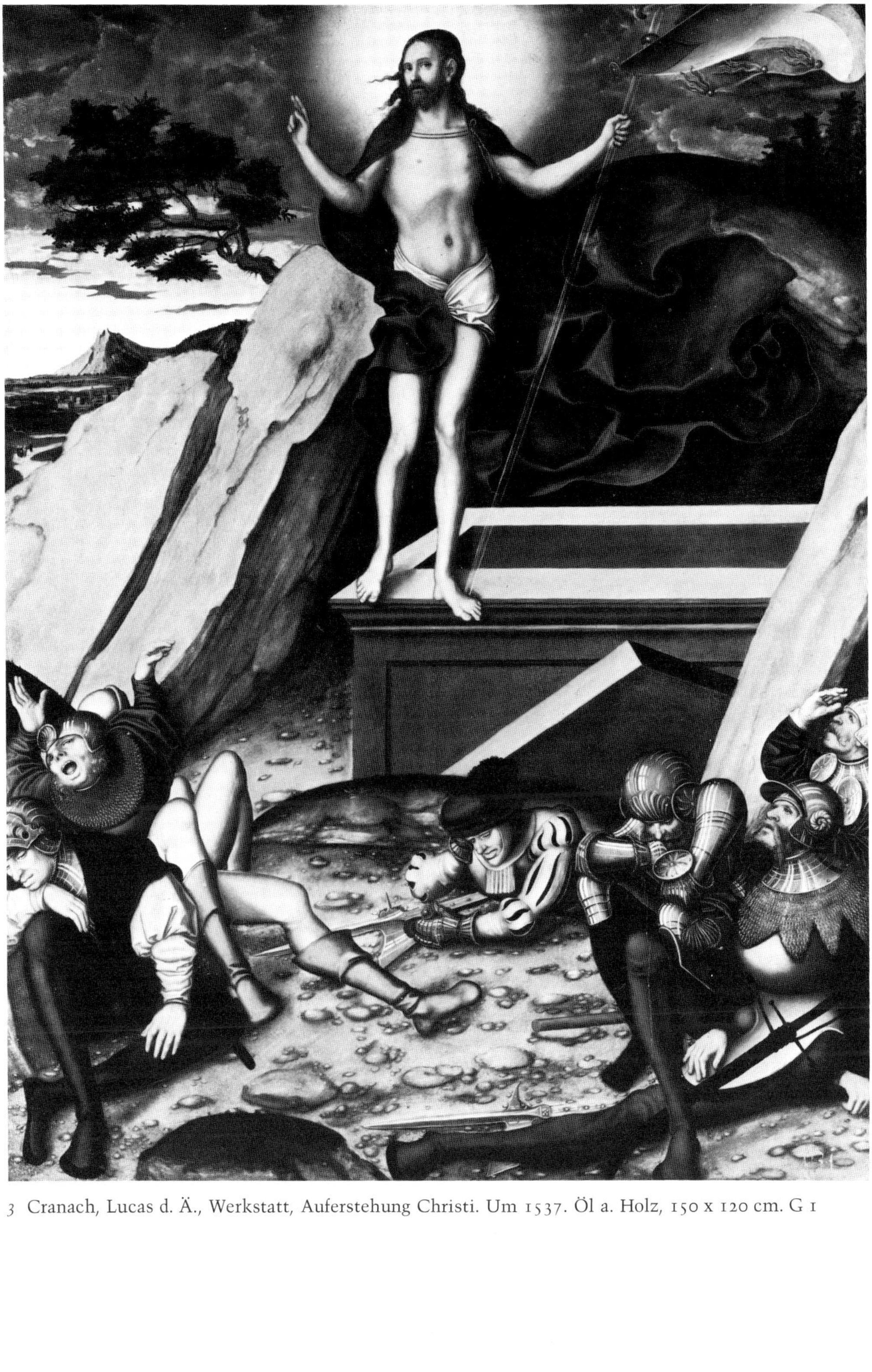

3 Cranach, Lucas d. Ä., Werkstatt, Auferstehung Christi. Um 1537. Öl a. Holz, 150 x 120 cm. G 1

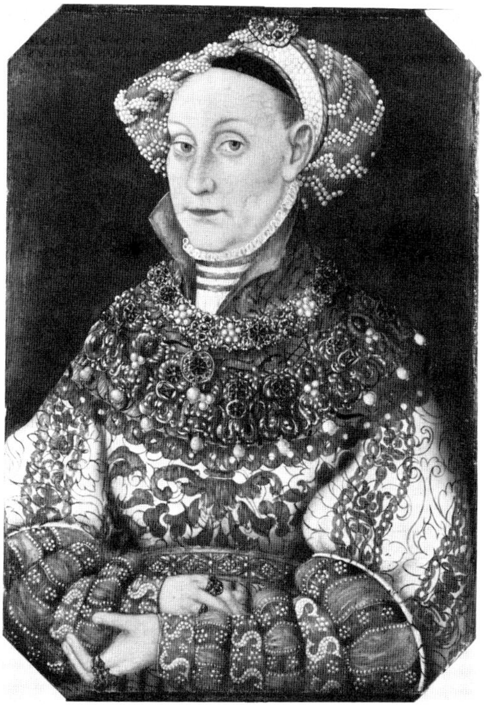

4 Krell, Hans (gest. um 1586), Hedwig, Kurfürstin von Brandenburg, Um 1536. Öl a. Holz, 49 x 36 cm. G 2/3

selt in den Formen des Kostüms. Der beobachtende Blick und die schmalen Lippen geben nichts Seelisches preis. Aber das Kolorit des Bildes ist hell, frisch und ansprechend. Auch in diesem Bildnis kommt die Prunkliebe Joachims II. zum Ausdruck.

5

Zur Repräsentation fürstlicher Macht gehörte unter Joachim II. vor allem eine rege Bautätigkeit für die Bedürfnisse seines Hofes. Die Jagd als eine der wichtigsten Beschäftigungen des Fürsten erforderte den Bau von JAGDSCHLÖSSERN in der Umgebung der Residenz. Im größten dieser Jagdschlösser, in Köpenick, ist Joachim II. 1571 gestorben. Der am besten erhaltene dieser Bauten ist das Jagdschloß Grunewald, das »Haus zum gruenen Walde«, zu dem der Grundstein am 7. März 1542 gelegt wurde, wie die Inschrift über dem Eingang besagt. Es war ursprünglich von einem Wassergraben umgeben. Ein Umbau um 1700, in dessen Verlauf auch der Wassergraben zugeschüttet wurde, weil nun solche Sicherung des Hauses nicht mehr notwendig war, hat die Formen der Renaissance nicht ganz verdrängt. Im zweigeschossigen Vorbau sind sie am wenigsten gestört worden. Ursprünglich waren die Fenster überall klein und mit breiten Sandsteinfaschen versehen. Giebel in Form von Eselsrückenbogen, wie ein solcher am Vorbau noch vorhanden ist, haben im dritten Geschoß, der Dachzone, das Haus auf allen Seiten umgeben. Reste der Giebel, die beim Umbau zur Auffüllung des Grabens mitbenutzt worden sind, konnten 1974–77 zutage gefördert werden.

Am Grundriß ist die Staffelung des Baukörpers vom Vorbau zum breitgelagerten Hauptbau und zu den abermals seitlich vorspringenden mächtigen Türmen, die in der Dachzone nicht als solche erkennbar sind, charakteristisch. Auf der Seeseite entsteht so der Eindruck einer Dreiflügelanlage. Die Baugeschichte, auch der Nebengebäude, ist an manchen Stellen noch ungeklärt.

6

Bei Wiederherstellungsarbeiten im Inneren des Jagdschlosses 1973/74 wurde festgestellt, daß in einer um 1706 eingezogenen Zwischenwand eine große Renaissance-Doppelarkade enthalten war und daß sich über den barocken Stuckdecken noch die ursprüngliche bemalte Holzdecke in einem leidlichen Zustand befand. Wegen der Einzigartigkeit dieses Beispieles eines INNENRAUMES AUS DER RENAISSANCE in Berlin wurde der Entschluß gefaßt, die Veränderungen der Barockzeit rückgängig zu machen. Eine der beiden Stuckdecken konnte in einen anderen Raum des Schlosses übertragen werden. Der Fußboden erhielt auch wieder sein ursprüngliches, wesentlich tieferes Niveau. (Das barocke Niveau ist die untere Begrenzung der Fensternischen.). Der Bodenbelag mit großen quadratischen Ziegelplatten wurde rekonstruiert. Die ursprünglichen Lichtverhältnisse konnten allerdings nicht wiederhergestellt werden, da die Fenster um 1700 vergrößert worden waren. Die (aufgefrischte) Kassettenmalerei ist in dem kleineren Raumkompartiment, das wohl für den Aufenthalt des Kurfürsten bestimmt war, etwas reicher als in dem großen. Während die Steinmetzarbeit, vor allem in der beschädigten Konsole einer liegenden Hirschkuh, durch ihre Sorgfalt einen gewissen Rang beanspruchen kann, ist die Deckenmalerei grob. Der Mangel an tüchtigen Kunsthandwerkern in Brandenburg und die daraus resultierende Ungleichmäßigkeit der Qualität wird gerade an dem Beispiel eines kurfürstlichen Baues von untergeordneter Bedeutung klar. Die Bemühung um imposante Großartigkeit läßt nur hier und da Ansätzen eines verfeinerten Empfindens Raum, und die Primitivität gibt sich noch nicht überwunden.

7

Die Bauunternehmungen Joachims II. förderten auch eine BAUPLASTIK, jedoch nur ein Künstlername ist bekannt: HANS SCHENCK GENANNT SCHEUSSLICH. Der um 1500 in Schneeberg in Sachsen geborene Künstler hat sich vermutlich seit etwa 1520 in Nürnberg aufgehalten. Hier ist er anscheinend mit dem Herzog Albrecht von Preußen, einem Vetter Joachims I., in Verbindung getreten. 1525 schuf er eine Medaille für den Herzog und ging später an seinen Hof nach Königsberg, der durch die Anstrengungen Albrechts zu einem Zentrum humanistischer Kultur wurde. Um 1536 zog Hans Schenck nach Berlin, wo er 1543 Bürgerrecht erhielt. Ein noch in Preußen geschaffenes vorzügliches Holzrelief, das vermutlich den Danziger Geistlichen Tiedemann Giese darstellt (Jagdschloß Grunewald), zeigt, wie Schencks Stil durch die süddeutsche Renaissancekunst, vor allem die Nürnbergs und der Donauschule, geprägt worden

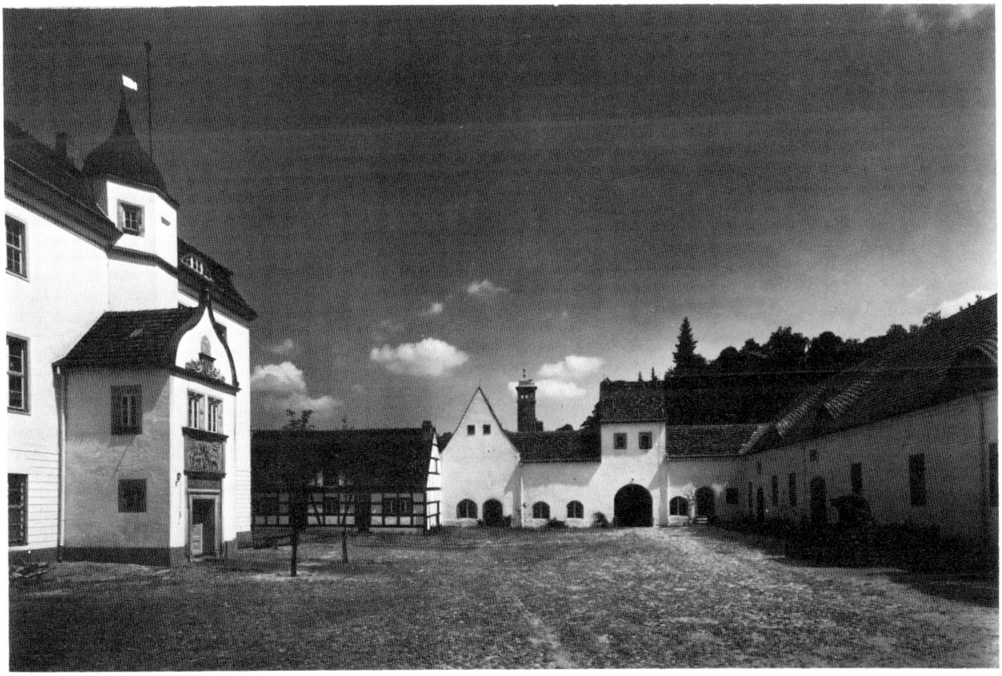

5 Jagdschloß Grunewald, Blick auf die Ostseite des Hofes

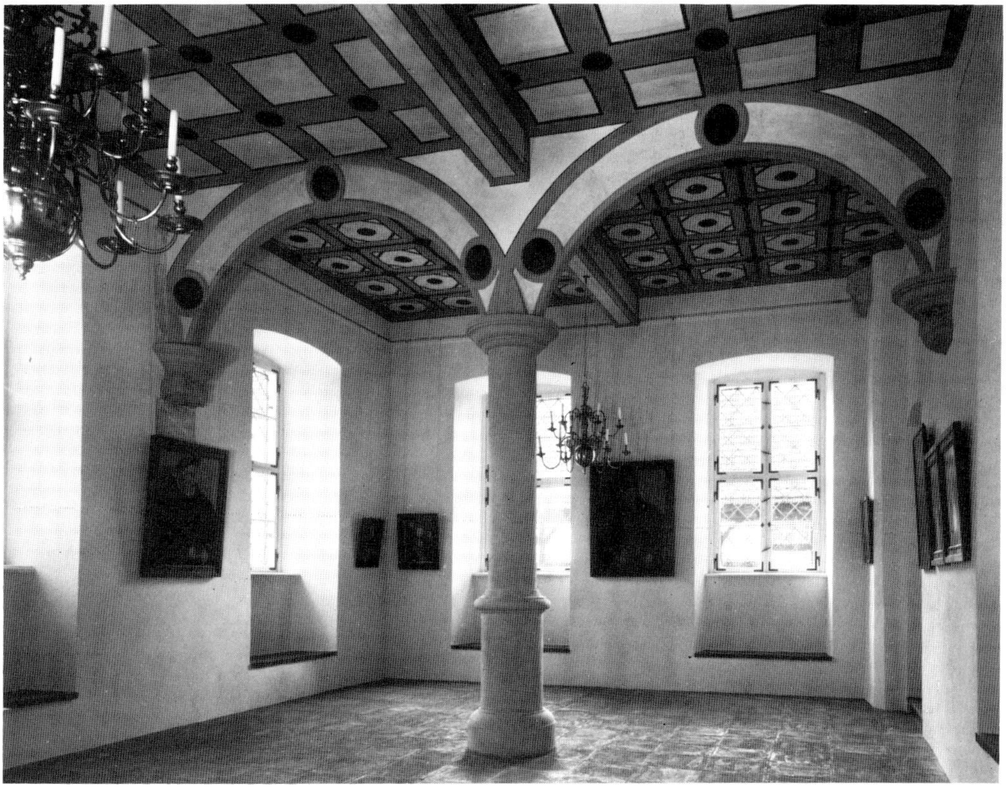

6 Großer Saal im Jagdschloß Grunewald. Um 1542, mit späteren Veränderungen

ist[10]. Die Umbruchstimmung der Zeit findet ihren Niederschlag in einer bewegten, heftigen, doch nicht undisziplinierten Formensprache und auffälliger Häufung von Todesmotiven. Diese Merkmale leidenschaftlicher Anteilnahme am Dasein belegen auch die Epitaphe, die Schenck für Berliner Kirchen geschaffen hat.

Die Kehrseite gesteigerter Todesfurcht ist die Hingabe an Freuden des Lebens, wie es ein im Vestibül des Jagdschlosses Grunewald vermutlich um 1706 eingemauertes Relief zeigt, das wohl von dem unter Joachim II. aufgeführten Neubau des Berliner Stadtschlosses stammt. Die Inschrift erklärt die Trinkszene, die drei Männer offenbar gleichen Standes vereinigt:

CASPAR THEYS WAS SAL DI KLEINE FLAS
DI CONCZ BVNTSCHVG HOT IN DER TAS
DISER WILKVM (großer Krug zum Begrüßungstrunk) MVS ZVVOR HERAVS
SVNST WVRT EIN SLOHGER LERMAN (= Aufruhr) TRAVS

Eine fünfte Zeile ist abgearbeitet.

Caspar Theiß war der durch Joachim II. vermutlich aus Torgau nach Berlin berufene Baumeister des Stadtschlosses, Kunz Bunt-

[10] Ausführlich behandelt von Christian Theuerkauff im Katalog der Skulpturengalerie der Staatlichen Museen »Der Mensch um 1500. Werke aus Kirchen und Kunstkammern«, 1977, S. 58–63. Zum Bildhauer siehe Joachim Friedrich Seeger, Hans Schenck, genannt Scheußlich, ein deutscher Bildhauer des 16. Jahrhunderts, in: Mitteilungen des Vereins für die Geschichte Berlins 49, 1932, S. 33–50, 65–86.

schuh sein Polier. Die Worte (in sächsischer Mundart) spricht die mit Reben bekränzte mittlere Gestalt, in der man wohl Hans Schenck selbst als Mundschenk zu sehen hat. Sinn für plastisches Volumen, den die Schlüterzeit geschätzt und vielleicht zur Erhaltung dieses Werkes bewogen haben mag, äußert sich nicht nur in den Gefäßen, sondern vor allem, fast karikierend, in der mittleren Gestalt mit ihrem vorquellenden Bauch, dessen Rundung durch die Falten des dünnen Hemdes umspielt wird. Es gibt zu wenig Zeugnisse Berliner Kunst dieser Zeit, um den derben Humor, der in der Darstellung der eigenen Person seinen Höhepunkt erreicht, als ein spezifisches Merkmal berlinischer Gesinnung, etwa als frühen Vorboten der Denkweise eines Gottfried Schadow, ansprechen zu können.

Hans Schenck ist der erste bildende Künstler Berlins, von dem wir eine einigermaßen deutliche Vorstellung seiner Persönlichkeit, nicht nur aufgrund dieses seines Selbstporträts, gewinnen können.

8

Eine Vorstellung von der hohen Qualität der Bauornamentik am BERLINER STADTSCHLOSS Joachims II. geben zwei große Sandsteinkonsolen (die eine nur zur Hälfte erhalten), die anscheinend dort keine Verwendung gefunden haben, im Jagdschloß Grunewald 1542 oder später als Baumaterial benutzt wurden und bei Restaurierungsarbeiten 1963 dort aufgefunden worden sind. Die schmiegsame Blattornamentik auf der Höhe des Zeitstiles hält Maß zwischen wuchernder Fülle

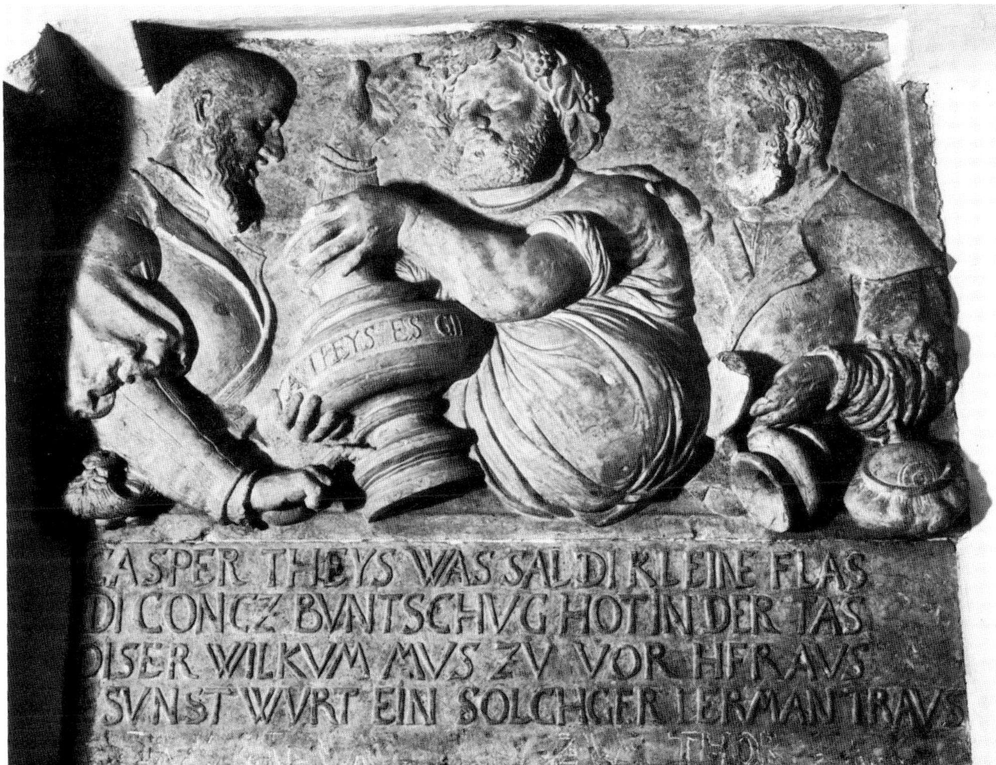

7 Hans Schenk gen. Scheußlich (um 1500 – vor 1572), Trinkszene. Um 1540. Sandstein, 104 x 126 cm, G 4

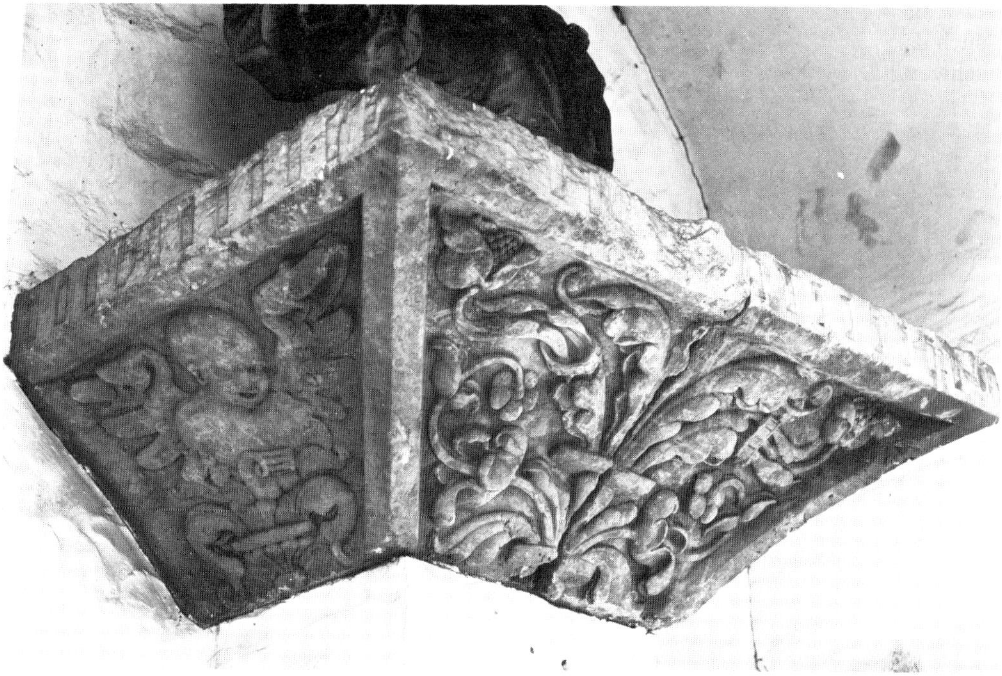

8 Konsole vom Berliner Stadtschloß. Um 1540. Sandstein, H 35, B 112, T 71 cm. Jagdschloß Grunewald, östliche Tordurchfahrt

und Unterordnung unter die Strenge tektonischer Gliederung. Ein Engelsprotom, das auf einem Blattgebilde als Sockel aufruht, belebt das Bauglied mit dem Bild kindlicher Anmut und stellt eine Blickbeziehung von der Architektur zum Betrachter her, antwortet gleichsam dem, der das Bauwerk anschaut, aus der Höhe herab[11].

9

Ein anonymer Meister, naiver in der Erzählung und weniger temperamentvoll in der Komposition als Hans Schenck, hat das ursprünglich farbig gefaßte SANDSTEINRELIEF MIT FORKELNDEN HIRSCHEN über der Eingangstür zum Jagdschloß Grunewald geschaffen. Alte Abbildungen des Berliner Stadtschlosses zeigen, daß man dort in gleichem Sinne die Mauerflächen als Träger von Ornamentfeldern und figürlichen Szenen, in Sgraffito-Technik ausgeführt, benutzte[12]. Wohl in Anlehnung an gemalte Szenen – Cranach hat ähnliche Motive in Hintergründen seiner Bilder dargestellt – hat der Bildhauer versucht, im Detailreichtum der Vegetation mit der Malerei zu konkurrieren, ohne jedoch zu einer eindeutigen Bestimmbarkeit der Pflanzen zu gelangen. Sie bleiben noch dem Bereich des Blattornamentes verhaftet, obschon fast gewaltsam die Loslösung von der Fläche gesucht wird. Die auffällige Symmetrie der Komposition, die der Gesetzmäßigkeit der Architektur folgt, steht in einem merkwürdigen Widerspruch zur Vorstellung einer wilden, von Tieren belebten Waldlandschaft, die das Motiv

[11] Stilistisch vergleichbar ist die Ornamentik eines Bogens ehemals im Berliner Stadtschloß (Geyer 1936, Abb. 49, 50; Berckenhagen 1964, Abb. 38). Ähnliche Konsolen befanden sich am Kapellenturm (Geyer 1936, Abb. 34).

[12] Berckenhagen 1964, Abb. 34, 35.

erwecken will. So stellt das Relief den Versuch dar, im Geist der Renaissance mit dem schwerfälligen Mittel der Skulptur den unmittelbaren Eindruck der Natur im Bild zu fassen, ohne sich von einem Denken in vorgegebenen Ordnungen loszusagen.

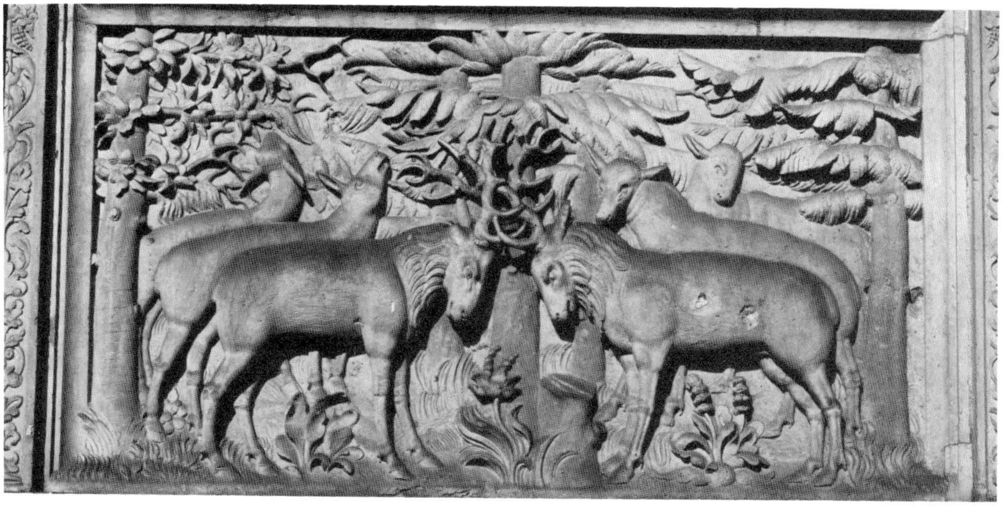

9 Unbekannter Bildhauer, Forkelnde Hirsche. Um 1542. Sandstein. Jagdschloß Grunewald, Eingang

Von Johann Georg bis Georg Wilhelm (1571–1640)

Auf Joachim II. folgte mit seinem Sohn Johann Georg 1571 ein umsichtig regierender und sparsamer Kurfürst, der vor die Aufgabe gestellt war, die Schulden seines Vaters zu tilgen. An den großen Bauprojekten wie dem Berliner Schloß und der Spandauer Zitadelle wurde zwar weitergearbeitet, aber großer künstlerischer Aufwand wurde nicht getrieben. Nüchternheit als Ernüchterung wird zum ersten Mal als ein Stilmerkmal dieser Landschaft deutlicher faßbar.

Sachsen blieb weiterhin vorbildlich, aber auch der italienische Einfluß behauptete sich. Aus Sachsen kam der Baumeister Peter Kummer, Italiener waren die Baumeister Peter Niuron und Giovanni Battista Sala. Beide Elemente vereinigte in sich der bedeutendste Berliner Baumeister dieser Epoche, Rochus Quirinus Graf zu Lynar. Er stammte aus der Toskana und war nach Aufenthalten in Frankreich und in der Pfalz 1569 in sächsische Dienste getreten, hatte auch 1576 den Fürsten Joachim Ernst von Anhalt in Dessau beraten, ehe er sich 1578 dessen Schwiegersohn in Berlin zur Verfügung stellte. Lynars Tätigkeit kann im Bereich der West-Berliner Schlösser nicht mehr eindeutig nachgewiesen werden. Sein Wirken im Jagdschloß Grunewald ist zwar bezeugt, seine Hand ist jedoch nirgends erkennbar. 1593 vollendete er die Zitadelle Spandau und wurde gleichzeitig ihr Kommandant. Die Nachbarschaft von Kunst und Militärwesen, das Organisation und Zweckmäßigkeit fordert, begegnet in der Gestalt Lynars erstmals in der brandenburgischen Kunstgeschichte.

Auch die andere berühmte, freilich schillernde Gestalt des Berliner Kulturlebens dieser Epoche, Leonhard Thurneisser aus Basel, kann in den Schlössern nicht vorgestellt werden. Er war ein Universalgenie und kam 1570, nachdem er zuvor weit gereist war, nach Brandenburg und erwarb sich zunächst als Arzt die Gunst des Kurfürsten. Dann gewann er als Alchimist und Bankier Reichtum, Einfluß und Feinde. Für die Berliner Kunstgeschichte ist er als Buchdrucker und Verleger wichtig. Er zog Formschneider und Illuminierer nach Berlin und legte den Grund für das graphische Gewerbe in dieser Stadt. Tüchtige Holzschneider waren unter ihm tätig.

Auch die Münz- und Stempelschneidekunst entwickelte sich in der Regierungszeit Johann Georgs, und erstmals werden in diesen Jahren Teppichwirker in Berlin erwähnt, wogegen auf dem Gebiet der Malerei und Skulptur nur bescheidene Leistungen gediehen.

In der zehnjährigen Regierungszeit des Nachfolgers Joachim Friedrich von 1598–1608 veränderten sich die künstlerischen Verhältnisse kaum. Die Arbeiten am Berliner Schloß als dem wichtigsten Bauprojekt des Landes nahmen ihren Fortgang. Unter diesem Kurfürsten ist zum ersten Mal die Existenz einer Kunstkammer belegt. Ihre Anfänge dürften jedoch zumindest bis auf Joachim II. zurückreichen.

Mit der Anlage einer Glashütte in Grimnitz 1601 beginnt die Geschichte des brandenburgischen Glases.

Johann Sigismund, der von 1608 bis 1619 regierte und 1618 Brandenburg mit Preußen in seiner Hand vereinigte, hat die kulturelle Entwicklung in Brandenburg hauptsächlich durch seinen Übertritt zum Calvinismus beeinflußt. So wenig er sich als politische Figur auszeichnete, so wenig Impulse gingen von ihm auf die Kunst aus. Unter ihm wurde die Domkirche ihrer meisten

Schätze beraubt. Die lebensgroßen silbernen und vergoldeten Statuen Christi und der zwölf Apostel kamen nach Küstrin, wo sie 1631 eingeschmolzen wurden. Eher als am Hof hielt sich im bürgerlichen und im kirchlichen Bereich ein künstlerisches Leben.

Auf eine noch tiefere Stufe sank Brandenburg unter dem schwachen Georg Wilhelm, der bis 1640 regierte. Mit Balthasar Benzelt aus Dresden, der 1629 das Ribbecksche Haus umbaute, wird noch einmal sächsischer Einfluß in Berlin faßbar. Der Dreißigjährige Krieg brachte schließlich das Kunstleben fast völlig zum Erliegen. Große Teile des Landes waren zeitweilig in den Händen fremder Mächte und der Hof hielt sich häufig und über längere Zeit in Königsberg auf.

10

Andreas Riehl d. J. ist um 1551 in Breslau geboren, wird 1575 als Bürger in Nürnberg erwähnt und kam, wie so mancher Künstler vor ihm, aus der fränkischen Metropole nach Berlin, um als Hofmaler des Kurfürsten Johann Georg bis zu dessen 1598 erfolgtem Tod hier zu wirken. 1699 ging er nach Ansbach, wo er 1613 starb. Mehrere Bildnisse im Neuen Palais in Potsdam legen Zeugnis von seiner Kunst ab. Einige von ihnen sind jedoch erst in der Ansbacher Zeit entstanden und 1822 nach Berlin gelangt.

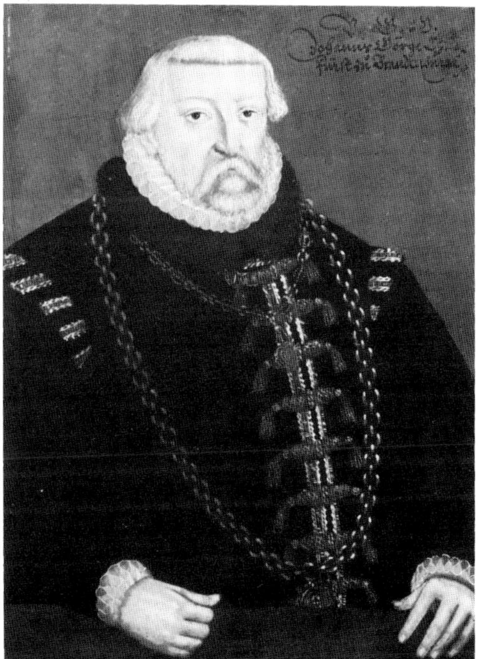

10 Andreas Riehl d. J. (?, um 1551–1613), Johann Georg, Kurfürst von Brandenburg. Um 1600. Öl a. Holz, 20,7 x 14,2 cm. G 2/3

Ob das kleine, auf Holz gemalte Porträt des Kurfürsten Johann Georg, das 1961 erworben wurde und möglicherweise aus einer Serie von Fürstenbildnissen stammt, von Riehl selbst ausgeführt wurde, ist nicht gewiß[13], es zeigt aber eine in mehreren Varianten überlieferte Bildnisaufnahme des Kurfürsten, die für den Maler gesichert ist[14]. Man spürt in der Komposition des Halbfigurenporträts eine Nachwirkung der Bildniskunst des jüngeren Cranach. Neu ist ein Sinn für die streng geordneten Schmuckformen der Kleidung und der Kette, die die Komposition stärker bestimmen als die organisch-körperliche Gestalt des Menschen. Diese Entwicklung ist zu jener Zeit in ganz Europa zu beobachten, bei Riehl jedoch ist die Vorliebe für eine Abstraktheit der Bildgestaltung durch eine Ausbreitung der Formen in der Fläche und ihre energische Rhythmisierung weit getrieben.

11

Auf der Rückseite des Bildes steht von alter Hand die Inschrift: »Chatarina von Lüderitz geb.: (das Datum fehlt) Gemalin des Canzlers

[13] Vom gleichen Maler – vor allem wegen der Hände – könnte ein 1979 vom Berlin-Museum erworbenes Bildnis des Kurfürsten Johann Sigismund stammen, das Ekhart Berckenhagen in den Berlinischen Notizen 1979, S. 3–6, veröffentlicht hat. Er stellt dafür den Künstlernamen Jakob Gladehals zur Diskussion.

[14] Berckenhagen 1964, Abb. 52. Vgl. Börsch-Supan 1975, S. 26, Nr. 3.

Christian von Distelmeyer.« Christian von Distelmeyer war der Sohn und Nachfolger des bedeutenderen Lambert Distelmeyer, der bis zu seinem Tode 1588 Kanzler Joachims II. und Johann Georgs war. Das in seiner Großflächigkeit primitiv anmutende Werk ist also das Porträt einer hochgestellten Berliner Patrizierin und dürfte um 1600 von einem der führenden Porträtmaler der Residenz geschaffen sein. Die Reize des Bildes liegen jedoch nicht nur in der Naivität der Auffassung und damit in dem ungewollten Widerspruch von Repräsentationswillen und künstlerischem Vermögen, sondern auch in einer feinen Abstufung der Farben des Inkarnats zum hellblaugrauen Hintergrund und zu dem Schwarz des Gewandes. Stilistisch ist das Bild dem 1587 gemalten ehemals in der Dessauer Marienkirche befindlichen Epitaph des Fürsten Joachim Ernst von Anhalt, das Ekhart Berckenhagen dem seit 1601 in Berlin wirkenden Nathan Mau zuschreibt[15], am nächsten verwandt. Joachim Ernst war der Vater der Kurfürstin Elisabeth, die 1577 die dritte Gemahlin Johann Georgs geworden war. Sie kann den Berliner Maler nach Dessau empfohlen haben, wenn dieser nicht nach 1587 aus Dessau nach Berlin gerufen worden ist. Da von dem Maler des Lüderitzbildnisses auch ein Porträt des schon 1598 gestorbenen Johann Georg existiert[16], dürfte als Urheber ein Maler infrage kommen, der schon vor diesem Datum in Berlin ansässig war. Dieses Argument spricht gegen Nathan Mau. Vielleicht kommt Hieronymus Rosenbaum als Maler in Betracht. Von ihm wissen wir, daß Graf Rochus zu Lynar ihn 1590 beauftragte, Deckenbilder in einem Zimmer der Kurfürstin im Berliner Schloß zu malen. Er ist auch in der Spandauer Nikolaikirche beschäftigt worden, in der Graf Lynar sein aufwendiges, 1581 geweihtes Erbbegräbnis hatte errichten und 1593–96 durch Rosenbaum farbig hatte fassen lassen. Eine Beziehung der Katharina Lüderitz zu Lynar ist dadurch gegeben, daß 1599 ihre Tochter Elisabeth einen Sohn des Grafen Lynar heiratete. Offenbar hat also Graf Lynar den Maler Rosenbaum protegiert. In diesem Zusammenhang ist dann auch zu bedenken, daß der Graf, bevor er 1578, also ein Jahr nach der Hochzeit Johann Georgs mit Elisabeth von Anhalt, in brandenburgische Dienste trat, den Fürsten Joachim Ernst beim Bau des Dessauer Schlosses beraten hat.

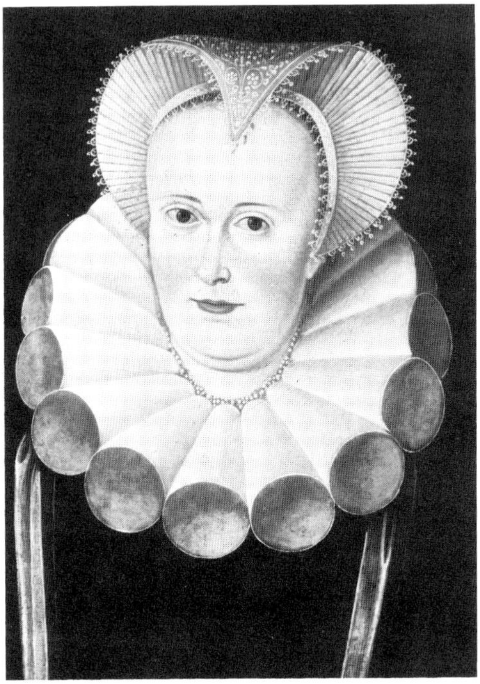

11 Hieronymus Rosenbaum (?, 1580–1597 nachgewiesen), Katharina von Lüderitz. Um 1600. Öl a. Lwd., 50,5 x 41 cm. G 2/3

Die spärlichen Nachrichten aus dieser Zeit überlassen uns unseren Vermutungen. So ist diese Epoche nicht nur von ihren künstlerischen Leistungen her eine dunkele, sondern auch durch unsere geringe Kenntnis von ihr.

12

Die Ansprüche des brandenburgischen Hofes an die Bildnismalerei in der Regierungszeit Johann Sigismunds (1608–1619) kann das Bildnis der 1576 geborenen Kurfür-

[15] Berckenhagen 1964, Abb. 61.

[16] Börsch-Supan 1975, S. 26, Nr. 3.

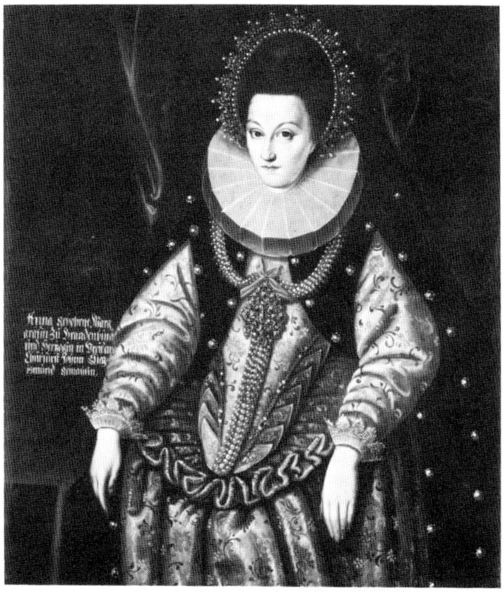

12 Unbekannter Maler, Anna, Kurfürstin von Brandenburg. Um 1620. Öl a. Lwd. 119 x 101 cm. G 5

stin Anna, einer Tochter des Herzogs Albrecht Friedrich von Preußen, verdeutlichen. Da sie bereits 1625 starb, ist es unwahrscheinlich, daß der erst 1632 als Hofmaler bestellte Joachim Siwert das Bildnis geschaffen hat, wie vermutet worden ist[17]. Es dürfte um 1610, wohl als Gegenstück zu einem Porträt des Kurfürsten entstanden sein. Bezeichnend für die Verhältnisse in Berlin um diese Zeit ist ein Brief der Kurfürstin an den Oberburggrafen Fabian Dohna von 1611, worin sie darum bittet, den Bildnismaler Daniel Rose aus Königsberg nach Berlin zu senden: »Wir ersuchen Euch, den alten Hofmaler zu veranlassen, daß er von Königsberg schleunigst unter Mitnahme der nötigen Farben hierher komme, um etliche Contrafecte zu verfertigen[18].« Es wäre denkbar, daß Rose das Bildnis der Kurfürstin gemalt hat, wenn auch die Behandlung des Vorhanges im Hintergrund nicht der Manier dieses Malers entspricht.

Der geblümte Seidenstoff ist ebenso kostbar wie der reiche Schmuck, aber dieses alles ist nicht nur mit ziemlich grobem Pinsel ohne viel Sinn für Oberflächenreiz gemalt, sondern die Haltung der Gestalt ist überdies schlaff und der Gesichtsausdruck ist matt.

Ein anderer Maler, den Johann Sigismund aus Preußen kommen ließ, war Johann Oesterreicher, von dem wir jedoch keine Vorstellung besitzen[19]. Nicht viel besser sind wir über andere Berliner Maler dieser Zeit orientiert, z. B. Hieronymus Rosenbaum, Gallus Rittner, Heinrich Kappes, Nathan Mau oder Philipp Cordus.

13

Den starren Bildnissen der Zeit um 1600 in der künstlerischen Qualität weit überlegen ist das von leidenschaftlicher Bewegung erfüllte Bild von dem Epitaph des Johannes Kötteritzsch († 1609) und der Caritas Distelmeyer († 1615), einer Tochter des Kanzlers Lambert Distelmeyer, aus ihrer Familienkapelle in der Nikolaikirche in Berlin. Die Ängste der Zeit unmittelbar vor dem Ausbruch des dreißigjährigen Krieges und der angestrengte Wille, ihrer durch den christlichen Glauben Herr zu werden, kommen in dem Gemälde auf packende Weise zum Ausdruck. Der Kern der Darstellung ist eine Verkündigung an Maria, die in der Mitte sitzt, während, von links gekommen, der Erzengel Gabriel vor ihr kniet. Die Taube des Heiligen Geistes schwebt vor der Brust Mariens. Diese geläufige Darstellung ist jedoch durch andere allegorische Gestalten ausgedeutet und spricht wie eine Predigt zum Betrachter. Maria ist zugleich die Kirche. Mit der Linken hält sie die Heilige Schrift. Vor ihrer ausgestreckten rechten Hand, hinter der Flammen hervorleuchten, erscheint das hebräische Wort »Jeschuah« (= Josua, Jesus, Gott ist Hilfe). Zwei Engel in der Luft mit Siegespalme und Lorbeerzweig halten einen Kranz über dem Haupt Mariens. Vor der Sonne darüber erscheint der Name Jehova, während links der Tod mit einem Pfeil auf sie zielt und von rechts der Teufel mit ei-

---

[17] Berckenhagen 1964, Abb. 75.

[18] Alfred Rohde, Königsberger Maler im Zeitalter des Simon Dach. Königsberg, Berlin 1938, S. 16, 17.

[19] Nicolai, Nachrichten, 1786, S.38.

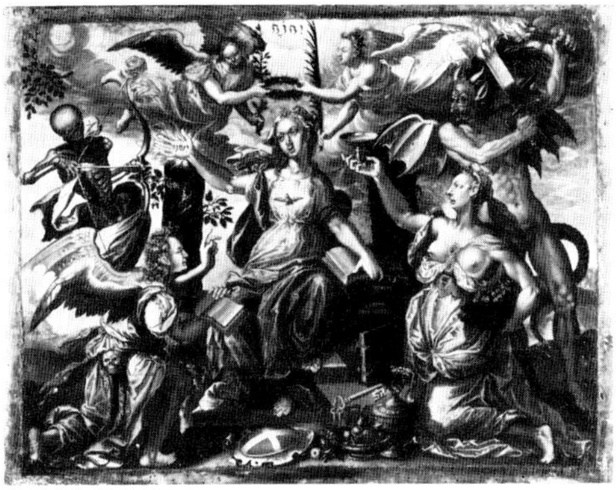

13 Martin Schulz (?, 1602–1631 nachgewiesen), Verkündigung an Maria. Um 1615. Öl a. Holz, 43 x 58 cm. Leihgabe G 16 *Farbtafel 2 nach S. 32*

nem flammenden Schwert auf sie zugeht. Vor dem Teufel kniet die Sünde mit entblößten Brüsten und reich geschmückt, umgeben von den Schätzen der Welt. Mit der Linken hält sie eine Lade voll Münzen, mit der Rechten hebt sie einen goldenen Pokal empor.

Das Todesjahr der Caritas Distelmeyer, 1615, gibt einen Anhalt für die Datierung des Bildes. Es ist das gleiche Jahr, in dem nach dem Übertritt des Kurfürsten Johann Sigismund zum Kalvinismus 1613 die Spannungen zwischen Reformierten und Lutheranern in öffentlichen Tumulten ihren Höhepunkt erreichten. Während der dem Stadtschloß unmittelbar benachbarte Dom fortan die Nüchternheit der reformierten Kirchen zeigte, blieben die übrigen Berliner Kirchen lutherisch und bewahrten ihre reiche Ausstattung. Die Marienkirche, die als einzige die Zerstörung des Zweiten Weltkrieges überdauert hat, gibt heute noch eine Vorstellung von der kirchlichen und bürgerlichen Kunstpflege in Berlin seit dem Mittelalter.

Unter der »Verkündigung« befand sich ursprünglich von der gleichen Hand ein größeres Bild: der Streiter Christi, gefolgt von den Tugenden. Dieses Gemälde ist verschollen[20]. Erhalten ist dagegen in der Marienkirche ein Votivbild des Johannes Kötteritzsch und seiner Gemahlin ebenfalls aus der Familienkapelle in der Nikolaikirche[21]. Es zeigt das Ehepaar knieend zwischen Moses und dem Heiligen Johannes mit einer Innenansicht der Nikolaikirche im Hintergrund. Diese drei eng zusammengehörenden Bilder dürften, soweit der erhaltene Bestand ein Urteil zuläßt, als die bedeutendsten Leistungen der Berliner Malerei der Spätrenaissance anzusprechen sein.

Der Maler muß sich in den Niederlanden im Umkreis des Maerten van Heemskerk († 1574) geschult haben. An ihn erinnert die muskulöse Anatomie der Körper und die kleinteilige Fältelung der Stoffe. Schon ein Vorgänger des Malers, Michael Ribestein, von dem mehrere Epitaphe bekannt sind, hat sich an der Kunst dieses holländischen Manieristen orientiert[22].

Will man nicht die Zuflucht zu der These nehmen, ein auswärtiger Maler habe die Bilder für die Familie Kötteritzsch geschaffen, dann kann nur der führende Berliner Maler dieser Zeit als ihr Urheber in Betracht kommen, MARTIN SCHULZ, dem Ekhart Berckenhagen bereits das jetzt in der Marienkirche befindliche Bild zugeschrieben hat.

Schulz wird 1602 zuerst erwähnt. Damals und in der Folgezeit wurde er für Deckengemälde im Berliner Schloß bezahlt. Später sind auch höfische Bildnisse von ihm bezeugt, unter anderem 1615/16 ein Bildnis des Kurfürsten Johann Sigismund in ganzer Figur, vermutlich ein im Neuen Palais erhaltenes Werk[23], das in Stil und Qualität trotz der Unterschiedlichkeit des Motivs mit der »Verkündigung« verglichen werden kann. Hier wie dort ist eine Härte und Bestimmtheit des zeichnerischen Vortrags kennzeichnend. Nicolai berichtet über ihn: »Er war übrigens ein unruhiger Mann, der den Maler Nathan Mau mit injurien, ja mit Tätlichkeiten angriff. Er starb um 1630[24]. Ein reizbares Temperament läßt sich hinter dieser Malerei leicht vermuten.

---

20 Borrmann 1893, Tf. XIV.
21 Berckenhagen 1964, Abb. 63.
22 Berckenhagen 1964, Abb. 22–29, 60.
23 Berckenhagen 1964, Abb. 73.
24 Nicolai, Nachrichten, 1786, S. 36.

Der Große Kurfürst (1640–1688)

Friedrich Wilhelm, der erste brandenburgische Kurfürst, der sich in ganz Europa ein Ansehen verschaffen konnte, war eine überragende Persönlichkeit, in der sich politisches Geschick, militärische Tüchtigkeit, Organisationstalent und Sinn für die Notwendigkeit von Wissenschaft und Kunst für die Erneuerung der Kultur verbanden. Er übernahm die Regierung 1640, acht Jahre vor der Beendigung des Dreißigjährigen Krieges, der die Mark Brandenburg besonders schwer heimgesucht hat. Das Land war verarmt und ausgeblutet, die überlebende Bevölkerung war verroht. Die Einwohnerzahl Berlins betrug 1648 nur noch 6000. Rund 3000 Einwohner waren 1630/31 der Pest zum Opfer gefallen, und weitere große Verluste an Menschenleben forderten die Notjahre von 1638 bis 1641. 1641 waren die Vorstädte abgebrochen worden. Das Schloß war kaum bewohnbar. Deswegen hielt sich der Hof hauptsächlich in Kleve und Königsberg auf.

Für den Wiederaufbau des Landes nach dem Krieg kamen dem Kurfürsten, einem Urenkel Wilhelms I. von Oranien durch seine Großmutter mütterlicherseits, seine verwandtschaftlichen Beziehungen zu den Niederlanden zustatten, die 1646 durch seine Heirat mit Luise Henriette von Oranien noch befestigt wurden. Als Kurprinz hatte er in Holland studiert und zugleich mit dem zähen Kampf der Niederlande um ihre Unabhängigkeit das Aufblühen einer Kultur von einzigartiger Dichte erlebt. Damals wird sich auch sein Geschmack in künstlerischen Dingen geformt haben. Die kleine niederländische Republik war im 17. Jahrhundert politisch der modernste Staat Europas und in Kunst und Wissenschaft führend. Durch die rheinischen Besitzungen der Hohenzollern stand dieses Land dem Kurfürsten auch räumlich nahe. So spielte Kleve bei der Vermittlung von Künstlern und künstlerischen Anregungen eine wichtige Rolle. Die Erfordernisse beim Wiederaufbau des Landes rückten zunächst für die wieder neu beginnende Pflege der Künste die praktischen Zwecke in den Vordergrund. Die Architekten, die ins Land gerufen wurden, waren gleichzeitig Ingenieure, so Johann Gregor Memhardt (1650 berufen) und Michael Matthias Smids (1653 berufen), denn wichtige Aufgaben auf dem Gebiet des Festungs-, Straßen- und Wasserbaus waren zu bewältigen. Die aus Holland übernommene Gartenkultur, deren bedeutendstes Denkmal der 1646 bis 1650 angelegte Lustgarten beim Berliner Schloß war, sollte ökonomischen Nutzen erbringen.

Das Schloß Oranienburg, das nach Entwürfen Memhardts seit 1651 für die Kurfürstin erbaut wurde, war damals im Äußeren wie in der Innenausstattung eine Schöpfung rein holländischen Gepräges. Auch das 1664–1670 von Philippe de Chieze aus Orange errichtete Potsdamer Schloß folgte holländischen Vorbildern. Am Berliner Stadtschloß wurden von Memhardt seit 1659 Erweiterungsbauten vorgenommen.

Dieser niederländische Einfluß in Brandenburg hatte über den Tod des Großen Kurfürsten hinaus Bestand. Je mehr jedoch die wirtschaftlichen Kräfte des Landes erstarkten, umso mehr erwuchs das Bedürfnis nach Repräsentation der gewonnenen Macht. So befreite sich die Kunst immer mehr von praktischen Zweckbindungen, um dafür mehr ideelle einzugehen. Die brandenburgische Kunst machte dabei den allgemeinen, auch in Holland zu beobachtenden Stilwandel mit, indem im letzten Drittel des Jahrhunderts die eher bürgerlich-maßvolle Ausdrucksweise durch eine prunkende und absolutistische Machtfülle bezeichnende Kunst verdrängt wurde. Malerei und Skulptur wurden immer wichtiger. Seit etwa 1660 nimmt die Zahl der Berufungen bildender Künstler stark zu. Sie kamen immer noch hauptsächlich aus den Niederlanden, vereinzelt allerdings auch aus Norddeutschland (so Michael Conrad Hirt 1646 aus Lübeck, Broderus Matthias 1659 aus Husum und Ottmar Elliger 1670 aus Hamburg), seit den 1670iger Jahren machte sich jedoch ein französisch-flandrisches Element bemerkbar, das nach dem Erlaß des Ediktes von Potsdam 1685 durch Refuguiés verstärkt wurde. Jacques Vaillant wurde 1672 aus Lille berufen, die Franzosen Abraham und Gedeon Romandon kamen 1687. Aus Süddeutschland zog Friedrich Wilhelm Meister der Kleinplastik und des Eisenschnitts nach Berlin, Leonhard Kern aus Schwäbisch Hall und Gottfried Leygebe aus Nürnberg. Als Sammler hat der Große Kurfürst mehr die aristokratische flämische Kunst, vor allem van Dyck, als die bürgerliche holländische geschätzt, obgleich er auch Werke holländischer Meister besessen hat, darunter vermutlich vier Gemälde Rembrandts. Gegen Ende seiner Regierungszeit versuchte er, seiner Gemäldegalerie Werke von großen italienischen Malern des 16. Jahrhunderts hinzuzufügen, auch Werke Dürers glaubte er zu besitzen, in diesen Erwerbungen war er jedoch nicht glücklich. Immerhin zeigen diese Bemühungen den Willen, seiner Sammlung einen europäischen Horizont zu geben.

14

Die Malerei MATHIAS CZWICZEKS, eines Künstlers vermutlich tschechischer Herkunft, ist bezeichnend für die ungefestigten kulturellen Verhältnisse in Brandenburg-Preußen zur Zeit des Dreißigjährigen Krieges und kurz danach. 1628 wurde Czwiczek in Königsberg, wohin der Kurfürst Georg Wilhelm seine Hofhaltung verlegt hatte, zum brandenburgischen Hofmaler, dem einzigen in diesen Jahren, ernannt und bald darauf zur Weiterbildung nach England, Frankreich und in die Niederlande geschickt. 1631 kann er in Delft nachgewiesen werden. (Drei Jahre später trat der Kurprinz Friedrich Wilhelm seine Studienreise in die Niederlande an.) Hier muß er besonders Anregungen von Adriaen van de Venne empfangen haben, dessen Verquickung von biblischer Historie und politischer Propaganda für das Haus Oranien-Nassau neben der etwas naiv wirkenden Eigenart, Porträtköpfe in dichter Folge aneinanderzureihen, mit Czwiczeks Verfahren in dem kleinen Bild von 1649 gut zu vergleichen ist[25]. Im August 1632 kehrte der Künstler nach Königsberg zurück. In Berlin hat sich Czwiczek nur vorübergehend aufgehalten, so daß eine Wirkung über den engen Kreis seiner Tätigkeit für den Hof hinaus hier kaum erfolgt sein dürfte.

Das kleine, miniaturhaft gemalte Bild stellt unter dem Gleichnis einer biblischen Geschichte – der der Königin von Saba vor Salomon – die durch Heiraten gefestigten Beziehungen des Hauses Hohenzollern zu anderen protestantischen Fürstenhäusern dar[26]. Elisabeth Charlotte von der Pfalz, die Mutter des Großen Kurfürsten, sitzt als Königin von Saba vor den Schätzen des Kurfürstentums Pfalz, das durch den Frieden von Münster 1648 wiederhergestellt wurde. Der vor der Schatztruhe knieende Mann ist entweder Karl Ludwig, Kurfürst von der Pfalz seit 1649, oder Ludwig Philipp von der Pfalz, der von 1632–49 Verweser der Pfalz war. In der mittleren Gruppe dominiert als König Salomon der Große Kurfürst neben seiner Gemahlin Luise Henriette von Oranien, an deren Rock sich ihr 1648 ge-

[25] L. J. Bol, A. P. van de Venne, in: Oud Holland LXXIII, 1958. Vergleichbar ist besonders das Bild »Die Prinzen Moritz und Friedrich Heinrich von Nassau mit Friedrich V. von der Pfalz« im Hessischen Landesmuseum in Darmstadt.

[26] Alfred F. Wolfert, Ein Familienbild des Großen Kurfürsten Friedrich Wilhelm von Brandenburg, in: Der Tappert 1970/71, S. 1–20.

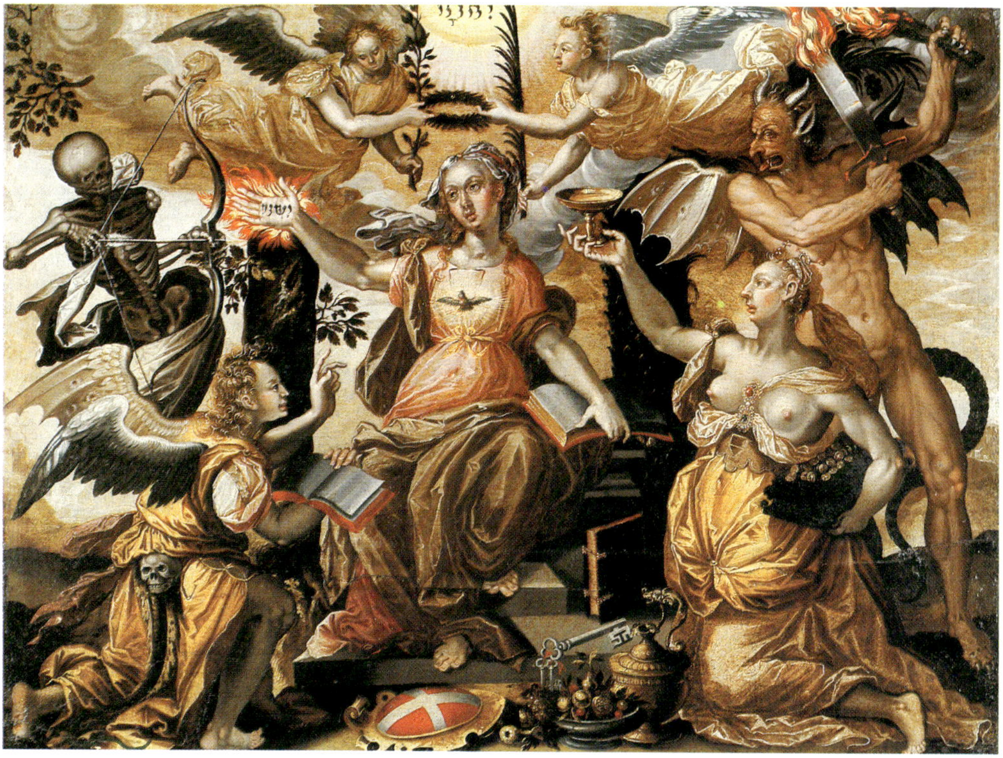

M. Schulz (?), Verkündigung an Maria *(Seite 29 f.)*

der Schilderung stehen in einem merkwürdigen Kontrast zu dem politischen Anspruch der Aussage. Es wirkt als Versuch künstlerischer Artikulation zur Zeit eines kulturellen Neubeginns nach der Katastrophe des Dreißigjährigen Krieges.

15

Der führende kurbrandenburgische PORTRÄTMALER war seit seiner Berufung nach Berlin 1646, dem Jahr, in dem der Große Kurfürst die oranische Prinzessin Luise Henriette heiratete, der aus Utrecht stammende WILLEM VAN HONTHORST, jüngerer Bruder und Gehilfe des begabteren Gerard van Honthorst, der am Hof des Prinzen Friedrich Heinrich von Oranien in Den Haag eine vergleichbare Rolle spielte. Dieses Verhältnis spiegelt die Abhängigkeit Brandenburgs von Holland in allen künstlerischen Dingen recht deutlich. Es gelang dem Kurfürsten nur, relativ bescheidene Talente nach Berlin zu verpflichten.

Willem van Honthorst war, mit mehrfachen Unterbrechungen, bis 1664 in Berlin tätig und hat verhältnismäßig zahlreiche Spuren seines Wirkens, zumeist auf Holz gemalte Brustbildnisse, in den Schlössern hinterlassen. Als eigenständige Persönlichkeit ist er in ihnen kaum von seinem Bruder abzugrenzen.

1648 entstand das routiniert gemalte Bildnis der sechsjährigen Prinzessin Marie von Oranien, einer jüngeren Schwester der Luise Henriette, deren Bildnis als Miniatur sie vor ihrem Herzen hält. Das gefühlvolle Motiv läßt vermuten, daß das Bild für die brandenburgische Kurfürstin gemalt worden ist. Der Zweig mit den drei Orangenblüten in der Rechten deutet auf das Haus Oranien. Nur der Perlenschmuck und das seidene Kleid, allenfalls noch die damenhafte Haltung des Kindes bezeichnen die vornehme Herkunft in dem sonst schlichten Porträt.

16

Gegen 1660 stand für kürzere Zeit ADRIAEN VAN DER SPELT aus Leyden im Dienst des Großen Kurfürsten[27]. Das Bildnis des 1655 geborenen Kurprinzen Karl Aemil ist signiert, aber van der Spelt dürfte wohl nur den Blumenkranz um die Ganzfigur des Knaben im Anzug eines römischen Feldherren gemalt haben. Bisher konnte keine überzeugende Zuschreibung für die Figur gefunden werden. Jedenfalls handelt es sich um einen holländisch geschulten Künstler.

Die BLUMENMALEREI ist sehr fein und kontrastiert mit dem martialischen Auftritt des Prinzen. Solche Bildnisse im Blumenkranz waren in Brandenburg beliebt. Der Hofmaler Ottmar Elliger d. Ä. stellte nach 1670 die Kurfürstin Dorothea von Brandenburg in ähnlicher Weise dar. Bekannt ist die Vorliebe des Großen Kurfürsten für den Antwerpener Maler Daniel Seghers, der ähnliche Bilder mit Blumenkränzen um ein Mittelmotiv gemalt hat.

Blumen sind, besonders in Verbindung mit Porträts, ambivalente Symbole, die blühendes Leben und zugleich die rasche Vergänglichkeit dieses Lebens verdeutlichen. Hier scheint die Fülle der Blumen und ihre kunstvolle Anordnung auch Abzeichen einer verfeinerten Kultur zu sein, wie die antike Tracht einen Bildungsanspruch anmeldet.

Das Interesse an Blumen und ihrer Zucht, das der Große Kurfürst in Holland gewonnen hatte, schlug sich vor allem in den Gärten nieder, die er hier anlegte.

17

Der bedeutendste holländische Maler, den der Große Kurfürst in seine Dienste nehmen und – für allerdings nur kurze Zeit – nach Berlin ziehen konnte, war JAN LIEVENS. 1654 wird

[27] J. E. Geselschap, Werd Adriaan van der Spelt vermoord?, in: Oud Holland LXXXV, 1970, S. 186–188.

er »Maler des Herzogs von Brandenburg« genannt[28]. Im September 1655 heißt es an anderer Stelle, Lievens habe seine Wohnung in Ber-

[28] Jan Lievens, ein Maler im Schatten Rembrandts. Kat. Herzog Anton Ulrich-Museum, Braunschweig 1979, S. 38, 113.

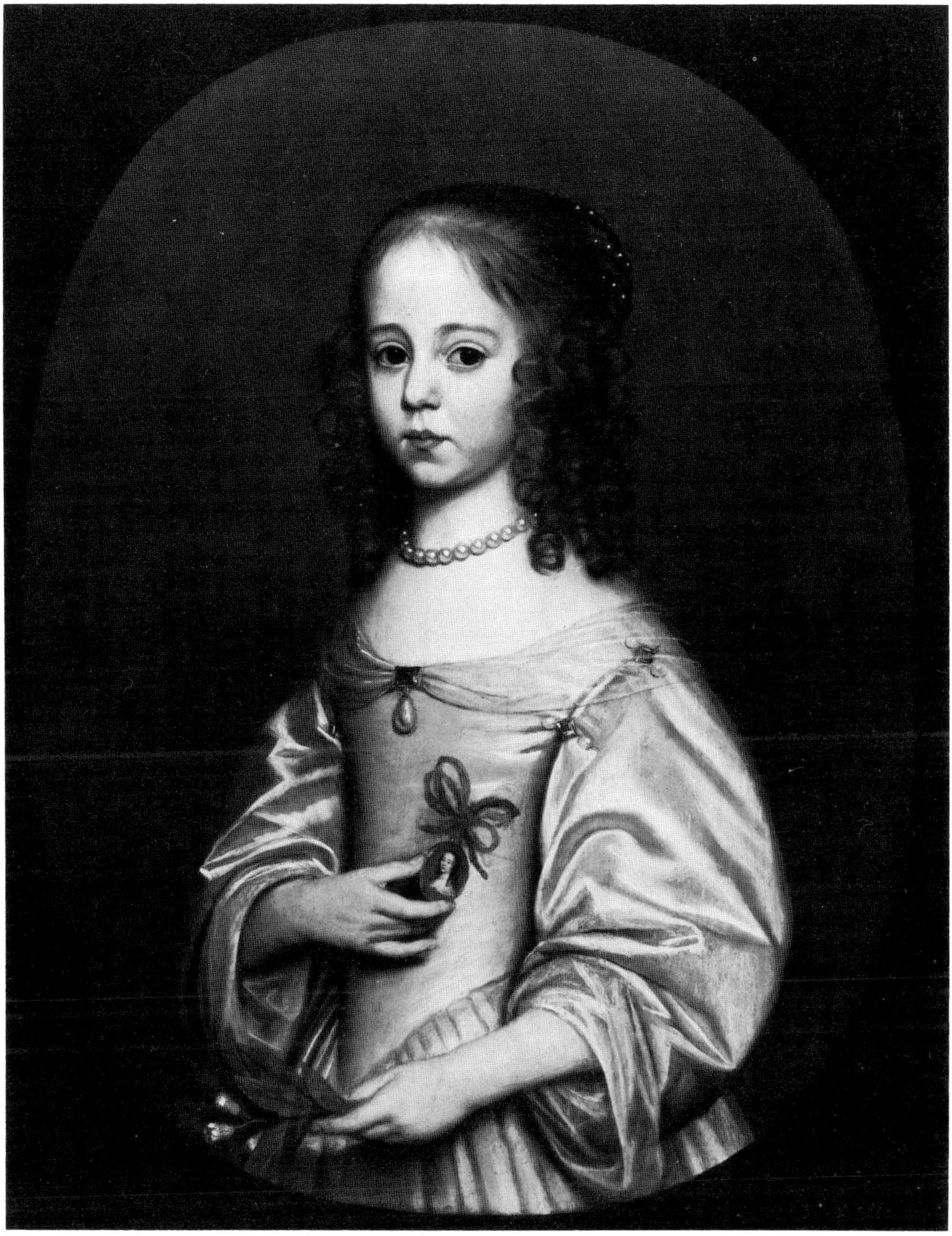

15 Willem van Honthorst (1594–1666), Prinzessin Marie von Oranien. Sign., dat. 1648. Öl a. Holz, 74 x 59 cm. Ch 212

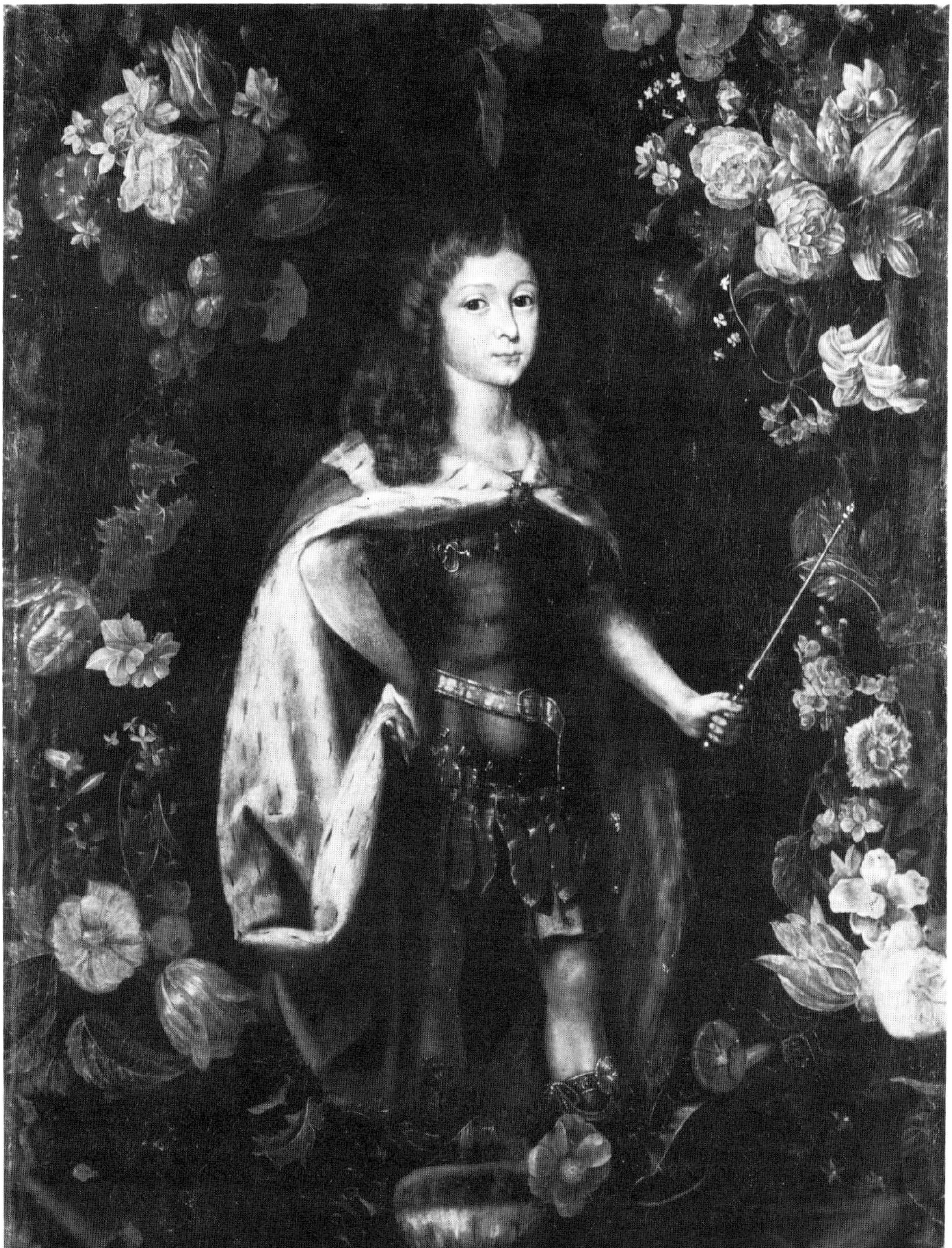

16 Adriaen van der Spelt (um 1630–1673) und unbekannter Maler, Karl Aemil, Kurprinz von Brandenburg. Sign., um 1660. Öl a. Lwd., 118,5 x 95 cm. G 28

lin verlassen. Da zwei Kaminstücke, die er für Schloss Oranienburg gemalt hat, 1653 bzw. 1654 datiert sind[29], darf angenommen werden, daß er zumindest seit 1653 hier tätig war und daß die Ausstattung dieses für die Gemahlin des Großen Kurfürsten Luise Henriette von Oranien erbauten Schlosses die Veranlassung für die Berufung von Lievens gegeben hatte. Lievens war bereits in seiner Frühzeit durch Ankäufe von den Oraniern gefördert worden, und 1650 hatte er im Huis ten Bosch in Den Haag, dem Schloß der Amalie von Solms, der Mutter der Kurfürstin, ein großes Bild gemalt.

Der in seiner Jugendzeit mit Rembrandt in engem Kontakt arbeitende Maler beschritt später ganz andere Wege und fügte bei Aufenthalten in England und Antwerpen ein Element van Dyckischer Eleganz, verbunden mit venezianischem Kolorit, seinem Stil hinzu. Diese Richtung wurde am Oranischen Hof geschätzt und auch vom Großen Kurfürsten bevorzugt.

In der 1653 datierten Darstellung von Mars und Venus, einem der beiden Oranienburger Kaminstücke, ist jedoch in der Inszenierung noch etwas von der schockierenden Derbheit zu spüren, die manchen frühen Arbeiten von Lievens eigen ist. Der Kriegsgott Mars wendet sich nach Erfüllung seiner Aufgaben als Soldat seiner Gemahlin Venus zu, während Amoretten die Waffen entführen. Dieses Thema hatte fünf Jahre nach dem Ende des Dreißigjährigen Krieges, dessen verheerende Folgen in Berlin und in der Mark noch kaum gemildert waren, gewiß einen Bezug zur Zeit. Es geht sicherlich zu weit, in Mars und Venus Bildnisse des Großen Kurfürsten und seiner Gemahlin zu sehen, wie das 19. Jahrhundert dies tat, aber eine Anspielung auf die eheliche Liebe des Kurfürstenpaares darf in dem Bild wohl vermutet werden.

Noch ein anderer Gedanke, der später in Oranienburg bildlich dargestellt wurde, könnte hier mitgeteilt sein. Nach 1702 malte Johann Friedrich Wentzel für den Oranischen Saal, also an vornehmster Stelle des Gebäudes, eine große Allegorie auf die Nachfolgeschaft Friedrichs I. in den Würden des Oranischen Hauses. Hier waren Mars und Venus an zentraler Stelle angebracht »als Stützen der weltlichen Regierungen, absonderlich der Souverainetät dieses Fürstenthums, welche durch die Stärke der Waffen so lange Zeit auffrecht erhalten, und durch die Fruchtbarkeit der Liebe von einer Familie auf die andere fortgepflanzt worden[30]«.

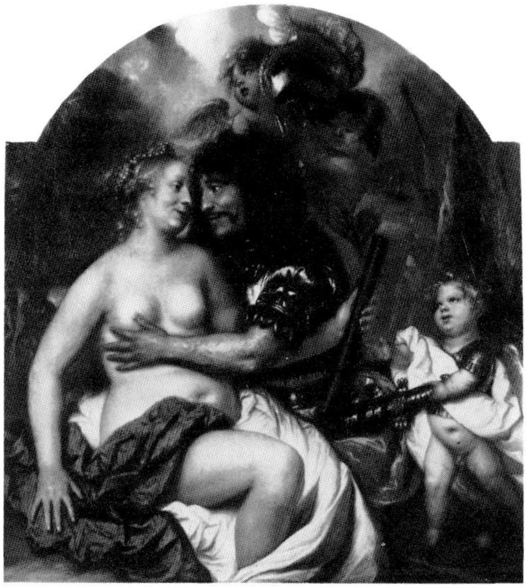

17 Jan Lievens (1607–1674), Mars und Venus. Sign., dat. 1653. Öl a. Lwd., 146 x 136 cm. G 23
Farbtafel 3 nach S. 40

18

Die Natur wurde in der auf das Praktische gerichteten Phase des Aufbaus nach dem Dreißigjährigen Krieg vor allem in dem ein-

[29] Gerd Bartoschek, Gemälde aus dem Schloß Oranienburg. Oranienburg 1978, S. 8, 18, Nr. 10, 11 mit Abb.

[30] J. G. Wachter, Helden-Geschichte der Printzen von Oranien, vorgestellt in einem Plafond auff dem königlichen Schloß zu Oranienburg. Cölln a. d. Spree o. J. Wilhelm Boeck, Oranienburg. Geschichte eines preußischen Königsschlosses. Berlin 1938, S. 60.

zelnen greifbaren Produkt gesehen, nicht in der LANDSCHAFT als Raum, der die Dinge relativiert und durch die Beziehungen zwischen ihnen sowie durch Licht und Atmosphäre seinen Reiz erhält. Es ist bezeichnend, daß Brandenburg, das so Vieles aus Holland übernahm, die Errungenschaft der niederländischen Landschaftsmalerei, die das Heimat- und Freiheitsge-

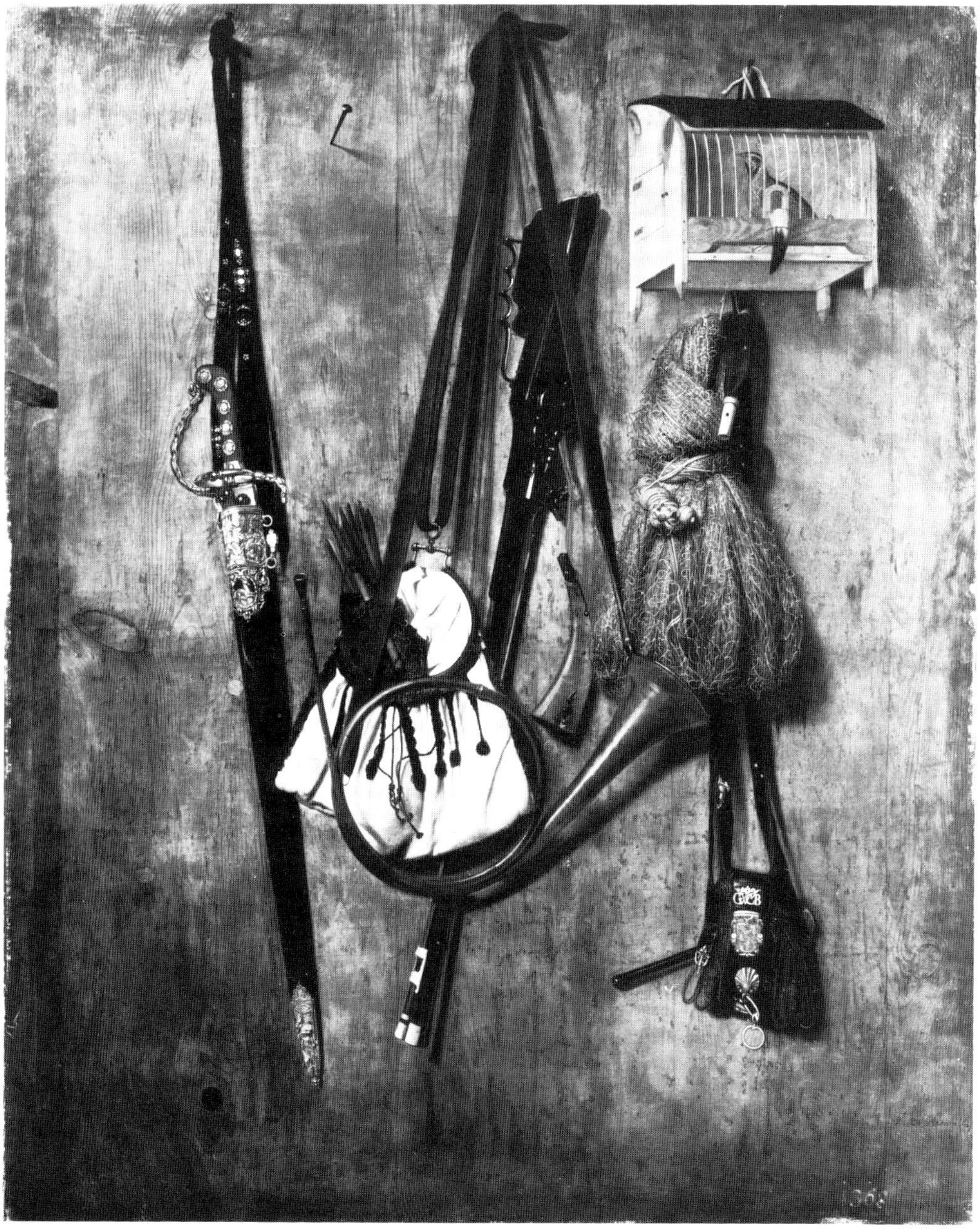

18 Frans de Hamilton (1661–1695 nachgewiesen), Jagdstilleben. Sign., um 1670. Öl a. Lwd., 150 x 126 cm. G 28

fühl der Holländer ausdrückte, kaum für sich verwenden konnte. Unter den vielen Künstlern, die der Große Kurfürst nach Brandenburg berief, befand sich nur ein einziger eigentlicher Landschaftsmaler, Daniel du Verdion[31], von dem jedoch kein Werk erhalten ist. 1674 malte er das Schießhaus im Potsdamer Tiergarten mit Landschaften auf Leinwand aus. Hier war offenbar der waidmännische Zweck des Baues die Veranlassung für eine möglicherweise illusionistische Ausmalung seines Inneren, für die Umdeutung der Architektur in Freiraum, nicht ein verfeinertes Gefühl für Natur.

Später, bei den Aufträgen, die Abraham Cornelisz Begeyn für Friedrich III. auszuführen hatte, wurde die Gesamtansicht der Stadt zum Gegenstand der Landschaftsmalerei, also auch nicht die freie Natur.

Neben der Blumenzucht und sonstiger gärtnerischer Kulturarbeit war es das JAGDWESEN, worin sich die Beziehung zur Natur ausdrückte. Auch diese Betätigung fand ihren Niederschlag in der Kunst und erforderte einen Maler als Spezialisten für die Darstellung von Jagdbeute und Jagdgerät. FRANS DE HAMILTON widmete sich diesem Genre. Er trat 1661 in Kleve in den Dienst des Großen Kurfürsten, der sich in diesem Jahr in seiner niederrheinischen Residenz aufhielt, und wohnte später in Potsdam. 1670 erhielt er seinen Abschied. Alle drei Bilder von Hamilton, die aus dieser Zeit noch nachgewiesen werden können und im Jagdschloß Grunewald bewahrt werden, sind Tromp l'œil-Stücke, und zwar an Wänden aufgehängte Vögel und Jagdutensilien.

Auf dem großen Jagdstilleben ist die Maserung der Fichtenbretter mit besonderer Liebe nachgeahmt. Der eingeschlagene Nagel, der einen Schatten wirft, ist ein bevorzugtes Motiv solcher Bilder, die oft eher Kunststück als Kunstwerk sind. Ein Zug von Pietät begegnet in der Jagdtasche mit dem Monogramm des bereits 1640 gestorbenen Vaters des Großen Kurfürsten, Georg Wilhelm.

19

1670, in dem Jahr, in dem Frans de Hamilton entlassen wurde, kam – vielleicht an dessen Stelle – der Stillebenmaler HENDRIK DE FROMANTIOU, ein Schwiegersohn Philip Wouvermans, aus Holland nach Berlin. Sein Stilleben »Erlegte Vögel«, das einzige Werk seiner Hand, das sich in Westberlin befindet, ist noch vor seiner Berufung zum Hofmaler entstanden und erweist ihn als tüchtigen Künstler, der der Richtung des Jan Davidz de Heem, des Willem van Aelst und des William Gove Ferguson folgte. Verfeinerung des ästhetischen Empfindens, der Sinn für Oberflächenreiz und subtile Farbharmonien der dargestellten Dinge, ist kennzeichnend für diese Kunst, die nicht mehr nur auf den simplen Täuschungseffekt abzielt.

Fromantiou war nicht nur Maler, er war offenbar ein vielseitig begabter Künstler, dazu ein fähiger Kunstagent. 1680 und 1681 übernahm er Stuck- und Vergolder-Arbeiten im Berliner Schloß. Er beschaffte aus dem holländischen und englischen Kunsthandel Gemälde für seinen Herren und war zu diesem Zweck öfters auf Reisen. 1687 wurde ihm die Aufsicht über die Gemälde in kurfürstlichem Besitz übertragen. So vertritt Fromantiou den Typ des Künstlers, der fähig ist, vielerlei Aufgaben zu übernehmen und dadurch besonders nützlich bei einer kulturellen Aufbauarbeit sein kann. Knobelsdorff und Schinkel sollten später in viel glänzenderer Weise diesen Typ verkörpern.

Ein Jahr vor der Berufung Fromantious, 1669, war mit Willem Frederik van Royen ein Stillebenmaler nach Berlin berufen worden, der den hier vorherrschenden Sinn für das Nützliche auf seine Weise befriedigte, indem er hauptsächlich botanische und zoologische Merkwürdigkeiten im Bild festhielt (S. 77 Nr. 46). Gesicherte Werke von ihm aus der Zeit des Großen Kurfürsten können jedoch in den Schlössern nicht mehr nachgewiesen werden.

---

[31] Nicolai, Nachrichten, 1786, S. 67.

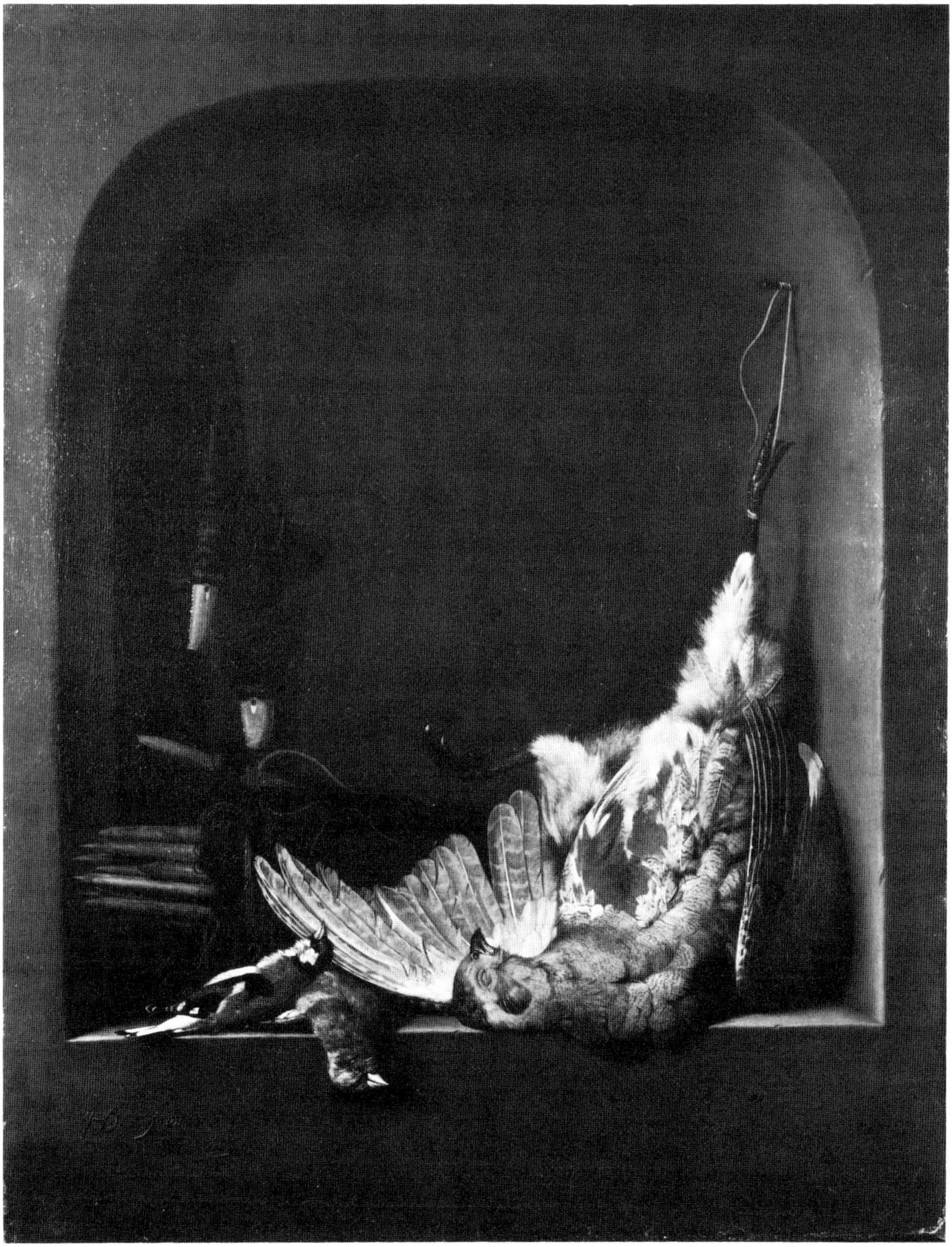

19 Hendrik de Fromantiou (1633 oder 34 – nach 1700), Erlegte Vögel. Sign., dat. 1666. Öl a. Lwd., 64,5 x 50,5 cm. G 28

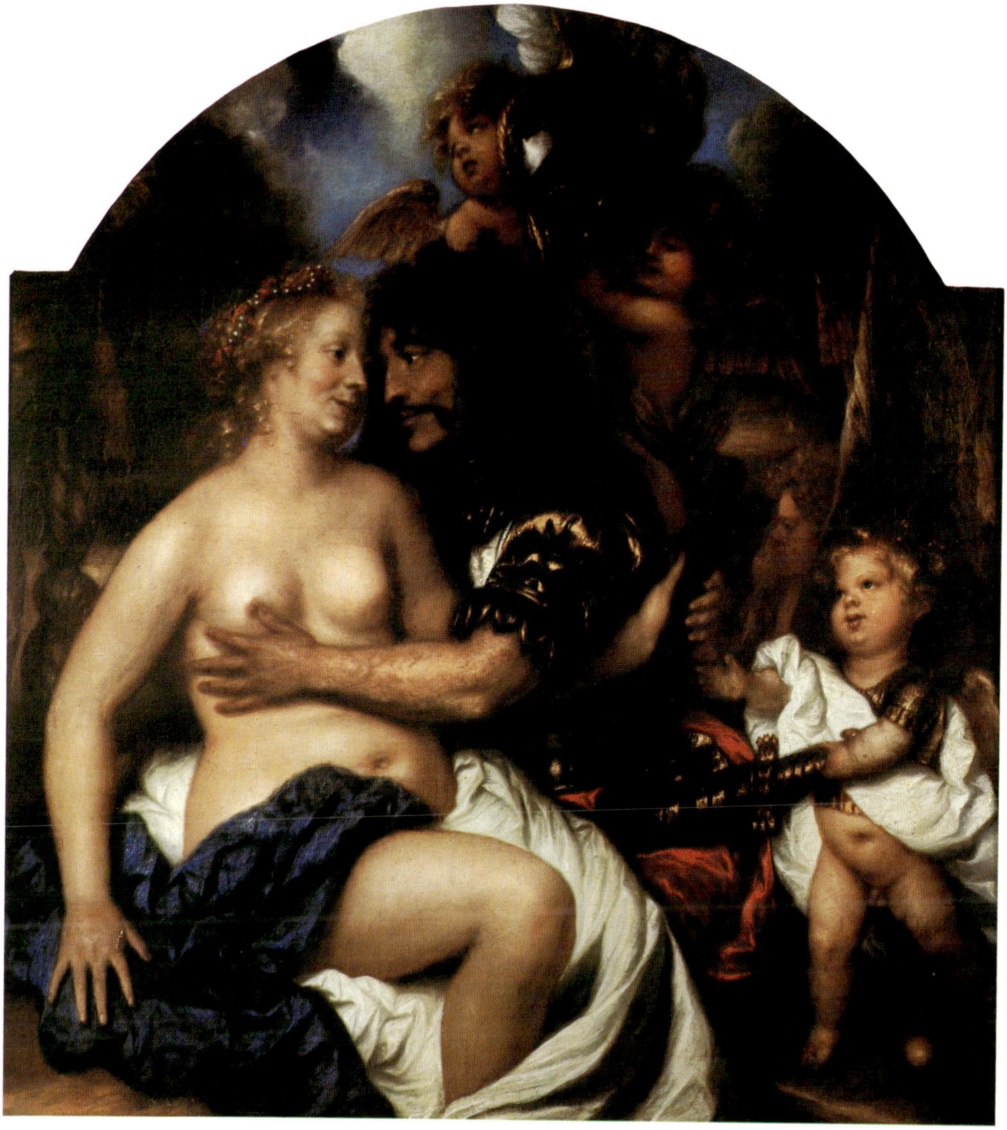

J. Lievens, Mars und Venus *(Seite 34 ff.)*

ihme wäre zweiffels ohn ein mehres zu erwähnen, wann ich seine Kunst meinem Verlangen nachgesehen hatte[32].«

Der Hinweis auf die künstlerische Herkunft von Van Dyck bezeichnet Wielings Stil nur sehr allgemein und trägt vor allem der außerordentlichen Hochschätzung van Dycks Rechnung, von dem der Große Kurfürst mehrere Werke in seiner Gemäldegalerie besaß und dem nachzufolgen bereits ein Qualitätsprädikat war. In seinen Kompositionen erscheint Wieling auch von italienischen Vorbildern und von Nicolas Poussin beeinflußt, ohne daß eine Ausbildung in Italien nachgewiesen ist. Im Hinausdrängen über den Rahmen lokaler Eigenart, Merkmal für die Entwicklung der holländischen Kunst in der zweiten Jahrhunderthälfte, empfahl sich Wieling dem brandenburgischen Hof, der ebenfalls bestrebt war, die Abhängigkeit seiner Kultur vom niederländischen Vorbild zu überwinden und ihr ein europäisches Ansehen zu geben. So bemühte sich der Große Kurfürst auch, für seine Gemäldegalerie italienische Renaissancegemälde zu erwerben. Das Rundbild »Venus und Adonis«, erst 1977 erworben, könnte ursprünglich einmal mit anderen Bildern in einer Stuckdecke eingelassen gewesen sein oder zu einer Supraporte gehört haben. Das Thema aus Ovids Metamorphosen, Adonis, der die Liebesgöttin verläßt, um sich seiner ihm selbst den Tod bringenden Jagdleidenschaft hinzugeben, verlangte vom Betrachter Kenntnis der antiken Literatur. Der Stil – die Empfindsamkeit in der Handlung, die Lockerheit der Handschrift und das Herbstliche des Kolorits, das auch durch das Motiv bedingt ist – orientiert sich an den rund vierzig Jahre älteren Frühwerken Nicolas Poussins, läßt aber in der höfischen Grazie und der Nervosität der Pinselschrift doch deutlich die eklektische Gesinnung der Spätzeit erkennen.

Wieling starb 1678. Seine einst so hoch geschätzten und wohl auch überschätzten Gemälde gerieten völlig in Vergessenheit und wurden, soweit sie im 19. Jahrhundert noch vorhanden waren, fast sämtlich anderen Malern zugeschrieben. Häufig wurde Wieling mit dem viel bedeutenderen Michael Willmann verwechselt.

21

Michael Willmann, einer der wenigen wahrhaft genialen deutschen Künstler des 17. Jahrhunderts, wurde 1630 in Königsberg i. Pr. geboren. Gegen 1650 zog er nach anfänglichem Unterricht in seiner Vaterstadt zur weiteren Ausbildung in die Niederlande, ein in dieser Zeit selbstverständlicher Weg, und schulte sich sowohl in Amsterdam an Vorbildern aus dem Umkreis Rembrandts als auch in Antwerpen an der Kunst des Peter Paul Rubens und seiner Schüler. Um 1653 scheint er in Prag gewesen zu sein. Später taucht er in Breslau auf. Durch die Kenntnisse verschiedener europäischer Kunstzentren weitete er seinen Horizont, seine persönliche Eigenart war jedoch stark genug, um den Schwächen des Eklektizismus zu entgehen. Vermutlich um 1657/58 zog ihn das aufstrebende Berlin an, und er trat hier in die Dienste des Großen Kurfürsten, jedoch nur für kurze Zeit. Nicolai schreibt, im Schloß Charlottenburg hätten sich verschiedene Werke seiner Hand befunden, die jedoch bei der Plünderung von 1760 verloren gegangen seien[33]. So ist aus der Zeit von Willmanns Tätigkeit in Berlin nichts mehr vorhanden. An seine Beziehung zum brandenburgischen Hof erinnert nur noch das viel spätere Bild der »Verherrlichung des Großen Kurfürsten« von 1682, dessen nähere Veranlassung nicht bekannt ist[34]. Dieser bedeutendste der Maler, die im 17. Jahrhundert in Berlin gearbeitet haben, ließ sich, trotz seiner preußischen Herkunft, nicht an die Stadt bin-

[32] Joachim von Sandrarts Academie der Bau-, Bild- und Mahlerey-Künste von 1675. Herausgegeben und kommentiert von Dr. A. R. Peltzer. München 1925, S. 348, 349.

[33] Nicolai, Nachrichten, 1786, S. 68.

[34] Deutsche Maler und Zeichner des 17. Jahrhunderts. Kat. Berlin 1966, Nr. 112.

den. Er ging gegen 1660 nach Leubus in Schlesien, wo er zum Katholizismus übertrat und durch die Äbte von Leubus und Grüssau verständnisvolle Förderung seiner ekstatischen, tief religiösen Malerei fand. Daß er der brandenburgischen Residenz verloren ging, bezeichnet die damaligen Grenzen von Berlins Aufnahmevermögen für überragende künstlerische Talente.

Seine seelen- und temperamentvolle Malerei, die in der Spätzeit ganz der Religion gewidmet war, stellte sich jedoch noch einmal in den Dienst der Verherrlichung des Großen Kurfürsten. Gelassen thront dieser in der Mitte des Bildes, in der Rechten die Palme als Zeichen des Friedens haltend, der die Vorbedingung für das Aufblühen der Künste und Wissenschaften ist. Hinter dem Kurfürsten sitzt Herkules, erschöpft von der Anstrengung seiner Arbeiten, mit denen Kriegsunternehmungen sowie die wirtschaftliche und kulturelle Entwicklung des Landes gemeint sind. Auf die mühsam errungene Wohlfahrt Brandenburgs deutet die Frau mit dem Füllhorn. Apollo stemmt seinen Fuß auf eine am Boden liegende Gestalt, die der Gott mit der Geißel in seiner linken Hand gezüchtigt hat. Hinter Apollo steht die Weisheitsgöttin Athena und zeigt nach oben auf den Genius des Ruhmes, der die Taten des Kurfürsten verkündet. Auf der Fahne der Posaune liest man »Immortalitati« – der Unsterblichkeit. Putten in der Luft werfen den Personifikationen der Künste, die vor dem Kurfürsten stehen, Geld zu, der Male-

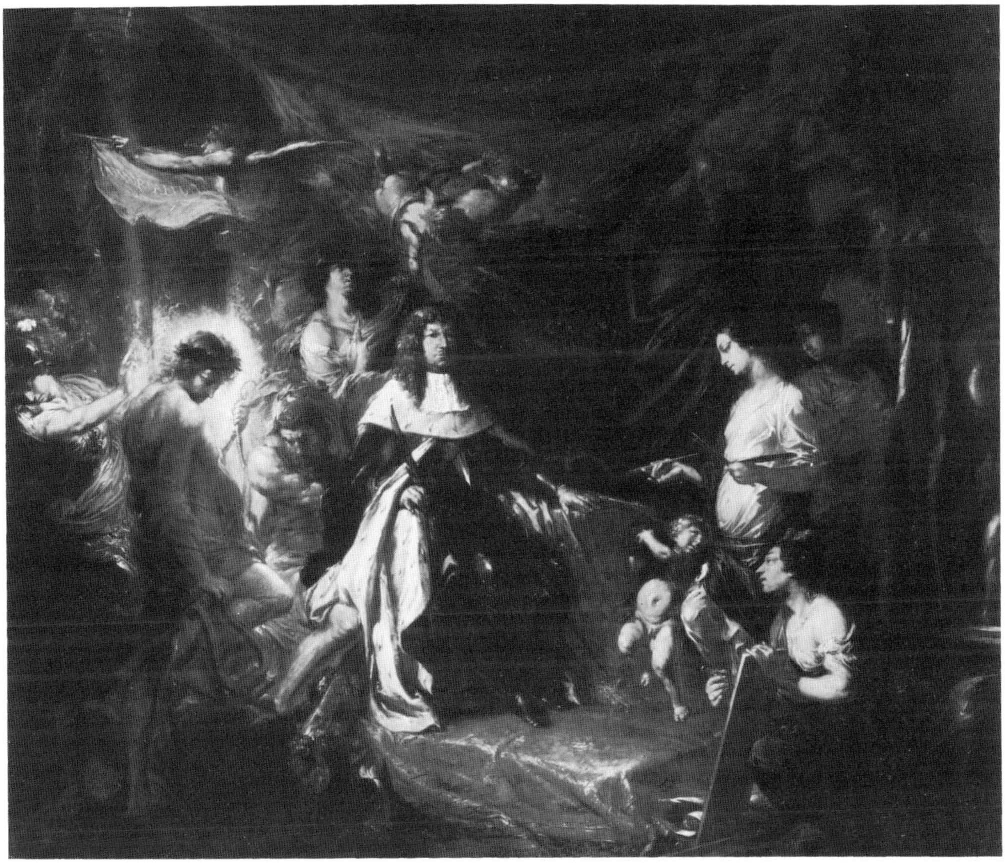

21 Michael Willmann (1630–1706), Verherrlichung des Großen Kurfürsten. 1682. Öl a. Lwd., 162 x 200 cm. Ch 213

rei, die demütig dasteht, in der graziös gehaltenen rechten Hand den Pinsel, der Skulptur, die mit Schlegel und Meißel vor der riesigen Figur des Herkules Farnese steht und der am Boden kauernden Architektur, deren Stadtkrone auf dem Haupt die Identifikation mit der Berolina andeutet. Willmanns Leistung ist es, die allegorische Darstellung, die sonst leicht zu dürrer Gedankenmalerei erstarrt, mit einem inbrünstigen Leben erfüllt, und in ihr Gedanken und Empfindung vereinigt zu haben. Die Verherrlichung bedeutet nicht strahlenden Triumph, sondern erschöpftes Ausruhen nach Not und Kampf mit Mächten, die im Dunkel trotz ihrer Niederlage noch drohend gegenwärtig sind. Licht und Farbe sprechen nur als Gegensatz zur Düsternis.

In den Schöpfungen des ebenfalls aus dem Osten nach Berlin kommenden Andreas Schlüter begegnet eine halbe Generation später eine vergleichbare Tiefe der Empfindung.

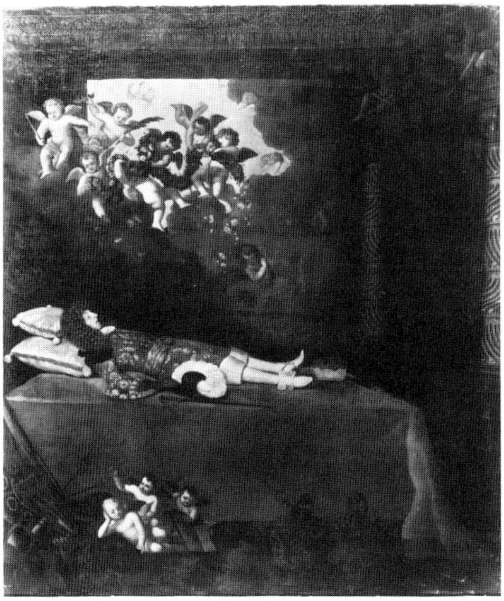

22 Unbekannter Maler, Aufbahrung des Kurprinzen Karl Aemil. Um 1674. Öl a. Lwd. 93 x 84 cm. Ch 217

22

Die Erschütterungen der Zeit sind auch in dem Bild eines unbekannten, vermutlich deutschen Malers »Aufbahrung des Kurprinzen Karl Emil« zu spüren, das vermutlich im Auftrag des Kurfürsten entstanden ist[35]. Die KEHRSEITE FÜRSTLICHEN GLANZES und die Grenzen weltlicher Macht werden ins Auge gefaßt. In der Naivität der Bildsprache spiegelt sich diese Ohnmacht auch im Künstlerischen, aber durch die darin hervortretende Frömmigkeit entsteht dennoch eine starke Wirkung.

Karl Emil war am 27. November 1674 erst neunzehnjährig während des Feldzuges am Rhein gegen die Franzosen als Chef eines Regimentes zu Fuß in Straßburg plötzlich einer Krankheit erlegen. In kostbarer Kleidung liegt der Kurprinz unter einem Baldachin. Die am Boden aufgehäuften Waffen und kostbaren Kannen erinnern an militärischen Ruhm und Reichtum, den er im Leben genossen hat. Von den drei Engeln stützt einer traurig den Kopf in die Hand und demonstriert dem Betrachter die Vergänglichkeit irdischer Macht. Ein anderer Engel weist auf die Bibel. Rechts ist eine reich geschmückte Tür dargestellt, Triumphtor und Tor des Todes, bekrönt mit dem brandenburgischen Adler und einer von zwei Männern gehaltenen Krone. Diesen Bildern des Todes und der Ohnmacht wird die aus dem strahlenden Himmel hervorbrechende Engelschar mit einem Blumenkranz gegenübergestellt, aus dem Blüten auf den Leichnam fallen. Ein Engel hält ein Szepter, ein anderer die Krone, um diese Insignien mit der Seele des Verstorbenen in den Himmel zu bringen.

Die Komposition ist steif, die Beherrschung von Perspektive und Anatomie mangelhaft.

[35] Eine ältere Zuschreibung an Johann Gottfried Bartsch läßt sich nicht erhärten. Nicolai (Nachrichten, 1786, S. 41) kennt Bartsch nur als Kupferstecher. Allerdings hat er das Leichenbegängnis der Kurfürstin Luise Henriette, als einen verwandten Gegenstand, 1675 in 42 Stichen dargestellt.

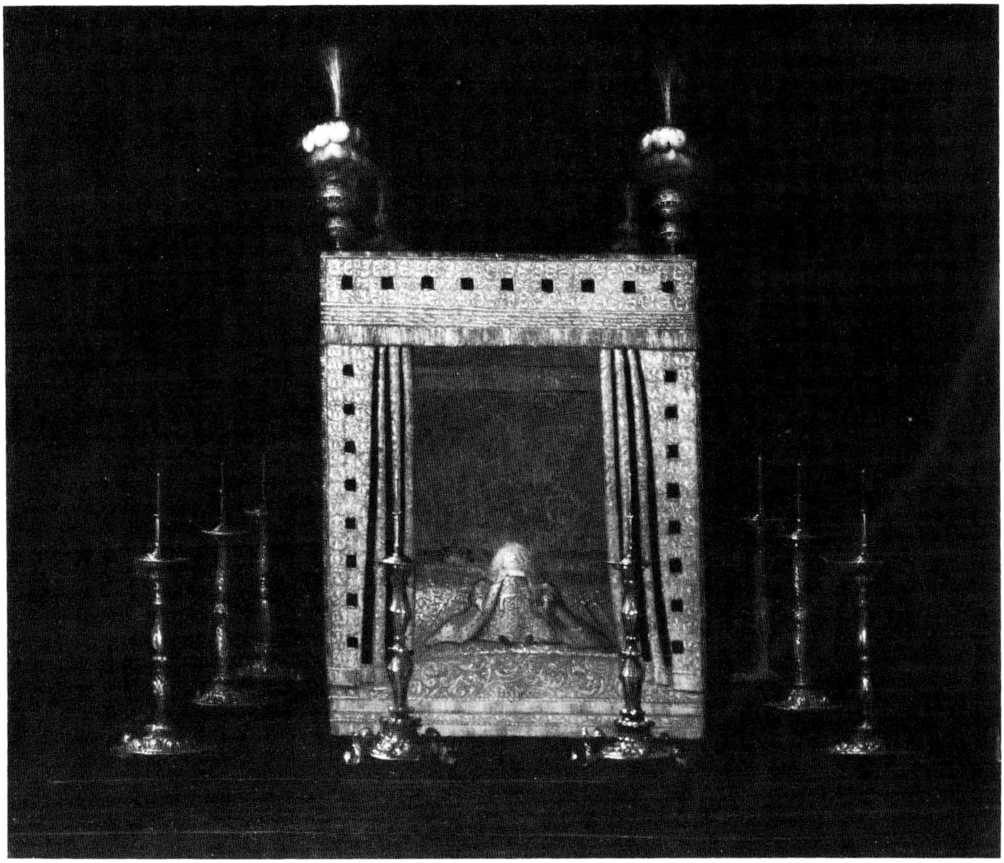

23 Unbekannter Maler, Aufbahrung des Großen Kurfürsten. Um 1688. Öl a. Lwd., 72 x 84 cm. Ch 217

Die Durchführung im Einzelnen aber ist liebevoll, besonders in der Gestalt des Kurprinzen.

23

Die Ohnmacht des Mächtigen im Tod erreicht beklemmenden Ausdruck in der Darstellung der AUFBAHRUNG DES GROSSEN KURFÜRSTEN im Berliner Stadtschloß 1688. Die Wiedergabe des unbekannten Malers entspricht genau der Beschreibung der ausgedehnten Trauerfeierlichkeiten durch Christian Cochius[36]. In der Verkürzung erscheint der Leichnam des Kurfürsten wie ein körperloses Schemen, gerahmt von den kostbaren Draperien des Paradebettes, so daß ein eigenartiger Widerspruch zwischen der Leiche im Mittelpunkt des Bildes und dem Aufwand rings herum entsteht. Durch die Abdunkelung des Raumes mit schwarzen Tüchern kommt eine bühnenhafte Wirkung zustande. Die acht silbernen Leuchter auf ebenfalls silbernen Gueridons spenden kaum Licht und deuten als geisterhafte Gebilde nur eine strenge, abstrakte Räumlichkeit an. Der

[36] Christian Cochius, Davids ... Heilige Fürbereitung zum Tode ... Betrachtet Bey dem ... Todes-Fall, Des ... Fridrich Wilhelm Marggraffen zu Brandenburg am 29. April dieses 1688sten Jahres, auf Dero ... Schloß Potsdamb. Cölln a. d. Spree, o. J.

Prunk, mit dem das Leichenbegängnis tatsächlich gefeiert wurde, erscheint in der eindrucksvollen Primitivität dieser Darstellung, vom Künstler wohl ungewollt, ad absurdum geführt, ein Zeichen, wie schwach das Fundament künstlerischer Kultur am brandenburgischen Hof trotz der herkulischen Aufbauarbeit des Kurfürsten bei seinem Tode war. Im Unterschied zu der »Aufbahrung des Kurprinzen Karl Emil« fehlt hier jeder religiöse Gedanke als Ausgleich zu der Feststellung der Eitelkeit irdischer Macht.

Die rund hundert Jahre später von Friedrich Bock gemalte »Aufbahrung Friedrichs des Großen im Potsdamer Stadtschloß« ist in ihrer gleichsam stammelnden Vortragsweise dieser Szene merkwürdig verwandt[37].

24

Mehr als wir es heute an erhaltenen Werken ablesen können, waren Künstler des Barock damit beschäftigt, das Herrscherhaus betreffende historische Ereignisse in ephemeren Bildern zu kommentieren.

Die überaus flüchtige, aber sichere, auf Fernwirkung und Untersicht berechnete Darstellung des Kurfürstenpaares mit dem Kurprinzen Friedrich stammt wahrscheinlich von einem der vier TRIUMPHBÖGEN, die für den Einzug des Großen Kurfürsten am 12. 12. 1678 in Berlin nach der Eroberung von Rügen, Stralsund und Greifswald errichtet worden waren. In der ausführlichen Schilderung der Dekorationen der Stadt im »Dritten Pommerschen Kriegs-Postillion« heißt es bei der Beschreibung des oberen Geschosses der mit drei Öffnungen versehenen Ehrenpforte auf der Langen Brücke »Auff der anderen Seite (zum Schloß hin), stunde ein Haupt-Gemälde, da Ihre Churfl. Durchl. die überwundenen Pommern zu Gnaden aufgenommen, als folgende Inscriptionen besser außführen werden«. Die auf das Bild bezügliche Dedication lautete: »D. O. M. / Pacis Datori / Victricibus / Friderici Wilhelmi / Armis / Dorotheae / Consiliis. Aemulo Electoralis Haeredis ardore Parandae, fundandae, aeternum firmandae Aulicorum devota fides sacrat. 1678[38].« In dem Bericht wurde dieser Text verdeutscht: »Gott dem allerbesten Sieger, Der durch der Gemahlin Witz, und durch eigen Helden-Blut Friede bringen soll ins Land; diese sinds den man so thut, Diese sinds die wir so ehren, Und Befehle von Ihn hören.«

Die Wappen, die die wilden Männer dem Kurfürsten darreichen, sind die von Pommern (roter Greif auf silbernem Grund). Mit der großen Stadt im Hintergrund, offenbar einer Phantasie, ist wohl Stettin gemeint. Die große Eile, mit der das Bild gemalt werden mußte, kann erklären, warum der Maler sich keine Ansicht von Stettin als Vorlage beschaffen konnte, und sie entschuldigt auch die bei einem normalen Tafelbild unmögliche Fehlerhaftigkeit der Greifen, die keine Flügel besitzen. Neben dem Kurfürsten steht seine zweite Gemahlin Dorothea, die ihn auf dem Feldzug begleitet hatte und deren Anteilnahme an den kriegerischen Ereignissen die Inschrift ebenso

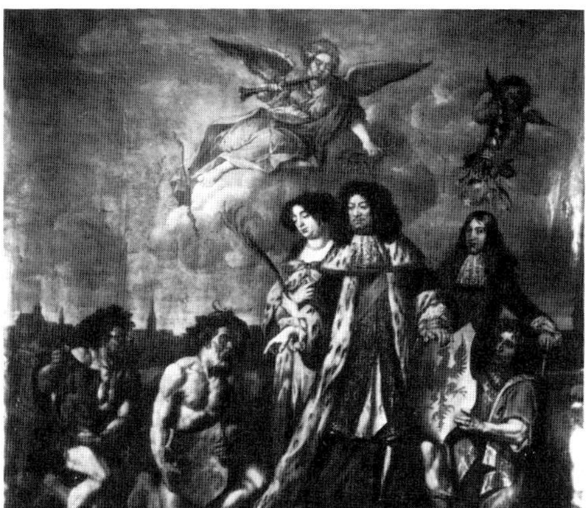

24 Jacques Vaillant (um 1625–1691), Huldigung Pommerns. 1678. Öl a. Lwd., 270 x 285 cm. Ch 212

[37] (Arnold Hildebrand), Das Bildnis Friedrichs des Großen. 2. Aufl. Berlin 1942, Tf. 70.

[38] Paul Seidel, Der Einzug des Großen Kurfürsten in Berlin am 12. Dezember 1678, in: Hohenzollern-Jahrbuch VI, 1902, S. 246–253.

wie die des Kurprinzen hervorhebt, der rechts erscheint. Ein Siegesgenius verkündet mit einer Trompete den Ruhm des Siegers und krönt ihn gleichzeitig mit einem Lorbeerkranz, während ein Putto aus einem Füllhorn Blumen und Früchte über der Stadt als Sinnbild künftiger Wohlfahrt ausgießt. Rechts kniet der brandenburgische Herold mit dem brandenburgischen Wappen, dem roten Adler auf weißen Feld.

Der Stil der Malerei deutet auf JACQUES VAILLANT aus Lille in Flandern, der 1672 als Hofmaler nach Berlin berufen wurde und als Maler von Plafonds und großformatigen Tafelbildern eine derartig großzügige Malerei in Kürze fertigstellen konnte. Das nahezu quadratische Format wäre für ein Tafelbild ungewöhnlich.

Die Bedeutung solcher selten erhaltenen Festdekorationen als politische Propaganda war groß und hat mitunter zu dauerhafteren und sorgfältigeren Gestaltungen angeregt. So malten Jacques Vaillant und Paul Carl Leygebe um 1690 vier große Bilder mit Triumphen des Großen Kurfürsten für den Marmorsaal des Potsdamer Stadtschlosses[39] nach dem Vorbild von Bildern im Huis ten Bosch[40]. Für das Leichenbegängnis des Großen Kurfürsten 1688 wurde auf der Breiten Straße eine Ehrenpforte errichtet, deren reicher Gemäldeschmuck Taten des Verstorbenen verherrlichte[41]. Es waren zum Teil die gleichen Themen, die kurz darauf in der Teppichserie »Kriegstaten des Großen Kurfürsten« in der Manufaktur von Pierre Mercier behandelt wurden (S. 73 Nr. 43).

25

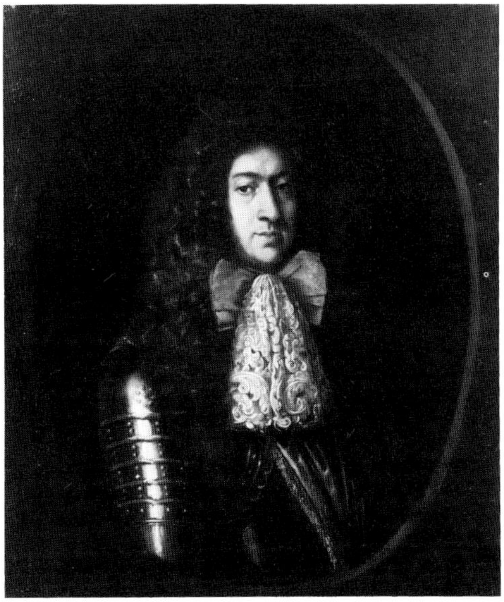

25 Adam de Clerck (1645–1705), Gebhard Siegfried Edler Herr von Plotho. Um 1680. Öl a. Lwd., 95 x 81 cm. Ch 216

Jacques Vaillant hat auch als Porträtmaler Tüchtiges geleistet und in den siebziger und achtziger Jahren mehrfach den Großen Kurfürsten und seine Gemahlin in einer mehr an französischen als an niederländischen Vorbildern orientierten repräsentativen Haltung porträtiert. Eine verwandte Stilauffassung vertrat ADAM DE CLERCK, vermutlich ein Holländer, der nach Nicolai 1678 Hofmaler wurde, vielleicht auch schon früher für den Großen Kurfürsten gearbeitet hat. Er erhielt später an der 1696 gegründeten Akademie der Künste eine Professur und starb 1705. Ihm wird ein 1967 erworbenes Bildnis des Barons Plotho von Parey, und zwar vermutlich des Gebhard Siegfried Edler Herr v. Plotho, Freiherr des Hl. Röm. Reiches und zu Engelmünster, zugeschrieben. Dieser stand in brandenburgischen Diensten und könnte in den siebziger Jahren von de Clerck gemalt worden sein. Bezeichnend für seine Porträts ist eine noble, würdevolle Haltung, verschieden von der eher bürgerlichen Schlichtheit der Bildnisse Honthorsts, und eine sorgfältige Durchführung aller Einzelheiten auf Kosten einer ansprechenden Lebendigkeit.

---

39 Berckenhagen 1964, Abb. 172–175.

40 D. F. Slothouwer, De Paleizen van Frederik Hendrik. Leiden 1945, Abb. 80–117.

41 Berckenhagen 1964, Abb. 94.

26

Abraham Romandon gehört zu den Künstlern, die als Refugiés nach der Aufhebung des Ediktes von Nantes 1886 nach Berlin kamen. Er erhielt am 21. 2. 1687 seine Bestellung als Hofmaler, ist jedoch schon wenige Wochen danach gestorben, so daß hier nur zwei Exemplare eines Porträts des Großen Kurfürsten Zeugnis von seinem Wirken ablegen, eine Fassung als Kniefigur im Neuen Palais in Potsdam und ein ovales Brustbild im Schloß Charlottenburg, das Georg Friedrich Schmidt 1751 als Vignette für die »Mémoires pour servir à l'histoire de la Maison de Brandenbourg« Friedrichs des Großen gestochen hat[42]. In beiden Bildern erweist sich Romandon als allen anderen Porträtmalern am Hof des Großen Kurfürsten überlegen. 1663 kann er in Venedig nachgewiesen werden. Durch venezianischen Einfluß – vor allem im Kolorit bei den zweierlei Rottönen im Mantel bemerkbar – mag es zu erklären sein, daß typisch Französisches in diesem Bild kaum zu erkennen ist. Erschwert ist seine Beurteilung durch die Übermalung großer Teile des Gesichtes, der Perücke und des Halstuches von einer anderen, sehr sicheren Hand, die dem Ausdruck mehr Feuer verliehen und die koloristischen Reize besonders im Gesicht gesteigert hat. Hierfür kommt nur Antoine Pesne in Frage. Der Grund für diese Maßnahme mag die Verwendung des Porträts um 1710 in einer Serie von Bildnissen brandenburgischer Kurfürsten aus dem Haus Hohenzollern in der Eichengalerie gewesen sein.

Als Pesne 1710 nach Berlin kam, hat er sich offenbar für seinen Landsmann und dessen Sohn Gedeon Romandon interessiert. So erwarb er auch eine Sammlung von Zeichnungen aus dem Besitz Gedeons, und ein Enkel Abraham Romandons heiratete 1737 Pesnes Tochter Marie.

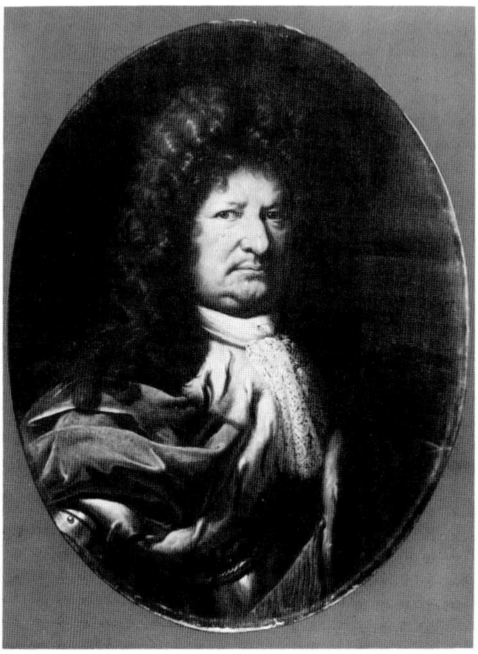

26 Abraham Romandon (gest. 1687), Der Große Kurfürst. Um 1688. Öl a. Lwd., 72 x 84 cm, oval. Ch 99

27

Die Reproduktion von Gemälden, insbesondere von Bildnissen, durch den Kupferstich war vor der Erfindung der Fotografie eine künstlerische Aufgabe, deren Bedeutung heute kaum richtig eingeschätzt und deren Leistung kaum angemessen gewürdigt wird. Der Reproduktionsstich erreichte zur Zeit Ludwigs XIV. in Frankreich ein bis dahin nicht erreichtes Niveau, das auf andere Länder anspornend wirkte. Der Große Kurfürst und später Friedrich III. besaßen in Samuel Blesendorf einen tüchtigen Künstler, der in einzelnen Arbeiten ein beachtliches Können an den Tag legte. Er war nicht nur Kupferstecher, sondern auch Miniaturporträtist. Als Stecher hatte er sich an holländischen Vorbildern geschult, hatte auch 1679 in den Haag gearbeitet. Nicolai schreibt über ihn: »Sein bestes Stück ist: Markgraf Johann Friedrich von Anspach und dessen Gemahlin nach einem vortrefflichen Bilde von Kaspar Net-

[42] Höfische Bildnisse des Spätbarock. Kat. Schloß Charlottenburg 1966, Nr. 55

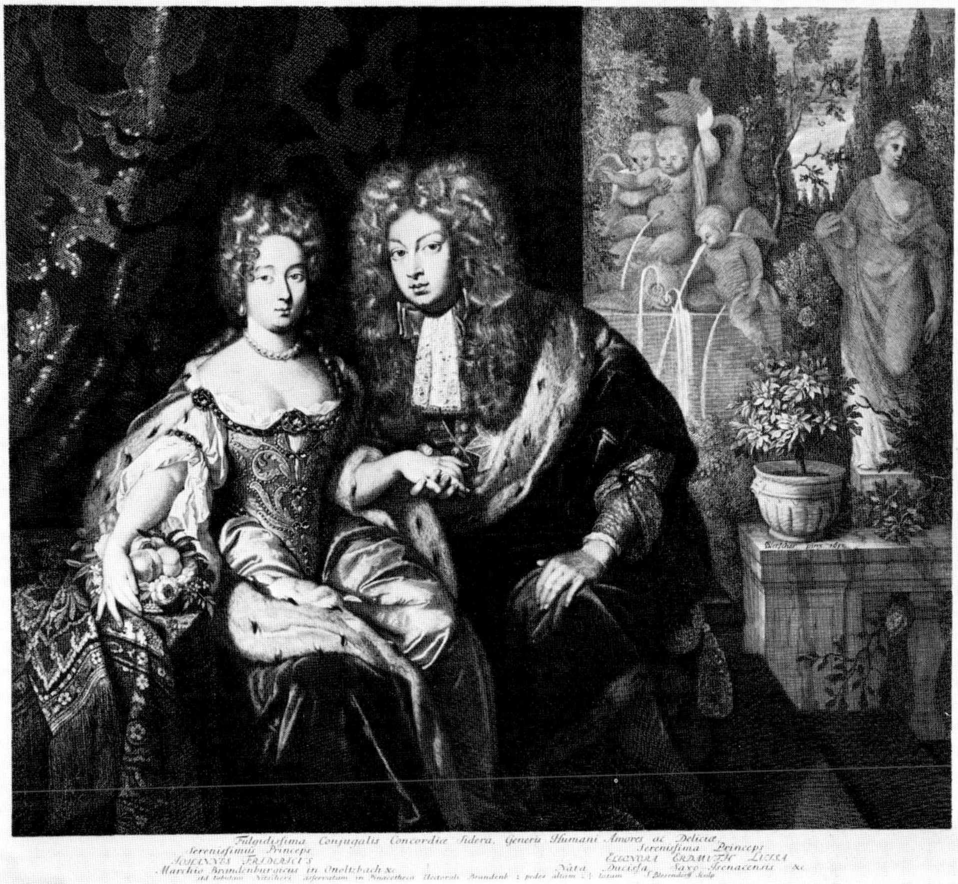
Fulgidissima Conjugalis Concordiæ Sidera, Generis Humani Amores ac Deliciæ
Serenissimus Princeps
JOHANNES FRIDERICUS
Marchio Brandenburgicus in Onoltzbach &c
Serenissima Princeps
ELEONORA ERDMUTH LUISA
Nata Ducissa Saxo Isenacensis &c

27 Samuel Blesendorf (1633–1706) nach Caspar Netscher (1639–1684), Johann Friedrich, Markgraf von Brandenburg und seine Gemahlin Eleonore Erdmuthe Luise. Sign., 1682. Kupferstich, 47 x 54,5 cm. Plankammer

schern. Man findet in verschiedenen damals in Berlin gedruckten Schriften, unter andern in Lorenz Begers antiquarischen Werken, einige Kupferstiche von ihm. Er malte auch gute Bildnisse in Oelfarben; ward darauf 1690 Hofkupferstecher mit 250 Rthlr. Gehalt und starb 1706[43].«

Blesendorf verstand es, in seinem Stich nicht nur das Porträt in allen gegenständlich wichtigen Einzelheiten, sondern auch den Stil des Malers mit dessen charakteristischer Pinselführung wiederzugeben. Die Umsetzung einer leicht hingesetzten Malerei in ein System von Strichen erforderte neben großem technischem Geschick die Bereitschaft des Stechers, sich dem Stil des Vorbildes ganz unterzuordnen.

Das Gemälde Netschers muß sich bereits 1682 in Berlin befunden haben. Es wird heute in Potsdam-Sanssouci bewahrt.

28

Die stark verwitterte Marmorbüste der Marcia Fulvia, der Gemahlin des römischen

[43] Nicolai, Nachrichten, 1786, S. 72.

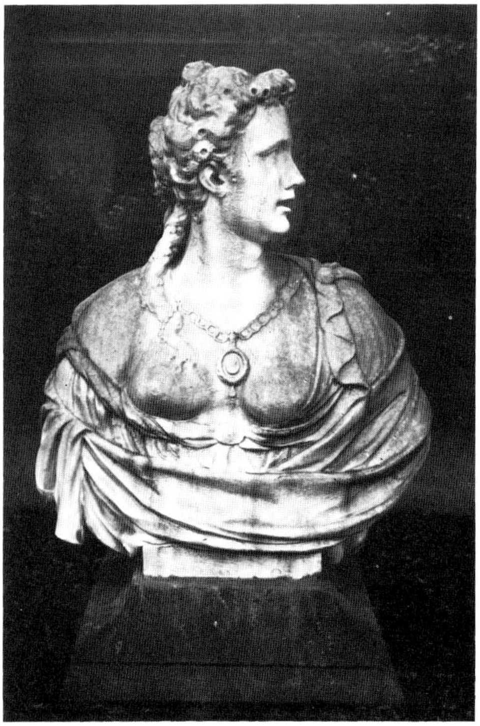

28 Kaspar Günther (?, um 1626 – nach 1669), Büste der Marcia Fulvia. 1663 (?). Marmor, H. 88 cm. Charlottenburg, Schloßgarten.

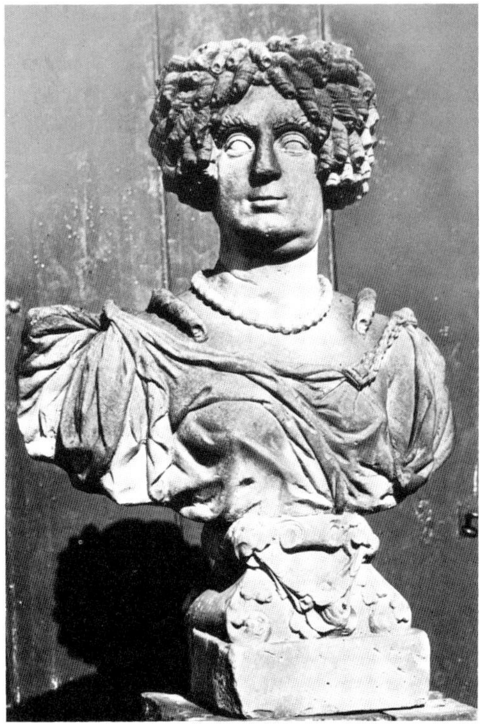

29 Unbekannter Bildhauer, Dorothea, Kurfürstin von Brandenburg. Um 1670. Sandstein, H. 91 cm. Jagdschloß Grunewald, östliche Tordurchfahrt

Kaisers Titus, gehört zu einer Serie von vierundzwanzig Büsten der ersten römischen Kaiser und Kaiserinnen, die angeblich 1663 für das Schloß Oranienburg geschaffen worden sind. Dieses Lustschloß war 1650–52 für die Kurfürstin Luise Henriette erbaut worden.

Serien der ersten zwölf römischen Imperatoren waren seit dem 16. Jahrhundert mehrfach von Fürsten in Auftrag gegeben worden, um ihr Herrschertum durch einen Hinweis auf die Antike zu nobilitieren. So hatte auch der Vater der Kurfürstin Luise Henriette, Prinz Friedrich Heinrich von Oranien, 1617–25 durch zwölf verschiedene holländische und flämische Maler eine Imperatorenserie malen lassen, die schon zur Zeit des Großen Kurfürsten nach Berlin gelangte und heute im Jagdschloß Grunewald bewahrt wird[44]. Die Ergänzung einer solchen Folge durch Bildnisse der Gemahlinnen war ungewöhnlich und ist hier vermutlich durch die Bestimmung für die Kurfürstin zu erklären.

Nach Nicolai ist der aus Danzig stammende Bildhauer KASPAR GÜNTHER der Schöpfer der Büsten, die mit 50 Reichstalern pro Stück bezahlt wurden[45]. Die Büste der Marcia Fulvia

[44] Börsch-Supan, 1964, Nr. 1–12.

[45] Nicolai, Nachrichten, 1786, S. 48. Nach Boeck (1938, S. 43) sind die Büsten 1674 und 1682 bei Bartholomäus Eggers in Auftrag gegeben worden. Vgl. auch Kühn 1970, S. 188. Ein Teil der Büsten wurde unter Friedrich Wilhelm IV. durch Kopien ersetzt, andere mußten nach 1945 erneuert werden. Zuletzt hat sich W. Halsema-Kubes über die Büsten geäußert (Die von Artus Quellinus und Bartholomäus Eggers für Johann Moritz geschaffenen Skulpturen, in: Kat. Soweit der Erdkreis reicht.

beeindruckt durch ihre Lebendigkeit. Der Kopf ist jäh zur Seite gewendet und der Mund geöffnet, als reagiere die Kaiserin auf etwas, was neben ihr geschieht. Auffällig ist auch der nackte Busen. Die Halskette und die in den Zopf geflochtene Perlenkette sind Hinweis auf einen üppigen Lebensstil. Dazu paßt das Volumen der Büste, die durch das schwerfällig um den Körper geschlungene Gewand majestätische Größe erhalten sollte.

Friedrich der Große ließ die Serie der Büsten vor der Gartenfront des Neuen Flügels und der Orangerie des Charlottenburger Schlosses aufstellen.

29

Von einem unbekannten Bildhauer stammt die Sandsteinbüste der Kurfürstin Dorothea von Brandenburg, der zweiten Gemahlin des Großen Kurfürsten. Die Herkunft ist unbekannt. Vor dem Krieg stand die Büste mit ihrem Gegenstück, dem Porträt des Großen Kurfürsten, beim Winzerhaus in Potsdam-Sanssouci, dürfte also ursprünglich für ein Schloß in Potsdam oder seiner Umgebung bestimmt gewesen sein, vielleicht für Caputh, das die Kurfürstin bewohnte. Unter den Bildhauern, die Nicolai nennt und von deren Stil wir keine genaue Vorstellung haben, könnte MICHAEL DÄBELER (oder Döbeler), ein aus Holland stammender Künstler, als Urheber in Frage kommen. Er hat Skulpturenschmuck an dem von Michael Matthias Smids erbauten Marstall in der Breiten Straße und Arbeiten in Potsdam, Bornim und Caputh ausgeführt.

Der Bildhauer hielt sich an die unmittelbare Ausstrahlungskraft der junonischen Erscheinung und gibt sie ungekünstelt und ohne den Versuch einer Idealisierung wieder. Schmuck, Haartracht, die Vitalität in den Gesichtszügen und der unruhige und ungeordnete Faltenwurf zielen nur auf die Überzeugungskraft des Gegenwärtigen und bezeichnen einen nüchternen Tatsachensinn.

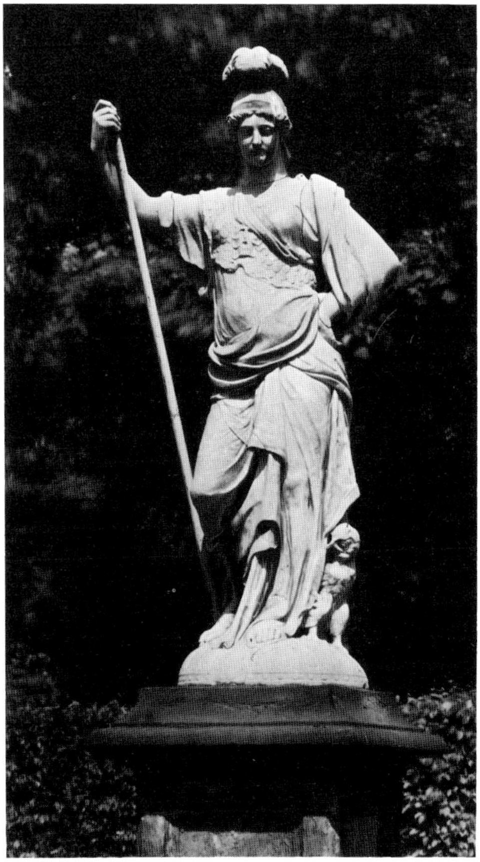

30 Bartholomäus Eggers (um 1637 – vor 1692), Minerva. Marmor. Charlottenburg, Schloßgarten

30

Eleganter ist die Marmorstatue der Minerva im Heckenquartier des Charlottenburger Schloßgartens, die BARTHOLOMÄUS EGGERS nach einer Brunnenfigur des Artus Quellinus (I.) von 1660 in Kleve, einem Geschenk der Stadt Amsterdam an den Statthalter Johann

---

Johann Moritz von Nassau-Siegen. Haus Koekkoek, Kleve 1979, S. 213–232. Sigfried Asche hat die Büsten Jeremias Süßner aus Dresden zugeschrieben, der 1687 eine Bezahlung für »zwanzig Bildern« erhielt, die er in Oranienburg geliefert hat (Drei Bildhauerfamilien an der Elbe, Wien-Wiesbaden 1961, S. 102, 163, Abb. 95, 96).

Moritz von Nassau-Siegen, kopiert hat[46]. Ursprünglich stand sie wie das Klever Vorbild auf einer Vase und war von vier wasserspeienden Delphinen umgeben. Der Antwerpener Quellinus, Mitglied einer großen Künstlerfamilie und Hauptmeister der flämischen Barockskulptur, war in Holland vor allem durch die Ausschmückung des Amsterdamer Rathauses bekannt geworden. Im gleichen Jahr wie die Klever Athena schuf Quellinus das Grabmal des Generalfeldmarschalls Freiherr Otto von Sparr in der Marienkirche, wohl das bedeutendste, neue Maßstäbe setzende Werk barocker Bildhauerkunst in Berlin vor Andreas Schlüter[47].

Bartholomäus Eggers aus Amsterdam war in seiner Vaterstadt Helfer von Quellinus bei den bildhauerischen Arbeiten am Rathaus gewesen und stand seit spätestens 1662 in Verbindung mit dem brandenburgischen Hof. 1680 lieferte er vier Kinderfiguren in Marmor, 1682 erhielt er den Auftrag für die Kopie der Athena. Seine wichtigsten Arbeiten für Berlin sind jedoch die Statuen der zwölf brandenburgischen Kurfürsten aus dem Haus Hohenzollern für das Berliner Stadtschloß, zu denen noch vier Statuen von Kaisern (Cäsar, Konstantin, Karl d. Große und Rudolf von Habsburg) hinzukam[48]. Zur Aufstellung eines Teiles dieser Statuen hielt sich Eggers 1687/88 in Berlin auf; eine dauerhafte Bindung an die Stadt kam jedoch nicht zustande.

Für welchen Platz die Charlottenburger Athenastatue ursprünglich bestimmt war, ist nicht bekannt. Jedenfalls ist sie nicht für Charlottenburg geschaffen worden, dessen Geschichte erst mit der Ära Friedrichs III. beginnt. Die Figur wurde als Torso – ohne Kopf, Arme und Speer – in den vierziger Jahren des 19. Jahrhunderts unter Gartenschutt aufgefunden, von dem Rauchschüler August Wittig ergänzt, wobei der Kopf auf Wunsch Friedrich Wilhelms IV. die Züge der Königin Sophie Charlotte erhielt, und 1849 auf einem hohen Sockel, nun nicht mehr als Brunnenfigur, aufgestellt. Die Beschädigungen hat die Statue vermutlich während des Siebenjährigen Krieges erlitten.

Schon aus der Haltung der Figur spricht eine überlegene Lässigkeit. Entspannt und gestützt auf die Lanze erscheint die Göttin der Weisheit als nachdenkliche Gestalt, distanziert von der zupackenden Derbheit, die manchen anderen Erzeugnissen der brandenburgischen Hofkunst dieser Zeit eigen ist, eine kultivierte Erscheinung, die Friedrich Wilhelm IV. zurecht mit der fortgeschrittenen Geistigkeit der Königin Sophie Charlotte in Verbindung brachte. Das Kriegerische, das Athena auch verkörpert, ist in den Hintergrund gedrängt. Der Faltenfall, der den Panzer halb verdeckt, ist bewegt und überschneidet und umspielt die Formen des Körpers in reicher Melodik, deren Fluß im Zusammenhang mit Wasserfontänen erst recht verständlich wird.

31

In der Renaissance sind in Deutschland SCHAUMÜNZEN vor allem in den süddeutschen Kunstzentren Augsburg und Nürnberg geschaffen worden. Vermutlich waren die traditionellen Verbindungen des Hauses Hohenzollern nach Nürnberg der Grund dafür, daß am brandenburgischen Hof ein besonderes Interesse an dieser Kunstgattung bestand.

Schaumünzen mit dem Bildnis des Herrschers wurden wie Orden verliehen und an Ketten getragen. Die erste nachweisbare Schaumünze eines Berliner Medailleurs ist eine Medaille von Heinrich Rapusch von 1588 mit dem brandenburgischen und dem sächsischen Kurfürstenpaar.

Unter dem Großen Kurfürsten erlebte die Medaillenkunst in Brandenburg einen Aufschwung. Nicolai kennt in dessen Regie-

---

[46] Halsema-Kubes 1979, S. 213–232. Christian Voigt, Ein Minerva-Standbild von Artus Quellinus im Schloßgarten Charlottenburg, in: Mitteilungen des Vereins für die Geschichte Berlins 1919, S. 20–22.

[47] Borrmann 1893, Tf. IX,

[48] Geyer 1936, II, Abb. 140, 141.

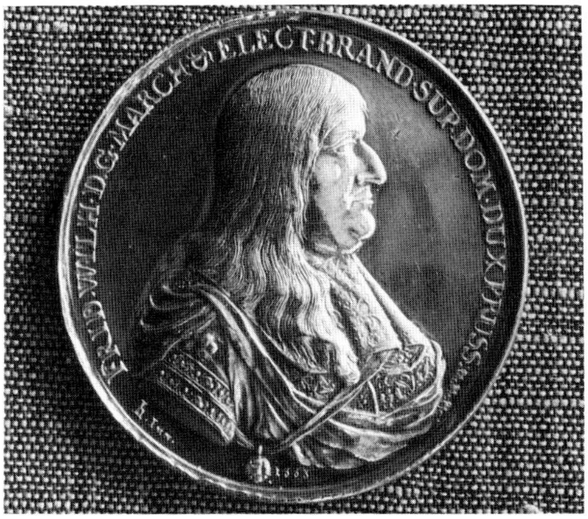

31 Johann Höhn d. J. (gest. 1693 ?), Medaille auf den Großen Kurfürsten. 1663. Silber, Dm 6,2 cm. Ch

rungszeit dreizehn Stempelschneider und Münzmeister. Einer der vorzüglichsten war Johann Höhn aus Danzig, dessen Werk von dem seines Sohnes schwer zu trennen ist. Von dem Sohn stammt die silberne Schaumünze auf die Erbhuldigung zu Königsberg am 18. Oktober 1663, die den Kurfürsten in kunstvoll verziertem Prunkharnisch, einem antikischen Mantel darüber und einem kostbaren Spitzenkragen wiedergibt[49]. Der Hosenbandorden hängt deutlich sichtbar neben der Jahreszahl 1663.

Auf der Rückseite ist der brandenburgische Adler über der Stadt Königsberg abgebildet. Auf die der Huldigung vorangegangenen kriegerischen Auseinandersetzungen bezieht sich die Aufschrift: »Nec imbellem feroces progenerant aquilae columbam« (Nicht die friedliche Taube zeugen die kriegerischen Adler), ein Spruch aus Horaz' Oden[50] nicht ohne einen Ausdruck von Gewalttätigkeit, der sich auch in der Erscheinung des Kurfürsten auf der Vorderseite findet.

Hier sind minutiös alle Details in sorgfältig herausgearbeitetem Relief oder, wie bei den Haaren, in tiefer Gravierung wiedergegeben. Die massige Gestalt tritt voluminös aus der Fläche heraus, und ihr optisches Gewicht bedingt zugleich auch ihr reales und damit den Wert der Münze.

---

[49] (Menadier), 1901, S. 51, Nr. 146.

[50] Horaz, Oden IV, 4, 13.

Friedrich III./Friedrich I. (1688–1713)

Der Übergang von der Spätphase des Großen Kurfürsten zur Epoche Friedrichs III. (1688–1713), der sich als König in Preußen seit 1701 Friedrich I. nannte, vollzog sich ohne Bruch, im Unterschied zu allen im 18. Jahrhundert folgenden Regierungswechseln in Preußen. Bei dem hohen Ansehen, das der verstorbene Kurfürst genoß, war es notwendig, die konsequente Fortsetzung des eingeschlagenen Weges zu verkünden, der erst später in der Kunst Wandlungen bei der Wahl der Vorbilder mit sich brachte. Eine Kontinuität war in dieser Beziehung umso eher möglich, als Friedrich III. im Unterschied zu seinem Vater kein so ursprüngliches und persönliches Verhältnis zu den Künsten besessen hat.

Nichts deutet in seinen vielfältigen Unternehmungen auf einen ausgeprägten Geschmack. Seine Erwerbungen für die Bildergalerie im Berliner Schloß können sich nicht mit denen vergleichen, die zu seiner Zeit Johann Wilhelm von der Pfalz, Max Emanuel von Bayern oder August der Starke getätigt haben. Er hat die Künste seinen politischen Zwecken dienstbar gemacht, sie zur Darstellung seiner Macht und Würde benutzt und aus diesem Grunde große Summen für sie aufgewendet.

Das führte vor allem zu einer regen Bautätigkeit, die Arbeiten für Skulptur, Malerei und verschiedene Arten des Kunstgewerbes nach sich zog. Unmittelbar hängt mit der Rangerhöhung des Kurfürsten zum König der rasche Ausbau Berlins zu einer prächtigen Residenz zusammen, die den Vergleich mit anderen europäischen Königsresidenzen nicht scheuen sollte. Zahlreiche Künstler wurden berufen, unter ihnen 1694 Andreas Schlüter, der erste Künstler obersten Ranges, der in Berlin gewirkt hat.

Hatte der Große Kurfürst hauptsächlich Holländer ins Land gerufen, deren bürgerliche Nüchternheit sich mehr auf die Bewältigung der praktischen Aufgaben als auf die Entfaltung von Pracht konzentrierte, so waren für die repräsentativen Zwecke Friedrichs III. eher die französischen Künstler geeignet, die am Hofe Ludwigs XIV. die wirkungsvolle Darstellung absolutistischer Machtvollkommenheit erlernt hatten. Das französische Element, das durch die Hugenotten nach Berlin gelangt war, wurde auf diese Weise verstärkt. Als 1695 der Bau des Zeughauses begonnen wurde, das neue Maßstäbe für die Berliner Architektur setzte, lieferte der Pariser Akademiedirektor François Blondel Entwürfe. Jean de Bodt und Eosander Göthe, die seit 1698 bzw. 1699 in Berlin wirkten, waren in Frankreich geboren oder geschult. Mit de Bodt kamen sein Freund Zacharias Longuelune und die Bildhauer Guillaume Hulot und Renat Charpentier. Batholomäus Damart, der 1703 Hofbildhauer wurde, war ebenfalls Franzose. Aus Paris wurde der Gärtner Siméon Godeau berufen. In der Malerei setzte sich das französische Element erst 1710 mit der Berufung von Antoine Pesne durch. Das holländische Vorbild, das durch die Verwandtschaft des Hauses Hohenzollern mit dem Haus Oranien-Nassau immer noch Geltung besaß, wandelte sich durch Hinzunahme einer englischen Komponente, nachdem Willem III. von Oranien, ein Vetter Friedrichs I., 1689 König von England geworden war. Dadurch übte auch dieses Land, besonders auf dem Gebiet der Porträtmalerei, einen Einfluß auf die brandenburgisch-preußische Kunst aus. Bei Deckengemälden, einer Gattung, die unter Friedrich I. an Bedeutung zunahm, wurde der italienische Hochbarock zum Muster genommen. Einheimische Künstler wurden zur Ausbildung nach Italien geschickt, und es arbeiteten auch italienische Künstler hier. Zudem strebten aus Süddeutschland Künstler in größerer Zahl nach Berlin, vor allem Kupferstecher aus Augsburg.

Bei einer so rasch zusammengezogenen und so bunt gemischten Künstlerschaft konnte sich weder ein einheitlicher Stil entwickeln, noch ein allgemein gültiger Qualitätsmaßstab herausbilden. Einzig im Umkreis Schlüters spürt man die prägende Kraft eines überlegenen Genies. Sonst finden sich neben bedeutenden Leistungen höchst unzulängliche. Die Blüte um 1700 ist durchaus eine künstlich erzeugte, nicht eine organisch aus geistigen Bedingungen des Landes gewachsene.

Nicht zuletzt um diesem Mangel abzuhelfen, wurde 1696 die Akademie der Künste und mechanischen Wissenschaften als dritte in Europa nach Rom und Paris und als erste in Deutschland gegründet. Sie verstand sich nicht als eine gewöhnliche Unterrichtsstätte zur praktischen Schulung von Künstlern, sondern als eine »Kunstuniversität«, in der sich Künstler und Kunstkenner versammelten. Aufgrund theoretischer Untersuchungen sollte die Kunst systematisch gefördert werden, und die hier aufgestellten Regeln des Geschmacks sollten dem ganzen Land wie auch dem Hof als Richtlinien dienen. Zum Muster wurde die Antike genommen. Damit etablierte sich in Berlin erstmals ein entschiedener Klassizismus. Dem mit gutem Willen aufgestellten Anspruch dieser Kunstbehörde entsprach allerdings die tatsächliche Leistung kaum.

Der Schloßbau war für Friedrich I. die wichtigste künstlerische Aufgabe. Bereits als Kronprinz hat er Schloß Köpenick, das er damals bewohnte, neu erbauen lassen und hier eine viel weiträumigere Anlage vorgesehen, als dann tatsächlich zustande kam. Die Erweiterung von Schloß Oranienburg war das erste große Schloßbauprojekt, das er 1688 nach der Regierungsübernahme ausführen ließ. 1695 wurde gleichzeitig mit dem Zeughaus der Bau des Charlottenburger Schlosses in Angriff genommen. In der Umgebung Berlins entstanden mehrere kleinere Schlösser. Einflußreiche Persönlichkeiten des Hofes suchten dem Vorbild des Königs nachzueifern und bauten ebenfalls Schlösser. So errichtete Eosander Göthe z. B. 1706 für den Grafen Wartenberg Schloß Monbijou. Die luxuriöse Lebenshaltung des Hofes und der Höflinge förderte das Kunstgewerbe. Es fehlten dem Adel jedoch die Voraussetzungen der Bildung, um bedeutendere Kunstsammlungen anzulegen.

Friedrich I. war bestrebt, durch Außergewöhnliches auch jenseits der Grenzen seines Landes Aufsehen zu erregen. Das Reiterstandbild des Großen Kurfürsten, das Charlottenburger Porzellankabinett, das Münzturmprojekt und schließlich die Sarkophage für die Königin Sophie Charlotte und für ihn selbst entstammten solchem Ehrgeiz. In der Folgezeit – bis in die Gegenwart hinein – hat die imperiale Geste solcher Kunst immer wieder Kritik und Nachahmung gefunden. Beides ist berlinisch.

32

1688, bald nach dem Regierungsantritt Friedrichs III., fertigte der Kupferstecher, Stempelschneider an der Berliner Münze und »architectus militaris« JOHANN BERNHARD SCHULZ einen Plan der brandenburgischen Residenz aus der Vogelschau. Sein Vorzug vor den üblichen Grundplänen besteht in der Einzeichnung der Gebäude mit Hilfe der sogenannten parallelen Perspektive. So ergeben sich ein anschauliches Bild der Stadt, das Auskunft über einzelne Bauwerke zu geben vermag, und eine künstlerische Wirkung, die durch die Einzeichnung mancher Details auch in der ländlichen Umgebung noch erhöht wird. Vielleicht hat ein 1683/86 entstandener Plan Wiens von Folvert v. Alten-Allen den Zeichner angeregt[51].

[51] Hans Jahn, Berlin im Todesjahr des Großen Kurfürsten. Erläuterungen zum Perspektivplan von

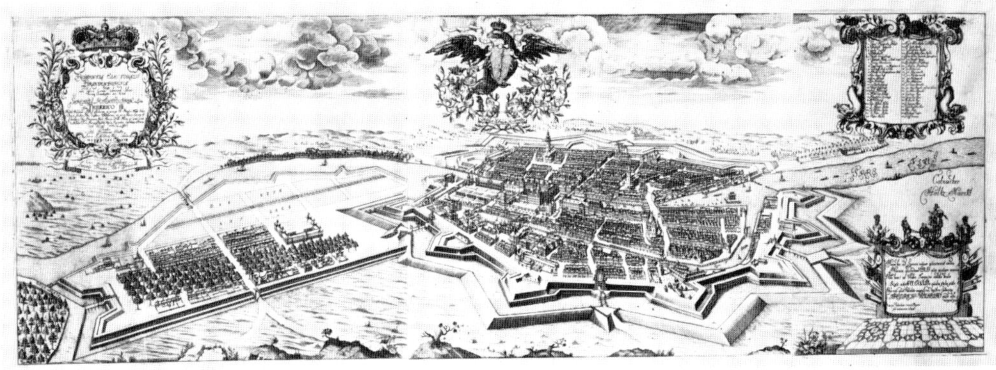

32 Johann Bernhard Schulz (gest. 1695), Berlin aus der Vogelschau. Sign., dat. 1688. Kupferstich, 48,5 x 142,5 cm. Ch 204

In eindrucksvoller Weise wird deutlich, wie die zu diesem Zeitpunkt erreichte Ausdehnung nur der Beginn einer neuen Entwicklung ist. Der Große Kurfürst hatte seit 1658 Berlin, Cölln und dazu den 1631 mit Häusern bebauten Friedrichswerder mit einer großartigen Befestigung umgeben, der das Hauptinteresse des »architectus militaris« gilt. Die nach Westen zum Tiergarten führende Allee Unter den Linden war bereits 1647 angelegt worden[52]. Als sich nördlich dieser Allee die 1674 mit dem Stadtprivileg versehene Dorotheenstadt entwickelte, war eine Erweiterung der Befestigung notwendig. Seit 1688 entstand dann südlich der Linden als bisher großzügigste Erweiterung die Friedrichstadt, deren wichtigste Nordsüdachse, die Friedrichstraße, in dem die Dorotheenstadt durchkreuzenden Teil bereits zu erkennen ist. Der brandenburgische Adler in der Mitte des aus drei Blättern zusammengeklebten Stiches, über dem Schloß und dem Lustgarten angebracht, ist von den durch Lorbeerzweige gerahmten Wappen der vier Städte Friedrichswerder, Berlin, Cölln und Dorotheenstadt umgeben.

Die Kartusche links enthält eine lateinische Widmungsinschrift, die die Großartigkeit der Festungsplanung preist, auf die Bedrohung Berlins durch die Schweden (Goten) 1674/75 anspielt, sowie Friedrich Wilhelm mit Augustus und Berlin mit Rom vergleicht. Die Übersetzung lautet: »Mars hatte neulich hier an den Wogen der Spree die Mauern gesucht, welche einst die Hände des ›Bären‹ (Albrecht der Bär, der vermeintliche Gründer Berlins) errichtet hatten. Nicht diese (sehe ich)! Aber ich sehe Bauwerke, den Tarpejischen Felsen gleich, wie sie, glaube ich, so sagt man wenigstens, auf Befehl des Augustus geschaffen sind: Nur daß dies hier stärker ist, und daß keine Gotenfaust mir das Werk Friedrich Wilhelms zerbrechen wird.«

33

Mit der Verpflichtung des Bildhauers Andreas Schlüter, der später auch als Architekt tätig war, gelang es Friedrich III. 1694, ein Genie obersten Ranges an seine Residenz zu binden[53]. Wie Michael Willmann kam auch dieser Künstler nicht aus Holland, das Bran-

Johann Bernhard Schultz aus dem Jahre 1688, in: Schriften des Vereins für die Geschichte der Stadt Berlin Heft 55, 1935

52 Hans-Werner Klünner, Das Panorama der Straße Unter den Linden vom Jahre 1820, in: Mitteilungen des Vereins für die Geschichte Berlins, Nr. 1, 1965, S. 2–8.

53 Margarete Kühn, Andreas Schlüter als Bildhauer, in: Jörg Rasmussen, Barockplastik in Norddeutschland. Kat. Museum für Kunst und Gewerbe, Hamburg 1977, S. 105–181.

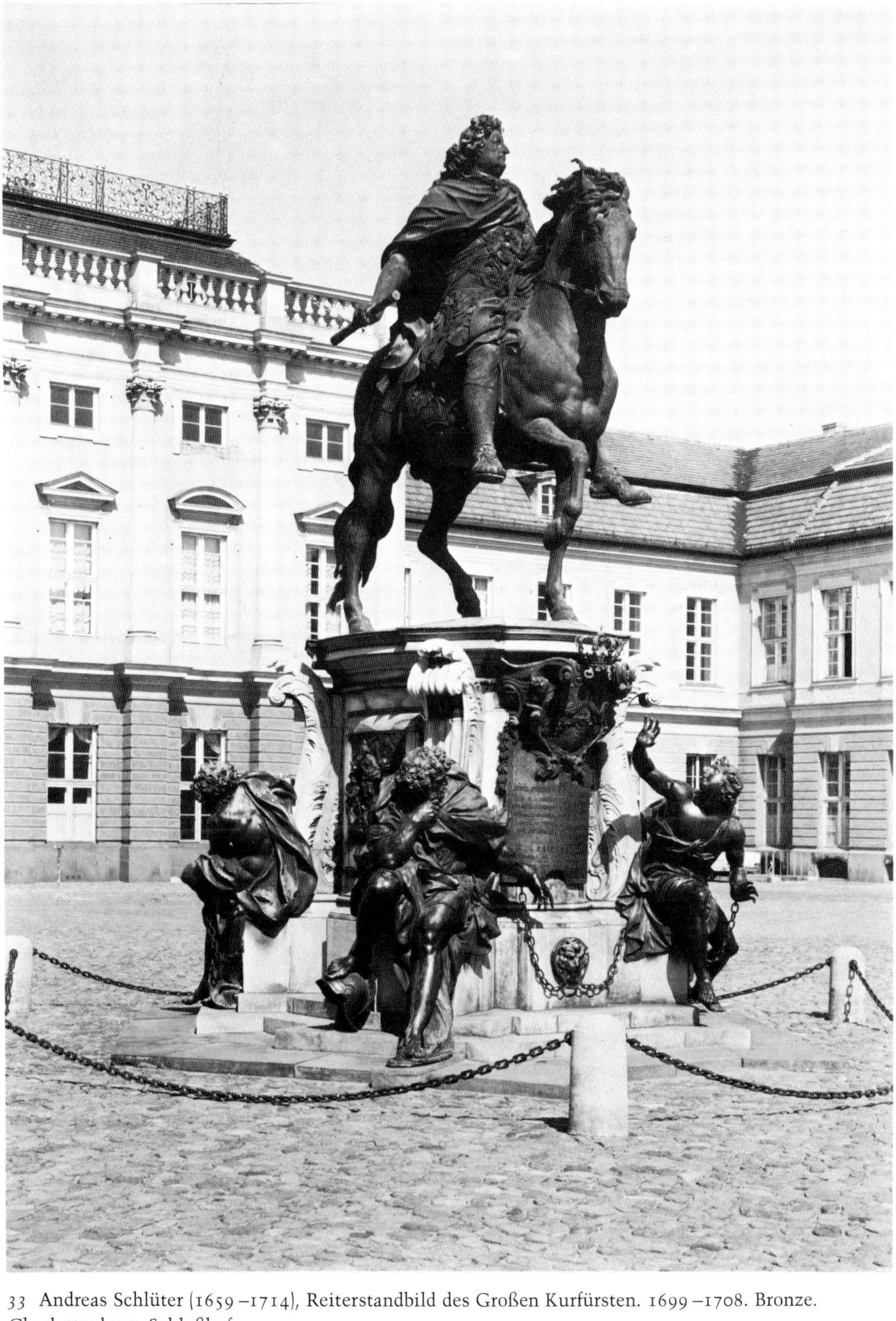

33 Andreas Schlüter (1659–1714), Reiterstandbild des Großen Kurfürsten. 1699–1708. Bronze. Charlottenburg, Schloßhof.

denburg nur die Sterne zweiter Ordnung zur Verfügung stellte, sondern aus dem Osten, aus Danzig, wo er um 1660 geboren und ausgebildet wurde, um dann 1689–93 in Warschau zu wirken. Die im Ostseeraum in dieser Zeit einzigartige Kultur der Handelsstadt Danzig muß als Hintergrund für Schlüters Kunst vergegenwärtigt werden.

Wenn auch sein Wirken in Berlin viel länger dauerte und fruchtbarer war als das Willmanns, so stand es dennoch unter einem Unstern, nicht nur zu seiner Zeit, sondern auch später. Schlüter ist durch Mißerfolge, die in technischen Unzulänglichkeiten begründet waren, vor allem durch sein Scheitern beim Bau des Münzturms 1706, aus den hohen Ämtern, die man ihm wegen seines Könnens übertragen hatte, nach und nach verdrängt worden. Dem steilen Aufstieg folgte ein fast ebenso steiler Abstieg.

Nach seinem Weggang aus Berlin 1713 und nach seinem ein Jahr darauf erfolgten Tod in St. Petersburg haben die Einsichtigen hier zwar Schlüter in seiner Größe nicht verkannt, und besonders im ausgehenden 18. Jahrhundert hat man in Berlin die Abwendung vom Rokoko und vom Barock mit einer Schlüterrenaissance zu verbinden gewußt, aber dennoch ist man seit dem 19. Jahrhundert rücksichtslos mit seinem Vermächtnis umgegangen, besonders mit seinen architektonischen Schöpfungen. (Als Bildhauer galt er auch einem so disziplinierten Künstler wie Christian Daniel Rauch als die größte Autorität der einheimischen Kunst.) Die Alte Post wurde 1889 abgerissen. Die Ruinen seiner im Krieg schwer beschädigten Bauten, des Stadtschlosses und der Villa Kamecke, wurden beseitigt. Von der Fülle der plastischen Werke sind öffentlich zugänglich nur die Kanzel in der Marienkirche von 1702/03, ein Wunderwerk auch im Technischen, die Kriegermasken des Zeughaushofes, Reste des Skulpturenschmucks vom Schloß und der Villa Kamecke sowie das Reiterdenkmal des Grossen Kurfürsten, das seit 1951 im Ehrenhof des Charlottenburger Schlosses steht. Was sonst überdauert hat, ist magaziniert.

Das bronzene Reiterdenkmal sollte die Erinnerung an die Triumphe des Großen Kurfürsten verewigen, ihn als Vorbild für alle Zeiten hinstellen und die Bürger zur Beachtung ihrer Pflichten im absolutistisch gelenkten Staat mahnen.

Das Außerordentliche in dieser Lebensleistung sollte durch eine außerordentliche künstlerische Tat – dazu gehörte auch die Meisterleistung des Gusses durch Johann Jacobi – sinnfällig gemacht werden. So blieb denn das Werk für lange Zeit die größte künstlerische Sehenswürdigkeit Berlins. Schlüters technische Kühnheit, ein Merkmal vieler seiner Werke und die Ursache seines persönlichen Unglücks, zielte darauf ab, die höchste Bewunderung der Betrachter zu erregen, und diese Bewunderung sollte sich vereinigen mit dem Erstaunen über die Machtentfaltung des Hauses Hohenzollern. (Man ermißt, welche psychologische Rückwirkung das Scheitern ehrgeiziger künstlerischer Projekte auf die Politik hatte.) Das Reiterdenkmal erhob den Anspruch, etwas Einzigartiges zu sein und blieb es auch in Berlin auf lange Zeit. Erst Rauchs 1851 enthülltes Reiterdenkmal Friedrichs des Großen wurde ein Gegenstück zu Schlüters Standbild.

Seine Formensprache ist vom italienischen Hochbarock abzuleiten, vor allem von Bernini, und enthält damit auch antikes Form- und Gedankengut, das die Ableitung gegenwärtiger monarchischer Macht aus den Traditionen der römischen Kaiserzeit veranschaulichen sollte. Auch das Vorbild Frankreichs ist zu spüren. François Girardon hatte 1699 sein Reiterdenkmal Ludwigs XIV. vollendet, aber Schlüter orientiert sich weniger an diesem Werk als daß er mit ihm konkurriert. Ausgeschaltet ist nun das bürgerlich-nüchtern berechnende und beobachtende Element der niederländischen Kunst. Das Bildwerk lebt aus Gegensätzen. Es besitzt die Würde des Statuarischen und Bleibenden, ist aber doch an jeder Stelle von Dynamik erfüllt, in den Muskeln von Pferd und Reiter, den Haaren, der Kleidung. Das Massige der Gestalt ist veredelt und verfeinert. Macht ist nicht brutale

Gewalt, die sich in Unterdrückung erschöpft, sondern Kraft, die dem Aufbau und der Kultivierung dient.

Allerdings spricht das Denkmal auch, vor allem in den Gestalten der angeketteten Besiegten, eine Drohung gegen jeden aus, der sich dieser Macht entgegenstellt. Was oben und was unten ist, wer gehorcht und wer befiehlt, ist klar voneinander geschieden. Dennoch bestand für jeden die Möglichkeit, sich durch die Orientierung am Vorbild auf eine höhere Stufe zu erheben. Auch war das Denkmal mit seiner Unterscheidung von oben und unten nicht einfach ein Ausdruck fühlloser Herrschaftsstruktur, sind doch die zu ebener Erde Sitzenden durchaus mit Sympathie gestaltete edle Menschen. In ihren unterschiedlichen Reaktionen veranschaulichen sie verschiedene Temperamente, aber auch Lebensalter. Bedenkt man, daß der Kurfürst der Verstorbene, der Verewigte ist, dann sind die Qualen der Angeketteten die der Lebenden schlechthin. Das entsprach barockem Pessimismus. Als das Denkmal noch auf der Brücke über der Spree stand, fand die Spannung zwischen Sockelzone und Reiter noch eine Entsprechung in dem Verhältnis von Wasser zum Bauwerk, vom Elementaren, sich ständig Verändernden, zu dem durch Kunst und Technik Bewältigten. Das Bleibende, das Richtungen weist, sollte im Strudel des Vergänglichen aufgezeigt werden.

Die ersten Entwürfe für das Reiterdenkmal, für das bereits von Anfang an auch die Gestalten der Angeketteten vorgesehen waren, entstanden 1696. 1697–98 wurde die Gußform für Pferd und Reiter hergestellt. Im Oktober 1700 erfolgte der Guß. Aufgestellt wurde das Standbild 1703. 1702/04 sind die Sockelfiguren in Arbeit, aber erst 1707 wurden ihre Gußformen für den ein Jahr später erfolgten Guß erstellt.

Schlüter selbst ist bei der Ausführung dieser Figuren nicht mehr beteiligt. Sie stammen von den vier Bildhauern Gottlieb Herfert, Johann Samuel Nahl, Cornelius Heintzy und Johann Hermann Backer, ohne daß wir wissen, welcher Künstler welche Figur geschaffen hat. Hier wird deutlich, wie Schlüter zur Bewältigung der großen Menge bildhauerischer Arbeiten, die bei der Bauleidenschaft Friedrichs III. anfiel, sich eine Mannschaft tüchtiger Hilfskräfte heranbildete, die die Formensprache des Meisters erlernten, so gut sie es konnten. Zum ersten Mal gibt es in Berlin eine künstlerische Schule mit einem unverwechselbaren Stil.

34

Bevor Johann Jacobi die Reiterstatue des Großen Kurfürsten goß, gab er in dem STANDBILD KURFÜRST FRIEDRICHS III. einen Beweis seines Könnens. Schlüter hat die Statue 1697 entworfen und 1698 ausgeführt[54]. Bestimmt war sie für den Hof des Zeughauses, in dem der Bildhauer durch die Masken sterbender Krieger, gewaltigen Köpfen, in denen eine barbarische Vitalität verlischt, den Tod auf dem Schlachtfeld vor Augen führte. Inmitten dieser Bilder des Unterganges seiner Gegner sollte die Statue des Kurfürsten als Sieger das Feld behaupten.

Schlüter hate die nicht ganz einfache Aufgabe zu lösen, den etwas verwachsenen König in dieser Rolle überzeugend auftreten zu lassen, ohne die Porträtähnlichkeit zu unterdrücken. Dem Barbarischen in den Masken, das sich im ungepflegten Haar und im ungehemmten Ausdrucks des Leidens und der Leidenschaft äußert, wird in der Erscheinung des Kurfürsten Antikisches gegenübergestellt, sowohl in den Teilen der Rüstung und in dem Mäander am Sockel, als auch in der Beherrschung des Körpers in einem fast tänzerischen Voranschreiten. Die Leichtigkeit der Bewegung, bei der durch das Vorstrecken des rechten und das Zurückreichen des linken Armes das Schrittmotiv wiederholt und gesteigert wird, läßt an das beflügelte Eilen einer Nike denken. Durch dieses selbstbewußte Erobern des umgebenden Raumes unterscheidet sich

[54] Ladendorf 1935, S. 20–23, 26, 98, 134, Anm. 143, 136, Anm. 158.

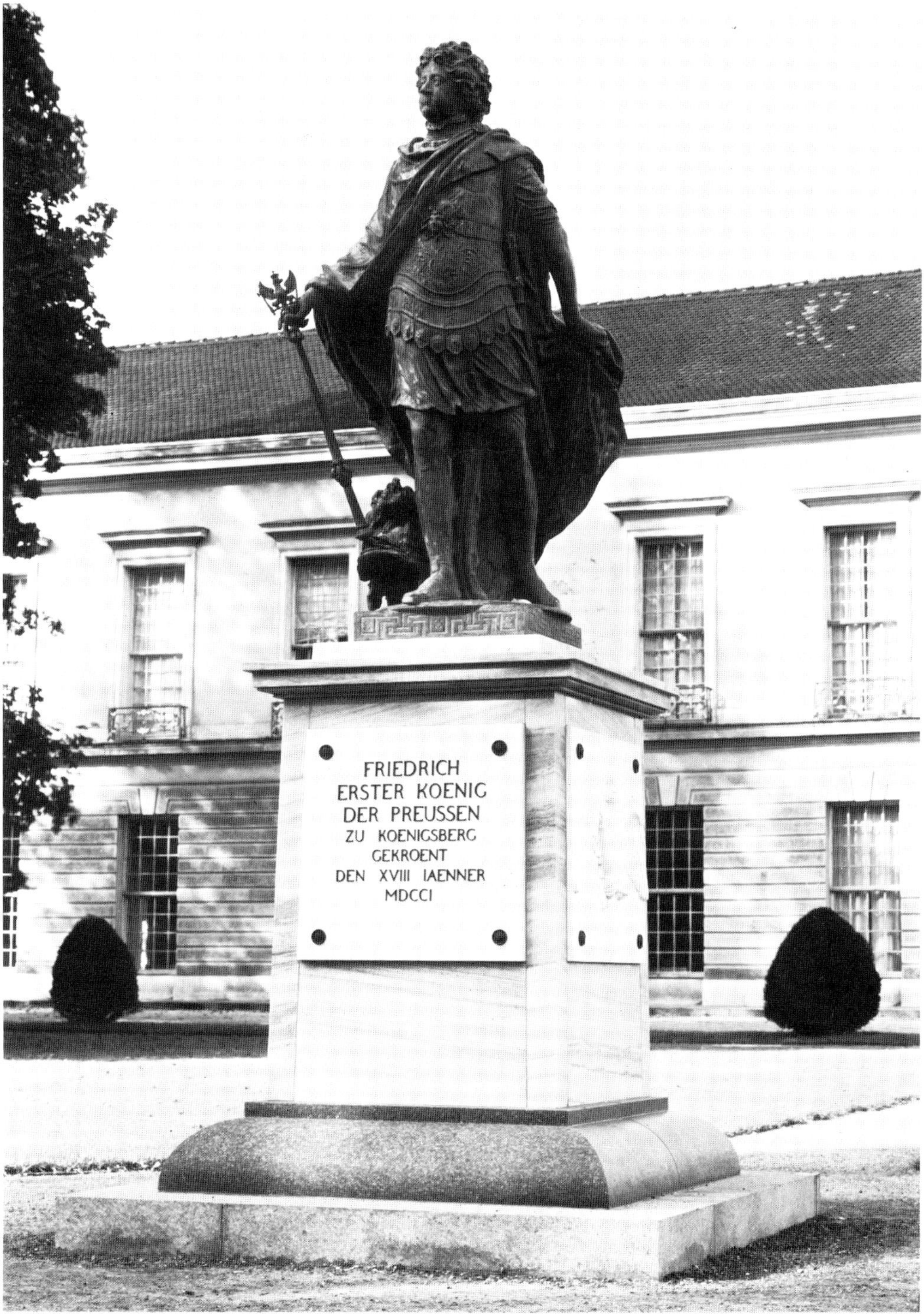
FRIEDRICH
ERSTER KOENIG
DER PREUSSEN
ZU KOENIGSBERG
GEKROENT
DEN XVIII IAENNER
MDCCI

34 Andreas Schlüter, Friedrich III., Kurfürst von Brandenburg. 1697/98. Bronze. Neuguß von 1972. Schloß Charlottenburg, Fürstingarten

die Statue grundlegend von den Herrscherstandbildern aus der Zeit des Großen Kurfürsten[55].

Mit der Krönung zum König war die Darstellung Friedrichs mit den Insignien der Kurfürstenwürde überholt. So kam das Standbild nicht zur Aufstellung am vorgesehenen Ort und fristete bis 1802 ein Dasein in Magazinen, war zeitweilig auch der Gefahr ausgesetzt, eingeschmolzen zu werden. Es gab unter dem Soldatenkönig verschiedene Projekte für eine Aufstellung. Als 1728 August der Starke Berlin besuchte, wurde die Statue vorübergehend auf dem Molkenmarkt postiert, wobei Sklavenfiguren den Sockel umgaben. Anläßlich der Vorbereitungen zur Hundertjahrfeier des preußischen Königstums entsann man sich der Statue, die Friedrich Wilhelm III. nun der Stadt Königsberg schenkte. Hier wurde sie 1802 auf einem von Johann Gottfried Schadow entworfenen Sockel aufgestellt.

Seit der Zerstörung und Eroberung Königsbergs durch die Sowjets fehlt jede Spur von dem Denkmal. Nach einem in den Staatlichen Museen in Ost-Berlin befindlichen Gipsabguß konnten, dank einer großzügigen Stiftung des Bildhauers Gerhard Marcks und dank der Vermittelungstätigkeit des Bildhauers Waldemar Grzimek 1972 zwei Nachgüsse in Berlin-Köpenick hergestellt werden, von denen einer seit 1979 auf einer Kopie des Schadowschen Sockels vor dem Neuen Flügel steht.

35

Bei dem Bestreben Friedrichs III., das Wachstum seiner politischen Macht durch künstlerische Unternehmungen zu propagieren, hatte unter den Künsten die Architektur den wichtigsten Part zu übernehmen. Mehr als unter dem Großen Kurfürsten mußten die Malerei und Skulptur sich in den Dienst der Architektur stellen. Dabei war ebenso wichtig wie die prunkhafte Ausgestaltung der Innenräume eine ausstrahlende Wirkung des Äußeren. Von den repräsentativen Großbauten, die Friedrich in Angriff nahm, ist nächst dem Zeughaus und dem Umbau des Berliner Stadtschlosses die Errichtung des Charlottenburger Schlosses[56] und seine bald nach der Krönung zum König in Angriff genommene Erweiterung das bedeutendste Unternehmen, dessen einzelne Phasen mit ihren nicht zu übersehenden Stilbrüchen bezeichnend für die hektische Dynamik der künstlerischen Entwicklung um 1700 in Berlin sind.

Johann Arnold Nering, der bedeutendste Architekt der Stadt vor Schlüter, hatte für die Kurfürstin Sophie Charlotte ein kleines, damals Lietzenburg genanntes Sommerschloß entworfen, das in der Weite der damals noch ländlichen Umgebung als mit dem Blick zu umfassender Baublock dastehen sollte. Nering war Freund und Schüler des aus Holland stammenden Architekten Michael Matthias Smids gewesen und hatte sich darüber hinaus bei einer Ausbildung im Ausland die Formensprache des italienischen Hochbarock angeeignet. 1695 wurde der Bau begonnen. Da Nering im gleichen Jahr starb, wurden die Arbeiten von Martin Grünberg geleitet und 1699 zu einem vorläufigen Abschluß gebracht. Kräftig und klar gegliedert mit körperlicher Substanz im Ganzen wie in den plastischen Details ragte der nur 11 Achsen breite Bau auf. Über einem rustizierten Sockelgeschoß liegt das Piano nobile mit einem Mezzanin, durch Halbsäulen zu einer Einheit verklammert, darüber das Dach, dessen Ansatz durch eine Balustrade verdeckt wird. Zum Hof hin sprangen die äußeren drei Achsen auf beiden Seiten als flache Risalite vor und dienten mehr der Gliederung und Modellierung des Wandreliefs als der Bildung eines Hofraumes. Die eingezogene Mitte war durch einen Dreiecksgiebel betont. Auf der Gartenseite ragte die Mitte wie eine Apsis halbrund aus der Front heraus

---

[55] Paul Seidel, Der Große Kurfürst in der Plastik seiner Zeit, in: Hohenzollern-Jahrbuch II 1898, S. 93–106.

[56] Margarete Kühn, Schloß Charlottenburg, Berlin 1955; Kühn 1970.

und gab so auch von außen zu erkennen, daß die ovalen Säle in beiden Geschossen Garten und Innenarchitektur verklammern sollten. Die Weite des von Anfang an zum Schloß gehörigen Gartens im Verhältnis zu dem sehr beschränkten Volumen des Baukörpers machte deutlich, wie sich das Leben aus dem Schloß in den Garten hinein entfalten sollte. Der Bau war würdig und nicht ohne Strenge, aber die umgebende Natur war, wenn auch domestiziert durch den Gartenarchitekten, ein Erlebnisbereich, dem sich das Gebäude einfügte, wenn nicht unterordnete.

Der Gedanke an einen Musenhof, wie ihn Sophie Charlotte als Liebhaberin der Künste und Wissenschaften hier hielt, an eine Gesellschaft, in der Genie und Geist vornehme Abkunft wettmachen konnten, läßt sich mit diesem Bau müheloser verbinden als mit der Anlage, wie sie heute vor uns steht.

Die 1701 erfolgte Rangerhöhung des Kurfürsten von Brandenburg zum König in Preußen wurde in Charlottenburg durch eine überaus großzügige Erweiterung des eben erst fertiggestellten Schlosses demonstriert, bei der nicht nur die ursprüngliche architektonische Erfindung Nerings, sondern auch das Verhältnis von Bau und Umgebung völlig verändert wurden. Die Gartenfront erfuhr eine Verlängerung auf beiden Seiten unter Beibehaltung der Neringschen Gliederung um mehr als das doppelte. Auf der Stadtseite wurden je fünf Achsen der Anbauten als nur zweigeschossige Trakte ausgebildet und diese Geschoßteilung dann in langgestreckten Flügeln fortgeführt, die einen geräumigen Ehrenhof umschließen. Der mittlere Rücksprung der ursprünglichen Fassade verschwand, indem die drei zentralen Fensterachsen mit dem Giebel darüber vorgezogen wurden, so daß eine Substruktion für den machtvollen Kuppelturm entstand, der, wie ein erhobenes Haupt alles überragend, dem Schloß die Physiognomie gab.

Nun war die Vorderfront nicht mehr ein durch Vor- und Rücksprünge modelliertes Relief mit einer gleichsam einladenden Mitte, ein Bild, das sich vornehmlich an das Auge des Betrachters wandte und sich ihm erklärte; wenn er in den Hof tritt, umgibt ihn der Bau wie mit Armen und wirkt vor allem auch auf sein Raumempfinden ein mit dem Ziel, ihn zu überwältigen. Wie die Kuppel in die Höhe ragt, die Gliederung der Geschosse darunter nochmals wiederholend, so streben die langen Flügel als horizontale Achsen nach Westen, Süden und Osten in die Umgebung aus, ohne daß der Grundriß der Anlage auf einen Blick zu erfassen ist. Eine Orangerie verlängert den Bau nach Westen noch einmal um mehr als die Länge des Hauptbaues. Eine entsprechende auf der Ostseite kam nicht mehr zur Ausführung. Damit war auch der weite Garten gegen die 1705 gegründete Stadt im Süden abgeschrankt. Angesichts dieses weitläufigen Gebäudes kann man sich die Menschen, die es belebten, bewohnten und die die Bewohner versorgten, nur als eine große Zahl vorstellen.

Der Architekt des Erweiterungsbaues war der Schwede Johann Friedrich Eosander Göthe[57], der 1692 in brandenburgische Dienste trat und zunächst auf Studienreisen nach Italien und Frankreich geschickt wurde, von denen er 1699 zurückkehrte. Vor allem durch die verfeinerte moderne Hofkunst Frankreichs angeregt, betätigte er sich als geschickter Dekorateur bei der Oper, bei den ephemeren Festarchitekturen anläßlich der Krönung in Königsberg und dann auch bei den Neu- und Umbauten der Schlösser. Als Künstler stand er weit unter Schlüter, aber sein Stil war moderner, und so vermochte er auch 1707 nach der Münzturmkatastrophe dessen Nachfolge als Leiter des Schloßbaues in Berlin anzutreten.

Eosanders dekoratives Talent zeigt sich in der Innenausstattung des Charlottenburger Schlosses an vielen Stellen. Gegenüber der vor allem durch die schweren Stuckdecken erzielten Einheitlichkeit der Interieurs des Neringbaues beeindrucken Eosanders Innenräume

[57] Rudolf Biederstedt, Johann Friedrich Eosander, Grundzüge einer Biographie. Antikvariskt arkiv 17, Stockholm 1961.

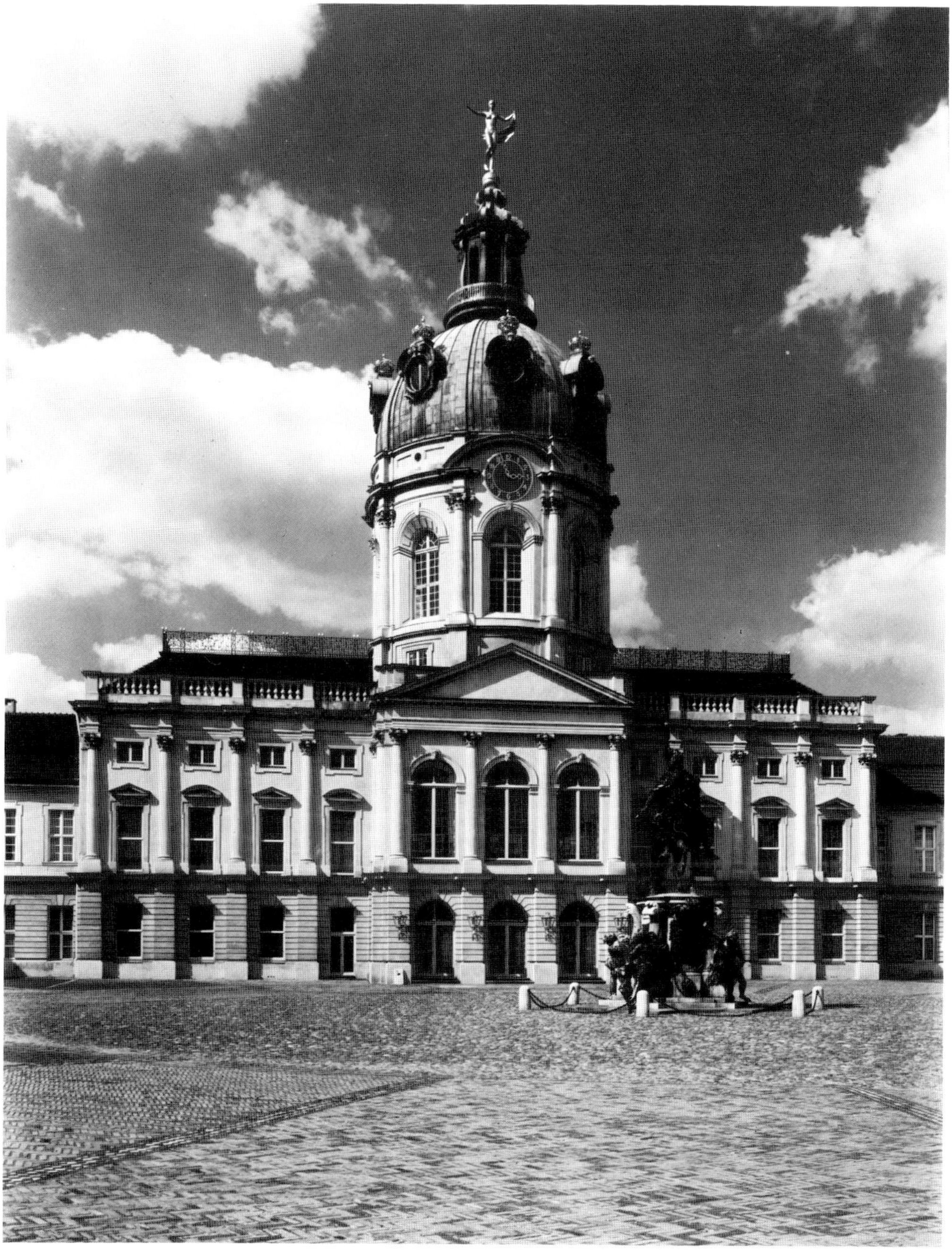

35 Johann Arnold Nering (1659–1695) und Johann Friedrich Eosander Göthe (1669–1729), Schloß Charlottenburg, Stadtfront. 1695–1713

durch die immer wieder neue Überraschungen bietende Vielfalt der Dekoration. Im Außenbau ist es der Kuppelturm, der seinen Sinn für Effekt bezeugt. Nach dem Vorbild des Palazzo Barbarini in Rom sind die Laibungen der Rundbogenfenster im Tambour um einer perspektivischen und zugleich ausstrahlenden Wirkung willen abgeschrägt. Durch die Gauben mit ovalen Fenstern wird die Kuppel belebt, und acht Himmelsrichtungen werden markiert – verdeutlicht noch durch die vergoldeten Köpfe und Kronen darüber –, um diesen Bau als ein Zentrum zu bezeichnen, von dem aus die Botschaft der Macht des preußischen Königtums überall hin ausgeht. Glokken, die ursprünglich hier aufgehängt waren, fügten diesem Appell an das Auge bisweilen den an das Ohr hinzu und erinnerten an die Idee des Gottesgnadentums, die Absicherung monarchischer Macht durch die Religion. Darüber schwebt freilich, als Windfahne an die Unbeständigkeit alles Irdischen erinnernd, die Gestalt der Fortuna, ursprünglich eine Figur, die als Abschluß von Schlüters Münzturm vorgesehen war, heute, nach ihrer Zerstörung im 2. Weltkrieg, eine freie Nachschöpfung von Richard Scheibe.

36

Zum Schloß gehörte der weiträumige GARTEN, der nach 1705 in westlicher und nördlicher Richtung noch vergrößert wurde und als die bedeutendste barocke Gartenanlage in Preußen gelten kann. In welchem Maße der 1696 als »designateur et conducteur des ... jardins de Lützenburg« angestellte Franzose SIMÉON GODEAU, ein Schüler Andre Lenôtres, die Ausführung tatsächlich bestimmt hat, ist ungewiß, aber mit der Berufung dieses Mannes ist jedenfalls die Orientierung am Vorbild Frankreichs und die Abkehr von den holländischen Gärten des Großen Kurfürsten angekündigt.

Auch von den beiden anderen Namen, die mit der Anlage der Zeit um 1700 in Verbindung gebracht werden, ist der eine französisch. Nicolai erwähnt René Dahuron als »sehr geschickten Kunstgärtner. Der Garten zu Charlottenburg hat ihm nebst Johann Lohmann seine vorzüglichsten Schönheiten zu danken[58].« Ungewiß ist jedoch, welches der Anteil der beiden Gärtner ist.

Der IDEALENTWURF EOSANDERS, den ein Stich von Matthias Engelbrecht für das Theatrum Europäum[59] wiedergibt, ist auf den Erweiterungsbau hin konzipiert und größtenteils so ausgeführt worden, wie ein Plan aus der Zeit Friedrich Wilhelms I. bestätigt[60]. Deutlich wird, wie alle nordsüdlichen Achsen auf die akzentuierten Teile des Schlosses Bezug nehmen, so daß Grundriß der Architektur und Grundriß des Gartens in engstem Zusammenhang stehen. Soweit der Verlauf der Spree es zuläßt, schließt sich an jeden der großen Abschnitte des Baues ein Feldersystem an, das durch parallel zum Schloß verlaufende Wege gegliedert und im Broderieparterre hinter dem Mittelteil durch ein achteckiges Brunnenbecken mit einer Fontäne zentriert ist. Rasenflächen sind in Kreuzform um den Brunnen angeordnet und betonen die Hauptachsen. Dem Platz hinter dem Schloß entspricht ein Platz vor dem Teich, und mit diesem beginnt die Zone, wo Wasser und Land sich durchdringen. In den Teich sind vier hohe Fontänen eingezeichnet. Westlich schließen ein Gondelhafen und Kanäle an. Eine achtekkige Insel mit einem Obelisk in der Spree ist als Umkehrung des Brunnenbeckens mit der Fontäne in der gleichen Achse gedacht. Westlich der Orangerie erscheint ein Treillage-Salon, dem mit Bäumen eingefaßte Rasenflächen zugeordnet sind.

Gut erkennbar sind auf dem Entwurf auch die mehr oder weniger breiten Sichtschneisen, die nach Norden, nach Nordwesten und Südwesten den Blick ins freie Land leiten und zu den Schlössern Ruhleben bzw. Nieder-

[58] Nicolai, Nachrichten, 1786, S. 79.

[59] Theatrum Europaeum, Teil XVI, 1701–03. Frankfurt a. M. 1717

[60] Kühn 1970 I, S. 189, Abb. 126.

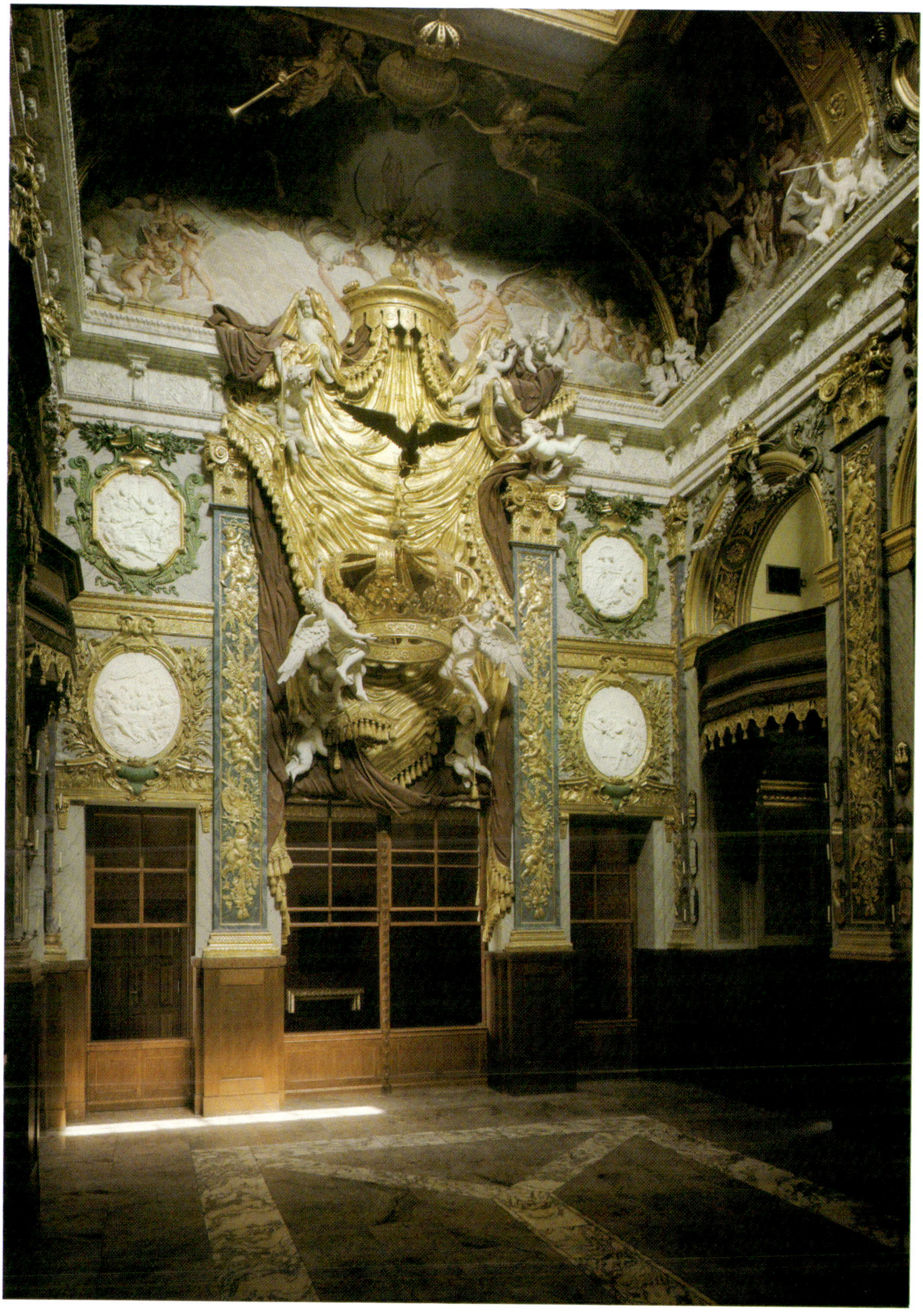

J. F. Eosander Göthe, Kapelle im Schloß Charlottenburg *(Seite 67 f.)*

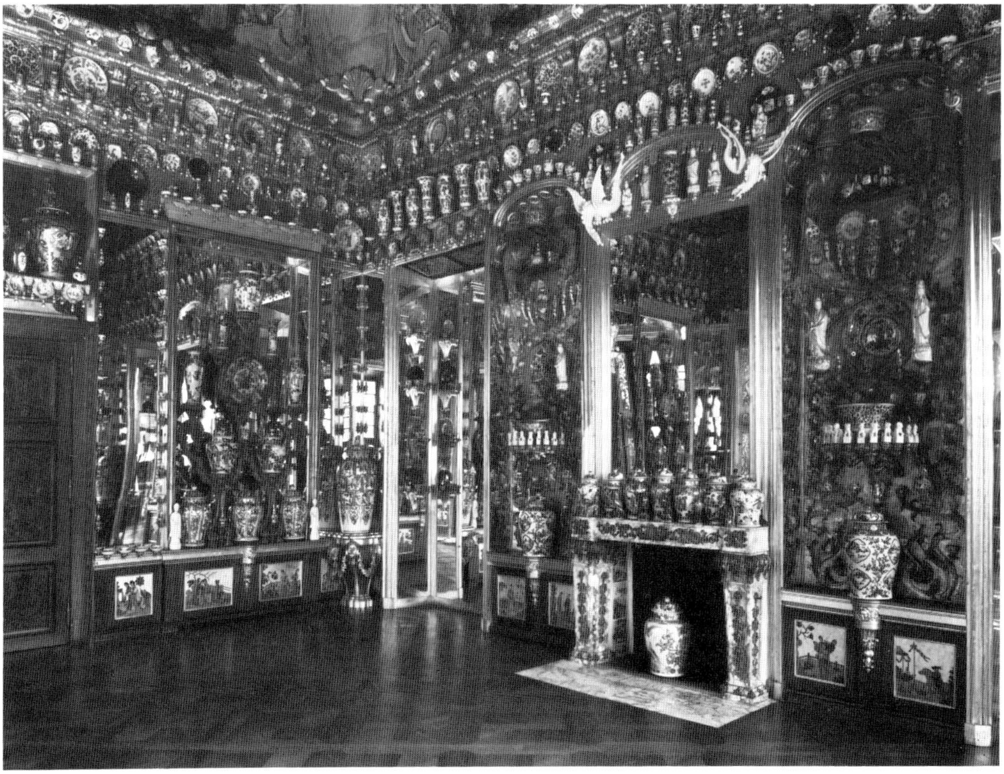

37 Johann Eosander Göthe, Porzellankabinett im Schloß Charlottenburg. 1706 vollendet. Ch 94

und damit politischen Einfluß[61]. Diesem Zweck sollte die Häufung ostasiatischer, zumeist chinesischer Porzellane, wie sie in dieser Weise in keinem anderen Porzellankabinett zu finden ist, vor allem dienen. Ganz im Gegensatz zur ästhetischen Anschauung des Fernen Ostens sind die Porzellane nach Regeln der Symmetrie geordnet und damit einer tektonischen Idee dienstbar gemacht[62]. Durch die Spiegel wird nicht nur dem Anschein nach die Zahl der Porzellane vermehrt, es werden auch neue Symmetrien geschaffen. Der Eindruck verwirrender Fülle und Reichtums, wenn auch nur vorgetäuscht, sollte bei näherer Betrachtung dem Erkennen von künstlerischer Notwendigkeit und Logik weichen. Diese hielt sich jedoch völlig im Bereich des theatralischen Scheins. Ein tieferer Gedanke fehlt.

Wenn Friedrich der Große in seinen »Denkwürdigkeiten des Hauses Brandenburg« an seinem Großvater die verschwenderische Hofhaltung auf Kosten seiner Untertanen hart tadelt und von ihm schreibt: »seine Bauten waren prachtvoll, seine Feste glänzend, seine Marställe und Dienerschaft zeugten eher von asiatischem Prunk als von europäischer Würde[63]«, so kann gerade das Por-

[61] China und Europa. Chinaverständnis und Chinamode im 17. und 18. Jahrhundert. Kat. Schloß Charlottenburg 1973.

[62] Leopold Reidemeister, Die Porzellankabinette der brandenburgisch-preußischen Schlösser, in: Jahrbuch der Preußischen Kunstsammlungen 54, 1933, S. 262–272.

[63] Die Werke Friedrichs des Großen, I. Denkwürdigkeiten zur Geschichte des Hauses Brandenburg, hrg. von Gustav Berthold Volz, Berlin 1913, S. 118.

zellankabinett als Beleg für diese Haltung dienen. Trotz seiner Kritik hatte Friedrich der Große Respekt vor einem solchen Dokument absolutistischer Gesinnung, auch hatte sich nach der Jahrhundertmitte bei ihm ein Verständnis für die historische Bedingtheit der Denkweise Friedrichs I. entwickelt. Als im Siebenjährigen Krieg viele Porzellane zerstört wurden, ließ er den Raum wiederherstellen, wobei Porzellane zum Teil durch Potsdamer Fayencen ersetzt wurden. Im letzten Krieg ging fast der gesamte Bestand an Porzellanen verloren. Ersatzstücke konnten nach 1945 aus dem Kunsthandel beschafft werden, wobei der Wiederherstellung Stiche aus der Zeit um 1710 zugrunde gelegt wurden[64], so daß die Wirkung, die sich heute dem Auge darbietet, dem ursprünglichen Zustand mehr entspricht als das Erscheinungsbild vor dem Krieg.

38

Dem Porzellankabinett benachbart ist die Kapelle. War dort die weltweite Geltung Preußens demonstriert worden, so zielte hier die Propaganda für die junge Königswürde in die religiöse Dimension, unmittelbar erlebbar schon in der großen Höhe und der gänzlich anderen Art der Beleuchtung durch eine Laterne von oben. Über der Königsloge ist aus Stuck ein gewaltiger, von Putten geraffter Baldachin modelliert, vor dem ein Adler zu schweben scheint. Er und zwei geflügelte Wesen mit Posaunen, sowohl Engel wie Genien des Ruhmes, halten die überdimensionale Königskrone. Religiöses und Politisches sind auf die geschickteste Weise gemischt. Das gilt auch für die Organisation des Raumes im Ganzen, denn an der gegenüberliegenden Wand sind Kanzel und Altar als Entsprechung zur Königsloge angebracht. Die Orgel mit ihrem reich geschnitzten Prospekt hat ihren Platz auf einer Empore über einem abgetrennten Schiff erfahren, das auf der gegenüberliegenden Seite optisch durch eine gemalte Scheinarchitektur ergänzt wird. Längs- und Schmalwände sind durch Pilaster in je drei

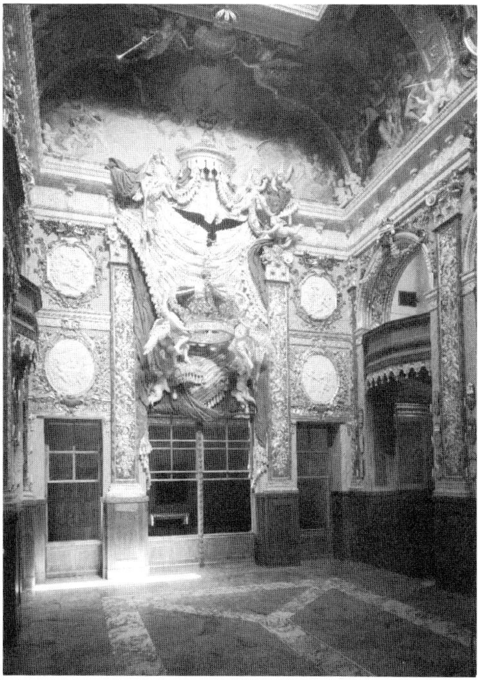

38 Johann Friedrich Eosander Göthe, Kapelle im Schloß Charlottenburg. 1704–08. Ch 95
Farbtafel 4 nach S. 64

Abschnitte geteilt, so daß der Raum doch zentriert wirkt.

Durch seine Prachtentfaltung, die ihren Grund in der Absicht politischer Propaganda hat, unterscheiden sich diese und andere Schloßkapellen Friedrichs I. von den übrigen protestantischen Kirchenräumen des Barock in Berlin und seiner Umgebung[65]. Die ausgiebige Verwendung von Bildern mit ihren eindrucksvoll zu den Sinnen sprechenden Inhalten erinnert an die Praxis der katholischen Kirche.

Die 1706 eingeweihte Kapelle ist im Entwurf das Werk Eosanders. Die 1708 datierte Deckenmalerei hat Anthonie de Coxie ausgeführt; für Stuckarbeiten ist der Name Mar-

[64] Theatrum Europaeum Teil XVI 1701–03. Frankfurt a. M. 1717.

[65] Schloßkapelle Köpenick 1682–85; Oranienburg 1704 vollendet, 1842 zerstört; Berliner Stadtschloß 1708–1714 (unvollendet), zerstört.

tin Bolle überliefert. Den Altartisch und vermutlich auch die Kanzel hat Charles King, ein 1703 als Hofbildhauer berufener Engländer, geschnitzt (Nr. 60, S. 93).

In der Schloßkapelle ist auf eine für die Gesinnung Friedrichs I. bezeichnende Art das Andenken an seine verstorbene zweite Gattin Sophie Charlotte von Hannover mit der religiös überhöhten Verherrlichung der Königswürde verbunden. An der Decke ist in der Nähe der Altarwand, überraschend in einer protestantischen Kirche, eine Himmelfahrt Mariens dargestellt. Dieser Gestalt benachbart ist eine von zwei vergoldeten Stuckengeln gehaltene Inschriftkartusche, die besagt, Sophie Charlotte habe den Bau der Kapelle begonnen. So wird zwischen der Königin und Maria eine Beziehung hergestellt.

Eine eigenartige Parallele ergibt sich zu der schlichteren Schloßkapelle Nerings in Köpenick, deren Grundstein die erste Gemahlin Friedrichs, Elisabeth Henriette von Hessen-Kassel, gelegt hatte[66]. Auch sie starb (1683) vor der Vollendung des Baues. Ihre Büste wurde, von Engeln umgeben, in der Gewölbezone, also in der himmlischen Sphäre, angebracht. Pietät gegenüber verstorbenen Angehörigen war ein hervorstechender Wesenszug Friedrichs I. So erklärte er das von ihm ausgebaute und prunkvoll ausgestattete Schloß Oranienburg durch eine monumentale Inschrift am Außenbau zu einem Denkmal für seine Mutter, wie er seinem Vater später durch das Reiterstandbild Schlüters ein Denkmal setzte. Schloß Charlottenburg dagegen sollte, wie schon die Umbenennung ausdrückt, das Gedächtnis an Sophie Charlotte wachhalten.

39

Es ist kaum möglich, die Arbeiten der zahlreichen BILDHAUER AUS DEM UMKREIS SCHLÜTERS nach einzelnen Händen zu unterscheiden und mit Künstlernamen zu versehen, zumal Entwerfer und Ausführende oft getrennt werden müssen. Das scheint auch bei vier Gipsreliefs im Vestibül und im oberen runden Saal des Charlottenburger Schlosses der Fall zu sein. Diese Folge existierte, um zwei Reliefs bereichert, noch einmal im Berliner Stadtschloß und scheint ursprünglich für einen unbekannten Standort in diesem Bauwerk geschaffen worden zu sein[67]. Die Verteilung von vier Reliefs aus der Serie in zwei verschiedenen Räumen in Charlottenburg jedenfalls wirkt als Verlegenheitslösung, um den um 1710 fertiggestellten Räumen eine Dekoration zu geben. Zudem sind die Reliefs nur lose in ihre architektonische Umgebung eingebunden. Ihr Inhalt ist die Verherrlichung der Tätigkeiten des Herrschers, der zumeist als antiker Imperator erscheint. Die weich fließenden Formen lassen deutlich das Vorbild Schlüters erkennen. Die Entwürfe stammen jedoch keinesfalls von ihm, sie weisen in der Komposition vielmehr große Ähnlichkeit mit den Reliefs am Sockel des Reiterdenkmals des Großen Kurfürsten auf, für die der Maler Johann Friedrich Wentzel Zeichnungen geliefert hat. Kennzeichnend für seine Kompositionsweise ist eine gewisse Gewaltsamkeit der Form, der große Gesten und extreme Kraftanstrengung in der Darstellung entsprechen. Im Detail, z. B. in den Händen, wird dieses Pathos jedoch nicht durchgehalten und löst sich in ein gefällig bewegtes Spiel der Formen auf. Man erkennt hier den leistungsfähigen Routinier.

Die ALLEGORIE AUF DIE FÖRDERUNG VON HANDEL UND VERKEHR zeigt den König als römischen Imperator mit der Rechten auf die 1692–94 von Arnold Nering erbaute Lange Brücke weisend. Die Spree, die von der Brücke überquert wird, ist vorn rechts als Flußgott dargestellt, der der hinter ihm stehenden alle-

[66] Sibylle Badstübner-Gröger, Schloßkirchen in Köpenick und Buch, Das christliche Denkmal, Heft 112. Berlin 1978.

[67] Galland (1893, S. 169) und Geyer (1936, S. 78) vermuten eine Bestimmung für den Alabastersaal des Großen Kurfürsten. Ladendorf (1935, S. 170) hat eine Datierung in die Spätzeit Friedrichs I. vorgeschlagen. Abb. der Folge bei Geyer 1936 II, S. 133–138.

gorischen Gestalt des Verkehrs mit dem Rad die Hand reicht. Die beiden anderen Frauen mit dem Kerykeion und dem Füllhorn versinnbildlichen den Handel und – als Folge von Handel und Verkehr – den Reichtum. Auf der anderen Seite sind Bauarbeiter tätig.

40

Für ein kunstvoll in ovalem Feld komponiertes Supraportenrelief im Schlafzimmer der Mecklenburgischen Wohnung kann ebenfalls kein Künstlername genannt werden. Auch dieses Relief begegnete ehemals, wie andere im gleichen Raum und in den anstoßenden Zimmern, noch mehrfach in den Schlössern[68], hier hat es jedoch aufgrund der Rahmung und der Zugehörigkeit der Darstellung zu einem ikonographischen Programm[69] den Anschein, als sei das Relief für diesen Platz erfunden worden. Auch hier könnte Wentzel den Entwurf geliefert haben, die ausführende Hand gehört jedoch nicht zum Kreis um Schlüter. Vielmehr ist in der knapperen Modellierung der Körper und der kleinteiligeren und knitterigen Behandlung der Gewänder ein kühleres Temperament zu spüren. Vielleicht darf in dieser mehr klassizistischen Sprache ein französisches Element gesehen werden.

41

Die Bauten Friedrichs I. waren nicht nur innen mit plastischem Schmuck reich ausgestattet, auch die Außenfronten waren durch Statuen und Reliefs belebt und erinnerten

[68] Ladendorf 1935, S. 169.

[69] Ein zweites Supraportenrelief zeigt Diana und Endymion. Das Deckenbild stellt Diana als Göttin der Jagd und der Nacht dar (Abb. S. 81 Nr. 50).

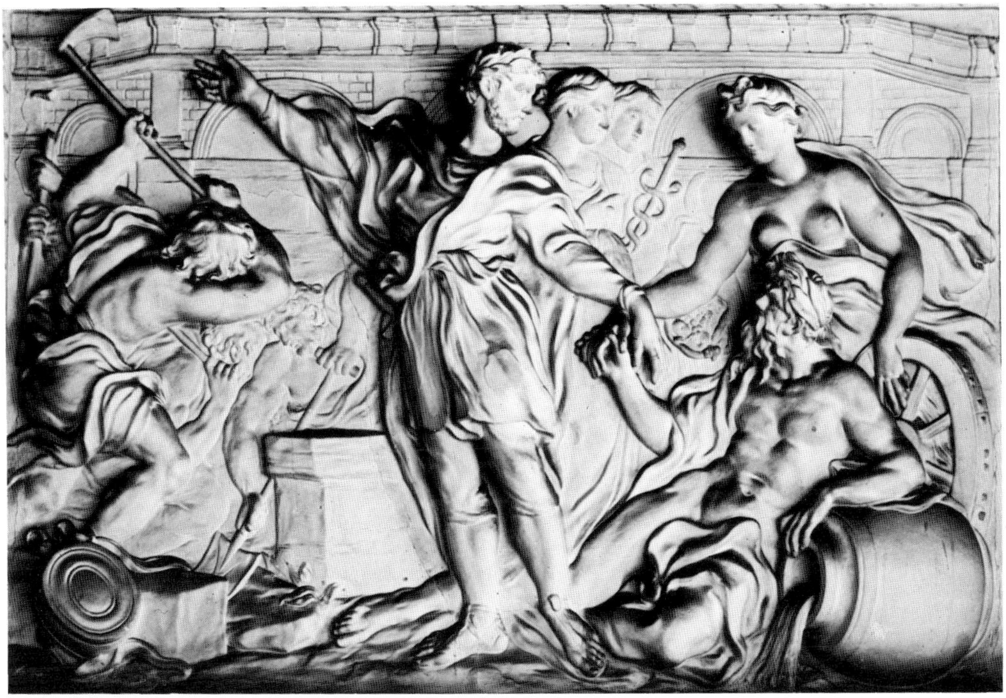

39 Unbekannter Bildhauer, Allegorie auf die Förderung von Handel und Verkehr. Um 1710. Stuckrelief. Ch 115

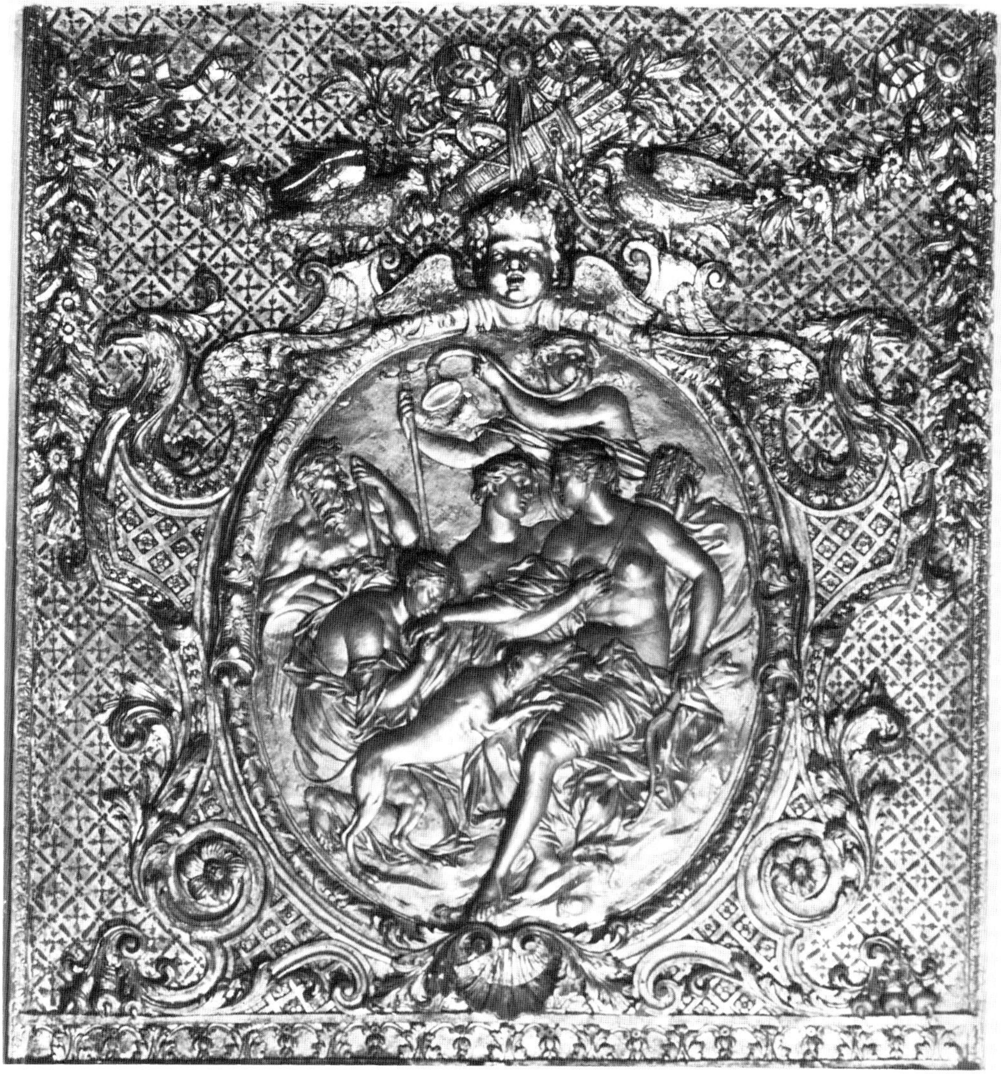

40 Unbekannter Bildhauer, Diana als Göttin der Jagd mit Nymphen und Flußgott. Um 1710. Vergoldetes Stuckrelief. Ch 133

überall an das menschliche Maß, allerdings an ein gesteigertes, waren es doch in der Regel antike Götter, Heroen und andere mythologische und allegorische Gestalten, die die Bauten bevölkerten. Dazu sollte in den Gärten eine Fülle von Statuen immer wieder dazu anregen, die nach strengen Regeln geformte Natur als auf antike Mythologie und damit auf den Menschen bezogen zu erleben.

Nur noch geringe Reste von dieser reichen bildhauerischen Produktion sind erhalten. Der Sandstein, aus dem die Skulpturen zumeist geschaffen waren, verfiel, und mit der Abwendung vom barocken Bildungsideal wurde dem Zerstörungswerk der Witterung freier Lauf gelassen. So müssen heute alte Ansichten und Beschreibungen zu den vereinzelt erhaltenen Statuen hinzugenommen werden,

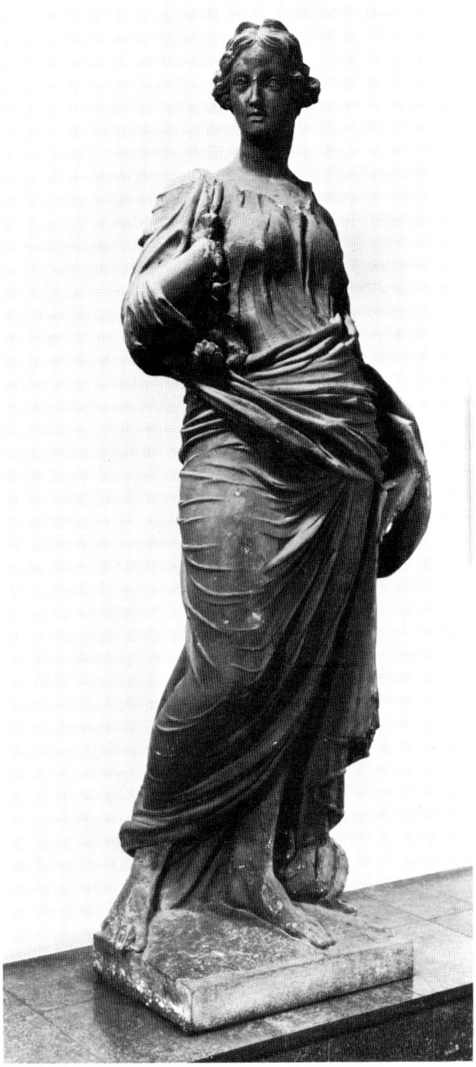

41 Unbekannter Bildhauer, Flora. Um 1710. Sandstein, H. 236 cm. Schloß Charlottenburg. Durchgang im westlichen Seitenflügel

um eine Vorstellung von der ehemaligen Pracht zu erwecken.

Die beschädigte STATUE EINER FLORA, heute im Durchgang des westlichen Ehrenhofflügels von Charlottenburg aufgestellt, stand früher in den Anlagen vor der Orangerie, wo sie heute durch eine Kopie ersetzt ist. Doch ist dieses sicherlich nicht ihr ursprünglicher Aufstellungsort gewesen, denn die Gestalt steht auf einer nach vorn geneigten Ebene, und die Rückenansicht ist flach und kaum durchgebildet. Diese Merkmale sprechen für eine Bestimmung als Attikafigur. Solche Statuen waren, wie durch Stiche bekannt ist, von Eosander für die Gartenfront des Charlottenburger Schlosses vorgesehen. Sie sollten auf der den Bau abschließenden Balustrade stehen und die Architektur mit dem Himmel gleichsam verklammern, daneben aber auch die Zugehörigkeit des Menschen zu diesem überirdischen Element vor Augen führen. Wie eine in Gouache gemalte Ansicht der Zeit um 1800 zeigt[70], waren die Balustradenfiguren seinerzeit ausgeführt, aber anscheinend, vielleicht aus statischen Gründen, nie oben aufgestellt worden, denn man sieht sie am Boden stehend jeweils vor dem ursprünglich vorgesehenen Standort. Möglich ist, daß die Florastatue von dort vor die Orangerie gebracht worden und so erhalten geblieben ist, während die anderen Figuren zugrunde gegangen sind.

Die großen Schwünge der Gewandbahnen in Übereinstimmung mit dem Standmotiv erklären die Figur auch aus der Fernsicht. Ein Wechsel von schweren und feineren Falten erzeugt ein lebhaftes Spiel von Licht und Schatten und bringt in die Systematik des diszipliniert plastischen und linearen Aufbaues den Charme des Atmosphärischen. Kaum wird das rechte Bein durch den dünnen Stoff verschleiert, der hier wie naß angeklebt wirkt. Ein sinnlicher, auf das Rokoko vorausweisender Reiz geht auch von dem feinen Kopf aus.

Der Künstler ist nicht bekannt[71]. Er hat mehr von der höfisch-klassizistischen Kontrolliertheit der französischen Richtung, wie sie z. B. Guillaume Hulot in Berlin vertrat, als von der Vitalität Schlüters.

---

[70] Staatl. Schlösser und Gärten, Schloß Charlottenburg.

[71] Sigfried Asche hat für diese und eine stilistisch offensichtlich ältere Figur, die ebenfalls im Garten vor der Orangerie stand, den Namen Jeremias Süßner vorgeschlagen (Drei Bildhauerfamilien an der Elbe. Wien – Wiesbaden 1961, S. 100, Abb. 97, 98).

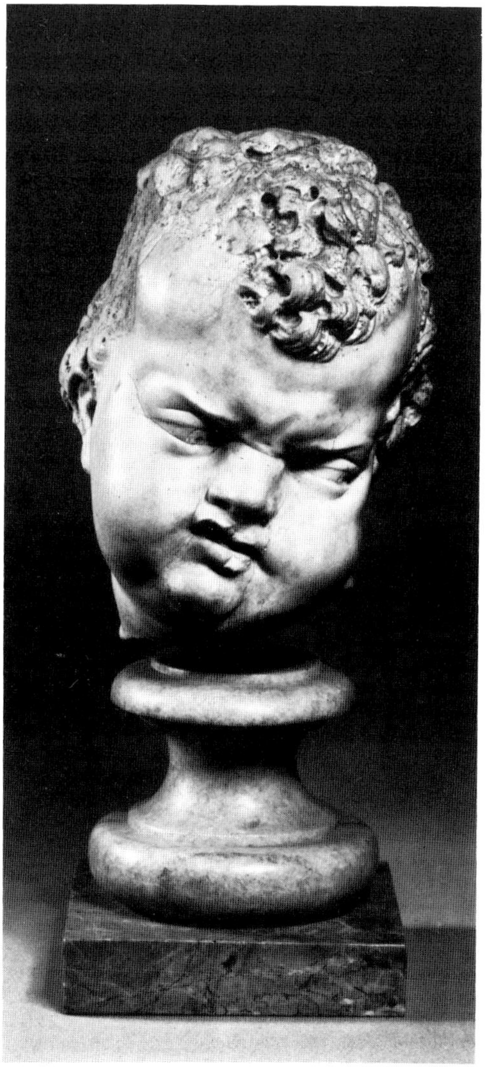

42 Balthasar Permoser (1651–1723), Kopf des Herkulesknaben, Fragment. Um 1706/08. Marmor, H. 20 cm. Ch 363

42

Friedrich I. konnte zeitweilig auch BALTHASAR PERMOSER, den bedeutendsten Bildhauer des deutschen Barock nach Schlüter, an seinen Hof binden[72]. Der in Kammer bei Otting im Chiemgau geborene Permoser hatte sich nach einer Lehrzeit in Salzburg in Italien weitergebildet und war dort in den Bann der Kunst Berninis gezogen worden. 1689 berief Johann Georg III. ihn nach Dresden, wo er bis zu seinem Tod 1732 eine mächtige Wirkung auf die Entwicklung der Skulptur ausübte. Gelegentlich arbeitete er auch für andere Höfe. Zwischen 1698 und Anfang 1709 kann Permoser in Dresden nicht nachgewiesen werden. In dieser Zeitspanne muß sein Besuch in Berlin anzusetzen sein. Um 1708 ist er am Berliner Stadtschloß als Nachfolger Schlüters tätig, wo er Hermen an der Schloßplatzfront und Kaminschmuck in der Drap d'or-Kammer schuf. 1703/08 entstand als ein Hauptwerk das Epitaph des Medailleurs Raimund Faltz, das 1730 beim Brand der Petrikirche zugrunde ging. Nicolai erwähnt eine marmorne Gruppe von Adam und Eva im Reußischen (Bertramschen) Garten, die verschollen ist. Attikafiguren für das Schloß Friedrichsfelde, die später im Park standen, sind nach 1945 dort zerschlagen worden.

Ob der Herkulesknabe, der die Schlangen würgt, von Dresden als Geschenk an Friedrich I. gesandt wurde, oder ob er in Berlin entstand, ist ungeklärt[73]. Aus dem Bauschutt des Charlottenburger Schlosses konnte nach 1943 nur noch der Kopf geborgen werden, der nun das einzige erhaltene Werk des durch Barbarei und Unglück so stark reduzierten Berliner Œuvres von Permoser ist.

Der Bildhauer sucht in gesteigertem Ausdruckswillen statt der Schönheit des kindlichen Körpers die Verzerrung der Züge bei der Anstrengung wiederzugeben, die in seine Wiege eingedrungenen Schlangen zu erwürgen. Die Ursache für die Deformation des Gesichtes ist eine heroische Tat, und mit dem Eindruck dieses Erstaunen weckenden Motivs verbindet sich die Virtuosität des Künstlers in geschickter Weise.

Sigfried Asche vermutet mit guten Gründen in dem Motiv eine allegorische Anspielung auf die Stärke des jungen preußischen

---

72 Sigfried Asche, Balthasar Permoser, Leben und Werk. Berlin 1978.

73 Asche 1978, S. 54, S. 292, Kat. P 41, Abb. 37. Rasmussen 1977, Nr. 191.

Königtums. Das Motiv des schlangenwürgenden Herkulesknaben begegnet auffälligerweise im Skulpturenbestand der Schlösser noch einmal in einer Arbeit der Algardischule, die gleich in zwei Exemplaren, in Bronze und in Marmor, vorhanden ist.

43

Die erste Tat des neuen Kurfürsten auf dem Gebiet der Kunst war die Ausrichtung eines prunkvollen Leichenbegängnisses für den Vater. Dazu gehörte als ephemere Architektur ein Triumphbogen auf der Breiten Straße, der hauptsächlich mit den gemalten Darstellungen der Taten des Verstorbenen geschmückt war[74]. Wir wissen nicht, wie diese Kompositionen ausgesehen haben, aber einige der Motive stimmen mit denen einer TEPPICHSERIE

[74] Berckenhagen 1964, Abb. 94. Fritz-Eugen Keller, Triumphbogen in der Berliner Architektur des 17. und 18. Jahrhunderts, in: Kat. Berlin und die Antike. Schloß Charlottenburg 1979, S. 102, Nr. 151.

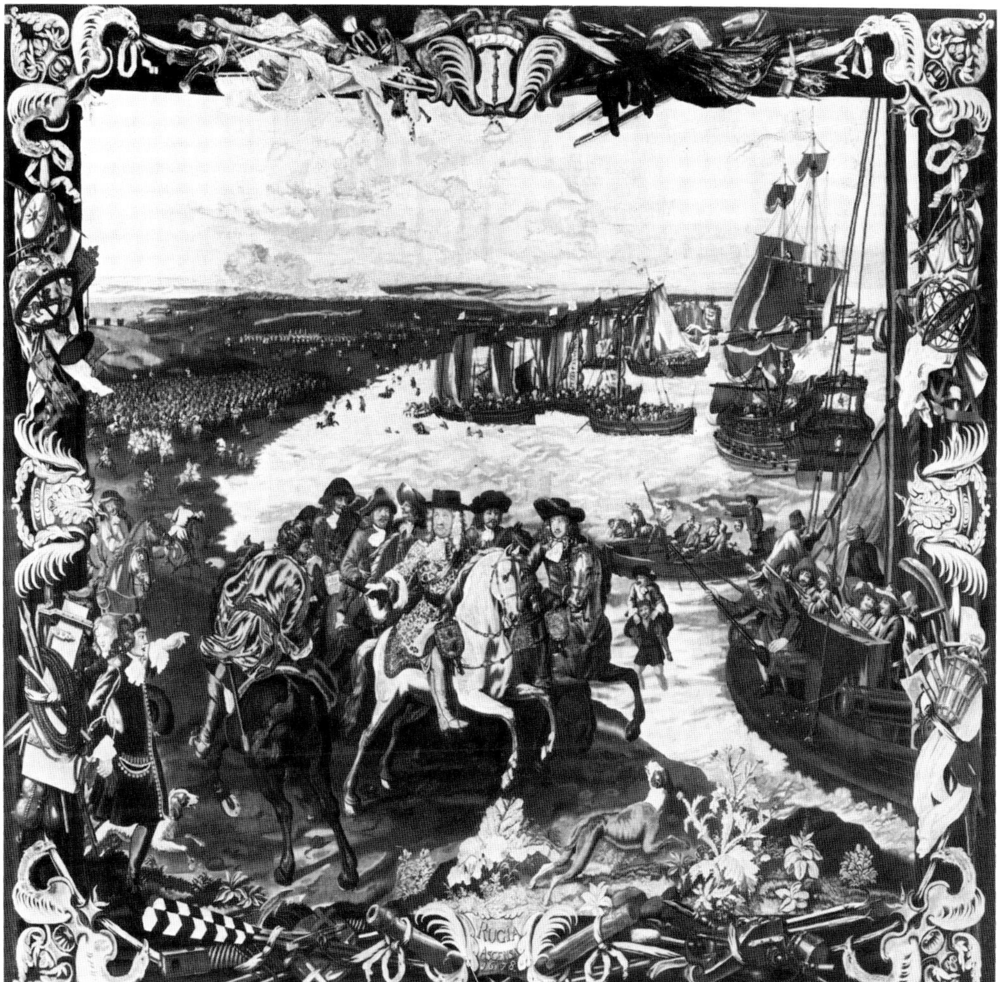

43 Pierre Mercier (gest. 1729) nach Entwurf von Rutger von Langerfeld (?, 1635 – 1695) Landung des Großen Kurfürsten auf Rügen. Um 1695. Basselisse, 405 x 423 cm. Ch 216

überein, die nach den Entwürfen verschiedener Berliner Historienmaler in der Manufaktur von PIERRE MERCIER seit 1690 hergestellt wurden. Dieser war ein Mitglied einer in Aubusson tätigen Wirkerfamilie, kam 1686 als Refugié nach Berlin und begründete hier die erste Teppichmanufaktur[75]. Vorbild für die Serie der Kriegstaten waren Teppiche, die Ludwig XIV. zur Verherrlichung seiner kriegerischen Erfolge in der Pariser Manufaktur nach Entwürfen von Adam Frans van der Meulen hatte herstellen lassen. Von den acht Behängen der Kurfürstenserie, die im späten 18. Jahrhundert zuerst nachgewiesen werden können, sind heute noch sechs im Charlottenburger Schloß vorhanden. Als Entwerfer der Kartons sind überliefert die Brüsseler Brüder Joseph Franz und Alexander Casteels, die 1688 nach Berlin berufen wurden, Abraham Cornelisz Begeyn aus Leiden, Rutger van Langerfeld aus Nymwegen, der 1678 vom Großen Kurfürsten nach Berlin geholt worden war, und der Berliner Paul Leygebe.

Der Karton für die »Landung auf Rügen« stammt vermutlich von RUTGER VAN LANGERFELD, auf alle Fälle von einem holländischen Künstler[76]. Auf etwas gewaltsame Art, aber mit einem eigenen Sinn für Konstruktion, ist die Tiefe des Raumes erschlossen. Während der Kurfürst schräg nach rechts vorn reitet, sprengt ein Reiter, der einen Befehl erteilt, in entgegengesetzter Richtung nach hinten, wo eine unübersehbare Fülle von Soldaten die Küste bevölkert, die in kühnem Schwung die Fläche teilt. Die mittlere Gruppe bildet den in sich abgeschlossenen Kern der Komposition. Neben dem Kurfürsten erkennt man, in bewußter Parallelität, den Kurprinzen.

Langerfeld war auch Architekt und hat zwei Söhne des Großen Kurfürsten aus der zweiten Ehe, die Prinzen Ludwig und Philipp Wilhelm, im Zeichnen und in der Mathematik unterrichtet. Ab 1681 erbaute er für den Kurprinzen das Schloß Köpenick. Der vielseitig verwendbare Künstler war dadurch dem Auftraggeber der Teppichserie eng verbunden, wenn auch sein Geschick im Komponieren von Historienszenen dem der Spezialisten nachstand.

44

ABRAHAM JANSZ BEGEYN aus Leiden, der sich einen Ruf als VEDUTENMALER erworben hatte und in den achtziger Jahren in Den Haag tätig gewesen war, wurde am 22. 10. 1688 von Friedrich III. zum Hofmaler mit einem Gehalt von 500 Talern ernannt. Wahrscheinlich hat er sich schon vorher in Berlin aufgehalten und ist vielleicht schon von dem am 9. 5. 1688 verstorbenen Großen Kurfürsten hierher geholt worden, denn er war an der Ausschmükkung der Ehrenpforte für das prunkvolle Leichenbegängnis am 12. 9. 1688 wesentlich beteiligt.

Obgleich er sonst nicht als Historienmaler hervorgetreten ist, hatte er Kriegstaten des Großen Kurfürsten darzustellen und hat auch Kartons zu der Mercierschen Teppichserie geliefert. Zudem dürfte Begeyn bei den Stadtansichten zumindest beteiligt gewesen sein, die die Ehrenpforte schmückten. 1696 beauftragte Friedrich III. ihn, durch sein Land zu reisen, um Prospekte zu zeichnen[77]. Solche Ansichten, von denen 1682 bereits einige in dem von Friedrich in seiner Kurprinzenzeit bewohnten Schloß Köpenick nachgewiesen werden können, hatten den Zweck, die Besitzungen des Fürsten vor Augen zu führen, standen also auch im Dienst der Repräsentation.

Die großformatige Landschaft mit dem Kurfürsten und seinem Jagdgefolge, die zwar topographisch nicht genau benannt werden kann, aber wohl eine bestimmte Gegend an der Havel wiedergibt, verrät den Anspruch,

---

[75] Göbel 1934, S. 80–83. Berckenhagen 1964, Abb. 181–184.

[76] Der Stil läßt sich mit einer signierten Zeichnung Langerfeldts im Kupferstichkabinett der Staatl. Museen Preußischer Kulturbesitz vergleichen. Berckenhagen 1964, Abb. 177.

[77] Berckenhagen 1964, Abb. 81–83, 178–180.

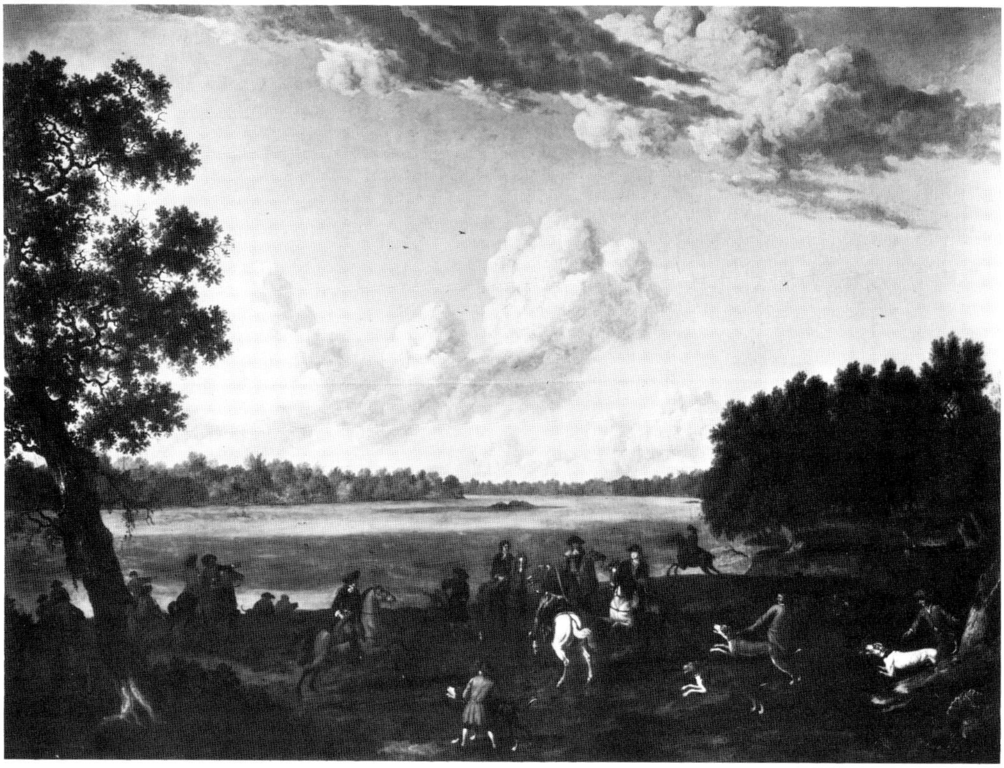

44 Abraham Jansz Begeyn (um 1630–1697), Kurfürst Friedrich III. auf der Jagd an der Havel. Sign., um 1695. Öl a. Lwd., 216 x 307 cm. Jagdschloß Grunewald, Jagdzeugmagazin

die Szene weit über das übliche Maß holländischer Landschaften zu dehnen und dem Vorgang selbst die Wichtigkeit einer militärischen Aktion zu verleihen. Die Darstellungen der Kriegstaten des Großen Kurfürsten wirken hier offensichtlich nach.

War auch Begeyn in seiner holländischen Zeit schon kein überragender Maler, so wird in diesem Werk der Berliner Jahre deutlich, wie die malerische Qualität des zu großen, repräsentativen Bildern gezwungenen Malers in der Fremde nachläßt. Es werden die Grenzen deutlich, die überhaupt der holländischen Malerei des 17. Jahrhunderts gesetzt waren, wenn sie sich in den Dienst höfischer Repräsentation stellte, und es wird verständlich, warum Friedrich III. in der Folgezeit mehr Wert auf die flämischen, französischen und italienischen Vorbilder legte.

45

Als Nachfolger Begeyns wurde nach dessen Tod 1697 der Berchem-Schüler MICHAEL CARREE aus Amsterdam berufen, in dessen Malerei schon das 18. Jahrhundert italienische Einflüsse beobachtete. Von ihm befanden sich um 1800 in den Schlössern noch mehrere VIEH- UND JAGDSTÜCKE, daneben auch eine große »Verkündung an die Hirten«. Da er nach seiner Entlassung 1713 in Amsterdam vor allem Zimmer ausgemalt hat, war er vielleicht auch in Berlin mit solchen Aufgaben betraut. Abraham Humbert schreibt über ihn: »Er mußte gemeiniglich, wenn der König sich mit Jagen ergötzte, solcher Lust beywohnen; da er dann Gelegenheit hatte, verschiedene Vorfälle zu entwerfen und zu zeichnen, welche er hernach in seinen Gemählden anbrachte; wie man dieß unter andern bey einem Stücke, so in Potsdam hängt, und welches einen Thiergarten mit verschiedenen Hirschen vorstellt, wahrnehmen kann[78].« Dieses Bild hat sich, in stark nachgedunkeltem Zustand, im Jagdschloß Grunewald erhalten. Nicolai ergänzt Humberts Bemerkungen: »Er liebte sehr, Ungewitter, wo der Blitz einschlägt, u. d. gl. zu malen, wie verschiedene von seinen Gemälden zeigen, die in der Königl. Gallerie hängen[79].«

Humbert erwähnt »von ihm ein Stück, wo das Gewitter in eine Heerde Schaafe schlug, auf Art des Bassano gemahlt«. Eine Erinnerung an Bassano kann auch das Bild im Jagdschloß Grunewald wecken.

46

Willem Frederik van Royen ist bereits vom Großen Kurfürsten 1669 als Hofmaler mit 300 Talern Gehalt nach Berlin berufen worden, aber aus den ersten beiden Jahrzehnten seiner Tätigkeit hier lassen sich keine Werke mehr nachweisen. Friedrich III. erneuerte 1689 seine Bestallung. Van Royens spezieller Aufgabenbereich war es offenbar, alle zoologischen und botanischen Merkwürdigkeiten im Bild festzuhalten. Die besondere Fähigkeit hierzu mag den wissenschaftlich interessierten Großen Kurfürsten bestimmt haben, ihn an seinen Hof zu ziehen.

Die erhaltenen Bilder von ihm, darunter auch dekorative Blumen- und Fruchtstükke, zeigen bei einer nüchternen Einstellung zum Gegenstand hohes handwerkliches Können, Sinn für Farbe und für die unübersteigerte Monumentalität des schlicht hingestellten Gegenstandes. Unter den holländischen Malern, die nach Berlin kamen, ist er einer der

[78] Humbert 1768, S. 23.
[79] Nicolai, Nachrichten, 1786, S. 77.

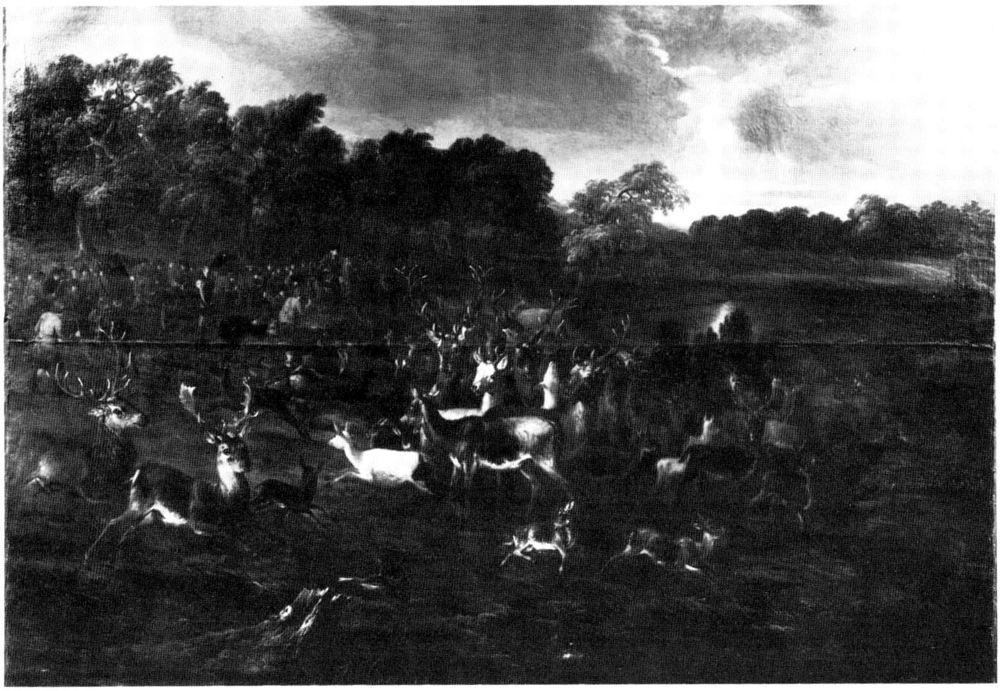

45 Michiel Carree (1657–1727), Zusammengetriebenes Rotwild. Sign., um 1700. Öl a. Lwd., 229 x 152 cm. G 8

besten. Bei der Gründung der Akademie wurde er ihr Mitglied. 1698 übernahm er das Amt des Rektors und seit 1706 mehrfach das des Direktors für einzelne Jahre. In der Darstellung der Menagerie des Kurfürsten Friedrich III. gelingt es van Royen, der Repräsentation von Macht zu dienen, ohne dabei seinen sachlichen Stil aufzugeben, denn die Versammlung exotischer Tiere war für den Kurfürsten wie das Porzellankabinett eine Demonstration seines weltweiten Einflusses. Als Vorbild für eine solche Menageriedarstellung hat wohl die Willems III. im Schloß Het Loo von Melchior de Hondecoeter gedient, die sich heute im Mauritshuis befindet[80].

Dargestellt sind auf dem Ast der Eiche oben eine Schneeeule, im Vordergrund zwei Kasuare, zwei Axis-Hirsche, auf dem Ast vorn ein Bienenfresser und im Wasser rechts eine Haubengans. Einer der Kasuare und einer der Axis-Hirsche sind später vermutlich ausgestopft worden und in die Kunstkammer gelangt, wo sie 1737 erwähnt werden.

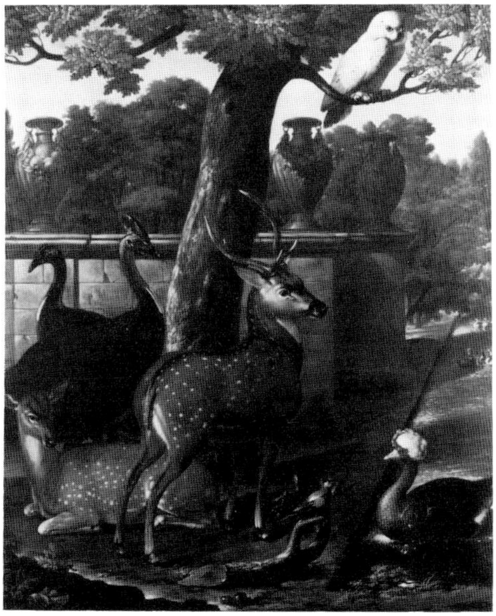

46 Willem Frederik van Royen (1645 ? –1723), Menagerie des Kurfürsten Friedrich III. Sign., dat. 1697. Öl a. Lwd., 232,5 x 190,5 cm. G 7
Farbtafel 5 nach S. 80

47

1698 berief Friedrich III. den Amsterdamer Marinemaler und Schiffsbaumeister Michiel Maddersteeg, einen Schüler und Nachahmer Ludolf Backhuysens, zum brandenburgischen Hofmaler mit 1000 Talern Jahresgehalt, also einem doppelt so hohen Gehalt, wie Begeyn es bezog. Damit war die Bedingung verbunden, ausschließlich für den Kurfürsten zu arbeiten. Seine Aufgabe war jedoch nicht nur die, als Maler Seestücke zu liefern, sondern auch Schiffe zu konstruieren. So ließ Friedrich I. 1705 von ihm eine Fregatte in Saardam bauen und von Amsterdam nach Berlin bringen. Der Soldatenkönig schenkte sie später Peter dem Großen. 1707 kam eine zweite von ihm gebaute Jacht nach Berlin. Ob Maddersteeg selbst je in Berlin gewesen ist, steht nicht fest. Nicolai nimmt es an[81]. Auch existierte eine Ansicht der Spree mit Schiffen und dem Schloß Köpenick im Hintergrund[82].

Das Interesse an Seestücken war bereits beim Großen Kurfürsten rege, verband sich jedoch bei ihm mit der Absicht, Brandenburg zu einer Seemacht zu machen. 1684 malte Lieve Verschuir in Amsterdam die kurbrandenburgische Flotte[83]. Als Marinemaler berief der Große Kurfürst Reinier Nooms gen. Zeeman nach Berlin[84]. Für Friedrich I. verlagerte sich das Interesse an Schiffen bezeichnenderweise von einer seetüchtigen Kriegs- und Handeslflotte auf prunkvolle Lustjachten, die die Verbindung der Schlösser Köpenick, Berlin, Charlottenburg und Potsdam herstellten.

[80] Mauritshuis. The Royal Cabinet of Paintings. Illustrated general Catalogue. The Hague 1977, S. 115.

[81] Nicolai, Nachrichten, 1786, S. 98.

[82] Ehem. Schloß Monbijou. Berckenhagen 1964, Abb. 89.

[83] Schloß Charlottenburg. Abb. Bleckwenn 1978, S. 33.

[84] Nicolai, Nachrichten, 1786, S. 69.

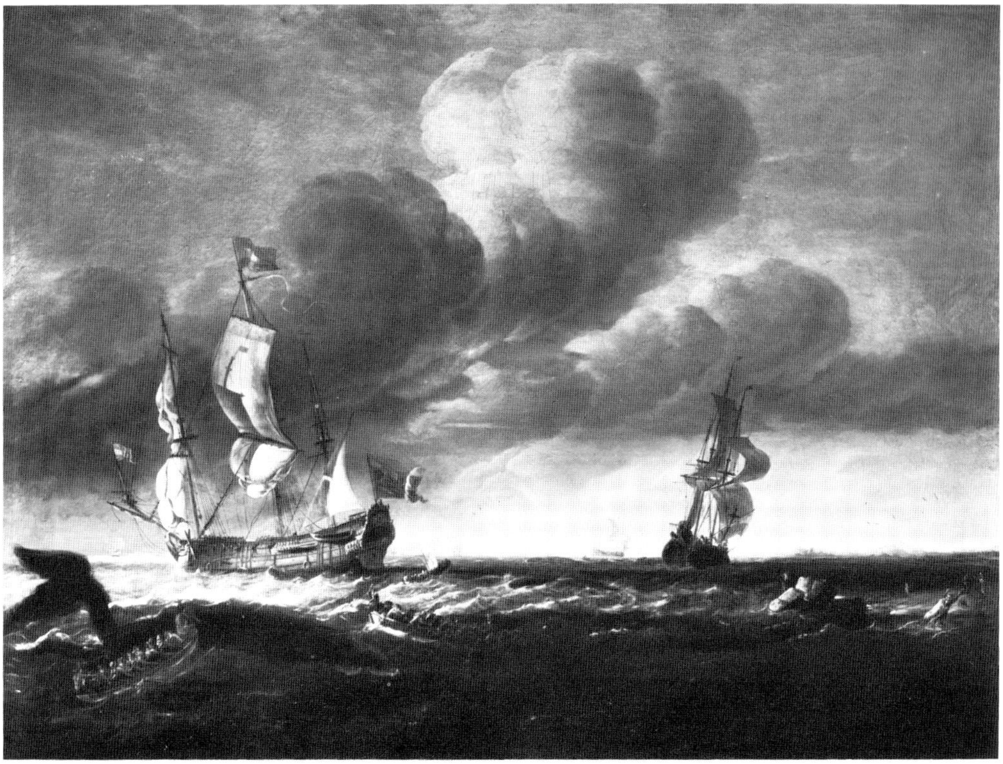

47 Michiel Maddersteg (1659–1709), Walfang. Sign., um 1700. Öl a. Lwd., 92 x 130. Leihgabe. G 28

Die Wiedergabe eines Wal- und Robbenfanges bei bewegter See und dramatischem Himmel zeigt holländische Schiffe und ist in der Art Backhuysens und Willem van de Veldes d. J. gemalt.

48

Ein in verschiedener Hinsicht aussagekräftiges Gemälde ist das 1702 entstandene Porträt des Kronprinzen Friedrich Wilhelm als David mit der Schleuder von ANTON SCHOONJANS, das bereits im Nachlaßinventar der Königin Sophie Charlotte als im Schlafzimmer ihrer zweiten Wohnung in Charlottenburg über dem Kamin hängend erwähnt wird[85]. Der in Antwerpen ausgebildete und anschließend in Rom geschulte Maler war nach einigen Jahren Tätigkeit am kaiserlichen Hof in Wien im Frühjahr 1702 nach Berlin gekommen. Er verließ die Stadt aber bereits im kommenden Jahr wieder, nachdem er hier relativ viel Proben seines Könnens gegeben hatte. Sein großzügiger, Anregungen des flämischen und des italienischen Hochbarock mit Elementen des modernen französischen Repräsentationsporträts mischender Stil vermittelt den Eindruck von Weltläufigkeit und Internationalität, der zur Verherrlichung des jungen preußischen Königtums passen konnte. Die Schnelligkeit seines Pinsels versprach großen Effekt auch in der Fruchtbarkeit des Schaffens.

Das Bildnis des Kronprinzen als David, ein Jahr nach der Krönung des Vaters zum König in Preußen gemalt, ist forcierte Propaganda.

[85] Helmut Börsch-Supan, Anton Schoonjans in Berlin, in: Zeitschrift des deutschen Vereins für Kunstwissenschaft XXI, 1967, S. 1–19.

Bei Anspielung auf die militärischen Neigungen des Kronprinzen repräsentiert dieser als David die Anwartschaft auf den Königsthron als gottgewollte Perspektive – wie David der zweite König Israels, so soll Friedrich Wilhelm der zweite König Preußens sein –, nicht aber die Demut des schlichten Hirtenknaben. So tritt David hier mit wehender Allongeperücke und schwungvoll drapiertem Mantel auf, wie es bei Repräsentationsporträts üblich ist. Sophie Charlotte bemühte sich nach der Abreise des Malers vergeblich, ihn wieder nach Charlottenburg zu ziehen, damit er hier die Deckenbilder im Schloß male, was er ihr versprochen hatte.

49

Es hat den Anschein, als sei als Ersatz für Anton Schoonjans der aus Mecheln stammende ANTHONIE DE COXIE aus Amsterdam nach Berlin berufen worden, denn er ist wie jener Flame und läßt in seinem schwungvollen Stil einen Nachklang der Rubensschule vernehmen. Er wurde am 23. 11. 1705 als Hofmaler mit 1000 Talern Gehalt angestellt. Den Plafond des Porzellankabinetts im Charlottenburger Schloß hat er laut Signatur 1706 vollendet, und 1708 hat er noch das Deckenbild der Kapelle gemalt, das 1943 zerstört und 1976–78 von Manfred Bleßmann rekonstruiert wurde. Auch die Decke des Porzellankabinetts ist zu großen Teilen ergänzt.

Das Motiv, der Aufgang der Morgenröte, nimmt Bezug auf das benachbarte Schlafzimmer des Königs und gibt in dem durch zahlreiche allegorische Gestalten versinnbildlichten kosmischen Geschehen einen schmeichelhaften Vergleich mit der Regierung des Königs. Die Weltteile, die Jahreszeiten und die Tierkreiszeichen erscheinen. Die Nacht mit ihren Kindern und Chronos, der Gott der Zeit, sind dargestellt. Die Finsternis stürzt in den Abgrund.

Bei der Gleichsetzung des Königs mit der Sonne folgte man dem Vorbild Ludwigs XIV. An einer Stelle wird die Verherrlichung Friedrichs unter dem Bild der Sonne besonders deutlich. Vier in den Ecken dargestellte Sonnen sind mit Sinnsprüchen versehen, von denen einer unter Anspielung auf die Königskrönung von 1701 lautet: Se ipse coronat.

Unter dem Großen Kurfürsten waren bereits Deckengemälde in den Schlössern entstanden. Dabei handelte es sich jedoch um die Ausmalung von Feldern in einer mit Stuck dekorierten, lastenden Decke, so daß das Bild bald wie ein Ausblick durch eine Öffnung, bald wie ein oben anmontiertes Tafelbild erschien.

Diese Form war bis in die ersten Jahre des 18. Jahrhunderts gebräuchlich. In den größeren Räumen, die seit etwa 1700 gebaut wurden, vor allem im Berliner Stadtschloß, und mit ihren weiteren Abmessungen auch einen großartigeren, königlichen Denkhorizont bekunden wollten, wurde die – oft gewölbte – Decke gern als Ganzes zu einer von allegori-

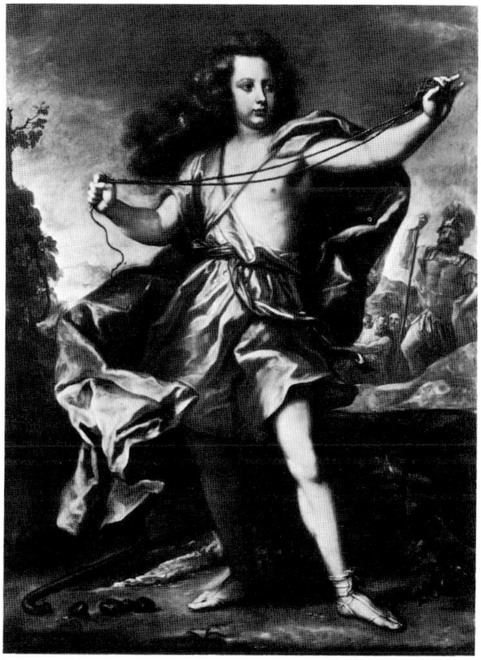

48 Anton Schoonjans (um 1655–1726), Kronprinz Friedrich Wilhelm als David mit der Schleuder. Sign., dat. 1702. Öl a. Lwd. 177 x 135 cm. Ch 111

schen Gestalten bevölkerten Himmelsöffnung gemacht, wodurch die realen Personen im Raum unten in eine Beziehung zu den gemalten oben traten.

Diese imposanteste Form der Deckengestaltung ist in Charlottenburg nur im Porzellankabinett zur Anwendung gekommen, das auch in der Gestaltung der Wände als Höhepunkt der prunkvollen Innenausstattung gedacht war.

50

Im Schlafzimmer der etwa zwischen 1705 und 1710 ausgestatteten Mecklenburgischen Kammern ist in die mit dekorativen Malereien auf Putz versehene Decke ein Ölbild eingelassen: Diana in ihrer Doppelfunktion als Göttin der Jagd und der Nacht. Die Göttin mit Pfeil und Bogen wird von der Mondscheibe wie von einem riesigen Nimbus hinterfangen. Ihr voraus fliegen die rosenstreuende Aurora und der Tau, der aus Muscheln Wasser vergießt. Eine andere Gestalt mit einer Sanduhr verweist auf die Zeit. Rechts sitzt vor einem Himmelsglobus die Astronomie, und vor ihr lagert, einen Mohnkranz im Haar, die Personifikation des Schlafes. Auffällig sind die Physiognomien der Frauengestalten, rundliche Gesichter, kleine lächelnde Münder, spitze Nasen und schlitzartige Augen. Die Finger sind zierlich bewegt. Diese Merkmale sind kennzeichnend für Joseph Werner, einen aus Bern stammenden Maler, der eine Zeit lang am Hof Ludwigs XIV. wirkte und wegen seines hohen Ansehens 1695 als Direktor der neugegründeten Kunstakademie berufen wurde, ohne hier viel zu leisten. Spuren seines Wirkens in Berlin (bis 1707) sind kaum zu fassen.

Das Charlottenburger Deckenbild wird nicht von ihm selbst stammen, dazu reicht die Qualität nicht aus, und die Überlieferung

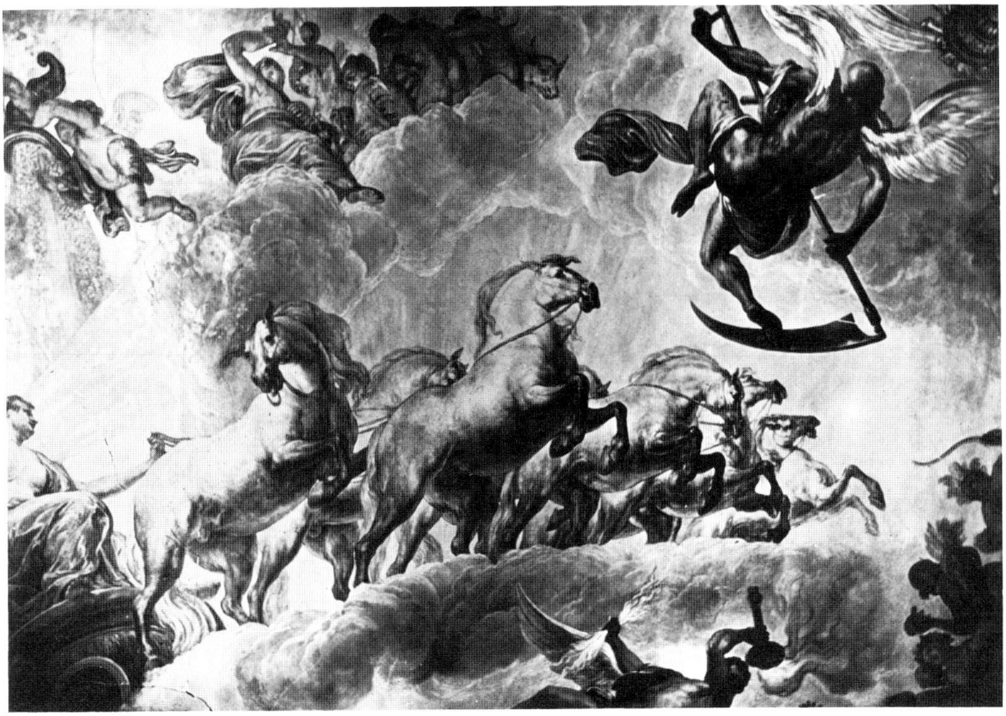

49 Anthonie de Coxie (nach 1650–1720), Aurora, Detail. Deckenbild. Tempera auf Putz. Ch 95

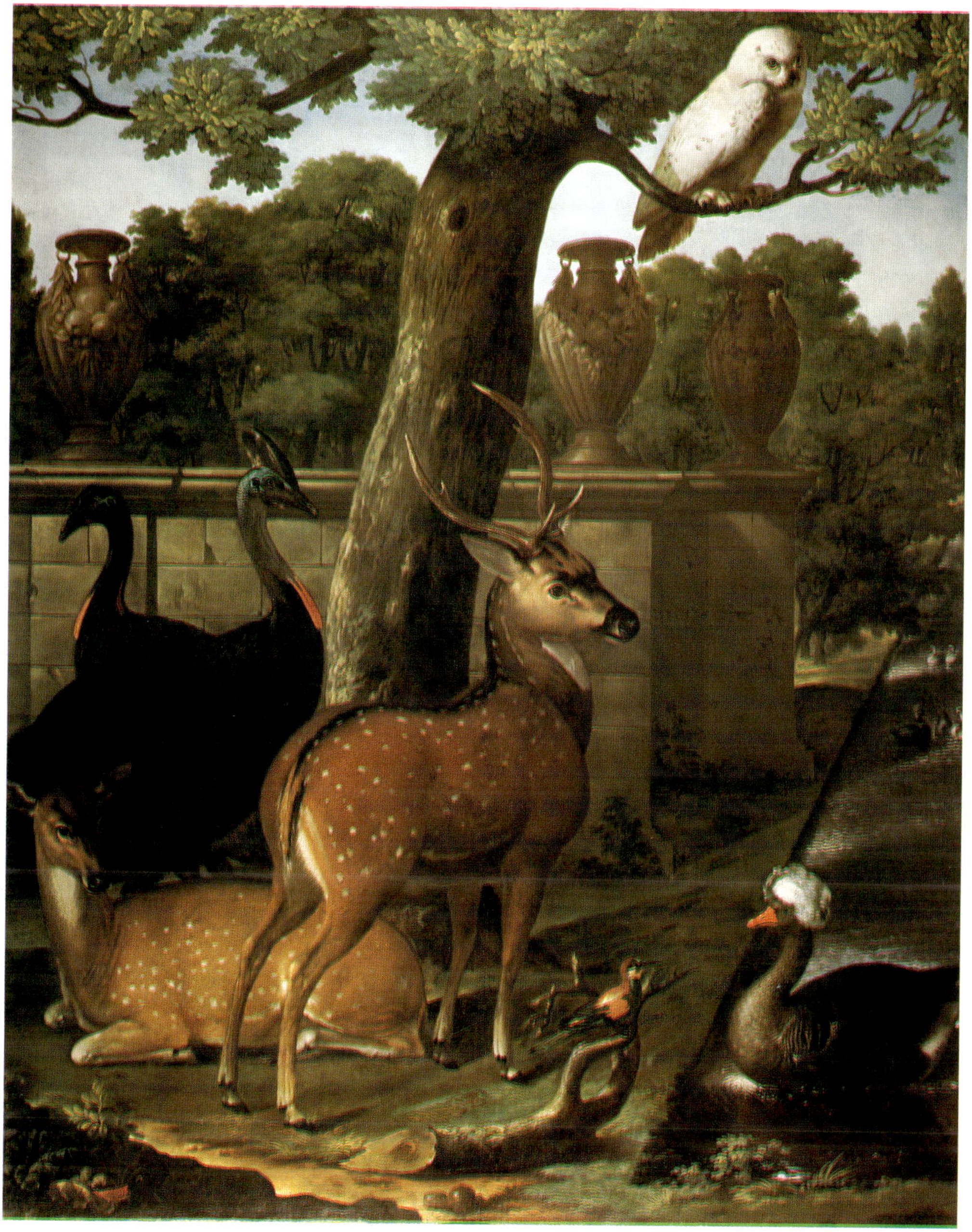

W. F. van Royen, Menagerie des Kurfürsten Friedrich III. *(Seite 76 f.)*

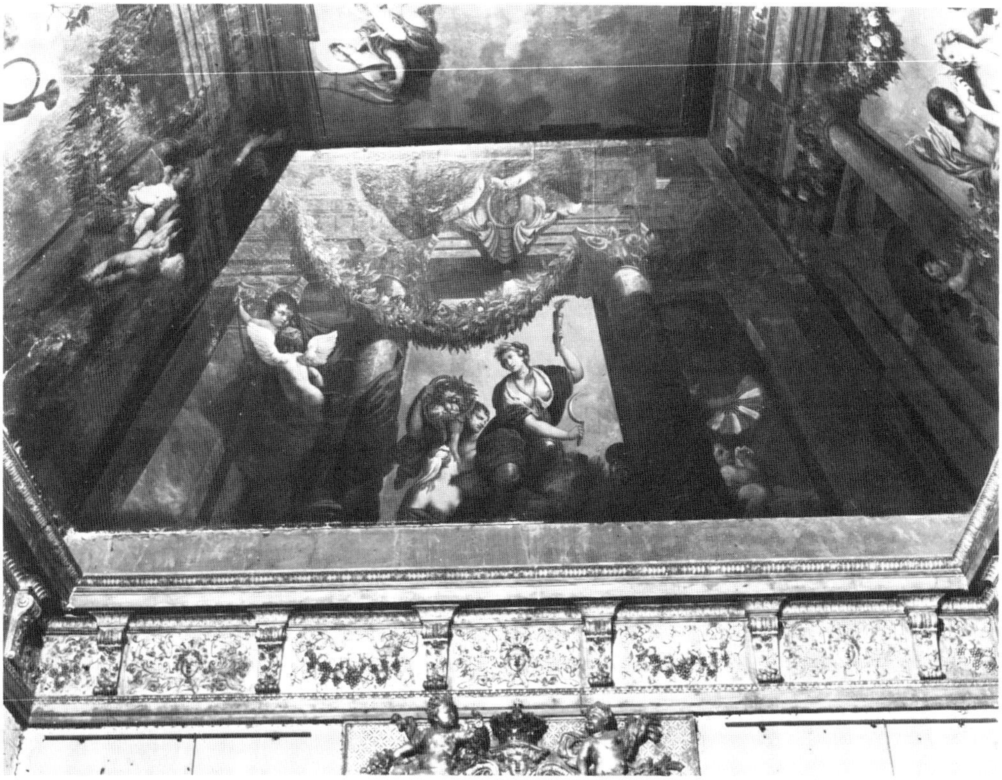

51 Johann Friedrich Wentzel (1670–1729), Die Jahreszeiten, Sommer. Deckenbild. Um 1705. Öl a. Lwd. Ch 99

beauftragte ihn mit der Darstellung der Krönungsfeierlichkeiten für ein Stichwerk[88] und ließ ihn das erste Porträt von sich als König im Mantel mit den Insignien des Schwarzen Adlerordens malen.[89]

Wentzels Stil, kurvige Führung der Umrisse, schwere, dennoch bewegte Bildung der Körper und Draperien, wie man ihn an der Decke des Rittersaales und in anderen Räumen des Berliner Stadtschlosses studieren konnte[90], begegnet man in Charlottenburg nur in der Decke des Schreibzimmers Friedrichs I., Leinwandbildern, die das Gewölbe kaschieren. Auf den trapezförmigen Feldern sind die vier Jahreszeiten vor den Öffnungen einer mit Festons behängten Architektur in bewegten Gruppen dargestellt.

Die Bauglieder erinnern in ihrer Schwere und Plastizität an Nerings Charlottenburger Schloßfassade, weisen darüber hinaus jedoch auch auf Wentzels Lehrzeit in Braunschweig bei dem Architektur- und Perspektivmaler Joh. Oswald Harms. Zwar bewältigt Wentzel die übersichtlichen Gruppen dieser Bilder besser als die figurenreichen Decken des Berliner Stadtschlosses, dennoch bleibt auch hier ein störender Widerspruch zwischen der Schwerfälligkeit der Handschrift und der im

[88] Johann von Besser, Preußische Krönungs-Geschichte, oder Verlauf der Ceremonien ... Cölln a. d. Spree 1702, 2. Aufl. 1712.

[89] Friedrich I. im Krönungsmantel, ehem. Schloß Monbijou. Abb. Hohenzollern-Jahrbuch IV, 1900 bei S. 128. Gestochen von J. G. Wolfgang im Theatrum Europaeum Teil XVI, 1701–03. Frankfurt a. M. 1717.

[90] Berckenhagen 1964, Abb. 134–143.

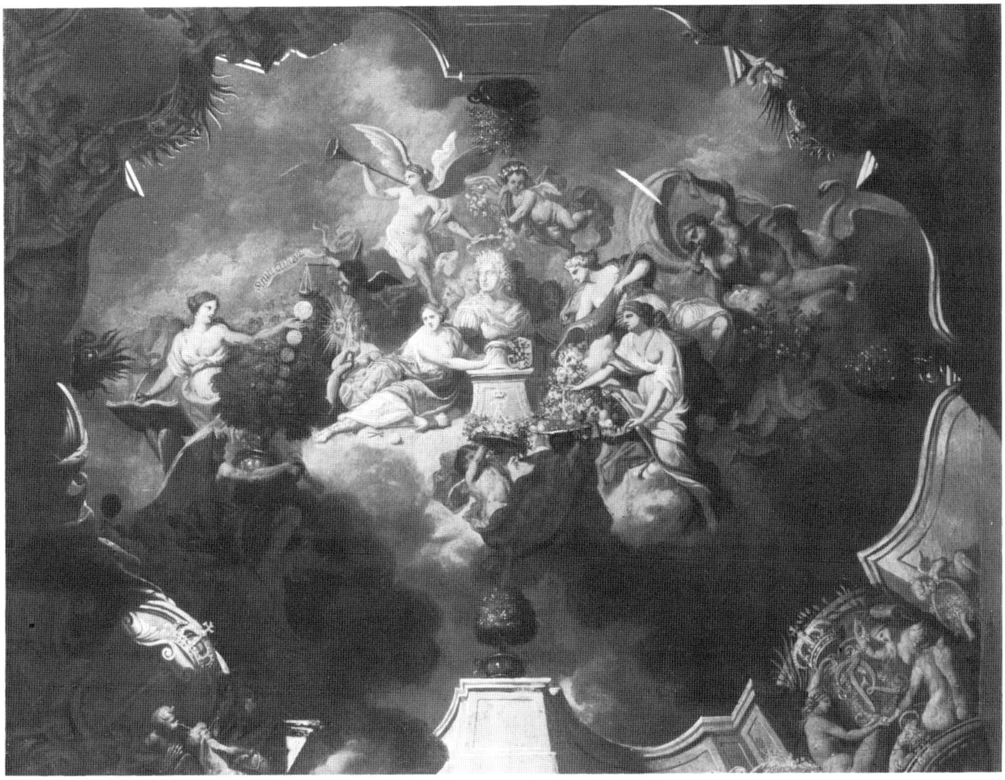

52 Samuel Theodor Gericke (1665–1730), Verherrlichung Friedrichs I. als Prinz von Oranien. Um 1713. Öl a. Lwd., 67 x 86 cm. Ch 122

Dekorativen sich erschöpfenden Bewegtheit. Der Mangel an Sensibilität, auch an innerer Motivation der Gebärden und Stellungen, stellt Wentzel tief unter Schlüter, obgleich er Aufträge von ähnlicher Bedeutung wie dieser zu erfüllen hatte. So lieferte er z. B. die Vorlage für die beiden Reliefs am Sockel des Reiterdenkmals des Großen Kurfürsten. Er repräsentiert in der Malerei der Zeit Friedrichs I. das italienische Vorbild am nachdrücklichsten.

52

Samuel Theodor Gericke, 1665 in Spandau geboren, hatte einen ähnlichen Ausbildungsgang wie Johann Friedrich Wentzel hinter sich, ehe er mit der Ausführung von Deckengemälden im Berliner Stadtschloß und im Schloß Oranienburg beschäftigt wurde. Schüler von Gedeon Romandon, ging er 1694 nach Italien, studierte bei Carlo Maratta und wurde 1696 Hofmaler in Berlin. Im Berliner Stadtschloß malte er die Decke der Roten Adlerkammer aus. Später war er mehrfach Rektor und Direktor der Akademie.

Er scheint eine Neigung für das Burleske gehabt zu haben, wie die Beschreibung eines Deckenbildes in Oranienburg mit der Darstellung des Leichenbegängnisses eines Oberforstmeisters von Lüderitz durch Tiere schließen läßt, ein Werk, das an spätere derbe Scherze am Hof Friedrich Wilhelms I. denken läßt[91]. Nicolai tadelt – vom Standpunkt des Klassizismus – an ihm, es mangele »allen sei-

[91] Boeck 1938, S. 46–49.

nen Kompositionen an Geist, und sie sind nur mittelmäßig[92]«. Das Altarbild in der Nicolaikirche »Christus in Gethsemane« wurde wegen seiner Drastik der Darstellung durch ein Gemälde von Bernhard Rode ersetzt. Wie ein signiertes Bild im Neuen Palais erkennen läßt, war Gericke ein temperamentvoller Maler mit Sinn für Helldunkelkontraste, blühende Farbigkeit und lebendige Modellierung der Körper[93].

Daneben war er jedoch auch ein denkender Künstler, der kunsttheoretische Schriften übersetzte, gelehrte Allegorien erdachte und sich in die Probleme der Perspektive einarbeitete[94].

Aus stilistischen Gründen ist ihm der Entwurf eines vermutlich nicht ausgeführten Deckenbildes für einen mittelgroßen Raum mit der Verherrlichung Friedrichs I. als Prinz von Oranien zuzuschreiben. Diese Würde hatte er nach dem Tode Wilhelms III. von Oranien ererbt. Die Büste des Königs wird von einer Fama mit einem Sternenkranz gekrönt. Links neben dem Sockel sitzt die Parze Atropos, neben ihr die Schere und der durchschnittene Lebensfaden. Der Entwurf dürfte also um 1713, bald nach dem Tod des Königs, entstanden sein, gehört aber in Stil und Inhalt noch ganz zu dessen Kunstepoche. Chronos hält mit der Rechten ein Orangenbäumchen mit Medaillons, auf denen die Initialen der Fürsten von Oranien seit René von Chalons-Oranien-Nassau, dem Begründer der Linie stehen. Diesen Medaillen fügt der Genius der Geschichte eine mit dem Monogramm FR und der Königskrone hinzu, während er mit der Rechten die Taten des Königs in das von Chronos gehaltene Buch der Geschichte einschreibt. Ein Putto mit der Waage, Symbol der Gerechtigkeit, und einem Spruchband mit der Devise des Schwarzen Adlerordens »Suum cuique« fliegt zum Genius der Geschichte hin. Neben der Parze sitzt mit verschleiertem Haupt und einer Sonne vor dem Gesicht die Personifikation der Wahrheit und führt das Steuerruder der Welt in Gestalt einer blauen Kugel. Während die linke Bildhälfte der Geschichte gewidmet ist, veranschaulicht die rechte den fortdauernden Segen der Natur. Der Windgott Zephir ist mit Flora, der Göttin der Blumen, und Pomona, der Göttin der Früchte, dargestellt. Frühling und Herbst sind auf diese Weise vergegenwärtigt, während der Winter in Gestalt eines alten Mannes, der sich die Hände über einem Feuer wärmt, als Grisaille auf der Umrahmung erscheint. Putten bringen Blumen und Früchte, tragen einen Rosenstock und Spaten. Von den als Skulpturen gemalten Figuren in den Ecken vor der Steinbalustrade ist durch das Licht die Gruppe der drei Grazien hervorgehoben, die das Monogramm des Königs bekränzen. Die Modellierung der üppigen Körper erinnert an Rubens.

Nach der Zerstörung sämtlicher Deckenbilder Gerickes mit Ausnahme eines frühen Werkes von 1687 im Schloß Caputh kommt dem Entwurf eine gesteigerte Bedeutung zu. Er bewahrt einen Abglanz römischer Deckenmalerei des Hochbarock mit ihren gedankenreichen Bildprogrammen und ihren kühnen, die Decke sprengenden perspektivischen Konstruktionen und erinnert an die Vorbildlichkeit dieser modernen Errungenschaft der Malerei auch für das Berlin Friedrichs I. Über der freilich unvergleichlich viel ganzvolleren Nachfolge dieser Richtung in der Deckenmalerei Süddeutschlands und Österreichs werden die Berliner Beispiele in der Regel vergessen.

Gericke, der auch als Bildnismaler erfolgreich war, blieb nach dem Tod Friedrichs I. in Berlin und starb hier 1730.

53

Außer Wentzel und Gericke wurde von Friedrich I. vor allem Augustin Terwesten

[92] Nicolai, Nachrichten, 1786, S. 88.

[93] Berckenhagen 1964, S. 155. Der polnische Jäger Johann Philipp mit seinen Hunden. 1705.

[94] Wiesinger 1979, S. 80–92. Ekhart Berckenhagen, Samuel Theodor Gericke, in: Neue Deutsche Biographie VI, 1964, S. 290–291.

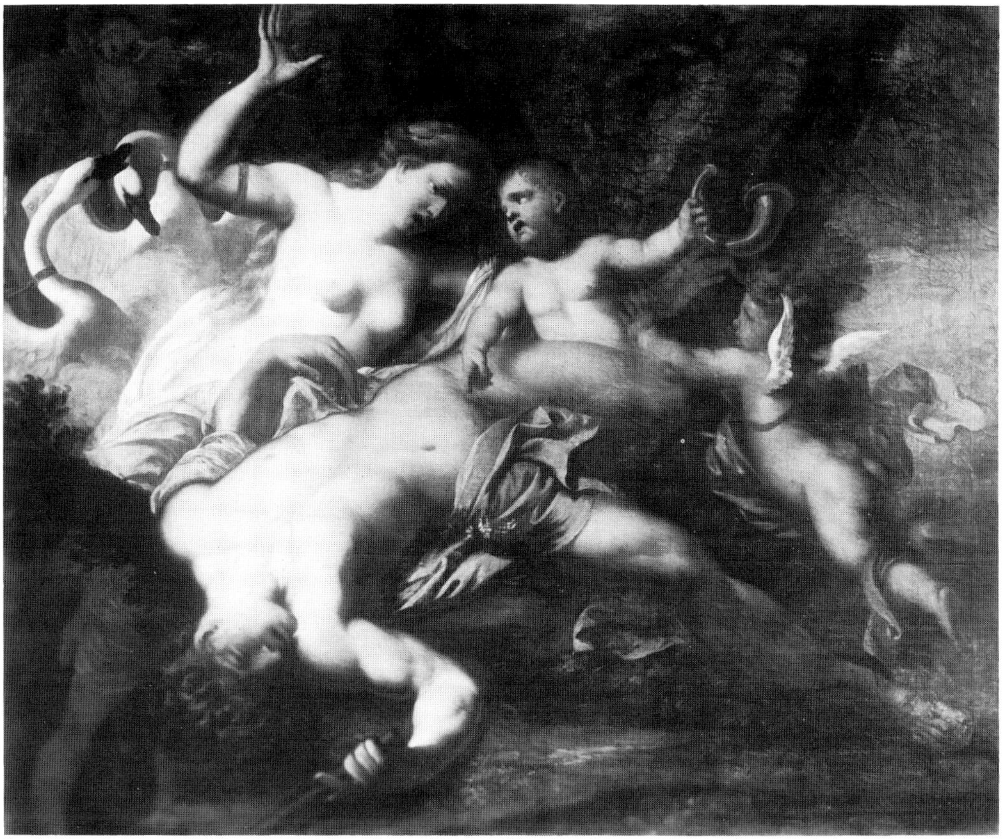

53 Augustin Terwesten (1649–1711), Venus und Adonis. Um 1700. Öl a. Lwd., 85 x 105 cm. Ch 111

für Deckengemälde in den preußischen Schlössern herangezogen[95]. 1649 in Ouwerkerk geboren, war er zunächst Schüler von Nicolaus Wieling. Auch Terwesten studierte in Italien (1672–75), setzte seine Ausbildung dann jedoch in Frankreich und England fort, so daß sich in seinem Stil unterschiedliche Einflüsse mischen und das holländische Element ganz zurücktritt. Seit 1678 bewährte er sich in den Haag als Maler von Deckenbildern. 1692 wurde er als Hofmaler nach Berlin berufen. Hier führte er bis zu seinem Tod 1711 Deckenbilder im Berliner Stadtschloß, im Schloß Oranienburg und im Schloß Charlottenburg aus. Daneben entstanden Staffeleigemälde.

Sein »Tod des Adonis« gibt nur den dramatischen, nicht den sinnbildlichen Gehalt der Geschichte wieder. Geschildert ist der Moment, wie Venus den von einem Eber tödlich verwundeten Adonis auffindet und in fassungslose Klage ausbricht. Ein Putto, der das Jagdhorn des Getöteten hält, scheint den Hergang des Geschehens zu erklären und betont das Äußerliche in der Auffassung. Neben dieser Wirkung war dem Maler die kunstvolle Komposition wichtig, die alle Glieder in ein klares System von Linienzügen einordnet, also dem Affekt ein rationales oder klassizistisches Element, das wohl von Nicolas Poussin inspiriert ist, beigesellt. So wird das Bild trotz des starken Ausdrucks doch zum Orna-

[95] Berckenhagen 1964, S. 134–136, 151 (irrtümlich trotz Signatur Paul Carl Leygebe zugeschrieben), 156, 157, 163.

ment. Auch in den reichen Falten der Gewänder kommt Terwestens Sinn für schmuckhafte Form zur Geltung. Nicht zuletzt die flüchtige Durchführung zeigt, daß Terwestens Stil durch die Forderungen architekturbezogener Malerei, vor allem ihre Fernwirkung, bei der Gestaltung von Galeriestücken beeinträchtigt worden ist.

Terwesten war seit 1698 mehrfach Direktor der Akademie.

54

MATTHÄUS TERWESTEN war der 21 Jahre jüngere Bruder des Augustin, bei dem er in den Haag den ersten Unterricht erhielt. Dann war er Schüler von Willem Doudijns und Daniel Mytens, ging 1695–98 nach Rom und setzte anschließend seine Studien an der Berliner Akademie bei seinem Bruder fort. Damals half er diesem bei der Ausführung von Deckengemälden mit der Geschichte von Amor und Psyche im Neringbau des Charlottenburger Schlosses. Das Bild »Psyches Aufnahme unter die Götter« im Ersten Gobelinzimmer war »Matthias Terwesten« signiert und 1698 datiert[96]. 1699 ist er wieder in Den Haag nachweisbar. 1706 wird er dann noch einmal als »königlicher Kunstmaler« bei der Berliner Akademie und als deren Ehrenmitglied genannt. Die Nachricht Nicolais, er habe 1705 ein Deckenbild im Charlottenburger Schloß gemalt, scheint sich auf die Darstellung Apollos und der Musen im Treppenhaus des Neringsbaues zu beziehen (1943 zerstört)[97]. Hier hängen seit 1978 vier 1702 gemalte Szenen aus der Geschichte des Aeneas, die anscheinend aus einem ursprünglich zwölf Bilder umfassenden, für einen holländischen Auftraggeber (van der Straeten) gemalten Zyklus stammen.

Die Szene mit Aeneas auf den Mauern Karthagos, dem Merkur befiehlt, Dido zu verlassen, kann verdeutlichen, worin sich Matthäus' Stil von dem altertümlicheren seines Bruders unterscheidet. Die Komposition ist sperriger und tektonischer, bezieht auch überraschende, nicht immer überzeugende Verkürzungen mit ein. Die Vorliebe für das schnörkelhafte Ornament besonders in den Gewändern ist abgeschwächt. Dafür ist die Handschrift leichter und geistreicher, was besonders den Figuren im Hintergrund zugute kommt. In der Bewegung des Aeneas könnte eine Anregung von Schlüters Statue Friedrichs I. vorliegen.

55

Abraham ROMANDONS Sohn GEDEON, der um 1667 in Venedig geboren wurde, kam 1686 mit seinem Vater nach Berlin und erhielt gleichzeitig mit diesem am 21. 2. 1687 seine Bestallung als Hofmaler, ein Zeichen für das Können dieses jungen Malers. Nach dem offenbar bald erfolgten Tod seines Vaters rückte er zum bevorzugten HOFPORTRÄTISTEN Friedrichs III. auf, denn er schuf das erste, in vielen Wiederholungen verbreitete Bildnis Friedrichs als Kurfürst (seit 1688). Vermutlich eines dieser Exemplare brachte er 1690 zusammen mit einem Bildnis der Kurfürstin Sophie Charlotte an den Londoner Hof. Bei dieser Gelegenheit porträtierte er Wilhelm III. und die Königin Mary[98] sowie den Prinzen Georg und seine Gemahlin für Friedrich III. Das Bildnis der Königin Mary, ehemals im Schloß Charlottenburg, hat sich in Potsdam erhalten und ist ein Schlüsselwerk für das Verständnis des durch viele falsche Zuschreibungen verunklärten Œuvres von Gedeon Romandon. Engstens verwandt mit diesem Bildnis ist das früher Jacques Vaillant zugeschriebene Porträt der Markgräfin Eleonore Luise Erdmuthe von Brandenburg-Ansbach mit ihrem Sohn Wilhelm Friedrich auf dem Schoß[99]. Die Erfindung spielt auf Madonnendarstellungen an,

[96] Kühn 1970 I, S. 36, II, Abb. 33.

[97] Nicolai, Nachrichten 1786, S. 115. Das Bild wurde bisher als Arbeit von Augustin Terwesten bezeichnet. Kühn 1970, II, Abb. 237.

[98] Kühn 1970, II, Abb. 304.

[99] Höfische Bildnisse des Spätbarock. Kat. Schloß Charlottenburg, 1966, Nr. 56.

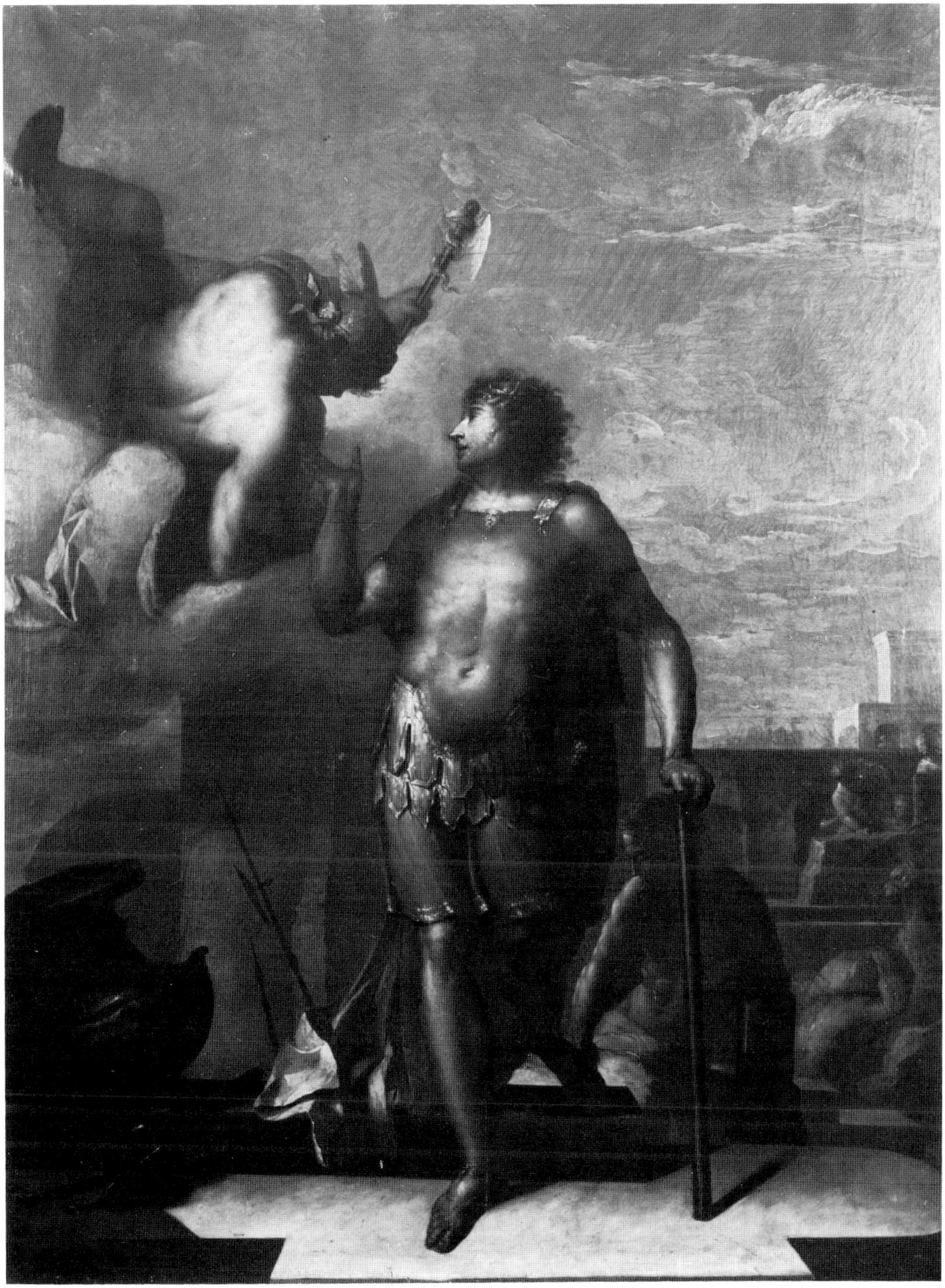

54 Matthäus Terwesten (1670–1757), Merkur befiehlt Aeneas, Karthago zu verlassen. 1702. Öl a. Lwd. 199 x 148,5 cm. Ch 113/208

besonders auch durch die blaue Kugel in den Händen des Knaben. Die distanzierte Kühle verbunden mit einer rationalen Kontrolle jeder Bewegung und entsprechender Ordnung der Gewandfalten werden als höfische Stilisierung begriffen und weisen jede religiöse Empfindung ab. In dem an Jean Baptiste Monnoyer erinnernden Blumenstilleben, aber

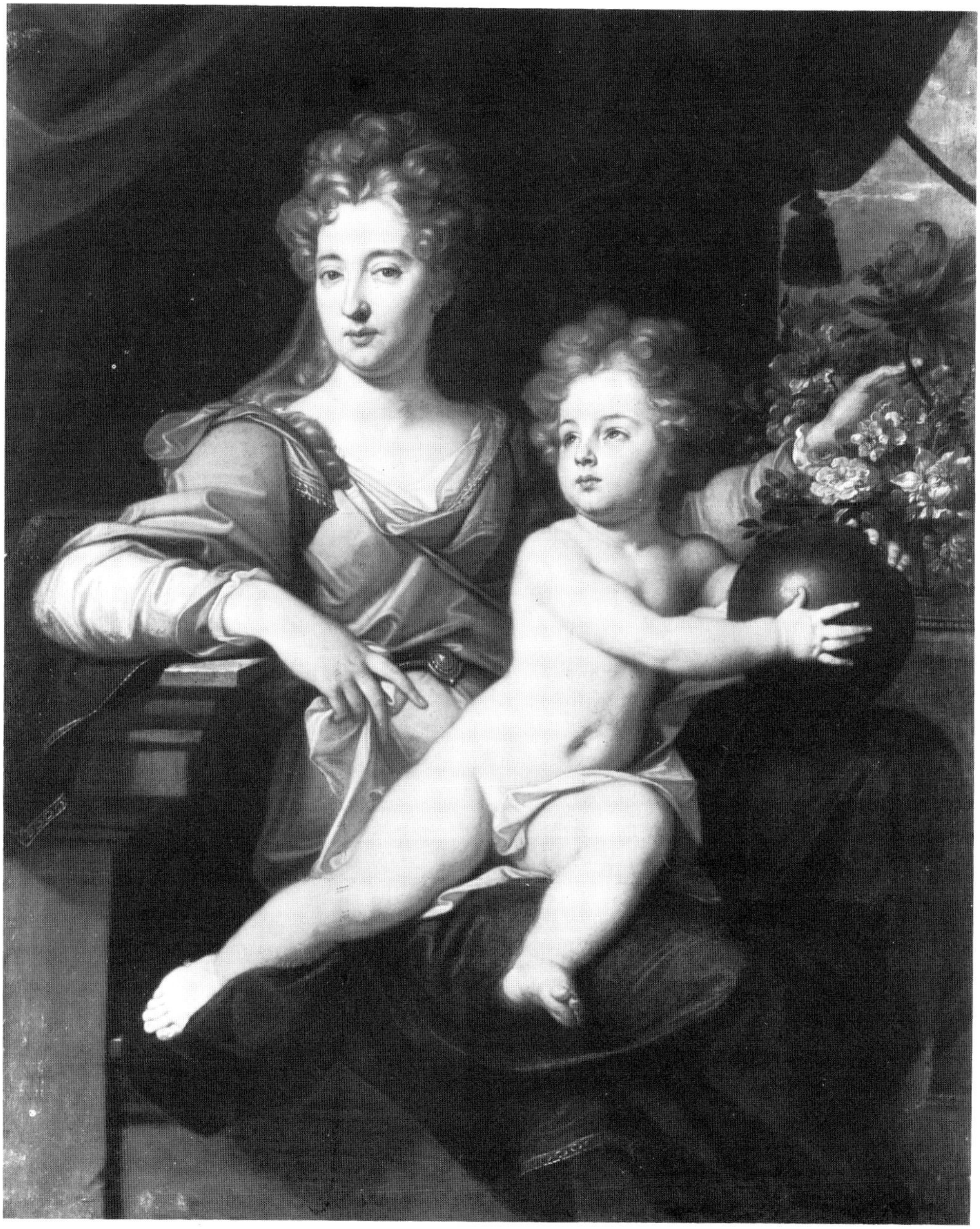

55 Gedeon Romandon (um 1667–1697), Eleonore Luise Erdmuthe, Markgräfin von Brandenburg-Ansbach mit ihrem Sohn Prinz Wilhelm Friedrich. Um 1688. Öl a. Lwd., 130 x 116 cm. Ch 110

auch im weiblichen Schönheitsideal werden französische Züge wahrgenommen, die kristalline Struktur der Komposition, wodurch sich Gedeon Romandon von seinem Vater unterscheidet, scheint dagegen auf den Einfluß Lelys und Knellers zurückzuführen zu sein. Das spricht für eine Entstehung des Bildes bald nach der englischen Reise. Später wird Romandons Faltenbildung wieder bewegter, bleibt aber manieriert. 1695 reiste er nach Italien, um Kopien berühmter Gemälde anzufertigen. Bereits zwei Jahre später starb er.

56

Friedrich Wilhelm Weidemann war, soweit wir wissen, ausschließlich Porträtmaler. 1668 in Osterburg in der Altmark geboren, kam er zu Rutger von Langerfeld in die Lehre und bildete sich, vielleicht durch Gedeon Romandon veranlaßt, bei Gottfried Kneller in London weiter. Von ihm übernahm er Eigenarten der Handschrift, eine zeichnende Führung des relativ breiten Pinsels mit einer Tendenz zum Eckigen in den Einzelformen. Seine Bildnisse wirken daher kräftig, meistens aber auch etwas grob. Frauenbildnisse lagen ihm daher weniger. 1702 wurde er zum Hofporträtmaler ernannt und hat seitdem die meisten Porträts der königlichen Familie gemalt. Das Bildnis Friedrichs I. mit den Kroninsignien, das sich ursprünglich in der Eichengalerie des Charlottenburger Schlosses über dem Kamin befand, ist ein Beispiel für seine Absicht, eine großartige und einprägsame Erscheinung des Dargestellten durch eine Komposition von recht gewaltsamer Tektonik zu erreichen, wobei der organische Aufbau der Gestalt vernachlässigt ist. Auch die Architektur des Hintergrundes kann nicht überzeugen. Die Königskronen und Adler, die auf dem Mantel und auf dem Vorhang als Muster erscheinen, geben dem Bild einen tapetenartigen Zusammenhalt in der Fläche. Der Wille, eine strenge, fächige Komposition zu erzielen, läßt ihn auch auf eine prunkvollere Gestaltung der Möbel – Thronsessel und Tisch – verzichten, die damals zum Repräsentationsporträt gehörten. Auffallend ist das elegant vorgesetzte rechte Bein, dessen gerade Linie sich bis in den Oberkörper fortsetzt. Für diese Idee scheint eine Anregung durch Gottfried Knellers Bildnis Peters des Großen vorzuliegen, das Weidemann für den preußischen Hof kopiert hat[100].

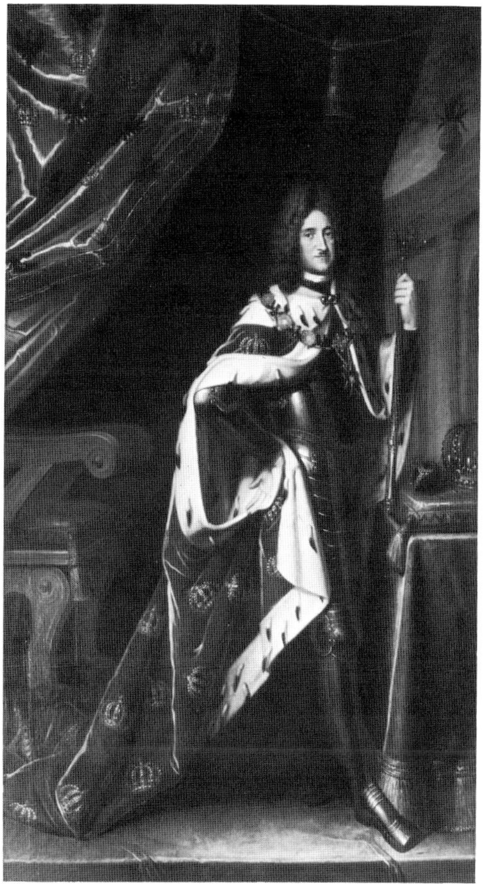

56 Friedrich Wilhelm Weidemann (1668–1750), Friedrich I., König in Preußen. Um 1710. Öl a. Lwd., 251 x 141 cm. Ch 123

[100] Potsdam, Neues Palais. Das Original Knellers befindet sich im Kensigton Palast. Oliver Millar, The Pictures in the Collection of Her Majesty the Queen. The Tudor, Stuart and early Georgian Pictures. London 1963, Abb. 127.

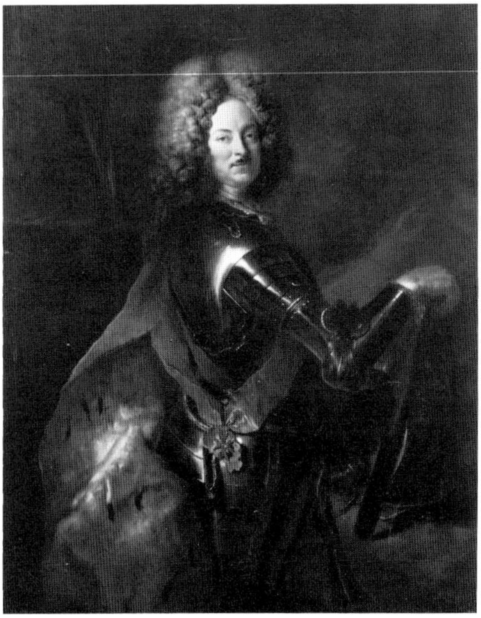

57 Antoine Pesne (1683–1757), Philipp Wilhelm, Markgraf von Brandenburg-Schwedt. Um 1711. Öl a. Lwd., 153 x 117 cm. Ch 96
Farbtafel 6 nach S. 96

Seine Bildnismalerei läßt eine gewollte Strenge erkennen, die man als preußischen Stil bezeichnen könnte. Er unterscheidet sich von der Manier Romandons mit ihrer kristallinen Tektonik des Bildbaues durch eine gröbere, weniger die Vornehmheit als die Macht betonende Organisation. Eigenartigerweise geschieht die Ausbildung dieses Stiles bereits zur Zeit des prunkliebenden Friedrich I. Der Soldatenkönig schätzte Weidemann und zog ihn vor allem für Bildnisse seiner Offiziere heran.

57

Die Vorbildlichkeit der Hofhaltung Ludwigs XIV. für die deutschen Höfe erstreckte sich auch auf das Gebiet der Porträtmalerei. Man ahmte nicht nur in Paris entwickelte Typen nach, sondern suchte Bildnismaler aus Frankreich in Dienst zu nehmen. Kurfürst Max Emanuel von Bayern beschäftigte Joseph Vivien, der sich jedoch nur kurze Zeit in München aufhielt, Kurfürst Karl Philipp von der Pfalz holte vor 1724 Pierre Godreaux nach Mannheim und August der Starke hatte 1716 Louis Silvestre d. J. nach Dresden verpflichtet. Friedrich I. gelang es 1710, in dem Pariser Maler Antoine Pesne einen nicht nur guten, sondern auch fleißigen und als Organisator geschickten Porträtisten für sich zu gewinnen.

Freilich war es nicht die erste Garnitur französischer Maler, die ins Ausland ging, aber es gehörte doch Tüchtigkeit dazu, sich in der Fremde an herausragender Stelle zu bewähren. Antoine Pesne hat diese Tüchtigkeit in Berlin in den 48 Jahren seines Wirkens unter drei Königen in hohem Maße bewiesen, und er hat hier mehr bewirkt als irgend ein anderer französischer Hofmaler in Deutschland[101]. Auf dem Gebiet der Malerei wurde er zur zentralen Künstlerpersönlichkeit Berlins für das ganze 18. Jahrhundert. Ihm verdankt die Stadt eine Entwicklung der Malerei, die man zum ersten Mal in ihrer Geschichte wirklich als Blüte bezeichnen kann, und mit ihm begegnet – nach Schlüter – zum zweiten Mal das Phänomen einer beherrschenden Schule, wie es später im 19. Jahrhundert auf dem Gebiet der Skulptur durch Schadow, Rauch und Reinhold Begas, auf dem Gebiet der Architektur durch Schinkel wieder hervorgerufen werden sollte.

Die französische Kolonie in Berlin machte es Pesne leicht, sich hier heimisch zu fühlen, zumal Schwiegereltern und Schwäger, die Maler Emanuel, Augustin und Andreas Dubuisson, mit ihm hierher übersiedelten.

1704 war er nach Italien gegangen, hatte sich vorzüglich in Venedig aufgehalten und hier Neigung und Fähigkeit zum Koloristen, vor allem durch das Studium Tizians und Veroneses ausgebildet.

Als eines der ersten Werke, die Pesne in Berlin malte, zeigt das Bildnis des Markgrafen Philipp Wilhelm von Brandenburg-Schwedt, eines Stiefbruders des Königs, den vollklin-

[101] Berckenhagen 1958.

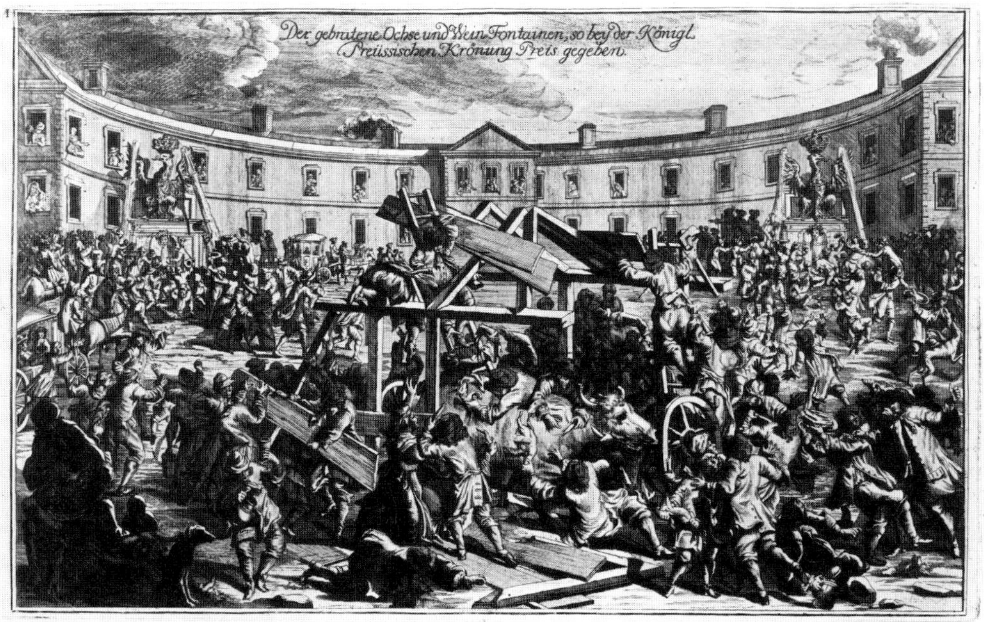
Der gebratene Ochse und Wein Fontainen, so bey der Königl. Preussischen Krönung Preis gegeben.

58 Johann Georg Wolfgang (1662–1744) nach Johann Friedrich Wentzel, Der gebratene Ochse und Weinfontänen bei der Krönungsfeier. Um 1710. Kupferstich, 18,5 x 42,5 cm. Ch 204

genden, ansprechenden Stil der Frühzeit, bei dem die Pose des Feldherrenporträts doch Raum für den Ausdruck menschlicher Wärme läßt, die sich in Neigung des Kopfes und gefühlvollem Blick äußert. Im Wechsel der farbig strahlenden und nächtlich-dunklen Partien wird das sich präsentierende Individuum und sein Ausdruck mit den Bedingtheiten des Schicksals konfrontiert und läßt Leiden ahnen, die wiederum dem Geist Glanz und Tiefe verleihen. In dieser durchaus noch barocken Gestimmtheit ist Pesne in Berlin nur Andreas Schlüter verwandt.

58

Zur Repräsentation absolutistischer Macht gehörten mit Kupferstichen reich ausgestattete PRACHTWERKE, die festliche Begebenheiten schilderten. Das erste in Berlin erschienene Buch dieser Art stellte das Leichenbegängnis der 1675 gestorbenen Kurfürstin Luise Henriette mit 42 Folioblättern von dem Hofkupferstecher Gottfried Bartsch dar. An Pracht übertroffen wurde dieses Werk von der Beschreibung des Leichenbegängnisses des Großen Kurfürsten mit Illustrationen von Konstantin Friedrich Blesendorf, die dieser zusammen mit seinen Mitarbeitern Augustin Oldenburg und Johann Ulrich Kraus in Kupfer stach. Die Königskrönung in Königsberg war der Anlaß für das bisher vollkommenste Werk dieser Gattung in Berlin. Mit dem Text des Zeremonienmeisters Johann von Besser und großen Stichen von JOHANN GEORG WOLFGANG versehen, erschien es 1712. Eine schnell herausgebrachte frühere Auflage von 1702 hatte die Abbildungen noch nicht bringen können, für deren Ausführung neue und tüchtigere Kräfte, als Berlin sie bisher besaß, berufen werden mußten. So kamen 1704 Johann Georg Wolfgang und Elias Christoph Heiß aus Augsburg, dem damaligen Zentrum der Kupferstechkunst in Deutschland.

Die zeichnerischen Vorlagen zu dem Werk

stammen größtenteils von Johann Friedrich Wentzel[102]. Den wichtigsten Teil bilden der aus neunzehn Blättern zusammengesetzte Zug der Teilnehmer an der Krönungsfeierlichkeit und die drei Darstellungen der Krönung selbst. Aber auch die Freigebigkeit des Königs und die Freude des Volkes wird in drei Szenen gezeigt, deren burlesker Ton von der steifen Feierlichkeit der übrigen Blätter absticht.

Ein Stich zeigt, wie das Volk aus zwei mit dem preußischen Adler geschmückten Brunnen Wein schöpft, während vorn ein mit Hasen und Geflügel gespickter gebratener Ochse zerschnitten wird. Das aus Brettern und Balken errichtete Haus, in dem er verwahrt wurde, wird demontiert.

Trotz des Schwunges in der Häufung turbulenter Motive wirkt die Zeichnung stellenweise unbeholfen. Die Perspektive ist fehlerhaft. Nicht frei von Sprödigkeit ist aber auch die Strichtechnik des Stechers, der in seinen Porträts Brillanteres geliefert hat.

59

Ein aufwendiges Prachtwerk war auch der dreibändige Katalog des Berliner Antikenbe-

[102] Ekhart Berckenhagen, Zeichnungen von Augustin Terwesten, Johann Friedrich Wentzel und Johann Georg Wolffgang, in: Berliner Museen XII, 1962, S. 13–22.

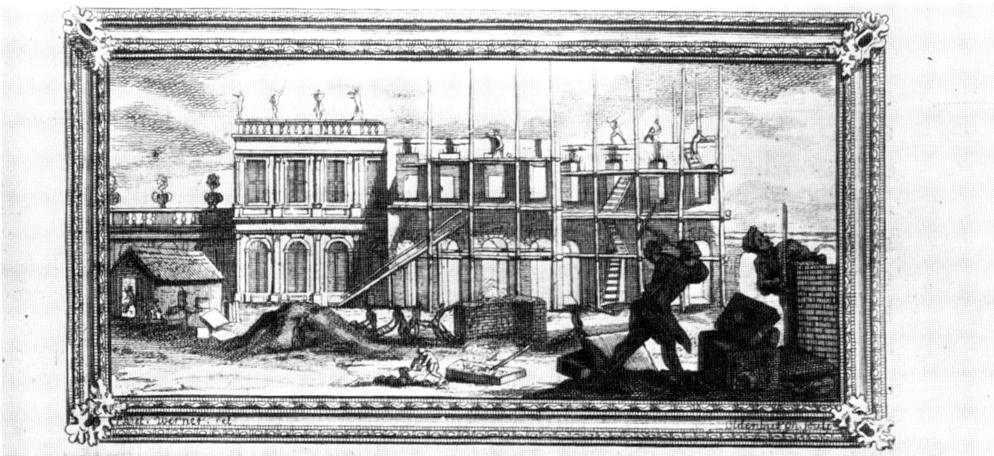

LECTORI BENEVOLO.

SEriem Numiſmatum, quam hoc volumine protrudo, tam Conſularium, quam Imperatoriorum, jam ante triennium & typis & ære expreſſeram, intra parietes autem hactenus cohibui, ut accedentibus, quas Romæ coemtas Cimeliarchium Electorale expectabat, Muſæi Belloriani Antiquitatibus, auguſtius volumen confice-

59 Augustin Oldenburgh (1690–1706 nachgewiesen) nach Paul Werner (geb. 1682 ?), Gartenseite des Schlosses Charlottenburg im Bau. Sign. Um 1697. Kupferstich, 9 x 17,5 cm. Aus Lorenz Beger, Thesaurus Brandenburgicus selectus. Bd. II. Bibliothek

sitzes mit dem Titel THESAURUS BRANDENBURGICUS SELECTUS. Er diente der Ruhmesverkündung nicht weniger als der wissenschaftlichen Publikation der vom Großen Kurfürsten und von Friedrich III. gesammelten Bestände an Münzen, Gemmen, Kameen, Statuen, Büsten, Vasen und sonstigen Altertümern[103]. Der Verfasser, der Antiquar LORENZ BEGER, seit 1688 Vorsteher des Berliner Antikenkabinetts und 1693–1705 Leiter der Kunstkammer, kleidete seine Erläuterungen umständlich in einen lateinischen Dialog zwischen zwei fiktiven Kennern Archaeophilus und Dulodorus, die immer wieder das Lob des Monarchen in ihr Gespräch einflechten. So sind auch zwischen die zahlreichen Abbildungen mythologische Motive und vor allem Darstellungen der brandenburgisch-preußischen Schlösser, der Stadt Berlin und historischer Ereignisse der Gegenwart eingestreut, die das Werk zu einer wichtigen Quelle für die Kunstgeschichte machen. Die ungewöhnlich aufwendige Publikation einer zwar zahlreichen, in der durchschnittlichen Qualität jedoch eher bescheidenen Sammlung sollte den Anspruch Berlins unterstreichen, ein Zentrum klassischer Bildung in Deutschland zu sein.

Für die Illustrationen stand als Hauptmeister Samuel Blesendorf zur Verfügung, daneben sein Sohn Constantin Friedrich Blesen-

[103] Lorenz Beger, Thesaurus Brandenburgicus selectus. I–III, Cölln a. d. Spree 1696 ff.

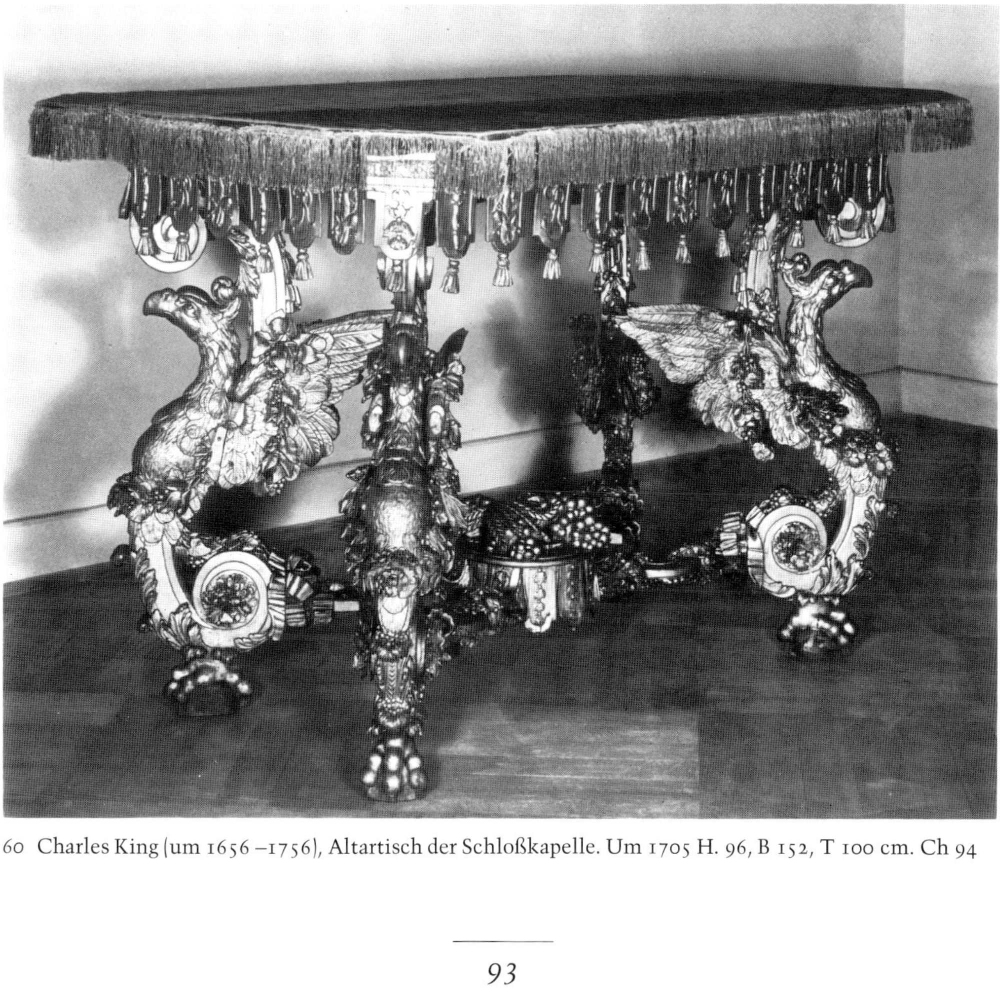

60 Charles King (um 1656–1756), Altartisch der Schloßkapelle. Um 1705 H. 96, B 152, T 100 cm. Ch 94

dorf, Johann Karl Schott, Neffe von Lorenz Beger und dessen Nachfolger im Amt, Augustin Oldenburgh aus Amsterdam, Johann Ulrich Kraus aus Augsburg und Paul Werner, ein Sohn von Joseph Werner. Von letzterem stammt die Zeichnung zu dem von Oldenburgh geschaffenen Stich der Gartenseite des im Bau befindlichen Schlosses Charlottenburg, wie sie sich um 1697 dargeboten haben muß. Die Abbildungen sind – bezeichnend für die Verhältnisse in Berlin – in der Qualität sehr ungleichwertig. Ein ausgezeichneter Stecher wie Blesendorf war nicht in der Lage gewesen, genügend Mitarbeiter zu finden oder heranzubilden, die sein Niveau erreichten.

60

Die Tendenzen der Innenarchitektur, bei den Prunkräumen Decken und Wände plastisch zu beleben und zu Werken der Skulptur zu machen, bezog auch die Möbel in diese Ensemblewirkung ein. Vergoldung steigerte diesen Effekt. Der Altartisch aus der Charlottenburger Schloßkapelle ist das Beispiel eines solchen, durch seine Bildmotive sprechenden Prunkmöbels. Die S-förmig geschwungenen Beine, die unten mit Akanthuslaub umkleidet sind, ruhen auf Adlerklauen und entwickeln sich in der Mitte zu Adlerprotomen mit Flügeln. Diese Symbole Preußens umgeben scheinbar schützend die eucharistischen Symbole Wein und Ähren, über denen ursprünglich noch eine Taube des Heiligen Geistes angebracht war. Auf den Lambrequins unter der Tischplatte wechseln Kurszepter, Adler und das Monogramm FR[104].

Wahrscheinlich hat der Engländer Charles King, der 1703 als Hofbildhauer mit 300 Talern Gehalt angestellt worden war, den Tisch geschnitzt. Frucht- und Blumengehänge aus Holz waren seine besondere Spezialität. Vermutlich stammen auch die Schnitzereien in der Eichengalerie und den beiden benachbarten Räumen von seiner Hand.

61

Das Verlangen der Zeit nach ostasiatischen Lackmöbeln konnte durch den Import nicht befriedigt werden, so daß man sich, besonders in England und Holland, schon seit dem frühen 17. Jahrhundert um Nachahmungen bemühte. Die gleichmäßige, jede bestimmte materielle Vorstellung negierende Lackschicht wurde als Kostbarkeit geschätzt und wie Seide und Porzellan als Erzeugnis einer verfeinerten Hofkultur bewundert. Bei den importierten Möbeln, von denen das Charlottenburger Schloß noch mehrere Beispiele bewahrt, wurde die Oberflächengestaltung der Vorbilder auf traditionelle europäische Möbelformen übertragen. So konnte auch ein Cembalo mit chinoiser Malerei versehen werden.

Das weißgrundige Cembalo dürfte wegen der überragenden Qualität seiner Malerei von dem bedeutendsten Lackmaler stammen, den Berlin aufzuweisen hatte, von Gerard Dagly[105]. 1687 war er vom Großen Kurfürsten aus Spa, einem Zentrum der Fabrikation von Lackgegenständen, nach Berlin berufen worden. 1689 ernannte Friedrich III. ihn zum »Kunstkammer-Meister«.

Während auf den Außenseiten in einer Gartenlandschaft tanzende, musizierende und lustwandelnde Damen und Herren dargestellt sind, ist der Deckel innen mit sogenannten Kostbarkeiten geschmückt, Stilleben von Blütenzweigen und edlem Gerät. Obschon die Wahl des weißen Grundes, vielleicht eine Anlehnung an das Porzellan, eine eigenständige europäische Idee ist, hat sich Dagly bei der Malerei mit äußerster Sorgfalt bemüht, den Stil chinesischer Vorbilder zu treffen. Die Motive der Malerei passen zu der Bestimmung

---

[104] Ein gleicher Altartisch befand sich in der Schloßkapelle von Oranienburg und gelangte später in die Kirche von Königswusterhausen. Boeck 1938, Abb. 93.

[105] Hans Huth, Lacquer Work by Gerhard Dagly, in: The Connaisseur 1935, S. 14–18; Hans Huth, Lacquer of the West, Chicago London 1971.

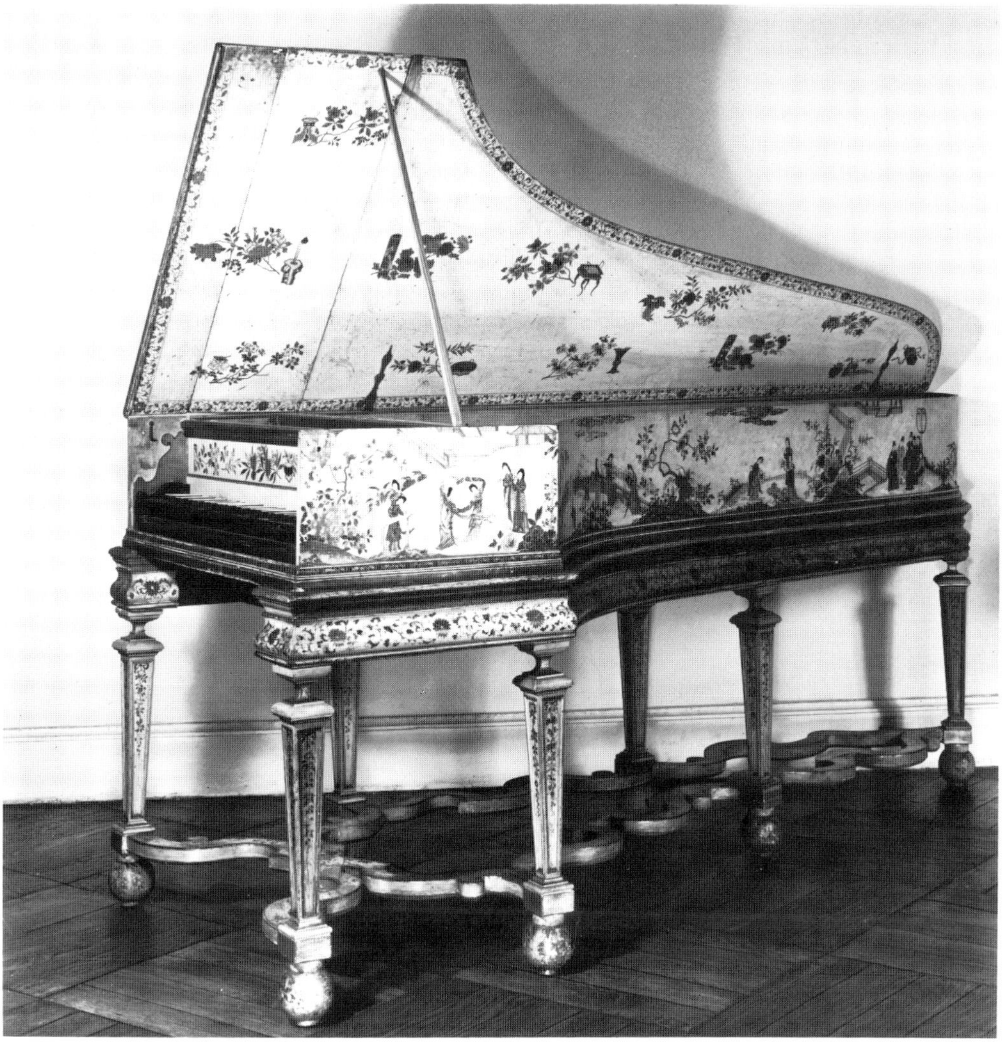

61 Gerard Dagly (1657–1726), Cembalo mit Lackmalerei. Um 1799. H 97, B 91, L 219 cm. Ch 102

des Möbels und der Vorstellung von Cembaloklang. Auch die Konstruktion des Untergestells mit den acht zierlichen Vierkantbalustern, die sich oben stark verengen, verstärkt den Eindruck des Grazilen und Schwerelosen. Höchstwahrscheinlich stammt das Cembalo aus dem Besitz der Königin Sophie Charlotte.

Dagly war, Johann Kunckel vergleichbar, ein Arkanist, ein mit verschiedenen Substanzen experimentierender Künstler, der unter anderem einen - nicht sehr brauchbaren - Gemäldefirnis erfand. Durch Dagly wurde Berlin um 1700 zu einem Zentrum europäischer Lackkunst. Nachdem Friedrich Wilhelm I. diese Blüte beendet hatte, erlebte Berlin noch einmal eine Glanzzeit auf diesem Gebiet unter Friedrich dem Großen durch Jean Alexandre Martin und Sebastian Chevalier.

62

Ein Beispiel für die Chinamode in der Teppichkunst ist ein Behang aus der Manufaktur

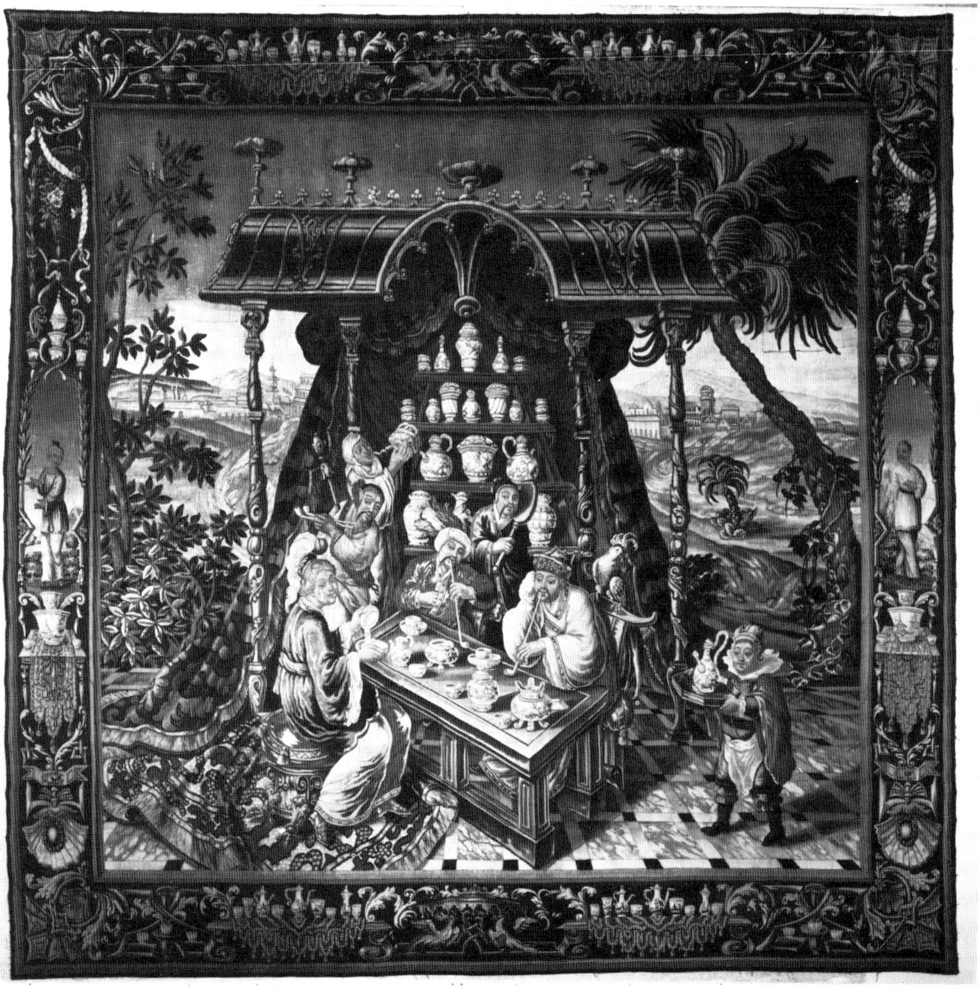

62 Jean Barraband II (gest. 1725), Der Kaiser von China beim Teetrinken. Um 1713. Hautelisse, 330 x 337 cm. Ch 107

von JEAN BARRABAND II mit dem Kaiser von China beim Teetrinken. Er gehört zu einer insgesamt sieben Stücke umfassenden Folge, die vollständig im Dohnaschen Schloß Schlobitten in Ostpreußen vorhanden war[106] und durch archivalische Belege wohl um 1713 datiert werden kann[107]. Abgesehen von den gegenständlichen Motiven sind in der Form nur die prononcierte Schrägstellung des in Aufsicht und in Parallelperspektive gezeichneten Tisches sowie in der Bordüre die beiden Reserven mit Figuren Anklänge an chinesische Kunst. Wie bei der Wandgestaltung des Por zellankabinetts läßt sich auch hier die Beach tung der Forderung strenger Symmetrie als ei nes europäischen Ordnungsprinzips beobach ten. Die Bordüre ist von Berainscher Orna mentik inspiriert, die in Berlin schon seit den Beginn des 18. Jahrhunderts in Mode kam und

[106] Carl Grommelt und Christine von Mertens Das Dohnasche Schloß Schlobitten in Ostpreußen Stuttgart 1962, Abb. 205–211.

[107] Baer 1975, S. 135, 136, Nr. 33.

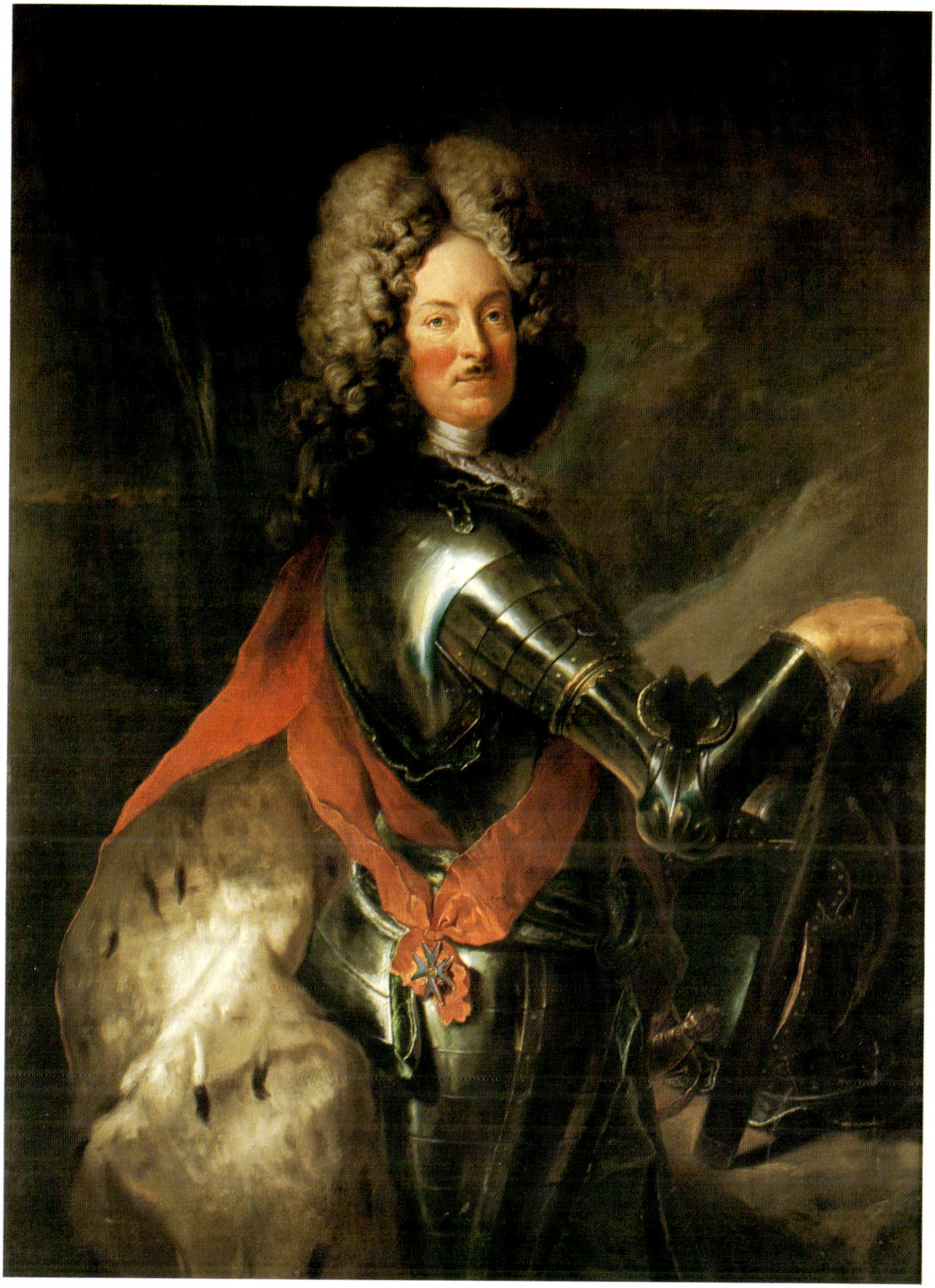

A. Pesne, Philipp Wilhelm Markgraf von Brandenburg-Schwedt *(Seite 90 f.)*

sich mit ihrer zierlichen, Abstraktes und Abbildhaftes mischenden Zeichnung von der schweren plastischen Ornamentik der kurfürstlichen Zeit abhebt. Der Baldachin läßt an gotische Architektur denken und erinnert an die im 18. Jahrhundert geläufige Vermischung der Begriffe des Gotischen und Chinesischen. Das Vorbild für diese Baldachinkonstruktion bot eine in Beauvais entstandene Teppichserie mit Chinesenszenen, von denen eine in der Dohnaschen Serie genau kopiert ist.

Die Bordüre ist in ihrer geistreichen Komposition motivisch und formal so harmonisch auf das zentrale Bild abgestimmt, daß für beide ein und derselbe Entwerfer angenommen werden muß. Wenn auch diese Chinesenfolge noch um 1763 im Vorratsverzeichnis von Charles Vigne nachzuweisen ist, der 1720 in die Barrabandsche Manufaktur eintrat und sie 1725 übernahm, so gehört sie stilistisch in die Epoche Friedrichs I. und ist ein weiterer Beleg für den französischen Einfluß zu dieser Zeit. Jean Barrabend II. war der Sohn von Jean Barraband I., der 1685 mit Pierre Mercier aus Aubusson nach Berlin gekommen war.

63

Unter den Berliner GOLDSCHMIEDE- UND JUWELIERARBEITEN der Zeit um 1700 nehmen die für Friedrich I. gefertigten Kroninsignien eine besondere Stellung ein. Am besten erhalten und künstlerisch am reizvollsten ist das reich mit Juwelen besetzte Zepter, das von einem Adler gekrönt ist. Den Leib des Adlers bildet ein großer Rubin, den Peter der Große 1697 bei seinem Aufenthalt in Königsberg dem Kurfürsten geschenkt haben soll. Als das Zepter im Juni 1765 repariert und taxiert wurde, machte der Juwelier Daniel Baudesson darüber folgende Angaben[108]:

In den Zepter sindt:

690 Diamanten wiegen 130 Karat à 26 Rthlr =	Rthlr 3380.- gr.
Oben in der Adler Brust ein großen orientalischen Granat	Rthlr 25.- gr.
Zwei Dito über den Zepter	Rthlr 50.- gr.
332 kleine orientalische sirische und teutsche Granaten Stück à 2 gr.	Rthlr 27.16 gr.
Unten an den Zepter ein orientalischer Rubin	Rthlr 300.- gr.
Ohngefähr an Goldt 31/2 M. 18 karatig macht 2 M. 10Lth. fein à 190	Rthlr 498.18 gr.
	Rthlr 4281.10 gr.

Wer das Zepter geschaffen hat, ist nicht bekannt. Wolfgang Scheffler verzeichnet in der Zeit Friedrichs I. rund 250 Goldschmiede in Berlin[109]. Nur wenigen von ihnen können Werke zugewiesen werden.

Viele Berliner Goldschmiede waren Franzosen, von denen die meisten als Hugenotten eingewandert waren. Die Liste der französischen Kolonie von 1700 verzeichnet nicht weniger als 42 Goldschmiede.

64

Einer der bedeutendsten Berliner Goldschmiede war OTTO MÄNNLICH, Sohn des Goldschmieds Daniel Männlich d. Ä., für den Andreas Schlüter ein bedeutendes Grabmal in der Nikolaikirche schuf. Der Sohn, wie der Vater Hofgoldschmied, fertigte zu Beginn des 18. Jahrhunderts zusammen mit den Meistern Thomas Rehwand und Jakob Royer für den Burggrafen Alexander Dohna eine als Geschenk für dessen Gemahlin Amalie Louise bestimmte silbervergoldete Toilettegarnitur[110]. Von den ursprünglich 24 Teilen sind noch 17 erhalten.

Die Gegenstände sind in der disziplinierten Formensprache der Regencezeit gestaltet, die an die Stelle plastischer und bildhafter Vortragsweise den Reiz klarer, geometrischer und

[108] Paul Seidel, Die Insignien und Juwelen der preußischen Krone, in: Hohenzollern-Jahrbuch XVII, 1913, S. 18.

[109] Scheffler, 1968

[110] Grommelt u. Mertens 1962, S. 163, 283, 503.

linearer Wirkungen setzt, damit dem Wesen des Metalls entspricht und seinen Glanz voll zur Entfaltung bringt. Wo Kurven verwendet werden, wird ihre Melodik oft von geraden Strecken und Winkeln unterbrochen, so daß Rhythmus und rationale Durchschaubarkeit, ein Sinn für Maß, der freien Phantasie nur geringen Spielraum lassen. Klarheit und eine Tendenz zum Einfachen werden zum Kennzeichen von Noblesse.

Der Zweck der Toilette war es, das Erscheinungsbild einer Standesperson in eine bestimmte Kunstform zu bringen. Die Gestaltung der dazu notwendigen Gegenstände entspricht in diesem Falle solchem Ordnungssinn vollkommen.

65

Friedrich I. förderte die MEDAILLENKUNST nach Kräften und stellte sie in den Dienst der politischen Propaganda. Auf alle wichtigen Ereignisse seiner Regierung wurden Medaillen geprägt, so daß eine Zusammenstellung der von ihm veranlaßten Medaillen, wie sie Christian Heinrich Guetthern 1750 gegeben hat[111], einer Darstellung der brandenburgisch-preußischen Geschichte aus der Sicht des Hofes gleichkommt. Guetthern verzeichnet nicht weniger als 137 Denkmünzen auf Friedrich I. und seine Familie. Der bedeutendste Medailleur, den Friedrich an seinen Hof ziehen konnte, war der in Paris ausgebildete Schwede Raimund Faltz, der bereits 1703 starb.

Auf den Tod der Königin Sophie Charlotte sind insgesamt sieben Medaillen geprägt wor-

[111] Christian Heinrich Gütthern, Leben und Thaten Herrn Friederichs des Ersten, Königes in Preußen Markgrafen in Brandenburg... Breslau 1750.

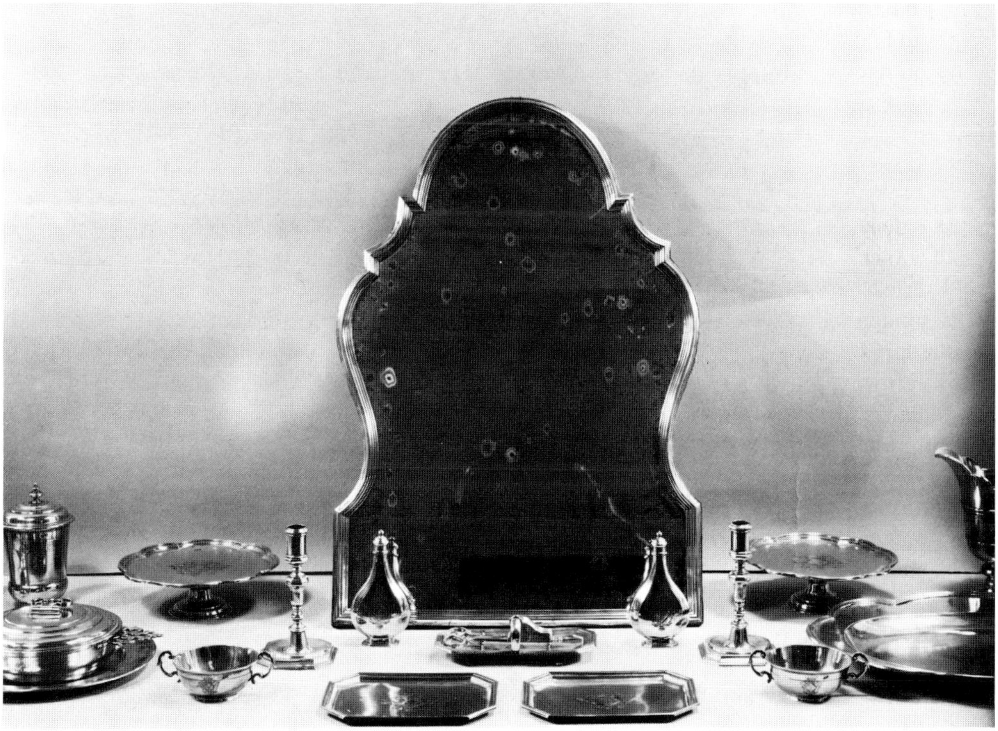

64 Otto Männlich (1671–1755), Toilettegarnitur der Burggräfin Amalia Luise zu Dohna. Um 1700/10. Silber, vergoldet. Ch 221

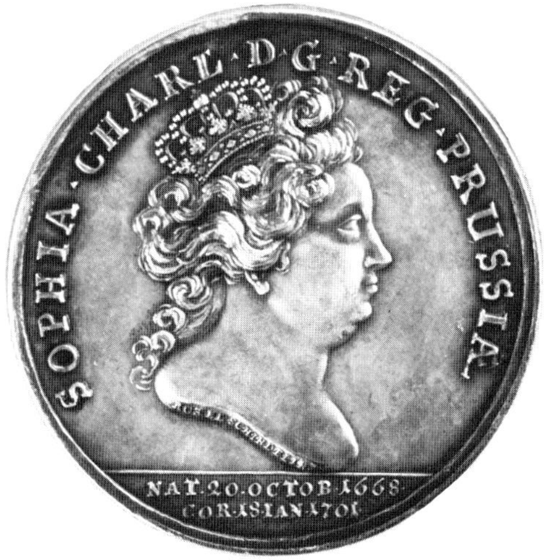

65 Rosina Elisabeth Schindel (1705 nachgewiesen), Medaille auf den Tod der Königin Sophie Charlotte. 1705. Silber, Dm 4,5 cm. Ch

den. ROSINA ELISABETH SCHINDEL aus Leipzig, die nach Nicolai »Medaillen, geschnittene Steine und kleine Bilder aus Wachs« fertigte[112], hat in ihrer vorzüglichen Medaille das Profil der Königin sehr kräftig modelliert, der Frisur durch schwungvolle Locken einen starken ornamentalen Reiz verliehen und die kleine Krone beinahe kokett ins Haar gesetzt. Auf der Rückseite sind ein leerer Königsthron mit den Insignien ihrer Würde und darüber eine aus den Wolken hervorkommende Hand mit der himmlischen Krone dargestellt.

Im Vergleich zu der Medaille des Großen Kurfürsten von 1663 fällt die Rücknahme der realen Plastizität auf. Der Eindruck des Volumens wird durch feinste Abstufung des Reliefs erzeugt. Die Zeichnung ist zart und ver-

[112] Nicolai, Nachrichten, 1786, S. 103. Baer 1975, S. 103, Nr. 1.

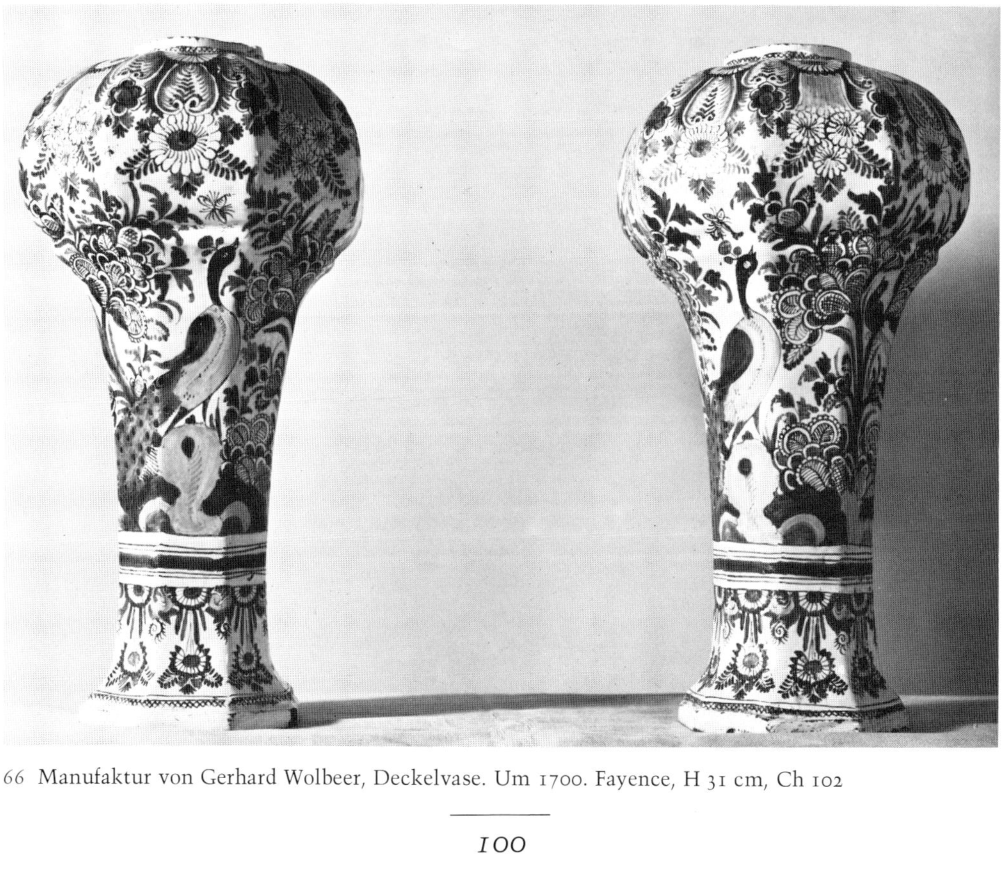

66 Manufaktur von Gerhard Wolbeer, Deckelvase. Um 1700. Fayence, H 31 cm, Ch 102

zichtet auf tiefe Einkerbung der Linien. Hierin macht sich die Kultivierung des Geschmacks bemerkbar, die der Entwicklung auf anderen Gebieten der Kunst entspricht.

Der Nachfolger Friedrichs I., der Soldatenkönig, hat, bezeichnend für seine Sparsamkeit und seine Gleichgültigkeit gegenüber Repräsentation, nur wenige Medaillen prägen lassen, so daß die künstlerische Entwicklung dieser Kunstgattung im Wesentlichen in den Münzen zu verfolgen ist.

66

Die Entwicklung von Kunst und Kultur in Brandenburg nach holländischem Muster führte zur Zeit des Großen Kurfürsten auch zur Gründung einer FAYENCEMANUFAKTUR. In Delft hatte man erfolgreich blau bemaltes chinesisches Porzellan durch »Aardewerk« nachgeahmt und als »Delftisches Porcellain« exportiert. Aus dieser Stadt berief der Große Kurfürst 1678 den »Porzellanbäcker« Pieter Fransen van Lee nach Potsdam, damit er hier eine Fayencemanufaktur begründe, die jedoch bereits 1679 nach Berlin verlegt wurde. Nachdem sie in den nächsten Jahren mehrfach den Leiter gewechselt hatte, kam sie 1697 in die Hand von GERHARD WOLBEER, unter dessen Namen sie drei Generationen lang bis ungefähr zum Tode Friedrichs des Großen erfolgreich blieb.

Um 1700 sind vermutlich die beiden balusterförmigen Vasen (deren kleine Deckel fehlen) entstanden[113]. Die Absicht, chinesisches Porzellan nachzuahmen, bleibt auch in dem phantastischen Dekor mit Pfauen und üppigen Blumen zu spüren, aber die achtkantige, sich oben ausbauchende Form und die Farben – gelb, hellblau, kobaltblau und grün – entfernen sich doch relativ weit von den fernöstlichen Vorbildern.

Wie durch zeitgenössische Abbildungen von Innenräumen belegt ist, dienten Vasen in solchen unpraktischen Formen symmetrisch gruppiert zum Schmuck von Kaminen, Gesimsen und Schränken.

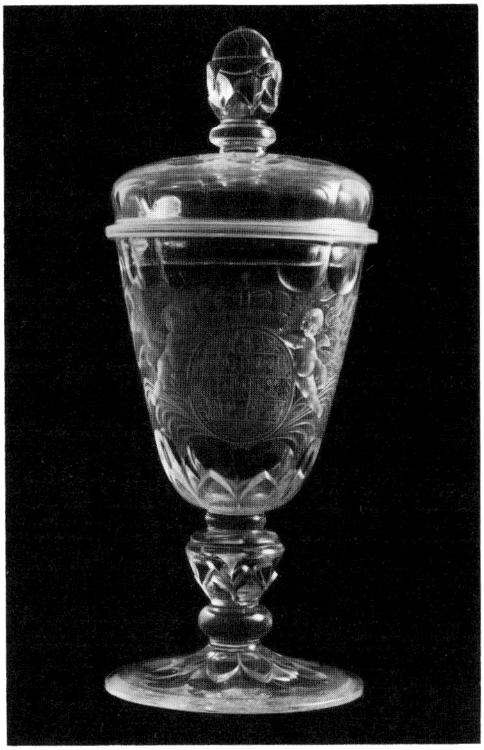

67 Gottfried Spiller (?, um 1663–1728), Deckelpokal mit dem Großen Brandenburgischen Staatswappen. Glas, H 28 cm. Ch 224

67

Die erste GLASHÜTTE in Brandenburg wurde 1601 von Joachim Friedrich in Grimnitz gegründet[114]. Das Personal hierfür wurde aus Böhmen berufen. 1607 ließ der Kurfürst die Hütte nach Marienwalde in der Neumark verlegen, wo sie bis 1825 bestanden hat. Lebhaft interessiert an der Glasfabrikation war der Große Kurfürst, der 1650 eine Hütte in der Regenthinschen Heide, 1653 eine neue Hütte bei Grimnitz und 1674 eine in Drewitz bei Potsdam gründete. Überflügelt wurde diese erste Potsdamer Hütte durch eine zweite 1679 bei dem heutigen Ort Nowawes angelegte, die

113 Falke 1923. Vgl. Abb. 20.

114 Schmidt 1914, S. 1–8.

der 1678 in kurfürstliche Dienste getretene JOHANN KUNCKEL betrieb. Durch diesen aus einer hessischen Glasmacherfamilie stammenden hochgebildeten und erfahrenen Chemiker erhielt die brandenburgische Glasfabrikation ein hohes Ansehen. Er erwarb sich das Vertrauen des Großen Kurfürsten, der ihm für seine geheimen Experimente zur Herstellung verschiedenfarbiger Gläser 1685 die Pfaueninsel bei Potsdam als Geschenk zur Verfügung stellte. Die Bemühungen dieser Zeit um eine Steigerung der ästhetischen Qualitäten des Glases hängen zusammen mit der vom ostasiatischen Porzellan geweckten Sensibilität. Kunckels Verdienst besteht hauptsächlich darin, das von dem Lübecker Arzt Andreas Cassius erfundene Rubinglas, das seine Farbe durch die Verwendung von Gold erhielt, so weit entwickelt zu haben, daß es in größeren Mengen hergestellt werden konnte. Das Laboratorium auf der Pfaueninsel brannte 1688 ab. Seine Fundamente wurden 1974 ausgegraben und aus dem Schutt kamen zahlreiche Scherben zutage, die eine Vorstellung von der Vielfalt der Experimente Kunckels erlauben[115]. Friedrich III. begegnete ihm mit Mißtrauen, so daß er sich schließlich 1693 den für ihn unerquicklich gewordenen Berliner Verhältnissen entzog und in schwedische Dienste trat.

Über die Herstellung des Rubinglases hinaus war die hervorragende Qualität des Glasschnitts ein Vorzug der Potsdamer Fabrik. In der Glanzzeit des Glasschnitts zwischen 1680 und 1720 sind die führenden Meister Martin Winter und GOTTFRIED SPILLER, die beide wahrscheinlich aus dem schlesischen Riesengebirge stammen. Über Spiller schreibt Abraham Humbert, er »wußte auf Cristalgläser die zierlichsten Landschaften, Bataillen, Historien, Blumen und dergleichen, flach und erhaben zu schneiden, daß man nichts schöneres sehen konnte; auch werden solche von ihm verfertigte Gläser noch immer in Berlin hochgehalten.«

Der Reiz des Schliffs besteht darin, daß das natürliche Licht die matten Figuren lebendig modelliert und zu einer intensiven plastischen Wirkung steigert. Der wahrscheinlich von Gottfried Spiller geschaffene Pokal mit dem Wappen Friedrichs III. stammt aus dem Inventar des Dohnaschen Schlosses Schlobitten in Ostpreußen. Der Aufbau der Form ist harmonisch im Wechsel von Einschnürungen und Ausdehnung, der begleitet wird von den an organisches Leben erinnernden Blattkränzen.

---

[115] H. Günter Rau, Das Glaslaboratorium des Johann Kunckel auf der Pfaueninsel, in: Ausgrabungen in Berlin 3, 1972, S. 148–171, 4, 1974. H. Günter Rau, Johann Kunckel, Geheimer Kammerdiener des Großen Kurfürsten und sein Glaslaboratorium auf der Pfaueninsel in Berlin, in: Medizinhistorisches Journal XI, 1976, S. 129–141.

Friedrich Wilhelm I. (1713–1740)

Die Regierungsübernahme durch Friedrich Wilhelm I. 1713 bewirkte eine Revolution der Lebensverhältnisse und damit auch der Kunst in Preußen. Teils war diese radikale Veränderung von außen gebotene Notwendigkeit, teils war sie Umgestaltung des Staates nach einem auf die persönlichen Anschauungen Friedrich Wilhelms zugeschnittenen Modell. Eins griff ins andere. Als Friedrich I. starb, war der Staat gänzlich heruntergewirtschaftet. Nur durch drastische Sparmaßnahmen und kluge Organisation aller Kräfte, über die das arme Land verfügte, konnte langsam ein relativer Wohlstand für die Allgemeinheit geschaffen werden. Die Sparmaßnahmen warfen die Künste auf ein Niveau zurück, wie es ungefähr zu Beginn der Regierungszeit des Großen Kurfürsten erreicht war, denn die meisten Künstler wurden entlassen und zogen von Berlin fort. Die Architektur, die unter Friedrich I. auch die anderen Künste mitgetragen hatte, fand im Wohnungsbau einen neuen Schwerpunkt, der für Skulptur und Malerei wenig abwarf. Für sich selbst baute der König kaum etwas. Das Berliner Stadtschloß wurde notdürftig fertiggestellt. Sonst entstand nur das ebenso kleine wie schlichte Jagdschloß Stern.

Der erschreckende Rückfall der Künste war nur möglich, weil diese vorher lediglich durch eine dünne Oberschicht als ein Luxus, wenn auch ein politisch gebotener, gefördert worden war, in breiteren Schichten jedoch keinen Halt gefunden hatte. Am ehesten konnte sich noch die Porträtmalerei behaupten, aber man begnügte sich vielfach auch bei Hofe mit bescheidenen Talenten als Maler. Dennoch entwickelte sich ein Stil, dem es bei aller Unbeholfenheit an Charakter nicht fehlte. Allem Französischen abhold orientierte sich Friedrich Wilhelm I. vor allem wieder, wie sein Großvater, an holländischen Vorbildern. Die bürgerliche Kultur dieses Landes mit ihren spezifischen Tugenden schien ihm auch für das eigene Volk empfehlenswert. So entstand in Potsdam als eindrucksvolles Zeugnis dieser Denkweise das holländische Viertel mit seinen schlichten unverputzten Ziegelbauten.

Wenn der König Geld für Gemälde ausgab, was selten genug vorkam, waren es holländische Bilder des 17. Jahrhunderts, die er erwarb. Er bemerkte einmal gegenüber seinem Gesandten in Den Haag, der Bilder für ihn kaufen sollte, er wolle nur »Stücke von holländischem gout, auch die etwas Speculatifes haben, aber keine italienischen Stücke. Diejenigen Piècen so Ihr vor mich kauffet, müssen recht gut, jedoch nicht eben die kostbarsten und theuersten sein, und will ich lieber viele doch gute Stücke haben, als wenige und sehr theure«.

Die siebenundzwanzig Regierungsjahre des Soldatenkönigs sind jedoch keine homogene Epoche. Seit den späten zwanziger Jahren werden die Künste wieder mehr gefördert. Die architektonischen Formen werden reicher. Die Silhouette Berlins wird durch Kuppeln und Türme belebt. Das gleiche gilt für Potsdam. Von beachtlichem architektonischem Rang waren auch die Palaisbauten, von denen nur noch Philipp Gerlachs Kammergericht in den Lindenstraße von 1734/35 im Außenbau erhalten ist.

Wenn auch mit dem friderizianischen Rokoko seit der Etablierung des Kronprinzen in Rheinsberg eine deutlich neue Epoche beginnt, so ist sie doch vorbereitet in einer bereits einige Jahre vorher einsetzenden Belebung der Künste.

68

Daß Friedrich Wilhelm I. ungeachtet seiner Zurückhaltung bei Aufträgen und Käufen von Kunstwerken ein sehr persönliches Verhältnis zur Kunst, insbesondere zur Malerei, besaß, beweisen seine von ihm selbst geschaffenen Gemälde, zumeist Kopien nach Bildern in den Schlössern. Auch um sich von seinen Gichtschmerzen abzulenken, hat der König in seinen letzten Lebensjahren manchmal zum Pinsel gegriffen. Als Vorbilder für seine Kopien bevorzugte er holländische Gemälde, wie ihm holländische Wesensart auch sonst in jeder Hinsicht lag[116].

Bei dem Bildnis eines Mannes mit Zipfelmütze läßt sich kein Vorbild ermitteln. Vielleicht handelt es sich um ein nach dem Leben gemaltes originales Porträt. Wenn auch die Malweise primitiv ist und den Dilettanten verrät, sind der Sinn für die großzügige Form und der herbe, offene Ausdruck der Physiognomie bemerkenswert.

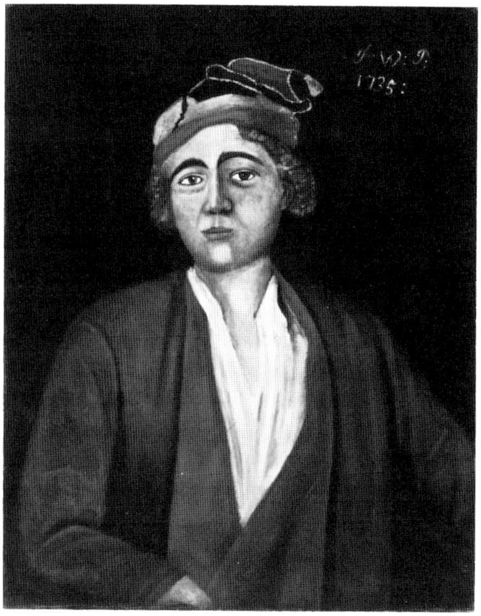

68 Friedrich Wilhelm I. (1688–1740), Junger Mann mit Zipfelmütze. Sign., dat. 1735. Öl a. Lwd., 80 x 65 cm. G 5

69

Der Entwurf zum Turm der Jerusalemer Kirche von PHILIPP GERLACH kann zum einen an diesen bedeutendsten Berliner Baumeister zwischen Schlüter und Knobelsdorff erinnern, zum anderen ist er ein Beispiel für die stattlichen KIRCHTÜRME, mit denen Friedrich Wilhelm I., kennzeichnend für seine Frömmigkeit, Berlin und Potsdam schmückte[117].

Philipp Gerlach, in Spandau geboren, kam als Ingenieuroffizier zur Architektur. Er wurde Schüler von Jean Baptiste Broebes, streifte aber die französischen Elemente dieser Schulung mit der Zeit ab. Außer Kirchen und Kirchtürmen führte er vor allem Palaisbauten auf. Der klare Charakter seines Stiles wird deutlich an dem nur zur Hälfte erhaltenen Entwurf des 1728–30 erbauten Turmes der Jerusalemer Kirche in der Friedrichstadt, unweit des ebenfalls von Gerlach errichteten Kammergerichtes.

Das Turmgeschoß über dem Hauptgesims und der Attika ist betont steil. Die seitlichen Voluten sind mager und schnellen empor. Ähnlich knapp modelliert sind die für Gerlach charakteristischen Konsolen unter dem Gesims dieses Turmgeschosses mit seinem scharf gezogenen Mittelgiebel. Das Wandrelief ist vielfach gestuft, bleibt jedoch flächig und läßt nur weiter oben plastischere Formen zu, die der Öffnung der Geschosse entsprechen. Ein solches offenes Geschoß mit sichtbaren Glocken hatte Gerlach – nach Schlüterschem Vorbild – zuerst in dem 1714 vollendeten Turm der Parochialkirche gegeben. Die oberen nur aus Holz errichteten Teile des Jerusalemer Turmes mußten bereits 1747 wegen Baufälligkeiten wieder abgetragen werden.

Der früheste barocke Kirchturm Berlins war

---

[116] Jochen Klepper, In tormentis pinxit. Bilder und Briefe des Soldatenkönigs. 2. Aufl. Stuttgart 1959. Die Titel der Gemälde sind vielfach phantastisch.

[117] Wilhelm Boeck und H. Richartz, Alte Berliner Kirchen. Berlin 1937, S. 78 mit Farbf.

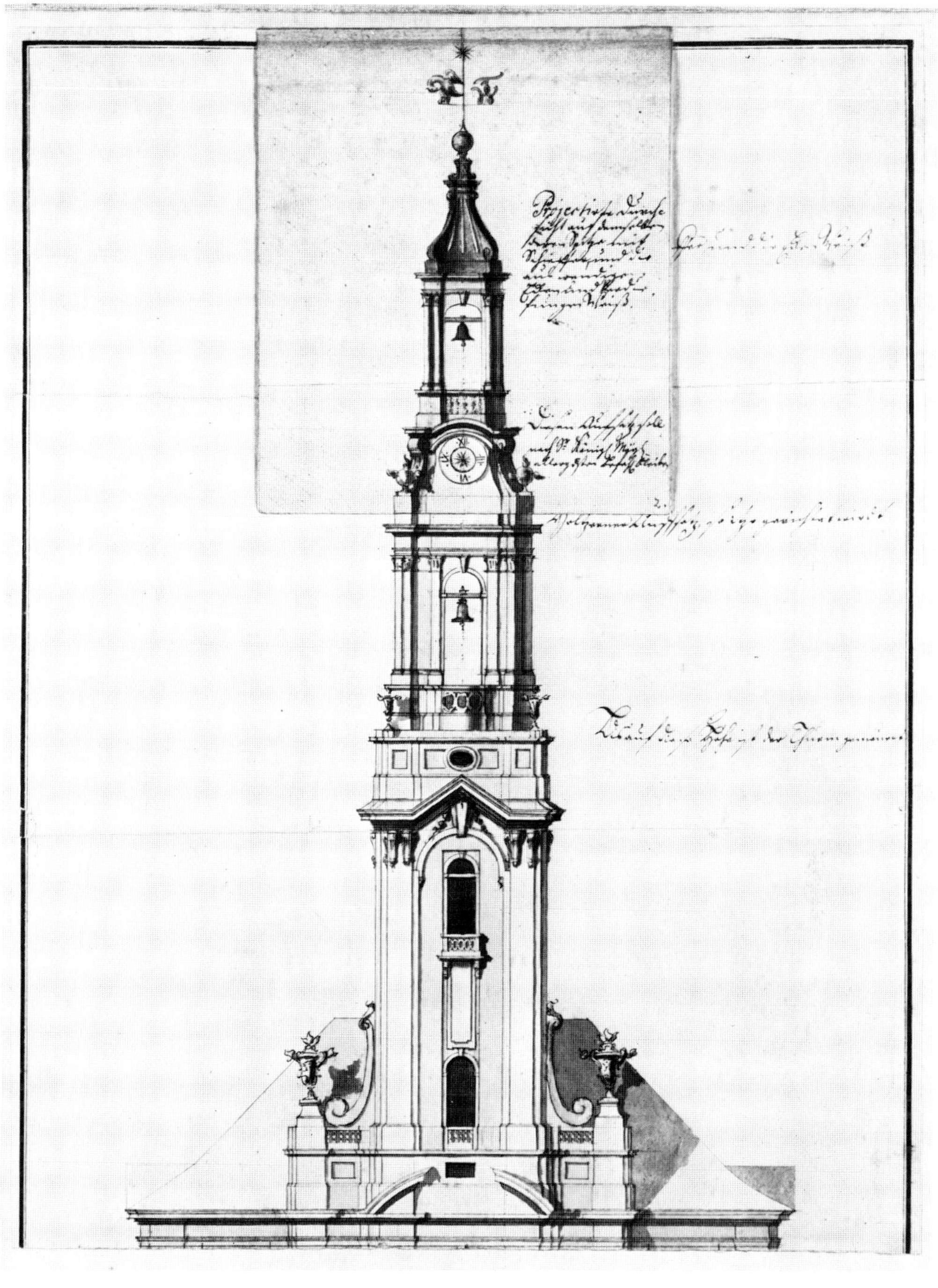

69 Philipp Gerlach (1679 – 1748), Entwurf zum Turm der Jerusalemer Kirche. Um 1728. Feder, laviert, aquarelliert, 41,5 x 31,3 cm. Plankammer

der von St. Georg von 1713. Nach 1727 vollendete Gerlach seinen Turm am Friedrichshospital. Nach dem Jerusalemer Turm folgte 1729–35 der der Sophienkirche von Johann Friedrich Grael[118], nächst Gerlach dem bedeutendsten Baumeister der Zeit des Soldatenkönigs. Diese Türme sollten bei weitem übertroffen werden durch den Turm der St. Petri-Kirche in Cölln. Kurz vor der Vollendung brannten Turm und Kirche 1730 ab[119]. Der König ordnete den sofortigen Neubau mit einem Turm von der Höhe des Straßburger Münsters an und beauftragte Grael mit dem Entwurf. Wegen unsolider Arbeitsweise stürzte dieser Turm 1734 vor der Fertigstellung ein, ein Schicksal, das an das des Münzturmes von Schlüter erinnert. Ein neuer Entwurf von Titus Favre, der als Nachfolger des außer Landes gewiesenen Grael aus Holland berufen wurde, gedieh kaum über die Höhe des Hauptgesimses der Kirche[126]. Die letzten Berliner Kirchenbauten Friedrich Wilhelms I. waren Zentralbauten mit Kuppeln, Dieterichs Böhmische Kirche von 1735–37 und Favres Dreifaltigkeitskirche von 1737–39[121]. In Potsdam baute Gerlach 1720–24 die Nikolaikirche[122]. Der seit 1726 errichteten Heiliggeistkirche fügte Grael 1732–34 ihren schönen Turm hinzu[124].

70

Das Bildnis Friedrichs des Großen als zweijähriger Kronprinz mit seiner Schwester Wilhelmine, der späteren Markgräfin von Bayreuth, macht deutlich, wie PESNES blühende Malkultur schon wenige Jahre nach seiner Ankunft in Berlin nüchterner wird und auch dort von ihrem Charme einbüßt, wo, wie hier, das Motiv noch seine volle Entfaltung gestattet hätte[125]. Die Komposition ist straffer, der Farbauftrag dünner. Mit dem Stil steht das militärische Motiv in Einklang. Die Bedeutung des Soldatenstandes für den Staat Friedrich Wilhelms I. wird in solch einem Kinderbildnis unmittelbar anschaulich.

Man darf wohl zwei Stellen aus Briefen der Königin Sophie Dorothea an den König auf dieses Bild beziehen, vom 15. Juli 1714: »Fritz dit qu'il veut apprendre à exercer, afin que quand vous reviendrez, vous le trouvez joli.« Und zwei Tage später: »J'ai fait peindre les enfants et je crois que leurs portraits seront bons[126].«

Man gewinnt aus diesen Bemerkungen den – durch die Beobachtung der Malerei bestätigten – Eindruck, daß ein solches Porträt spontan bestellt und vom Maler rasch ausgeführt ist. Aus anderen Stellen geht hervor, daß die Königin, eine welfische Prinzessin und preußischem Denken innerlich fern stehend, den Auftrag für das Bild gegeben hat. An ihrem Hof in Schloß Monbijou, der den Künsten aufgeschlossen blieb, während anderenorts in Preußen das strenge und sparsame Regiment des Königs jeden Luxus verbot, hat der Maler offenbar einen Rückhalt gefunden, denn das Nachlaßinventar der Königin von 1757 verzeichnet zahlreiche Gemälde von ihm. Friedrich Wilhelm I. entließ ihn zwar nicht, wie viele andere Künstler, er kürzte jedoch sein Gehalt auf die Hälfte und beschäftigte ihn kaum noch.

Die bunten Blumen verschiedenster Art, mit denen die Gestalt Wilhelmines geschmückt ist, sind ein Lieblingsmotiv Pesnes, besonders seiner Frühzeit. In manchen seiner Bildnisse wird die BLUMENMALEREI seinen Schwägern Emanuel und Augustin Dubuisson, Söhnen des Blumenmalers Jean-Baptiste

---

118 Herz 1928, Abb. 50, 51.

119 Herz 1928, Abb. 44. Klaus Koziol, Kleine Chronik der St. Petrikirche zu Berlin. Berlin 1965.

120 Herz 1928, Abb. 26. Eine Variante der Entwurfszeichnung Favres im Stadtarchiv Berlin bewahrt die Plankammer im Schloß Charlottenburg.

121 Boeck und Richarzt 1937, S. 80–84.

122 Herz 1928, Abb. 49.

123 Herz 1928, Abb. 45–47.

124 Herz 1928, Abb. 52, 53.

125 Berckenhagen 1958, Nr. 115 a.

126 Hans Droysen, Aus Briefen der Königin Sophie Dorothea, in: Hohenzollern-Jahrbuch XVII, 1913, S. 212.

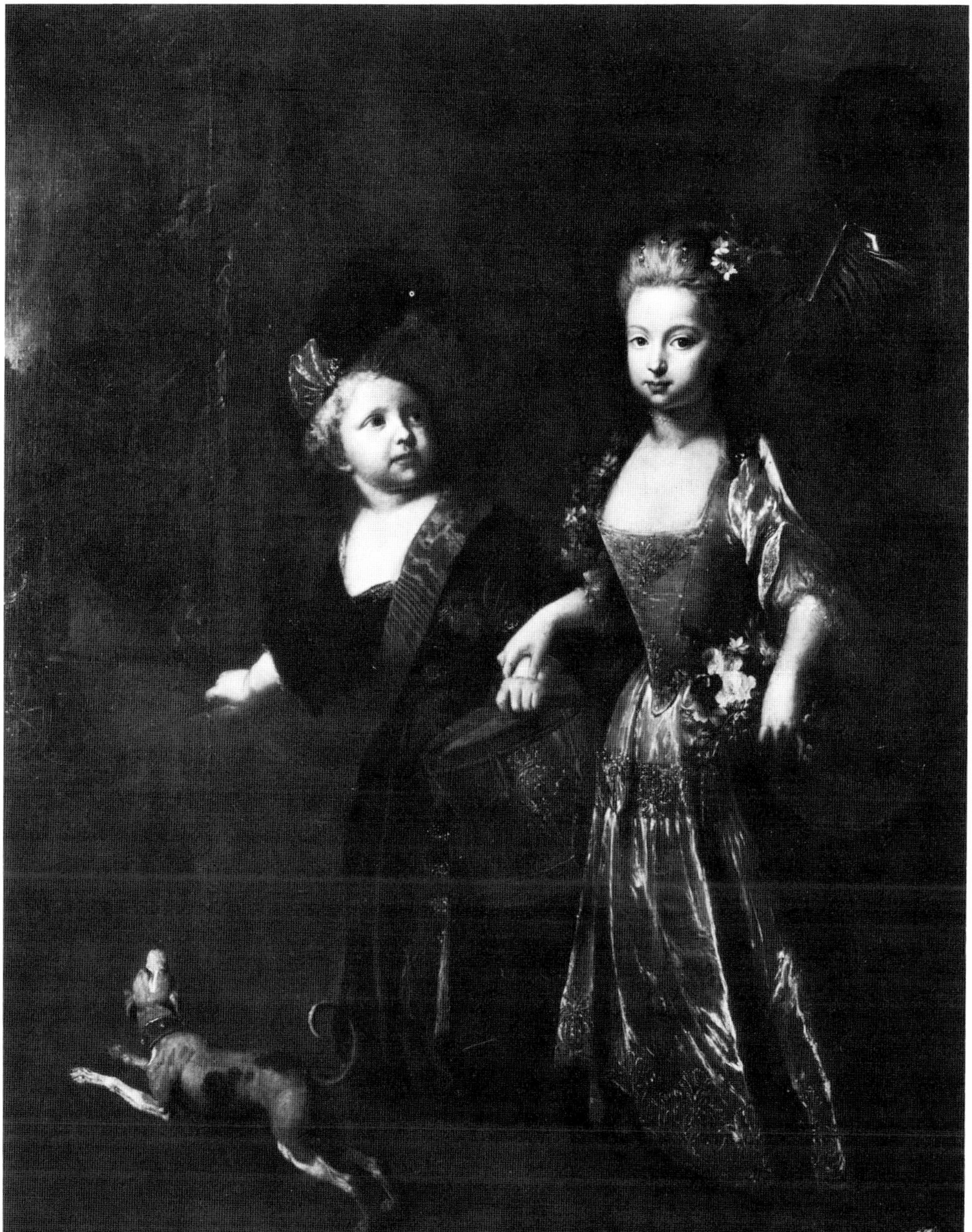

70 Antoine Pesne, Friedrich der Große als Kronprinz mit seiner Schwester Wilhelmine. 1714.
Öl a. Lwd., 174 x 163 cm. Ch 119

Dubuisson, zugeschrieben. Die ganze Familie siedelte 1710 mit Pesne aus Neapel nach Berlin über. Als weiterer Blumenmaler kam im gleichen Jahr Etienne Lepage, ein Schüler Jean Baptiste Monnoyers, nach Berlin[127].

71

Während von Friedrich Wilhelm als Kronprinz zahlreiche Bildnisse überliefert sind, existieren aus den ersten fünfzehn Regierungsjahren des Königs nur wenige Darstellungen. Die kluge ökonomische Berechnung des Verhältnisses von Zweck und Aufwand, die das Kunstleben verkümmern ließ, wurde auch bei der Herstellung von KÖNIGSBILDNISSEN angewandt. Der König verzichtete weitgehend auf Propaganda durch Porträts. Das überlieferte Material zeigt jedoch, daß sich die Einstellung Friedrich Wilhelms in dieser Hinsicht seit dem Ausgang der zwanziger Jahre ändert. Vielleicht hat der Besuch des Königs in Dresden und der Gegenbesuch Augusts des Starken in Berlin[128] mit zu diesem Wandel beigetragen. Auch in der Architektur findet sich seit dieser Zeit eine Hinwendung zu reicheren Formen. In das Jahr 1728 fällt zudem ein zweiter Aufenthalt Pesnes in Dresden, der hier Arbeiten für den sächsischen Hof ausführte. 1729 entstand dann von Pesnes Hand das erste repräsentative Bildnis Friedrich Wilhelms I., das zuerst Nicolai 1786 in der Drap d'or-Kammer des Berliner Schlosses, also im Vorzimmer des königlichen Audienzzimmers erwähnt[128]. Eindrucksvoll ist das Bildnis vor allem deswegen, weil ein willensstarker und eigenwilliger Herrscher den mit einem ganz anderen Naturell begabten Maler zwingt, unter Verleugnung des eigenen Wesens den König so zu malen, wie dieser sein Amt verstand. Die Unterdrückung jeder Andeutung von Verbindlichkeit, wie sie Pesne lag, hat dazu geführt, daß man wenigstens für Teile des Bildes die Autorschaft dieses Künstlers bezweifelt hat, die indes durch einen Stich nach einer Variante als Kniefigur und eine auffällige Signatur gesichert ist[129]. Pesnes Handschrift, die im geistreichen Spiel komplizierter und sich auflösender Formen zur Geltung kommt, kann bei dieser auf großformige und einfache Gestaltung bedachten Darstellung kaum zur Entfaltung seiner eigentümlichen Reize gelangen. Dennoch entdeckt man sie an einzelnen Stellen wie bei den Soldaten vor den Festungswällen von Stralsund, beim Helmbusch und vor allem in der geröteten Physiognomie, die das cholerische Temperament des Königs unverhohlen zur Schau stellt. Friedrich Wilhelm läßt sich als der Soldatenkönig malen, als Feldherr, wie sich sein Vorgänger nur selten malen ließ, ohne die Insignien der Königswürde, in schlichter Uniform und einer beklemmenden Frontalität als Ausdruck eines Verlangens nach unbedingtem Gehorsam, aber auch als Ausdruck von Redlichkeit und Wahrhaftigkeit. Was dem Bildnis des Spätbarock in der Regel anhaftete, das virtuose Spiel mit dem Schein, fehlt in diesem Bild gänzlich. Die Wiedergabe des Königs in einfacher Uniform begegnet bei Bildnissen König Karls XII. von Schweden, den Friedrich Wilhelm schätzte. Die Direktheit, ja Plumpheit des Auftretens ist jedoch auch als ein bewußt altertümlicher Zug zu verstehen. Vergleichbar in der Frontalität eines Fürstenporträts in Feldherrenrolle ist ein um 1685 gemaltes Bildnis des Kurfürsten Johann Georg II. von Sachsen in Dresden, das als Reflex der kriegerischen Zeiten des 17. Jahrhunderts den König beeindruckt haben kann[130]. In späteren Darstellungen hat Pesne diese Strenge lockern können.

---

[127] Das Schaffen der Blumenmaler im Umkreis Pesnes läßt sich in den West-Berliner Schlössern an keinem Beispiel vollgültig vor Augen führen. Eines der seltenen Blumenstilleben Lepages ist am 23./24.2.1979 mit der Sammlung Pierre Pobé von Auctiones AG Basel versteigert worden (Kat. Nr. 40, Farbtf.)

[128] Nicolai, Beschreibung, 1786, S. 884.

[129] Berckenhagen 1958, Nr. 122 dc.

[130] Jean Louis Sponsel, Fürsten-Bildnisse aus dem Hause Wettin. Dresden 1906, Nr. 114, Tf. 47.

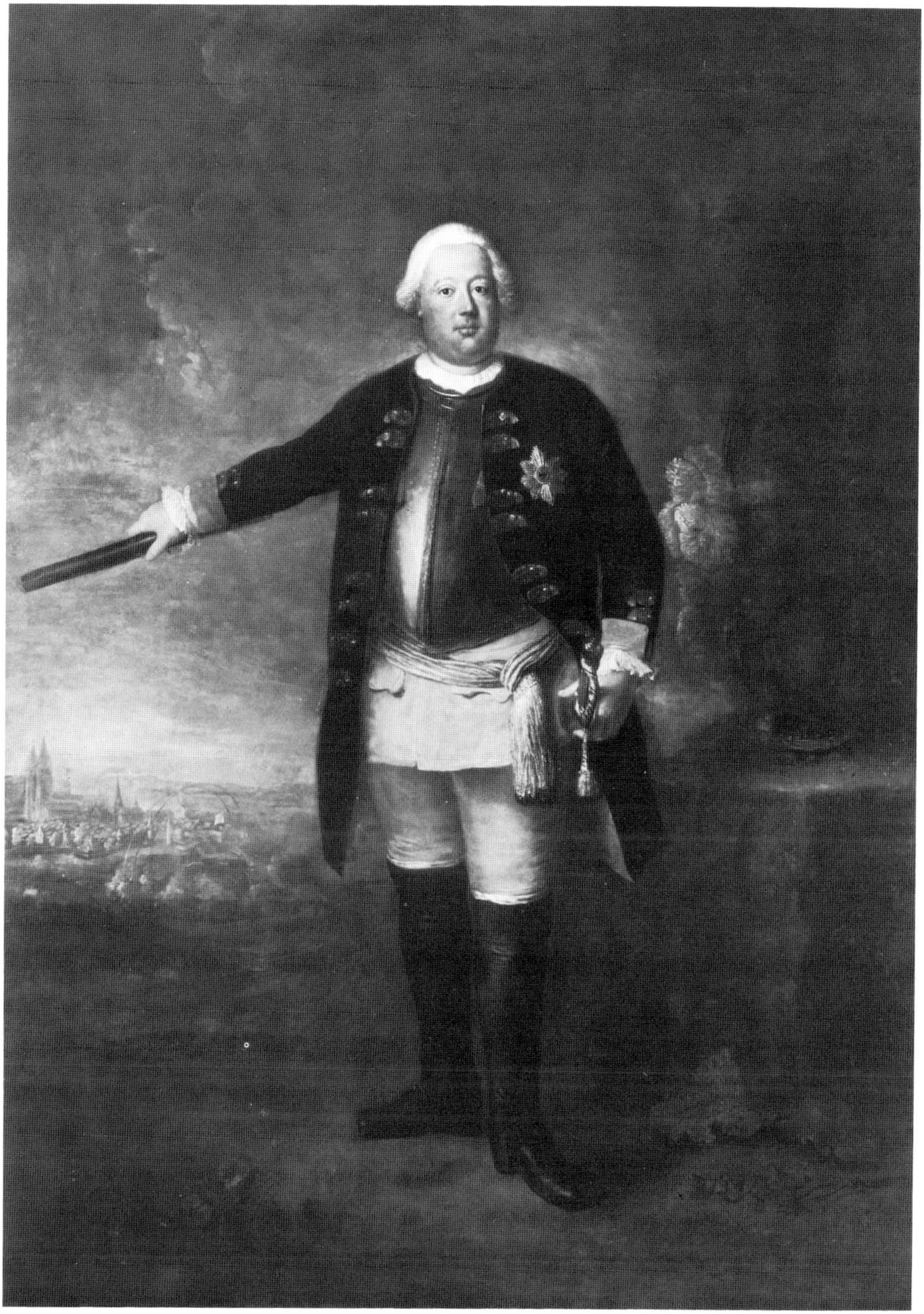

71 Antoine Pesne, Friedrich Wilhelm I. Sign., dat. 1729. Öl a. Lwd., 242 x 149 cm. Ch 220

72

Noch zur Regierungszeit Friedrichs I. entstanden, aber mit der Person des späteren Soldatenkönigs eng verbunden, ist eine GALERIE VON BILDNISSEN DER OFFIZIERE des Regimentes, das der Kronprinz befehligte. Noch 49 Gemälde dieser Galerie, die ursprünglich wohl im Potsdamer Stadtschloß in den Räumen des Kronprinzen gehangen hat, sind erhalten und seit kurzem in einem Raum des Charlottenburger Schlosses vereinigt. Gerade die Gleichförmigkeit dieser dicht gehängten Bildnisse – sämtlich in Harnisch und äußerst beschränkt in der Farbskala, die auf das leuchtende Kolorit der Uniform verzichtet – macht einen martialischen Eindruck. Dennoch wirkt die Galerie durch die Frische der meisten Gesichter lebendig.

Die Offiziersgalerie von Jan Anthonisz van Ravestijn in Den Haag ist wohl das qualitätvollste Beispiel dieser Gattung und dazu ein frühes[131]. Der auch in den Gruppenbildnissen der Schützenstücke sich äußernde Sinn der Niederländer für die Darstellung einer Gemeinschaft in einem streng geordneten Bildnisensemble mag in Brandenburg-Preußen solche Offiziergalerien angeregt haben, die schon zur Zeit des Großen Kurfürsten hier nachgewiesen werden können[132].

Bei seiner Vorliebe für das Militär ist es natürlich, daß Friedrich Wilhelm I. auch als König sich gern mit den Bildnissen seiner Soldaten umgab. 1714 schon wurde die Riesengarde als Schmuck für die Korridore des Potsdamer Stadtschlosses porträtiert. Gleichzeitig verfügte der König, alle Chefs seiner Regimenter sollten ihr Bildnis an ihn liefern. Diese Porträts wurden ebenfalls zu einer Galerie im Potsdamer Stadtschloß vereinigt[133]. Bei der jetzt in Charlottenburg befindlichen Galerie lassen sich mindestens vier Maler unterscheiden. Nur einer von ihnen, der die meisten Porträts gemalt hat, kann mit einiger Sicherheit benannt werden: ADAM MANYOKI. Der 1673 in Szokolya in Ungarn Geborene war Schüler von Andreas Scheits in Hannover. Von diesem hatte er eine schwungvolle und skizzenhafte Pinselführung erlernt, durch die er, zusammen mit einem kräftigen Inkarnat, seinen frühen Bildnissen eine glutvolle Lebhaftigkeit verlieh. Er hat seinen großzügigen Stil auch durch Kopien nach Bildnissen Largillières in der Galerie von Salzdahlum gebildet. 1703 bis 1707 und 1710, vielleicht auch noch später, malte er in Berlin. Er hat sich nach 1710 von dem jungen Pesne beeinflussen lassen.

73

GEORG LISIEWSKI war einer der handwerklichen Bildnismaler, der die Ansprüche des Königs voll befriedigte und sowohl seine Offiziere wie auch Mitglieder seiner Familie porträtierte. Als Vater von Anna Dorothea Therbusch, Anna Rosina de Gasc und Christian Friedrich Reinhold Lisiewski hat er für die preußische Kunstgeschichte eine nicht geringe Bedeutung gewonnen. Er stammte aus Olesko in Polen und kam als Diener von Johann Friedrich Eosander Göthe 1692 nach Berlin. Wer der »geschickte Meister« war, der – nach Abraham Humbert – Lisiewski ausbildete[134], ist nicht bekannt, sein Stil erinnert jedoch in der Steifheit und Härte an manche Arbeiten von Friedrich Wilhelm Weidemann. Orden und Details von Uniformen, Einzelheiten, die für die Dargestellten wichtig waren, gab er stets exakt wieder.

Kurz vor 1740 dürfte das Bildnis des 1730 geborenen Prinzen Ferdinand von Preußen

[131] Mauritshuis. The Royal Cabinet, 1977, S. 191–197.

[132] Im Inventar des Schlosses Köpenick von 1682 ist eine Galerie von 20 Offiziersbildnissen verzeichnet (Nr. 193–212). Das Inventar des Potsdamer Stadtschlosses von 1698 führt eine Folge von 11 Generalporträts auf (NR. 173–183).

[133] Hans Bleckwenn, Das Porträt Adam Friedrichs von Wreech – ein Relikt der »Chefgalerie Potsdam«?, in: Schloß Charlottenburg-Berlin-Preußen. Festschrift für Margarete Kühn. München Berlin 1975, S. 203–316.

[134] Humbert 1768, S. 63.

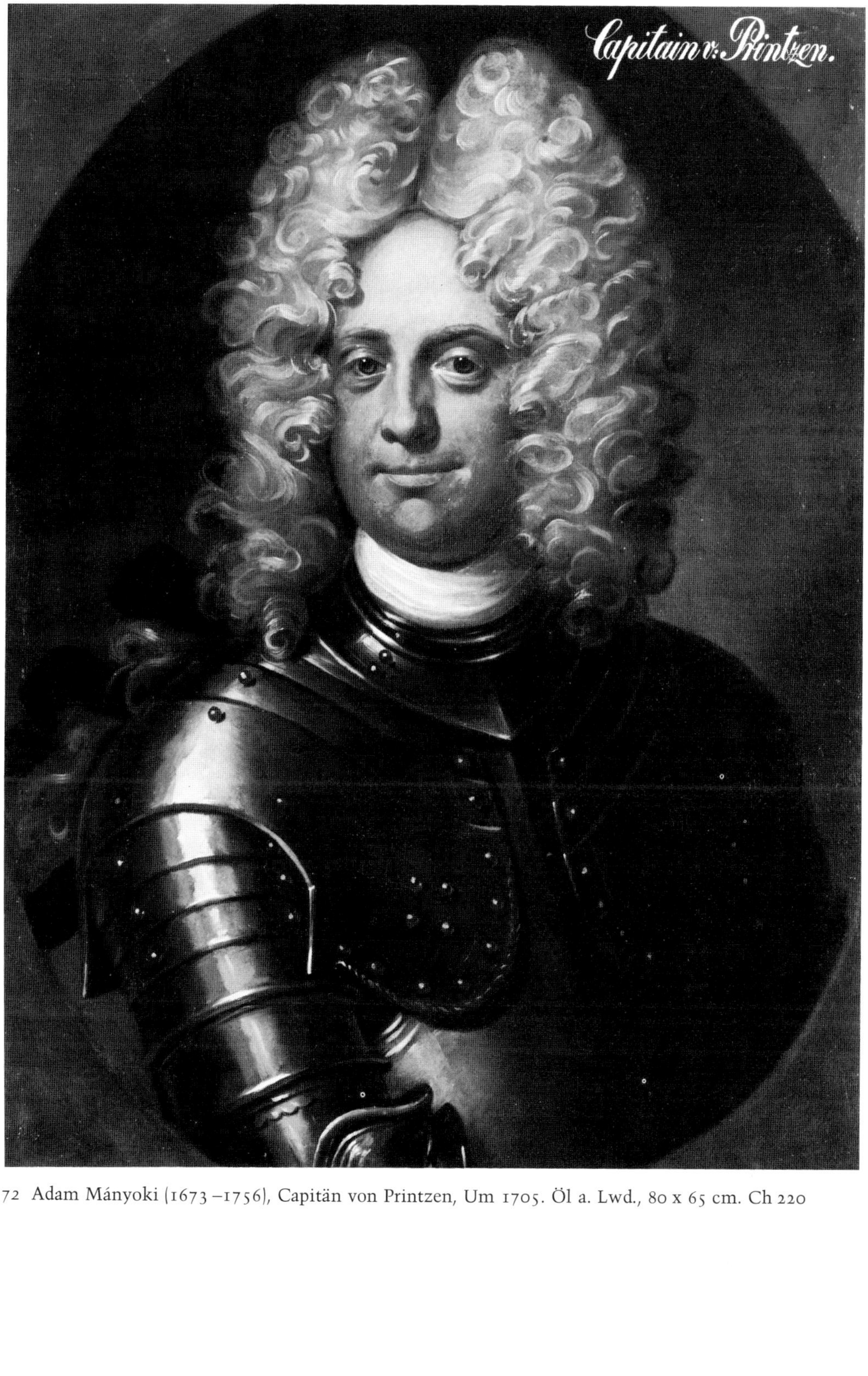

72 Adam Mányoki (1673–1756), Capitän von Printzen, Um 1705. Öl a. Lwd., 80 x 65 cm. Ch 220

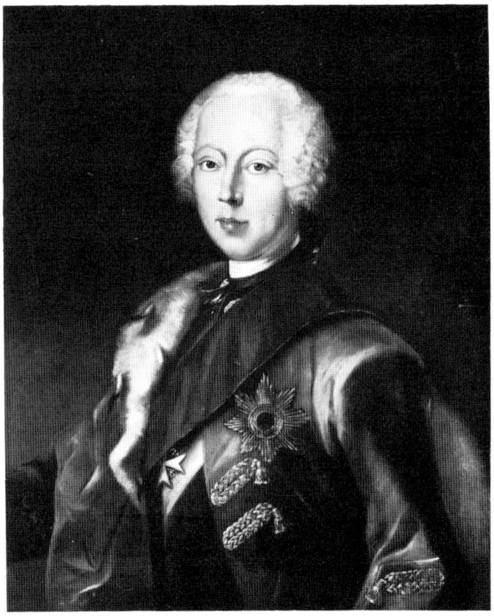

73 Georg Lisiewski (1674–1750), August Ferdinand, Prinz von Preußen. Um 1739. Öl a. Lwd., 79 x 66 cm. Ch 133

unter dem Einfluß Pesnes entstanden sein, dem sich damals kein Berliner Porträtmaler entziehen konnte. Dieser jüngste Bruder Friedrichs des Großen war Leutnant im Regiment des Kronprinzen. Das Bildnis ist für Lisiewski nicht gesichert, aber das nach Gesetzen einer strengen Flächenteilung geregelte Arrangement von Armhaltung, Rockkante, Hermelin und Ordensband ist ebenso typisch für den Maler wie die Unempfindlichkeit gegenüber dem Stofflichen. Die Falten wirken blechern. Der Kopf zeigt jedoch Lisiewskis Fähigkeit, ein Antlitz lebendig zu schildern.

74

Auch JOHANN CHRISTOPH MERCK aus Hall in Schwaben wurde vom Soldatenkönig geschätzt. Als Porträt- und TIERMALER war er seit etwa 1695 in Berlin und seit 1718 in Potsdam tätig, wo er vor allem die Riesengarde für den König in lebensgroßen ganzfigurigen Bildnissen zu porträtieren hatte[135].

Die Darstellung eines Fuchses, der wegen seines weiß gefleckten rechten Hinterlaufes offenbar als zoologische Merkwürdigkeit abgebildet worden ist, entstand zwar noch zur Zeit Friedrichs I., sie zeigt aber in der primitiv anmutenden Flächigkeit eben die Züge ungekünstelter Deutlichkeit, die der Soldatenkönig schätzte. Das Schilf, die Äste, der Baumstamm rechts und die Geländelinien sind mit der Gestalt des Fuches zu einem einfachen und festen Bildgefüge verbunden. Im Hintergrund erscheint die Zitadelle von Spandau.

Mißbildungen und Absonderlichkeiten darzustellen war eine der Aufgaben der Tiermaler. Eine andere war es, Jagdbeute zum Ruhm des Schützen zu verewigen. Unter Friedrich dem Großen, der der Jagd keinen Geschmack abgewann, verliert das Jagdgenre in der Malerei seine Geltung.

75

Die Ansicht, das Gegenstück zu einer Darstellung des links (westlich) anschließenden Flügels vom Schloß Monbijou, beides vielleicht Supraporten, dürfte in den letzten Regierungsjahren des Soldatenkönigs entstanden sein, denn 1740 kaufte Friedrich der Große das rechts (östlich) anschließende Grundstück und ließ hier bis 1742 einen weiteren Flügel errichten. Da dem mittleren Boot mit der preußischen Flagge eines mit Musikanten voranfährt und ein zweites folgt, darf man annehmen, daß hier dargestellt wird, wie der König an dem von seiner Gemahlin bewohnten Schloß vorbeifährt. Sophie Dorothea hatte das um 1706 von Eosander Göthe für den Grafen von Wartenberg erbaute Schloß nach dessen Sturz 1711 erhalten und bis zu ihrem Tode 1757 bewohnt. Das Wartenbergsche Schloß bestand nur aus den sieben mittleren Achsen.

---

135 Ein Reiterbildnis des Johann Kasimir Reichsgraf Kolbe von Wartenberg von 1702 ist abgebildet bei Berckenhagen 1964 (Nr. 222).

Das Bild besitzt koloristischen Reiz, zeigt aber in der Wiedergabe der räumlichen Situation die rationalistische Trockenheit einer Ansicht, die zugleich Plan sein will und über alles Auskunft gibt. Die kaum gelockerte Symmetrie – als kontrapunktischer Akzent erscheint rechts der Turm der Sophienkirche – trägt zu dem Eindruck eines Schaubildes bei. Diese Züge erinnern, wie schon Ekhart Berckenhagen gesehen hat[136], an DISMAR DÄGEN, einen 1731 aus Pommersfelden an den Hof Friedrich Wilhelms I. berufenen Maler, der durch eine eigenartige Mischung von Primitivität und Anschaulichkeit in Erstaunen setzt und dem Geschmack des Soldatenkönigs in besonderer Weise entsprochen haben muß.

76

Während Friedrich Wilhelm I. im allgemeinen nur wenig Geld für die Künste ausgab, investierte er bedeutende Summen in SILBERGERÄT, das er zunächst in Augsburg anfertigen ließ, dann jedoch mehr und mehr bei Berliner Goldschmieden bestellte. Der König hielt diese Anschaffungen offenbar deshalb für gerechtfertigt, da sich das Silber in Notzeiten einschmelzen ließ – was im Siebenjährigen Krieg geschah – und somit eine Kapitalreserve bildete. An den Silberschatz Friedrich Wil-

[136] Berckenhagen 1964, Abb. 262. Ein Gegenstück mit dem westlichen anschließenden Flügel ebenfalls im Schloß Charlottenburg.

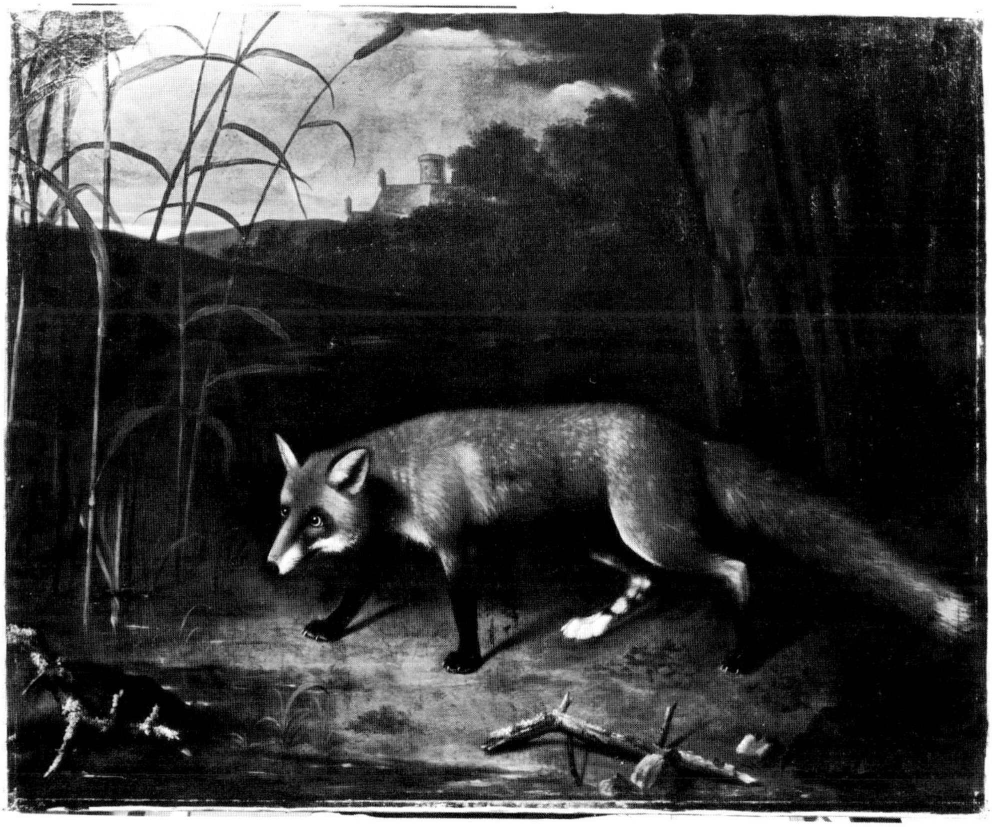

74 Johann Christoph Merck (um 1695–1726 nachgewiesen), Fuchs. Sign., dat. 1709. Öl a. Lwd., 112 x 144 cm. G 7

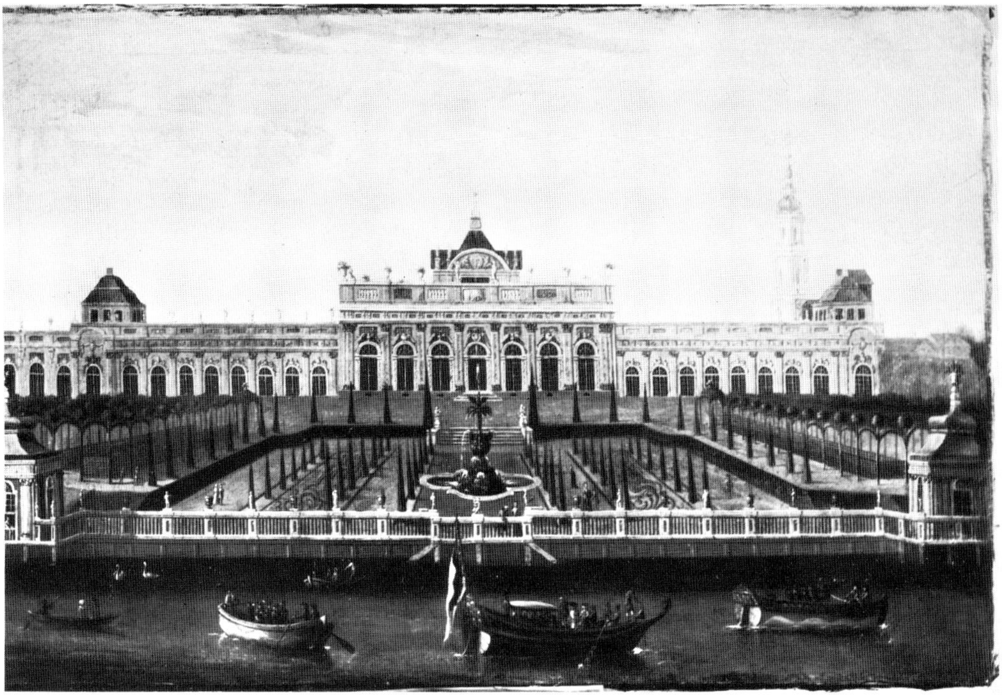

75 Dismar Dägen (um 1730–1751 nachgewiesen), Schloß Monbijou. Vor 1740. Öl a. Lwd., 74 x 117 cm. Ch 205

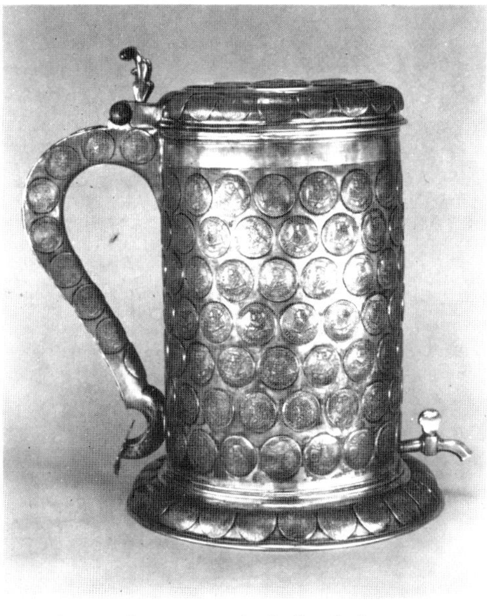

76 Johann Christian Lieberkühn d. Ä. (1669–1733), Münzkanne. Um 1730/33. Silber, H. 51,5 cm. Ch 231

helms I. kann eine große Münzkanne erinnern, die Johann Christian Lieberkühn, einer der bedeutendsten Berliner Goldschmiede, um 1730–33 geschaffen hat[137]. Zugleich ist die jegliche Eleganz meidende Form ein vollkommener Ausdruck des wenig geschliffenen königlichen Lebensstiles. Sie paßt zu Pesnes Bildnis von 1729.

Den Zweck der Kanne, die sich vor dem Krieg im Rittersaal des Berliner Stadtschlosses befand, wird durch Friedrich Nicolai anhand einer noch größeren Kanne im Vorzimmer des Weißen Saales erläutert: »Auch steht in diesem Zimmer eine ungemein große silberne Kanne mit zwey Handgriffen und einem Hähnchen (woraus, wenn Tabakskollegium war, in die daneben stehenden kleineren Bier gezapft, und aus den daneben stehenden Bechern mit Dekkeln getrunken wurden)[138].« In

[137] Baer 1975, S. 104, Nr. 2.

[138] Nicolai, Beschreibung, 1786, S. 895.

Wandung, Boden, Deckel und Henkel sind 287 Münzen, vorwiegend Silbertaler, aber auch einige Medaillen aus der Zeit des Großen Kurfürsten, eingelassen. Sein Bildnis, in vielfacher Variation, ist nach außen gekehrt und macht die Bier spendende Kanne zu einem merkwürdigen Denkmal seiner Person.

77

Neben der FAYENCEFABRIK von Gerhard Wolbeer existierte seit 1699 in Berlin eine weitere, die der Holländer CORNELIUS FUNCKE bis zu seinem Tode 1733 betrieb. Sie gilt als künstlerisch der Wolbeerschen überlegen und wurde wegen der Verwendung leuchtender Farben besonders geschätzt. Von chinesischen Vorbildern völlig unabhängig ist die Bemalung eines Paares achtkantiger Flaschenkürbisvasen mit türkischen Segelschiffen. Vermutlich hat Funcke die Zeichnung von einer osmanischen Halbfayence kopiert[139]. Der weiße Grund, der sonst bei Fayencen Porzellan vortäuschen will, ist hier durch einen türkisfarbenen Fond verdrängt, der die Vorstellung von Meer erweckt. Es gibt allerdings auch Vasen mit diesem Muster auf gelbem Grund[140].

[139] Falcke 1923, S. 28.

[140] Hannover, Kestnermuseum. Falke 1923, Abb. 45 a.

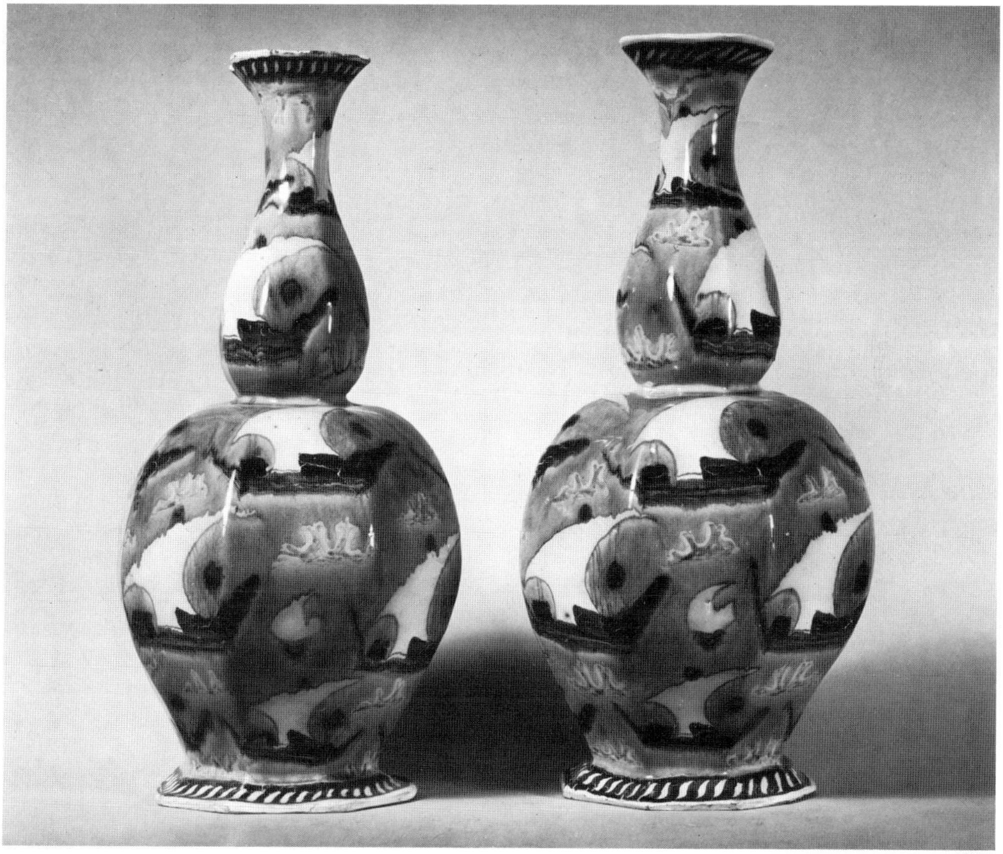

77 Manufaktur von Cornelius Funcke, Vasen mit Segelschiffmuster. Um 1730. Fayence, H. 37 cm. Ch 228

In der Mark arbeiteten im 18. Jahrhundert außer den Manufakturen von Wolbeer und Funcke in Berlin noch eine Fayencefabrik von Menicus in Berlin, von Lüdicke in Berlin und Rheinsberg, von J. C. Heinrichs in Frankfurt a. O. und von Rewend in Potsdam.

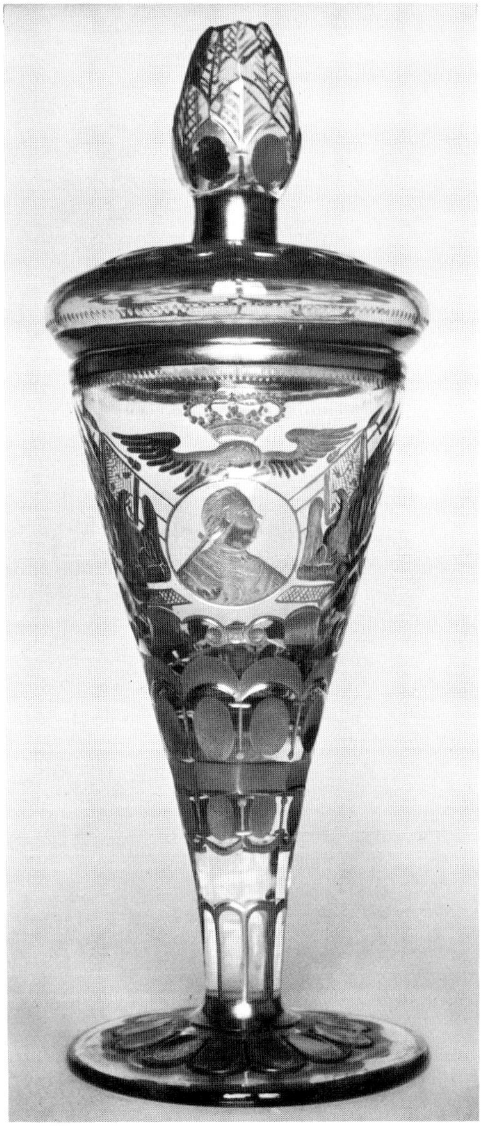

78 Potsdamer Glashütte, Trichterpokal.
Um 1735. Glas, teilweise vergoldet, H. 30,5 cm.
Ch 217

78

Die Potsdamer Glasfabrikation florierte auch unter Friedrich Wilhelm I., und ihre Erzeugnisse blieben von dem jähen Qualitätsabfall verschont, der sich auf anderen künstlerischen Gebieten zeigte. Formen aus der Zeit Friedrichs I. wurden weiter verwendet. Es gibt jedoch auch Gläser, die das Stilgepräge der Zeit des Soldatenkönigs deutlich erkennen lassen. Ein Beispiel ist der reich vergoldete Trichterpokal, der wohl um 1735, also kurz vor der Verlegung der Potsdamer Hütte nach Zechlin 1736, entstanden ist[141]. Schon die Form des Trichterpokals ist eine bezeichnende Neuerung der zwanziger Jahre, bei der die elegantere Gestaltung des Kelches auf einem abgesetzten und in sich plastisch gegliederten Schaft mit einem breiten Fuß zugunsten eines einfacheren Umrisses aufgegeben ist. Die Gliederung erfolgt nun durch horizontal gereihte einfache Schmuckmotive, Rundbogenfriese und Ovale, die durch eine Vergoldung kräftig betont sind. Das Glas wirkt durch den Wechsel von durchsichtigen und goldenen Flächen. Flächig-silhouettenhaft erscheint auch das Profilbildnis des Königs im Kreisfeld, umgeben von Fahnen, Adlern und der Königskrone darüber in teilweise geometrischer Vereinfachung.

In der Rückführung auf wenige Formen fast karikierend wirkt das Porträt des Königs mit dem schrägen Verlauf von Nase und Stirn in absichtsvoller Entsprechung zu dem Dreieck des Oberkörpers, das wiederum der Figuration der Fahnen antwortet. Die Komposition des Dekors zeigt damit die gleiche Derbheit und Direktheit der Sprache wie die Gesamtform. Dem Glas wird so jedoch der Eindruck des Feinen, Veredelten und daher Zerbrechlichen genommen, der ihm vom Material her zugehörte.

Die reiche, flächige Vergoldung, die ebenfalls dem Wesen des Glases widerspricht und etwas Metallisch-Festes suggeriert, war eine Spezialität der Potsdamer und später der Zechliner Gläser. Die Zechliner Hütte existierte noch bis 1890.

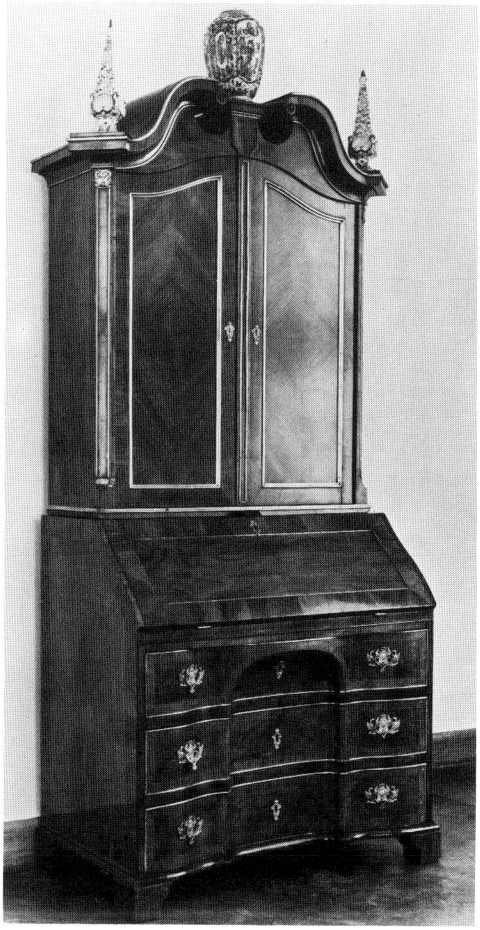

79 Potsdam oder Berlin, Schreibsekretär. Um 1730. H 228, B 104, T 61 cm. Ch 228

79

Aufgrund der Initialen des Königs auf den Beschlägen ist der Sekretär seiner Kunstepoche zuzuweisen, aber auch der Stil dieses strengen, nur in Maßen sich dem allgemeinen Zeitgeschmack fügenden Möbels würde eine solche Bestimmung fordern. Messingleisten geben ihm eine sparsame und feste Zeichnung. Die geschwungenen Linien des Giebels, sanfter im oberen Abschluß der Türen und bewegter darüber, besitzen eine fast mathematische Klarheit. Bezeichnend für die Knappheit der Formensprache ist die Kleinheit der Voluten am Giebel. Der Sekretär ist schlank. Dazu tragen auch die schräg gestellten Pilaster des Oberteils bei. Die Bauchung des Unterteils ist zurückhaltend. Eine Besonderheit ist die nischenartige Vertiefung in der Mitte. Neben Gerlachs Zeichnung vom Turm der Jerusalemer Kirche gestellt, ist die gemeinsame Stilhaltung augenfällig (S. 136, Nr. 96).

Es wäre, wie dieses Beispiel zeigt, falsch, im Stil der Zeit Friedrich Wilhelms I. nur den Zug zum Primitiven zu bemerken. Es bildet sich auch eine Disziplin der Formensprache aus, ohne die das friderizianische Rokoko nicht vorstellbar ist.

---

[141] Baer 1975, S. 126, Nr. 25.

Friedrich der Große (1740–1786)

Friedrich der Große war 28 Jahre alt, als er 1740 die Regierung übernahm, und er sollte fast ein halbes Jahrhundert lang – bis 1786 – die Geschicke Preußens bestimmen. Da er künstlerisch vielseitig begabt war und eigene Vorstellungen von den Aufgaben der Künste besaß, wirkte er mit jugendlichem Elan auf die von ihm in Gang gesetzte Entwicklung ein, die weitgehend von seinen persönlichen Bedürfnissen gesteuert wurde. Die großen Bauprojekte, an denen sich eine eng untereinander und mit dem König verbundene Arbeitsgemeinschaft von Künstlern zusammenfand, waren denn auch – mit Ausnahme der Oper – Neu- und Umbauten von Schlössern: Charlottenburg, Potsdam und Sanssouci. Bereits als Kronprinz hatte Friedrich Schloß Rheinsberg umbauen lassen. Mit Recht wird daher die preußische Spielart des Rokoko »friderizianisch« genannt.

Als Bewunderer französischer Kultur orientierte sich der König auch in der bildenden Kunst am Vorbild dieses Landes. Für die Verwirklichung seiner künstlerischen Pläne zog Friedrich jedoch nur verhältnismäßig wenig Kräfte aus Frankreich nach Berlin. Statt dessen erwarb er Werke französischer Künstler zur Ausstattung seiner Schlösser, vor allem Gemälde Watteaus und seiner Nachfolger in großer Zahl, die den Stil der einheimischen Künstler prägten. Zudem konnte er sich auf ein bereits vorhandenes französisches Element in der Berliner Kunst stützen, deren Exponent Antoine Pesne war. Preußische Künstler, die in Frankreich arbeiteten, wurden zurückgerufen, so Johann August Nahl und Georg Friedrich Schmidt, und tüchtige Kräfte zu Studien dorthin geschickt.

Die einzigartige, vom jugendlichen Enthusiasmus des Königs zur Entfaltung gebrachte Blüte des frühen friderizianischen Rokoko, die nach den Verhältnissen unter Friedrich Wilhelm I. eine Revolution bedeutete, konnte nur von relativ kurzer Dauer sein. Nach der Verwirklichung der ersten Träume mußte sie welken. Die Last des Amtes, insbesondere die kriegerischen Verwicklungen, veränderte die Denkweise des Königs. Mit der Flucht Nahls aus Berlin 1746 und der Entfremdung zwischen Friedrich und Knobelsdorff begann die Auflösung der Elitegruppe. Johann Michael Hoppenhaupt verließ Berlin 1750, Knobelsdorff starb 1753, Pesne 1757.

Der Siebenjährige Krieg bedeutete einen Einschnitt in der künstlerischen Entwicklung, wenn auch schon in den fünfziger Jahren wesentliche Veränderungen festzustellen sind. Die Formsprache, die um 1740 neu aufkam und in ihrer Ausdrucksfähigkeit ständig erweitert wurde, war nun ein allgemein gebrauchtes Idiom, das sich immer mehr abnutzte und in einen berlinisch-potsdamschen Dialekt eingefärbt wurde. Nüchterne Beobachtung und eine entsprechend trokkene Handschrift durchsetzte mehr und mehr die Phantastik und Beschwingtheit, die in der Frühzeit geherrscht hatte. Hinzu kam eine steigende Wertschätzung der Antike, so daß für das Ende der Regierungszeit Friedrichs des Großen ein eigentümlich zwiespältiger Stil charakteristisch ist, in dem die vergröberten Formeln des Rokoko und des Barock mehr und mehr von klassischem Formgut verdrängt werden. Lähmend wirkte sich auf das künstlerische Leben dieser Epoche die Überzeugung des Königs aus, den Deutschen mangele es generell an Begabung für die bildende Kunst. Der Qualitätsabstand zwischen deutschen Künstlern einerseits und besonders französischen und einigen italienischen (z. B. Batoni) andererseits war zwar offenkundig, es fehlte dem König jedoch die Einsicht in die Ursachen dieses Mangels und der Wille, ihm durch geduldige Förderung abzuhelfen.

Auf dem Gebiet der Architektur entstand, mehr veranlaßt durch ein ästhetisches Bedürfnis als durch zweckbestimmtes politisches Denken des Königs, dennoch Großartiges. Berlin und Potsdam erhielten durch prächtige Hausfassaden und wirkungsvolle Schmuckbauten, bei denen auch zahlreiche Bildhauer beschäftigt wurden, ein imponierendes Aussehen, so daß die beiden Städte am Ende des 18. Jahrhunderts zu den schönsten in Europa gehörten.

Die Rolle der zeitgenössischen Kunst im geistigen Haushalt des Königs ist manchmal überschätzt worden. Philosophie und Literatur und auf dem Gebiet der bildenden Kunst die der Antike nahmen in seinem Denken einen weitaus größeren Raum ein. Was er um sich entstehen ließ, hatte vielfach den Charakter von Ersatz für Unerreichbares, für Vergangenes und Fernes. Seine Verehrung der Antike bezeugt die Erwerbung der reichen Sammlung des Kardinals Polignac 1742 und der Gemmensammlung des Barons Stosch 1764. Seit den fünfziger Jahren wandte sich der König auch der europäischen Kunst der Renaissance und des Barock zu und legte in Sanssouci eine Galerie mit Gemälden derjenigen Meister der Vergangenheit an, die damals allgemein geschätzt wurden. Der Versuch, mit den Beständen in Dresden oder denen in Salzdahlum bei Braunschweig zu konkurrieren, wurde nicht gemacht, obschon es möglich gewesen wäre, durch Konzentration aller in den Schlössern vorhandenen Kunstwerke von Rang ein bedeutendes Museum zusammenzustellen. Von den Brüdern des Königs sammelten Prinz August Wilhelm und Prinz Heinrich nach dem Vorbild Friedrichs, Prinz Heinrich jedoch auch mit ausgeprägtem eigenen Geschmack, der die Kunst des Louis Seize einschloß. Nach dem Siebenjährigen Krieg entstanden in Berlin zudem bürgerliche Sammlungen, die zur Verbreitung des Interesses an Kunst wesentlich beitrugen. Der Adel betätigte sich dagegen kaum in dieser Richtung.

80

Die Knospe des friderizianischen Rokoko ist RHEINSBERG, das Schloß, das Friedrich Wilhelm I. dem Kronprinzen 1734 geschenkt hatte. Nachdem GEORG WENZESLAUS VON KNOBELSDORFF durch Umbau und Erweiterungen aus der malerischen Baugruppe des alten Schlosses eine regelmäßige Dreiflügelanlage mit Rundtürmen an den Endigungen der Flügel und einer diese verbindenden Kolonnade, dazu eine Innenausstattung im Geschmack des neuen Hausherren geschaffen hatte, zog der Hof 1736 ein. Zum Schloß gehörte ein weiträumiger Garten am Ufer des Grienericksees[142].

Das Gemälde Knobelsdorffs mit der Ansicht von Rheinsberg muß 1737 gemalt sein, obgleich das Schloß noch im Zustand vor dem Umbau wiedergegeben ist[143]. Die Malerei ist ein vollkommener Ausdruck der beginnenden Entwicklung des Rokoko, der Geistigkeit im Kreis um den Kronprinzen und der hochgespannten Erwartungen der bevorstehenden Regierungszeit. Alles ist noch im Werden. Der Garten ist unvollendet. Auf einem gefälligen Baum sitzt, kenntlich an der Uniform, der zur Hofgesellschaft gehörende Oberst Senning neben einem Zeichner, der wohl Knobelsdorff selbst ist. Genau unter dem Schloß ist die Kronprinzessin angeordnet, die, von einem Mohren beschirmt, majestätisch daherschreitet. Ihr folgt eine Hofdame, die sich zu der zierlichen Gestalt des Kronprinzen umwen-

[142] Carl Wilhelm Hennert, Beschreibung des Lustschlosses und Gartens Sr. Königl. Hoheit des Prinzen Heinrich ... Berlin 1778. Paul Seidel, Friedrich der Große als Kronprinz in Rheinsberg und die bildenden Künste, in: Jahrbuch der Königl. Preußischen Kunstsammlungen IX, 1888, S. 108–128.

[143] Eine Vorzeichnung zu dem Rheinsberg-Bild ehemals im Kupferstichkabinett Berlin, seit 1945 verschollen.

det, der ebenfalls durch die Uniform zu identifizieren ist. In der Gruppierung bereits ist ein Spiel der Galanterie vorgeführt, das eine neue Beweglichkeit des Geistes andeutet. Die übrigen Personen, die ganz sicher Porträts sind, können nicht benannt werden. Antoine Pesne, Knobelsdorffs Lehrer in der Malerei, hat die Staffage in die Landschaft hineingemalt.

Geselliges Vergnügen in der Natur ist das vielfach variierte Thema Watteaus, Lancrets und Paters, die Friedrich der Große von allen Malern am meisten schätzte und von denen er bereits in Rheinsberg eine Anzahl von Gemälden besaß. Aber was bei den Franzosen als traumhafte Idealität nur mit Sehnsucht betrachtet wird, ist bei Knobelsdorff Realität, weil Rheinsberg die Verwirklichung einer idealen Vorstellung sein sollte. Knobelsdorff gibt einen weiten Raum mit realistischen Einzelheiten, so den einfachen Häusern der Stadt Rheinsberg, die in der Wirklichkeitsnähe ihrer Darstellung holländischer Malerei des 17. Jahrhunderts zu vergleichen ist, aber dennoch wird der Phantasie ein Spielraum belassen, das Gesehene mit eigenen Inhalten anzureichern. Von dem einzelnen Baum am linken Bildrand schwingt sich am Ufer entlang bis zur Stadt hin eine große Linie, die einen eigenen Wert als Bildornament besitzt, die Gesetze der Perspektive eigentlich leugnet und mit den Bewegungen der Staffage harmoniert. Die Weidenstämme rechts sind wegen ihres bizarren Wuchses als Nebenmelodie und Kontrapunkt in die Komposition eingefügt.

Die ursprüngliche Bestimmung des Bildes ist nicht bekannt. Beim Tod der Mutter Friedrichs des Großen befand es sich in ihrem Nachlaß in Schloß Monbijou. Vielleicht ist es als Supraporte gemalt worden, auf jeden Fall läßt sich gut vorstellen, daß die linearen Bewegungen der Komposition über einen reich ornamentierten Rahmen hinaus in der flächigen Ornamentik einer Wand weiterschwingen. Das Bild ist kein Fenster mit dem Blick in eine andere, ideale Welt jenseits des Raumes, in dem der Betrachter steht, es ist mit diesem verbunden, denn das Interieur des Rokoko ist Wirklichkeit gewordene Traumwelt; Negierung von Trennungen und Unterscheidungen, das wie im Rausch zu erlebende Vermischen der Sphären, gehört zu seinem Wesen.

Knobelsdorff war der geniale Beherrscher der Bildsprache des friderizianischen Rokoko,

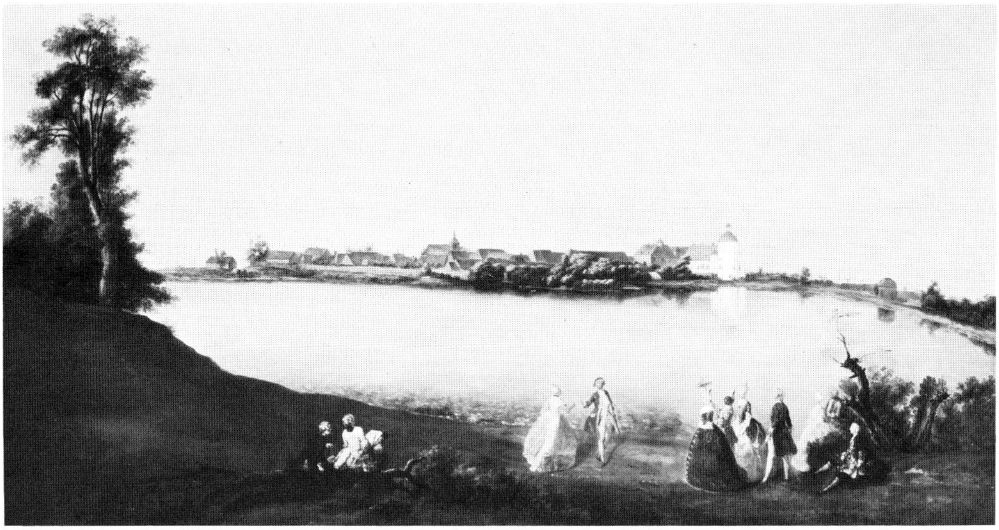

80 Georg Wenceslaus von Knobelsdorff (1699–1753), Schloß Rheinsberg. Um 1737. Öl a. Lwd., 82 x 163 cm. Ch 229

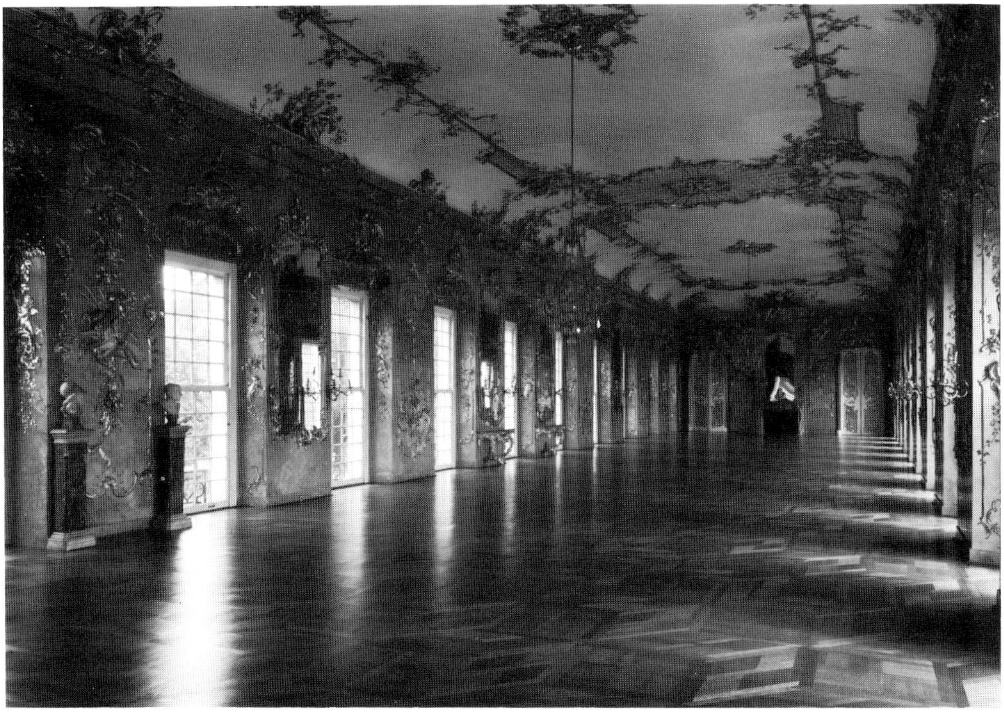

81 Georg Wenceslaus von Knobelsdorff. Goldene Galerie im Neuen Flügel des Charlottenburger Schlosses.

deren er sich jedoch nicht mit kalter Virtuosität bediente, sondern mit einer warmen Anteilnahme und in einem manchmal zögernden Vortrag. Man spürt auch in der Ansicht von Rheinsberg einen im besten Sinne dilettantischen Zug, daß nämlich die Kraft der Vision und der Empfindung nicht von technischer Brillanz überwuchert wird.

81

Knobelsdorffs Begabung war vielseitig, und das machte ihn vorzüglich geeignet, die auf eine Gesamtwirkung von Innenausstattung, Außenbau und umgebender Natur zielenden SCHLOSSBAUPROJEKTE Friedrichs in die Hand zu nehmen.

Knobelsdorff ist 1699 in Kuckädel bei Crossen geboren und war Offizier, ehe er 1729 wegen Kränklichkeit den Dienst quittierte und sich der Malerei zuwandte. Der Wechsel vom Soldat zum Künstler war für den Meister eines preußischen Rokoko eine bezeichnende Voraussetzung. Schon früh trat er in eine Beziehung zum Kronprinzen, aus der sich eine Freundschaft entwickelte. Eine Studienreise nach Italien 1736/37, der 1740 eine weitere nach Paris folgte, war notwendig, um seine Ausbildung als Architekt abzuschließen. 1740 wurde er zum Oberintendanten der Schlösser ernannt. Neben dem Bau des Opernhauses war die Errichtung des NEUEN FLÜGELS AM CHARLOTTENBURGER SCHLOSS die größte Aufgabe, die er unmittelbar nach dem Regierungsantritt Friedrichs des Großen zu übernehmen hatte. Die 1740 vollendete GOLDENE GALERIE, die im Krieg zerstört und exakt rekonstruiert worden ist, bildet den Höhepunkt der Innenausstattung des Neuen Flügels[144].

---

[144] Martin Sperlich, Helmut Börsch-Supan, Tilo Eggeling, Der Weiße Saal und die Goldene Galerie im Schloß Charlottenburg. Aus Berliner Schlössern. Kleine Schriften I. Berlin 1973. Kühn 1970 I., S. 107–109, II, Abb. 492 – 575, 712, 713, 721–722.

Der 42 Meter lange Raum kann verdeutlichen, welche Wirkungen Knobelsdorff beabsichtigte. Die Wände sind mit grünem Stuckmarmor verkleidet, der durch das Material Kühle verbreitet, die Kühle des Steins, aber mit der Farbe der Vegetation, so daß man sich auch an die Kühle eines Waldes erinnert fühlt. Das Grün tritt in Beziehung zum Laub der Bäume, auf die man aus den Fenstern sieht. Das Laubwerk aus Stuck, das im Inneren Wände und Decke schmückt, ist jedoch mit Blattgold überzogen. Bald bietet sich der plastische Dekor dem Auge greifbar als Blatt oder Blüte dar, dann wieder wird die Form abstrakt, gegenständlich unfaßbar, um sich wieder in etwas anderes zu verwandeln, tropfendes Wasser, Muschel, Weintraube oder anderes. Metamorphosen beschäftigen den Betrachter an jeder Stelle der Wand, er sieht sich von einer wuchernden Fülle phantastischer Einfälle umgeben, die dennoch einer architektonischen Ordnung unterworfen sind, ja so etwas wie Disziplin erkennen lassen. Das Ornament wird niemals üppig, es berauscht niemals so sehr, daß nicht der Geist bei der Betrachtung die Oberhand behalten könnte. Neben dem Verstand ist es jedoch die Empfindung, die der Raum aussprechen will. Wer die feinste Sensibilität besitzt, wird die Anspielungen der Dekoration am vollständigsten aufnehmen können. Ein solcher Raum ist nicht mehr vordringlich Demonstration von Macht und Reichtum, er ist für Menschen geschaffen, die offen sind für alles Erfahrbare, freilich mit dem Ziel des Genusses, für die Anhänger der Aufklärung, freilich einer poetisch verklärten.

Die Ausführung von Knobelsdorffs Entwurf ist nur als eine Gemeinschaftsarbeit der besten Bildhauer denkbar. Johann August Nahl war sicherlich beteiligt, vermutlich auch die Brüder Johann Christian und Johann Michael Hoppenhaupt.

82

Im Äußeren gibt sich der Neue Flügel betont schlicht. Die Gliederung des zweigeschossigen Baues in ein mit rustikaler Bänderung versehenes Erdgeschoß und ein Obergeschoß mit glatten Putzflächen zwischen den hohen Fenstern schließt sich an den Bau Nerings und Eosanders an. Aus dieser eher nüchternen Reihung der Achsen hebt sich der Mittelpavillon als eigener Baukörper heraus. Die fünf Achsen dieses Bauteils sind gleichartig gestaltet, ohne daß eine dominierende Mitte herausgehoben wäre. Der Rhythmus der sechs Paare toskanischer Säulen läuft ebenso gleichmäßig durch wie der der sechs Steinvasen auf dem Dach. Neben dem Mittelbau des alten Schlosses wirkt der des Neuen Flügels einfach. Seine Noblesse liegt in den klaren Proportionen und in einer Natürlichkeit, denn die Ordnungen des Gartens, der Rhythmus der Bäume, klingt in der Architektur an, auch in den sparsamen pflanzlichen Motiven an Vasen und Balkongittern. Drinnen und draußen zu verbinden, ist die Aufgabe der großen rundbogigen Fenster, die auch wieder auf den Mittelbau des alten Schlosses Bezug nehmen.

Die Außenansicht des Neuen Flügels kann illustrieren, was Friedrich der Große in seiner Gedenkrede auf Knobelsdorff aussprach: »Er liebte die vornehme Einfachheit der Griechen, und ein feines Gefühl veranlaßte ihn, alle die Zierrate zu vermeiden, die nicht am Platze waren.«

83

Die Ornamentik erhielt im Rokoko eine gesteigerte Bedeutung. Sie war es, die Architektur, Mobiliar, Gemälde und anderes zu der gewünschten Einheit des Ensembles zusammenband, deren Vorbild im Grunde die Natur war. Alle Gattungen tendierten zum Ornament. Diese Entwicklung wirkte sich besonders auf die Skulptur aus, wo die für sich existierende Rundfigur mehr und mehr an Selbständigkeit verlor. Ornamente zu erfinden und auszuführen, wurde zu einer wichtigen Aufgabe des Bildhauers. Sie schufen Bilderrahmen und Tische wie Statuen.

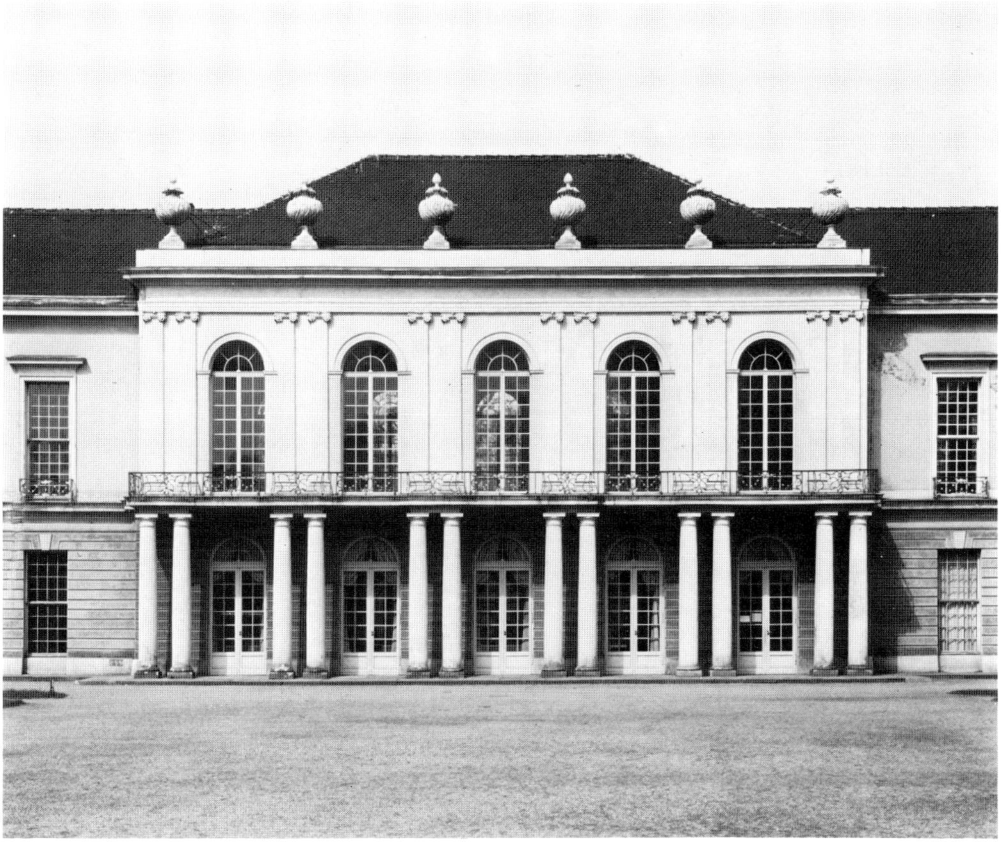

82 Georg Wenceslaus von Knobelsdorff. Neuer Flügel des Charlottenburger Schlosses, Stadtseite. 1747

Der vergoldete Konsoltisch von JOHANN AUGUST NAHL im Neuen Flügel ist ein Beispiel für eine solche »Möbelskulptur«[145]. Die Tektonik des Gestells ist weitgehend geleugnet. Fast jede Linie ist in eine Schwingung versetzt. Besonders an den Füßen mit den nach innen versetzten C-Schwüngen wird deutlich, daß das Verhältnis von Last und tragender Stütze nichts mehr gilt. Alles ist leicht aneinandergefügt, scheint kein Gewicht mehr zu haben und zu schweben. Die Flügel an der Zarge sind ein bezeichnendes Motiv. Aber die Vorstellung des Schwebens ist doch nicht an eine präzise Erinnerung aus der Natur gebunden, sie gilt in einem übertragenen Sinn. Nichts ist fest und gesichert, alles verwandelt sich. Aus Muscheln entwickeln sich Weintrauben, Blütengirlanden schlingen sich um das Gestell, Granatäpfel mit phantastisch übersteigerten Blättern an den Ecken und in der Mitte der Zarge erzeugen Wirbel, die sich in Ranken fortsetzen.

Die Motive wollen jedoch nicht nur das Auge besänftigen und über das Auge dem Körper eine Bewegung mitteilen, die gezeigten Trauben und Blüten sprechen Geschmacks- und Geruchsnerven an und sind Aufforderung zum Lebensgenuß, jedoch immer nur andeutungsweise. Krasser Naturalismus, zu dem die Farbe gehören würde, ist vermieden. Das Gold entrückt die Dinge trotz ihrer plastischen Greifbarkeit.

Johann August Nahl war der Sohn des Bild-

[145] Huth 1958.

hauers Johann Samuel Nahl, der einen der Sklaven am Reiterdenkmal des Großen Kurfürsten geschaffen hatte. In Paris ausgebildet war er seit 1735 in Straßburg tätig. Von hier berief ihn der König 1741 nach Berlin als »Directeur des ornemens« für die Schlösser. Unzufrieden mit den Anforderungen des Königs bei nicht sehr guter Bezahlung verließ er 1746 heimlich Berlin, ging nach Straßburg, von dort in die Schweiz und war seit 1755 in Kassel tätig[146].

84

Johann Michael Hoppenhaupt, 1709 in Merseburg geboren und zusammen mit seinem Bruder Johann Christian seit 1740 in Berlin tätig, ist ein anderer überragender Meister des preußischen Rokokoornamentes. Ihm wird ein um 1750 geschaffener Kaminschirm zugeschrieben, der ursprünglich vergoldet war[147]. Ein knieender Chinese hält einen asymmetrischen, aus frei geschwungenen Formen zusammengefügten Rahmen mit einem Stoff, ein phantastisches Gebilde, das dazu diente, vor der vom Kamin direkt ausstrahlenden Hitze zu schützen. Der Dienst, den der Schirm erweist, wird durch den Chinesen als Dienstleistung eines Menschen veranschaulicht, so wie es z. B. auch Skulpturen von Mohren als Laternenträger gab. Das Werk ist mehr noch als der Tisch Nahls Skulptur und zugleich Möbelstück. Die Chinamode war nach einer ersten Welle um 1700 im Rokoko aufs neue aufgelebt. China war das fabelhafte ferne Land, ein Paradies, an das das aufgeklärte Zeitalter jedoch nicht wirklich glaubte, sondern das man parodierend zitierte. So ließ Friedrich der Große 1754–56 im Park von Sanssouci ein Chinesisches Teehaus er-

[146] Bleibaum 1938.
[147] Huth 1958, Abb. 5.

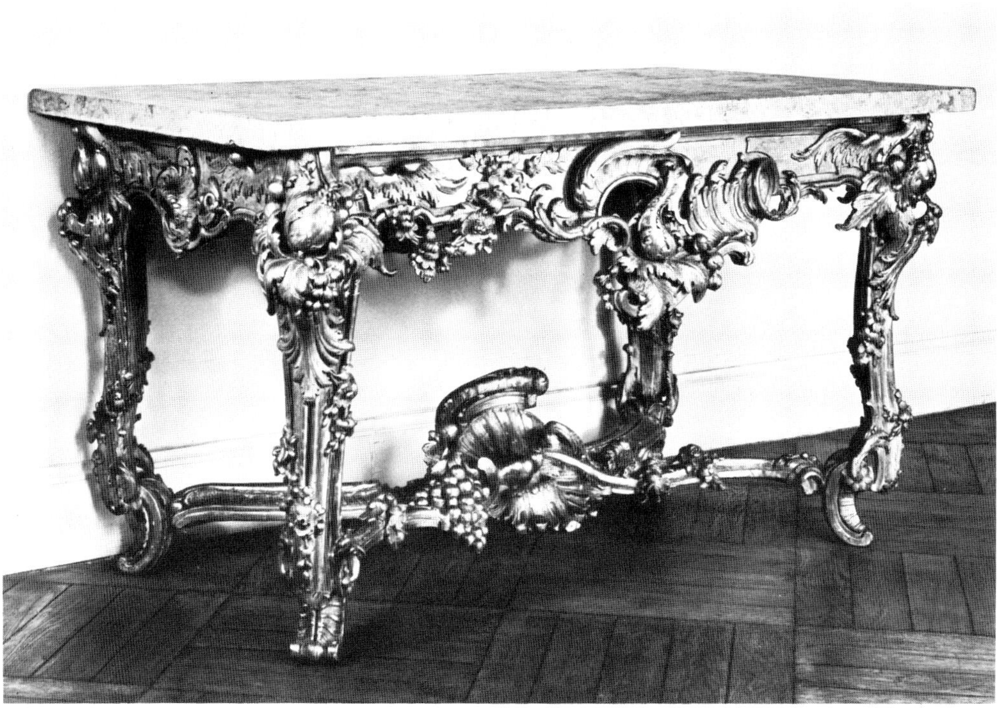

83 Johann August Nahl (1710–1785), Konsoltisch. Um 1745. H 86, B 157, T 90 cm. Ch 348

bauen, das mit vergoldeten Statuen von Chinesen umgeben ist.

Bis auf den Bart hat die Physiognomie nichts Asiatisches. Man wollte keine ethnologisch exakte Abbildung geben. Phantastisch ist auch das Kostüm. Die Formen des Gewandes sind als Ornament aufgefaßt und geben Kopf, Hände und ein Knie als realistisch

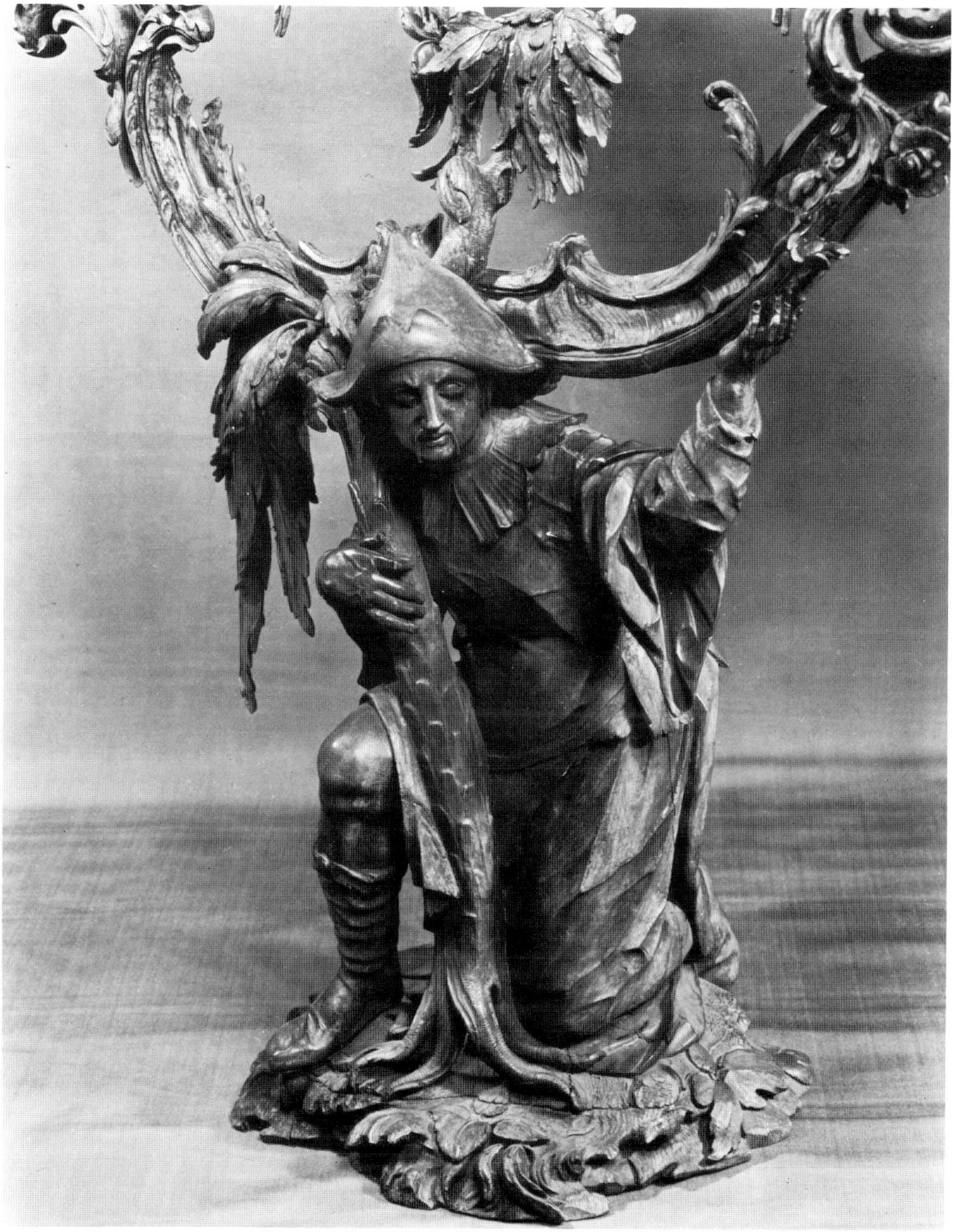

84 Johann Michael Hoppenhaupt (1709 – um 1755), Kaminschirm. Um 1748. H 171 cm. Ch 350

durchgebildete Einzelheiten des Körpers frei, wie im Rahmen naturnah gebildete Blüten und Blätter neben abstrakten Formphantasien stehen. Während Johann Michael Hoppenhaupt bereits 1750 nach Merseburg zurückkehrte und dort bald starb, lebte sein Bruder Johann Christian noch bis nach 1778 und lieferte zahlreiche Dekorationen von Innenräumen in den Schlössern Friedrichs des Großen.

85

Als nach dem Siebenjährigen Krieg Friedrich der Große das NEUE PALAIS im Park von Sanssouci erbauen ließ, das dem friderizianischen Rokoko eine diesem im Grund wesensfremde pomphafte Note hinzufügte, hatte JOHANN CHRISTIAN HOPPENHAUPT eine leitende Stellung bei der Dekoration der Innenräume. Für das 1764–66 eingerichtete Untere Konzertzimmer[148] hat sich von seiner Hand ein Entwurf der Wandgestaltung erhalten, ein sorgfältig gezeichnetes Blatt, das über jedes Detail Auskunft gibt, in der Handschrift aber nichts von dem Schwung erkennen läßt, der die Phantasie beim Erfinden der originellen Gebilde beflügelt hat. Die Möbel haben ihren festen Platz an der Wand und sind einbezogen in das Spiel der Formen. Palmen und Drachen als exotische Motive mischen sich mit Anspielungen auf antike Mythologie und Blumen, die auch einheimisch sein könnten. Was sich kurvig in der Fläche bewegt und plastisch aus ihr herauswölbt, ist jedoch bezogen auf ein System von Horizontalen und Vertikalen. Der Üppigkeit antwortet Erstarrung, Ahnung eines Endes dieser Formgesinnung.

[148] Kurth 1964, Abb. 90, 91.

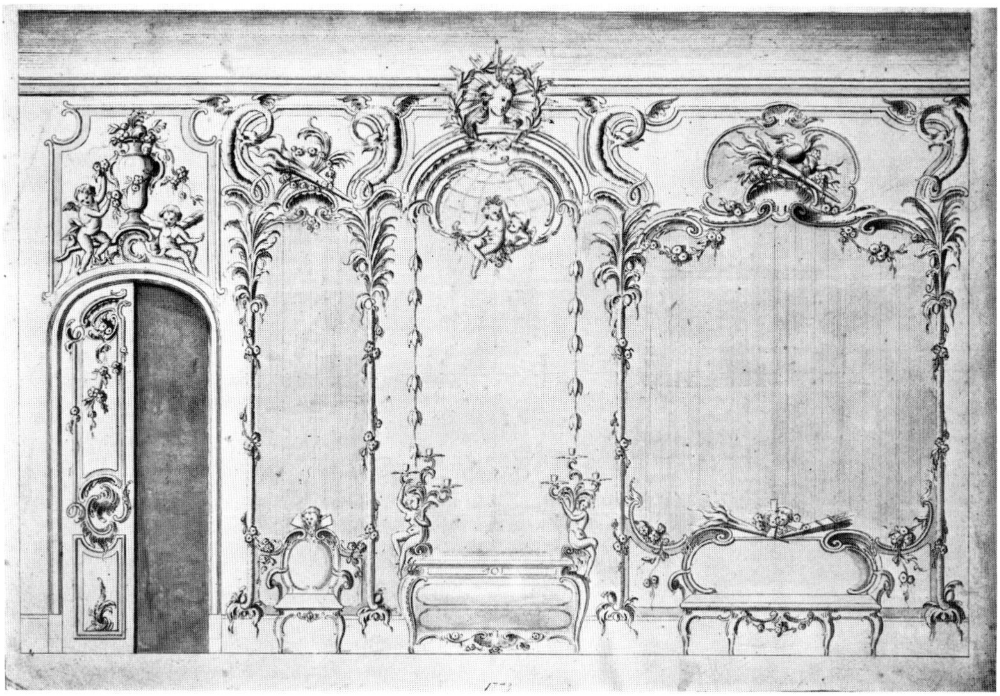

85 Johann Christian Hoppenhaupt (1746–1778 nachgewiesen), Entwurf für das Untere Konzertzimmer des Neuen Palais. Um 1765. Feder, laviert, aquarelliert, 29 x 44 cm. Plankammer.

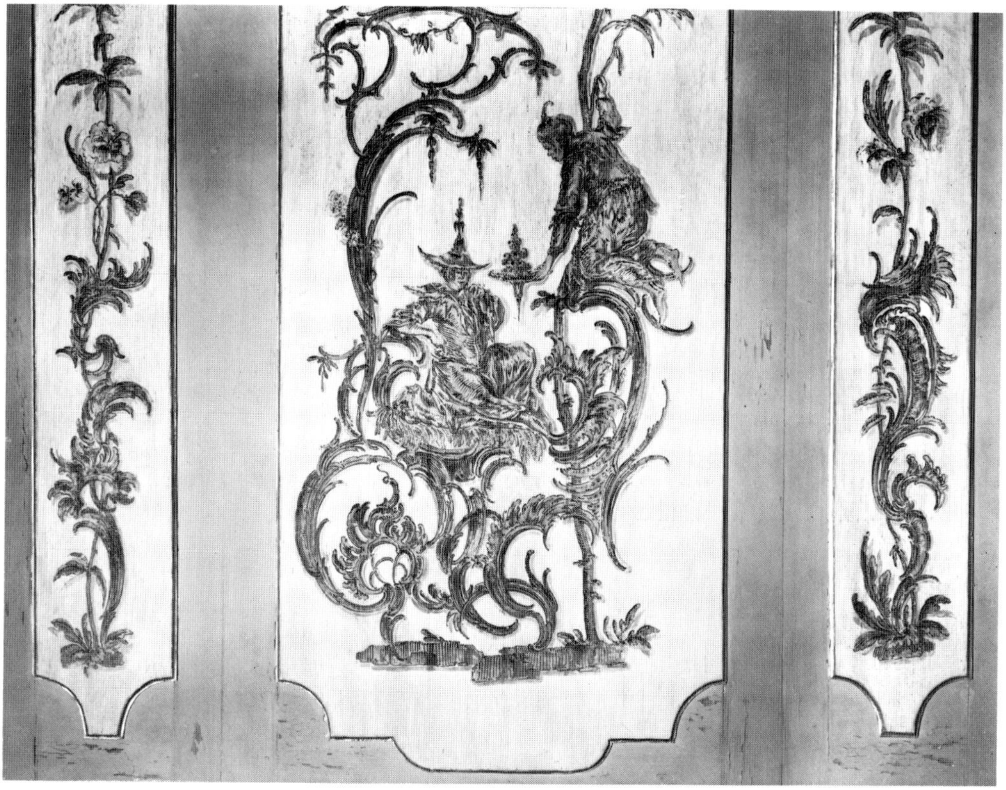

86 Friedrich Wilhelm Hoeder (gest. 1761), Chinesenszenen, Wandmalerei. Um 1745, Tempera a. Holz. Ch 350

86

Das Beispiel eines mit Chinoiserien vollständig ausgestalteten Innenraumes bietet ein von FRIEDRICH WILHELM HOEDER ausgemaltes Zimmer im Neuen Flügel[149]. Hoeder, der mit Georg Friedrich Schmidt zusammen in Paris gewesen war, ergänzte als Maler von Ornamenten die Arbeitsgemeinschaft der Knobelsdorff, Pesne, Nahl, Hoppenhaupt und anderer. Er hat auch Bühnenbilder geschaffen und 1745 eine Mauer am Lustgarten in Potsdam mit Schäferstücken bemalt. Hoeders grazile und zugleich dürre und brüchige Ornamentik, die einen herbstlichen Charakter hat, jedenfalls nichts Blühendes besitzt, ist von französischen Vorbildern, speziell von Jean Mondon angeregt. Die blaugrüne, mit Gold schwach gehöhte Zeichnung aus feinen Strichen auf weißem Grund erinnert an chinesisches Blauweißporzellan, aber nur von Ferne. Anspielung ist geistreicher als Imitation. Der Betrachter soll angeregt, nicht getäuscht werden.

Daß ein chinesischer Würdenträger auf einem aus krausen Schwüngen gebildeten Thron sitzt und ein Diener, der an einem Baumstamm hochgeklettert ist, ihm von oben eine Schale mit Früchten herabreicht, ist eine Absurdität, aber sie ist mit Anmut inszeniert. Die Dekoration soll Zeit und Ort vergessen lassen. Hoeder hat 1747 ein ähnliches Zimmer im Schloß Sanssouci gestaltet. Von seiner Hand sind auch zierliche Radierungen bekannt, die zum Teil 1760 datiert sind.

149 Kühn 1970, I, S. 99, II, Abb. 452, 453. Die Boiserie, die 1958 im Obergeschoß des Neuen Flügels eingebaut wurde, befand sich ursprünglich im Erdgeschoß Raum 313.

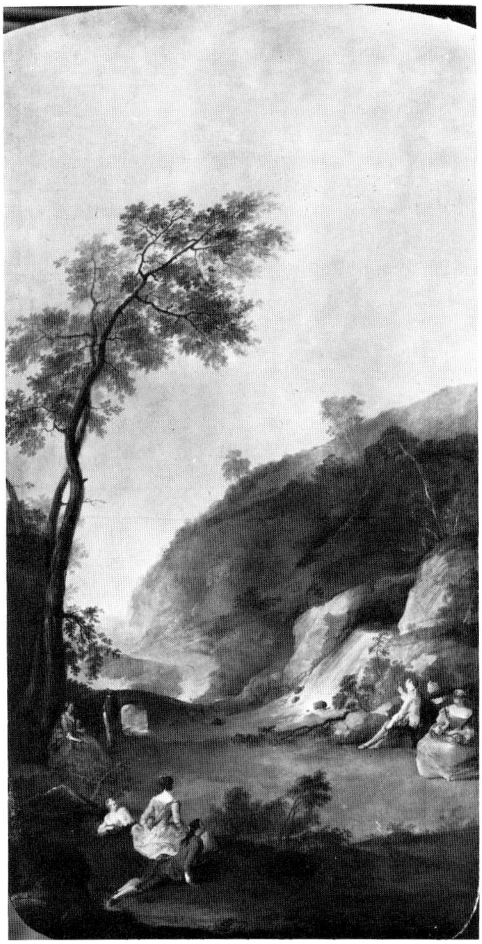

87 Johann Harper (1688–1746), Landschaft mit höfischer Gesellschaft. 1746. Öl a. Lwd., 247 x 130 cm. Leihgabe. Ch 229

87

Einheimische Künstler, die man nicht einer Ausbildung in Frankreich oder Italien für wert hielt, oder die nicht mehr beweglich genug waren, dorthin zu reisen, übernahmen in Berlin aus zweiter Hand die neue Formsprache. In Knobelsdorffs Ansicht von Rheinsberg war deutlich geworden, wie die Zugehörigkeit des Bildes zur ornamental gestalteten Wand eine entsprechende Flächigkeit der Bildkomposition forderte. Ein Panneau von JOHANN HARPER von 1746, Teil eines Zyklus von vier Wandbildern, an denen neben Harper noch Pesne, Knobelsdorff und Dubois beteiligt waren, kann zeigen, wie ein als Miniatur- und Bildnismaler bewährter älterer Künstler die neue Aufgabe zu bewältigen suchte und den Sprung aus der Nüchternheit der Welt des Soldatenkönigs in die neue Zeit wagte, in der Geist und Phantasie den Ton bestimmten[150].

Gemeint ist eine arkadische Landschaft. Ein Wasserfall bildet, fast parallel zur Bodenwelle des Vordergrundes, eine nach unten ausschwingende Bahn, der der Kontur des Berges dahinter absichtsvoll im Gegensinn antwortet. Vorbereitet und begleitet wird diese Bewegung durch die beiden Bäume mit schütterem Laub, das das Ornament der Zweige sehen läßt. Mit der Gestaltung des Bodenreliefs im Raum tat sich der Maler schwer. Das wird besonders an den Figuren deutlich, deren maßstäbliche Verkleinerung zur Tiefe hin nicht recht überzeugt. Sie fügen sich Gesetzen des Bildhauers, bleiben voneinander innerlich isoliert und animieren nicht durch Geselligkeit den Betrachter, sich in der Vorstellung ihrem Kreis einzufügen, wie das Watteau und seine Nachfolger tun, denen Harper hier nachzueifern sucht.

Neben den zugehörigen Bildern von Pesne (Nr. 91, S. 132) und Knobelsdorff würde vollends deutlich, wie ungleich das Können der Künstler war, die bei dem Neubeginn der Kunst um 1740 in einer Gemeinschaft zusammenzuarbeiten genötigt waren. Ähnlich wie um 1700 fehlte auch in dieser Blütezeit der preußischen Kunstgeschichte eine größere Anzahl ausgezeichneter Künstler, die neben den stets vereinzelten überragenden in der Lage waren, die Kunst in der Breite auf einem hohen Niveau zu halten.

Johann Harper war 1688 in Stockholm geboren worden und nach einer Ausbildung bei Peter Martin van Meytens und David von

[150] Margarete Kühn, Antoine Pesne und die friderizianische Raummalerei, in: Berckenhagen 1958, Abb. 30–33.

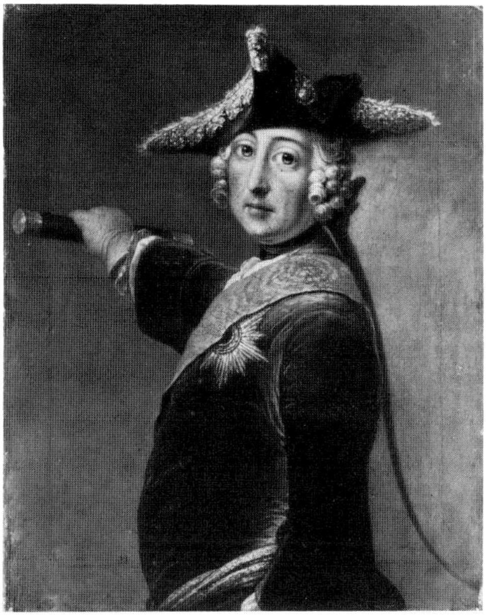

94 Johann Gottlieb Glume (1711–1778), Friedrich der Große. Sign., dat. 1756. Öl a. Lwd., 69 x 57,5 cm. Ch 206

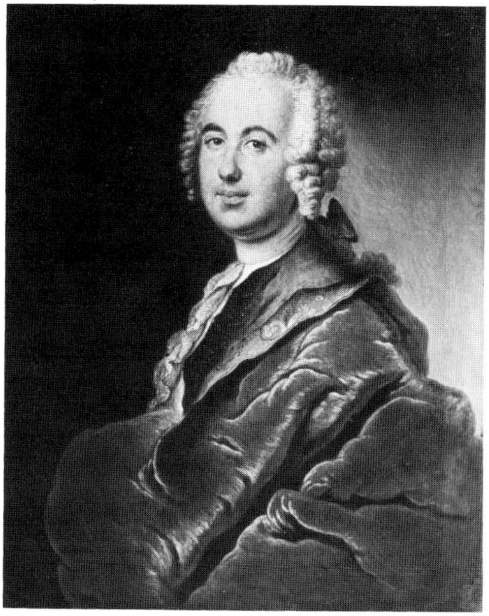

95 G. Hempel (gest. vor 1786), Jacob Friedrich Baron von Bielfeld (?), Um 1750. Öl a. Lwd., 42 x 35 cm. Ch 229

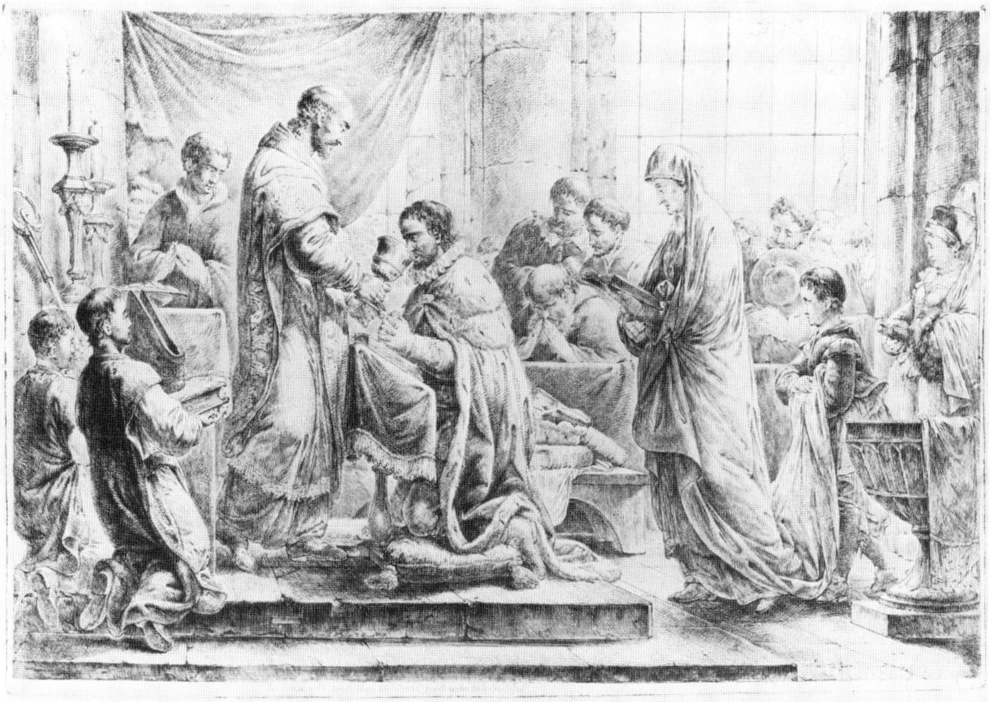

96 Christian Bernhard Rode (1725–1797), Joachim II. nimmt das Abendmahl in beiderlei Gestalt. Sign., dat. 1783. Radierung. 40,5 x 61,7 cm. Plankammer

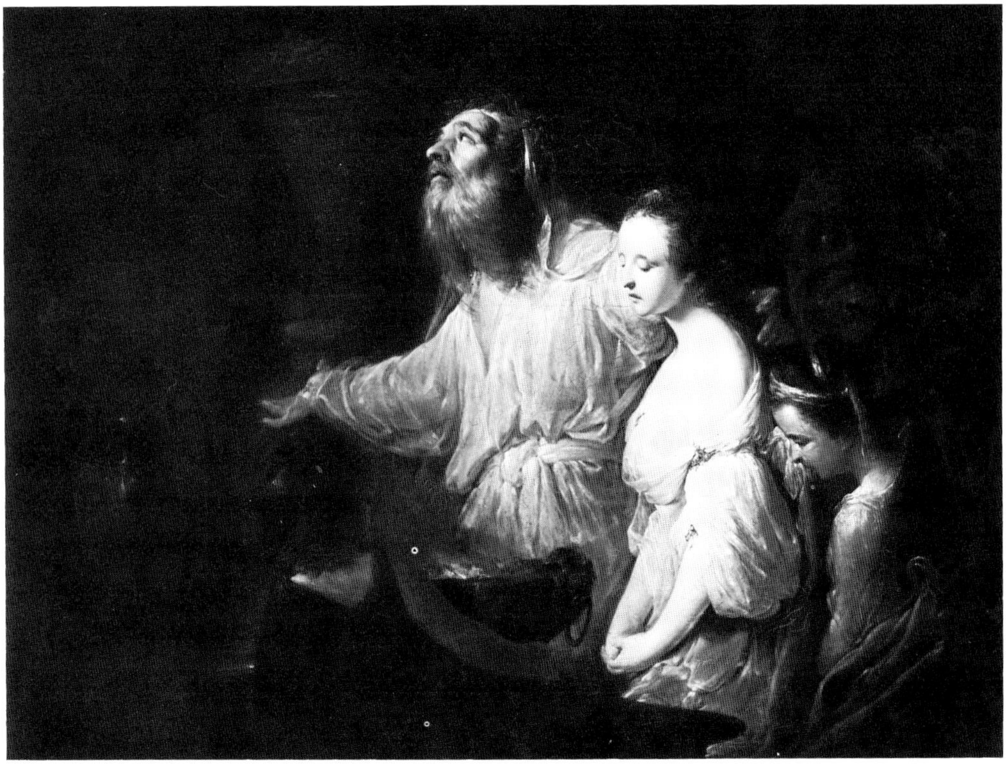

97 Christian Bernhard Rode, Opferung der Iphigenie. Sign., dat. 1781(?). Öl a. Lwd., 137,5 x 187 cm. Ch 231

sche Arbeiten am Deutschen Dom, am Brandenburger Tor, an den Mohrenkolonnaden oder am Belvedere im Charlottenburger Schloßgarten (Vier Erdteile) geschaffen[170].

Der 1725 in Berlin Geborene wurde Schüler Pesnes, hielt sich 1750–52 in Paris und 1754–55 in Italien, vor allem in Venedig auf, schöpfte also aus den gleichen Quellen wie sein Lehrer. Seine führende Rolle in Berlin kam auch in der Nachfolge Lesueurs als Direktor der Akademie seit 1783 zum Ausdruck.

Da die übrigen Schüler Pesnes sich dem Bildnis zuwandten, wurde an Rode vor allem seine Fähigkeit geschätzt, größere Kompositionen zu entwerfen. Dadurch nahm er eine Position ein, wie sie unter Friedrich I. etwa Johann Friedrich Wentzel innehatte. Seine überzeugendsten Leistungen lagen dennoch auf dem Gebiet der Bildnismalerei.

Eines seiner wichtigsten und am meisten zukunftweisenden Verdienste ist die Pflege einer Geschichtsmalerei, die sich um sachliche Veranschaulichung des historischen Vorganges bemüht und einen stark lehrhaften Charakter hat. Patriotische Propaganda fließt ein, jedoch aus eigenem Antrieb, nicht auf Befehl des Königs, der sich um Rodes Bilder zur brandenburgisch-preußischen Geschichte nicht kümmerte und auch keines von ihnen kaufte.

Die 1783 geschaffene, im Zusammenhang mit einem verlorenen Gemälde stehende Radierung »Joachim II. nimmt das Hl. Abendmahl zuerst in beiderlei Gestalt« ist ein Beispiel für Rodes Bemühen, ein – an die Person

170 Berckenhagen 1964, Abb. 342–344. Die Zeichnung Abb. 342 ist ein Entwurf für die Mohrenkolonnaden.

des Kurfürsten gebundenes – wichtiges Ereignis der Geschichte zu veranschaulichen[171]. In Technik, Komposition und atmosphärischer Wirkung ist das Vorbild Rembrandts zu spüren, das er freilich stark vergröbert. Auch bei anderen Berliner Künstlern dieser Zeit, z. B. bei Georg Friedrich Schmidt, ist die Orientierung an Rembrandt auffällig, dessen bürgerlich-protestantische Geisteshaltung man hier als wesensverwandt schätzte, wie auch in den Berliner und Potsdamer Kunstsammlungen Rembrandt und seine Schüler relativ gut vertreten waren.

Dem Baron Bielfeld, der den Rheinsberger Hof Friedrichs des Großen mit einem Gemälde Watteaus verglich, fiel schon zur Zeit Friedrich Wilhelms I. in Potsdam als Gegensatz dazu Rembrandts Kunst ein[172].

Die patriotische Tendenz bei Rode, entstanden aus dem Bemühen, die Kunst der Festigung eines nationalen Bewußtseins dienstbar zu machen und somit auch in breitere Schichten zu tragen – was die Reproduktion der Erfindungen in der Druckgraphik erforderte –, wurde erst von Friedrich Wilhelm III. 1799 zum Programm einer vom König ausgehenden Kunstpolitik erhoben.

97

Das Vorbild Rembrandts ist auch in der vermutlich 1781 gemalten »Opferung der Iphigenie« zu spüren, einem der qualitätvolle-

[171] Rodes Druckgraphik ist verzeichnet in Nagler's Künstlerlexikon (XIII, 1843).

[172] Des Freyherrn von Bielfeld freundschaftliche Briefe nebst einigen anderen. Aus dem Französischen. Danzig und Leipzig 1765, S. 83.

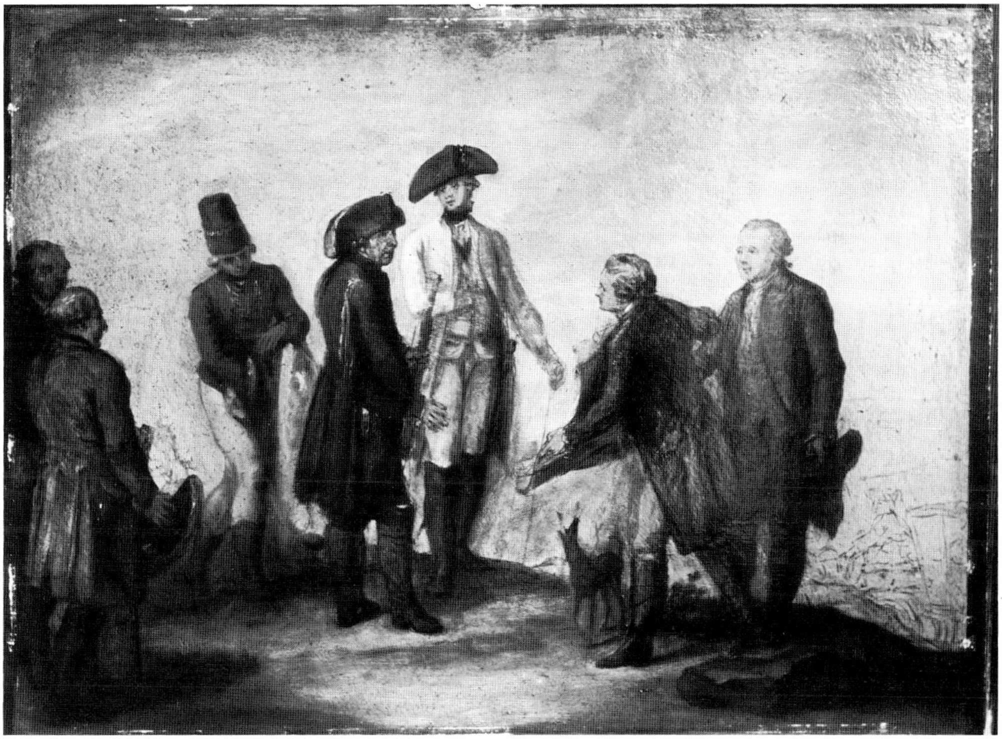

98 Johann Christoph Frisch (1738–1815), Friedrich der Große besichtigt die Kolonien im Rhinluch. Um 1800. Öl a. Pappe, 45 x 62 cm. Ch 206

ren Gemälde Rodes. Das Thema war im 18. Jahrhundert beliebt geworden, besonders in Venedig – Gluck benutzte es 1773 für eine Oper –, aber statt eine vielfigurige Szene zu geben, die die äußere Dramatik des Geschehens auskostet, wählte Rode das Halbfigurenbild mit seiner Möglichkeit, sich auf Seelisches zu konzentrieren. Dem ergriffen nach oben schauenden Priester ist die in ihr Schicksal ergebene Iphigenie mit niedergeschlagenem Blick zur Seite gestellt. Ihre weinende Begleiterin bildet einen zweiten, aber weniger auffälligen Gegensatz zu Iphigenie. Die Köpfe von Odysseus und Menelaos sind im Hintergrund nur angedeutet. Im Vordergrund dient der Knabe mit der Opferschale dazu, einen räumlichen Abstand zu schaffen. Die Linie seines rechten Armes wird – allzu absichtsvoll – in dem linken Arm Iphigenies emporgezogen, um in den Kopf des Priesters zu münden. Die Pinselschrift ist flüssig und dichter als in vielen Gemälden Rodes, die eine eher dekorative Aufgabe zu erfüllen hatten. Dieses Bild hat der Künstler anscheinend als Galeriestück gemalt.

98

Johann Christoph Frisch, 1738 in Berlin geboren und Schüler Christian Bernhard Rodes, ist einer der wichtigsten Berliner Maler im letzten Drittel des 18. Jahrhunderts. Er repräsentiert auf dem Gebiet der Malerei am besten den eigenartigen Übergangsstil zwischen Spätrokoko und Klassizismus, der nach dem Ende des Siebenjährigen Krieges in Preußen herrschte. Eine Studienreise von 1765–68 führte ihn nach Italien und Frankreich. In Rom, wo er Winckelmann begegnete, studierte er vor allem Raffael und die Antike. Als er nach Berlin zurückgekehrt war, wurde er sogleich mit Deckengemälden im Neuen Palais und in den Neuen Kammern beauftragt. Sie zeigen die für die späten Beispiele dieser barocken Bildgattung allenthalben charakteristische Verfestigung der Einzelgestalt und der Komposition, die dem Eindruck des Schwebens in einer Atmosphäre abträglich ist. Eine große Wirkung hatte Frisch als Lehrer an der Akademie, deren Rektor er 1786 wurde. Schadow sagt von ihm, er sei ein »guter Lehrer und vortrefflicher Mensch« gewesen[173].

Die Skizze zu dem Historiengemälde »Friedrich der Große besichtigt die Kolonien im Rhinluch« gehört schon der Epoche Friedrich Wilhelms III. an, läßt aber in der leichten Zeichnung und dem harmonischen, auf Grautöne abgestimmten Kolorit noch die Verbindung mit dem Rokoko erkennen. Moderner ist die Komposition, die, auf Silhouettenwirkung angelegt, jede Gestalt wie eine Statue klar zur Geltung bringt.

Das ausgeführte Gemälde wurde 1800 auf der Berliner Akademieausstellung gezeigt. Der Katalog erläutert die Begebenheit: »Friedrich der Große machte im Jahre 1779, in Gesellschaft des Generals, Grafen v. Görz, eine Reise, um die Colonien, die auf seinen Befehl und auf seine Kosten in dem Rhinluch angelegt waren, zu besehen. Der öde Bruch war urbar gemacht, 308 Familien, die aus 1576 Seelen bestanden, hatten daselbst Wohnung und Unterhalt gefunden. Bey den Stöllenschen Bergen verließ der König seinen Wagen, erstieg mit seinen Begleitern die Anhöhen, ließ sich einen Tubus reichen, und übersah mit prüfendem Blicke das Ganze und das Einzelne. Zufrieden mit der Art, wie sein Befehl vollzogen war, richtete er die rührenden Worte an den Amtsrath (jetzigen Kriegsrath) Clausius: »Das ist Wahr! das ist wider meine Erwartung! das ist schön, ich muß / Euch das sagen, alle, die ihr daran gearbeitet habt, ihr seid ehrliche Leute gewesen.« Der verstorbene Geh. Ob. Baurath Menzelius zeigte hierbey dem Könige einen Plan der ganzen Gegend vor. – Vieles Volk aus der dortigen Gegend hatte sich hinzugedrängt. Der König, Graf Görz, Clausius und Menzelius sind Bildnisse. Auch in den Nebenwerken wird man die treueste Beobachtung der Wahrheit entdekken[174].«

---

[173] Schadow 1849, S. 139.

[174] Börsch-Supan 1971, 1800, Nr. 4.

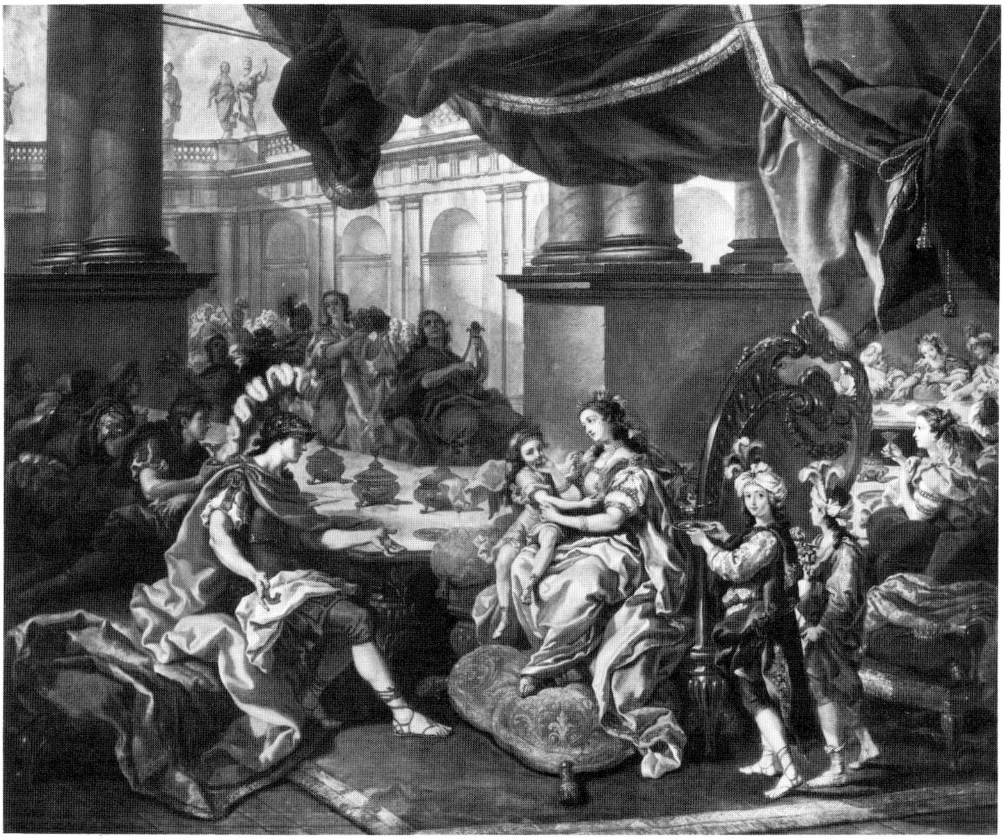

99 Blaise Nicolas Lesueur (1716–1783), Aeneas bei Dido. 1750. Öl a. Lwd., 127 x 159 cm. Ch 358

Als VATERLÄNDISCHES HISTORIENBILD steht das Werk in der Nachfolge von Gemälden Rodes. Friedrich Wilhelm III., der solche Historienbilder propagierte, war daran gelegen, nicht nur den Kriegsruhm Preußens zu verherrlichen, sondern auch die friedliche Aufbauarbeit im Land und das soziale Verantwortungsbewußtsein des Königs. Auf Glorifizierung des Vorganges durch Allegorie oder sonstige Mittel der Überhöhung ist verzichtet. Dokumentierende Genauigkeit der Schilderung ist die Absicht des Malers.

99

Friedrichs des Großen Bemühung, dem alternden Pesne jüngere französische Kräfte, besonders für das Gebiet der Historienmalerei an die Seite zu stellen, hatte keinen übermäßig glänzenden Erfolg. BLAISE NICOLAS LESUEUR und Charles Amédée Philippe Vanloo, die beide 1748 aus Paris hierher kamen, erwiesen sich als zweitrangige und überdies nicht sehr aktive Maler, wenn sie auch den einheimischen Künstlern überlegen waren.

Lesueur, 1716 in Paris geboren, war hauptsächlich Zeichner und beherrschte den beweglichen und zierlichen Figurenstil des französischen Rokoko, wie er mit größtem Erfolg von Boucher gepflegt wurde. Er wurde beauftragt, die Illustrationen zu Friedrichs des Großen »Memoires pour servir à l'histoire de la maison de Brandebourg« (1751) und zu »L'art de la guerre« (1752) zu zeichnen, die Georg

Friedrich Schmidt stach[175]. Aus diesen Aufträgen läßt sich auf ein gutes Verhältnis zum König schließen, für das es später allerdings keine Belege mehr gibt. 1751 wurde Lesueur als Lehrer an der AKADEMIE angestellt und erhielt 1756 das Direktorat, ohne sich mit Energie für diese Institution einzusetzen, was Chodowiecki lebhaft bedauerte. In den Schlössern läßt sich nur ein Gemälde von ihm nachweisen, »Aeneas bei Dido«. Das 1750 gemalte Bild hing im Konfidenztafelzimmer des Potsdamer Stadtschlosses und sollte sich durch sein Motiv, ein Gastmahl im Palast der Dido, auf die Bestimmung des Raumes beziehen. Dido liebkost Amor, der die Gestalt von Ascanius, Aeneas' Sohn, angenommen hat und die Königin von Karthago in Liebe zu dem Trojaner entbrennen läßt. Aeneas, dessen Heldentum wohl auf das Friedrichs des Großen anspielen soll, entzog sich später dieser Liebe, um seinen politischen Verpflichtungen nachzukommen. Der Spottlust des Königs würde ein solches Spiel mit der antiken Sage zuzutrauen sein. Kokettierende Blicke schlagen an mehreren Stellen des Bildes Brücken zum Betrachter.

Lesueur sucht die reiche Komposition, deren puppenhafte Figuren in üppig drapierten Gewändern eine kleinteilige Bildornamentik erzeugen, durch eine monumentale Architektur, heftige Tiefenbewegung und einen entsprechend gewaltigen Vorhang einen Zug von Größe zu verleihen. Eine solche Kunst konnte in Preußen keine so tiefen Wurzeln schlagen wie die Pesnes. Einflüsse Lesueurs finden sich weniger in der Malerei als in der Graphik, so bei Johann Wilhelm Meil. Bemerkenswert bleibt immer, wie weit das spielerische Umgehen solcher Malerei mit antikem Gedankengut einerseits und mit militärischen Motiven andererseits von der eigentlichen Philosophie und von der politischen Tätigkeit des Königs entfernt bleibt.

100

CHARLES AMÉDÉE PHILIPPE VANLOO stammte aus einer berühmten und verbreiteten französischen Künstlerfamilie. 1719 in Rivoli bei Turin als Sohn von Jean Baptiste Vanloo geboren, war er Schüler der Pariser Akademie und hatte sich anschließend in Rom, Neapel und Florenz gebildet, kannte also die internationale Kunstszene. 1748 wurde er zusammen mit Lesueur nach Berlin berufen. 1758–63 war er beurlaubt und hielt sich in Paris auf. 1769 kehrte er endgültig dorthin zurück. Außer nicht sehr zahlreichen Tafelbildern malte er auch Decken- und Wandbilder in den Schlössern und fertigte Entwürfe für Tapisserien. Sein Stil ist von dem Lesueurs schwer zu unterscheiden.

In dem gleichen Raum des Potsdamer Stadtschlosses, in dem Lesueurs »Aeneas bei Dido« die Hauptwand beherrschte, hingen gegenüber zwei Gegenstücke von Vanloo, »Einschiffung nach Cythera« und »Ländliches Fest«. Zu dem durch Watteaus Hauptwerk berühmt gewordenen Sujet – Friedrich der Große erwarb die spätere Fassung erst 1765 – malte Vanloo als Pendant, wie es das dekorationsfreudige Rokoko liebte, eine sich am Ufer eines Flusses amüsierende Gesellschaft mit einem Boot im Vordergrund, so daß hier wie dort Schiffahrt als beide Bilder lose verbindendes Motiv vorkommt. Die leichte Gedankenbrücke zu Lesueurs »Aeneas und Dido« dürfte darin bestanden haben, daß auch bei dieser Geschichte die Seefahrt eine Rolle spielt. Der Witz bei diesem Bild bestand jedoch darin, daß Aeneas von Karthago absegeln wird, um sich der Liebe Didos zu entziehen und sich seinen politischen Pflichten zuzuwenden. Hier wird gleichsam die Alternative zu der Entscheidung des Aeneas aufgezeigt. Vanloo hat Gruppen aus Watteaus Bild, das er im Kupferstich vor Augen hatte[176], er hat auch die so anrührende Durchdringung von Melancholie und Seligkeit in der Stimmung des Bil-

---

[175] Berckenhagen 1964, Abb. 453–456. J. E. Wessely, Georg Friedrich Schmidt, Verzeichnis seiner Stiche und Radierungen. Hamburg 1887.

[176] Von N. H. Tardieu. Die Herme rechts entspricht eher der Pariser Fassung als der erst 1765 erworbenen Berliner.

des von Watteau durch die Schilderung oberflächlicher Lustbarkeit ersetzt. Watteau zeigt eigentlich den Abschied vom Venusheiligtum auf Cythera und die Reise auf das offene Meer hinaus. Hier bricht die Gesellschaft, die sich unter der Herme der Venus gelagert hatte, auf, um wenige Meter weit zu einem anderen Ufer mit Tummelplätzen für das Vergnügen überzusetzen.

Vanloo hat sich nicht nur Watteau zum Vorbild genommen, sondern auch Lancret, von dem ein Bild »Einschiffung nach Cythera« in Schloß Sanssouci hing[177]. Dort findet sich als auffälliges Motiv eine Gesellschaft, die in einem Kreis tanzt. Diesen Einfall hat Vanloo in das Gegenstück übernommen. Die Malerei Vanloos ist akademisch und akkurat, die Landschaft ist bis in die Tiefe hinein scharf gezeichnet. Der mitreißende Schwung der Handschrift, der den Bildern Watteaus, aber auch denen Pesnes und Knobelsdorffs Atmosphäre und Gefühl gibt, fehlt.

101

Charles Amédée Philippe Vanloo und Blaise Nicolas Lesueur waren die Zeichner der Kartons für eine aus acht Behängen bestehende Folge von Teppichen mit Szenen aus der Geschichte von Amor und Psyche, die ursprünglich einen Raum der Wohnung des Prinzen Heinrich im Potsdamer Stadtschloß auskleideten[178]. Im Gegensatz zu seinem königlichen Bruder liebte der Prinz Gobelins als Wandgestaltung, die Betonung der schützenden und wärmenden Wand und doch zugleich auch optische Durchbrechung mit Ausblick und erzählendem Bild war. Hergestellt wurden die Gobelins in der staatlich subventionierten Manufaktur von Charles Vigne dem Jüngeren, die dieser 1751 von seinem Vater,

[177] Georges Wildenstein, Lancret, Paris 1924, Abb. 79.

[178] Huth

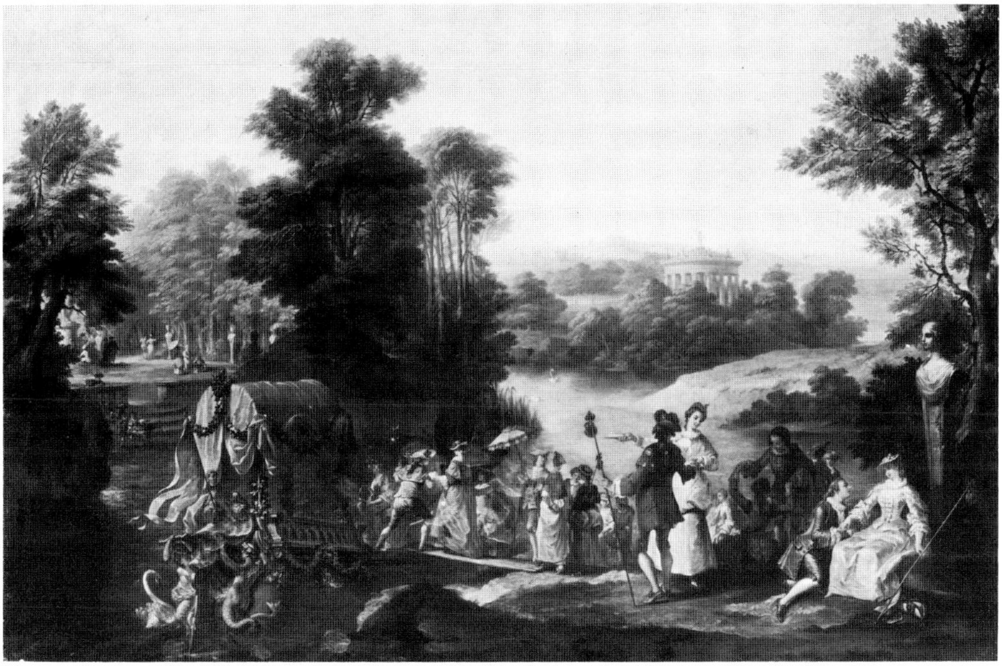

100 Charles Amédée Philippe Vanloo (1719–1795), Einschiffung nach Cythera. 1750. Öl a. Lwd., 68 x 106 cm. Ch 358

Charles Vigne d. Ä., übernommen hatte. Die Folge entstand, als die Firma schon mit erheblichen Absatzschwierigkeiten zu kämpfen hatte. Die kostspieligen Gobelins kamen um die Jahrhundertmitte aus der Mode. Sie wurden durch billigere Ersatzstoffe verdrängt. Nach dem Siebenjährigen Krieg konnte Vigne noch zwei Folgen von Teppichen zur Neuausstattung von Räumen des Charlottenburger Schlosses verkaufen, die von österreichischen Truppen verwüstet worden waren[179]. Dann stagnierte der Verkauf immer mehr, während die Warenlager sich füllten. 1787 wurde der Betrieb endgültig eingestellt.

Mit der 1756 datierten Aussetzung der Psyche beginnt die Psyche-Folge. Das Bild ist wie ein Gemälde komponiert und nimmt keinerlei Rücksicht auf die technischen Bedingungen des Wirkens. Der Wirker bemüht sich, die Malerei so genau wie möglich wiederzugeben, ähnlich wie ein Reproduktionsstecher. Besondere Schwierigkeiten bereitete dabei die Landschaft mit ihren diffusen Strukturen, die die textile des Behanges umso deutlicher sprechen lassen. Aber gerade eine solche mit Virtuosität vollzogene Metamorphose des Gemäldes in einen Teppich mag das Rokoko genossen und bewundert haben.

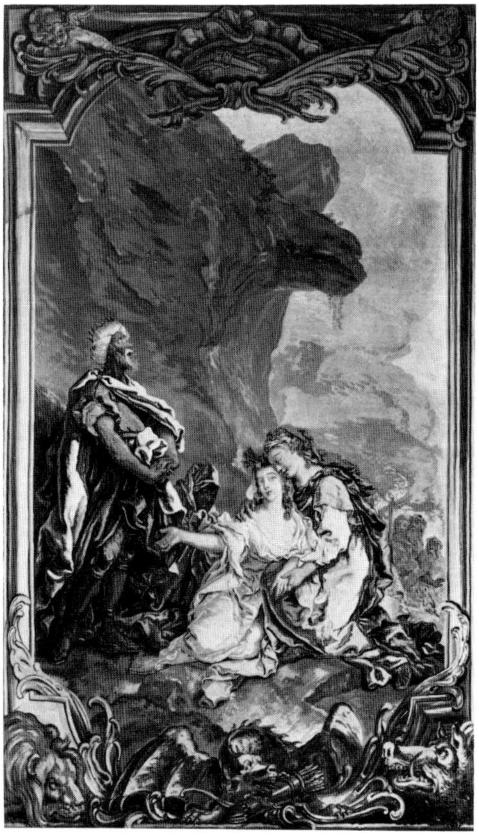

101 Charles Vigne (1725–1786) nach Entwurf von Charles Amédée Philippe Vanloo, Psyche wird von ihren Eltern ausgesetzt. Sign., dat. 1756. Hautelisse, 357 x 210 cm. Ch 117

102

Ein Beispiel für den dekorativen Stil des späten Rokoko, den Lesueur seinen Schülern vermittelte, ist der Kopf eines Orientalen von FRIEDRICH ANTON LOHRMANN. Chodowiecki schätzte den heute vergessenen Maler, nannte seine Anfänge vielversprechend und bedauerte, daß er nach Danzig abgewandert sei[180]. 1786 wird er in Warschau erwähnt. Nach dem Vorbild rembrandtscher Köpfe von Orientalen, die im 18. Jahrhundert geschätzt und in Berlin z. B. durch Georg Friedrich Schmidt vervielfältigt wurden, ist der alte Mann mit weißem Bart und Turban als Erinnerung an die patriarchalische Welt des Alten Testamentes dargestellt. Aber die tiefen Spuren des Alters als Hinweis auf ein Schicksal, die Rembrandt in seinen Köpfen aufzuzeigen liebte, sind hier verwischt. Der Generationsgenosse Lessings und Moses Mendelssohns zeigt die exotische Persönlichkeit als eine freundliche Erscheinung. Das Gesicht soll mit Wärme ansprechen, und die tragische Isolation des Exotischen in der europäischen Welt scheint aufgehoben. Das Helldunkel schließt einen vollen Farbklang von Rot, Weiß und Blau nicht aus.

---

[179] Kühn 1970, II Abb. 34–40.

[180] Charlotte Steinbrucker, Daniel Chodowiecki. Briefwechsel I. Berlin 1919, S. 314, 315. Börsch-Supan 1975, S. 34, Nr. 23.

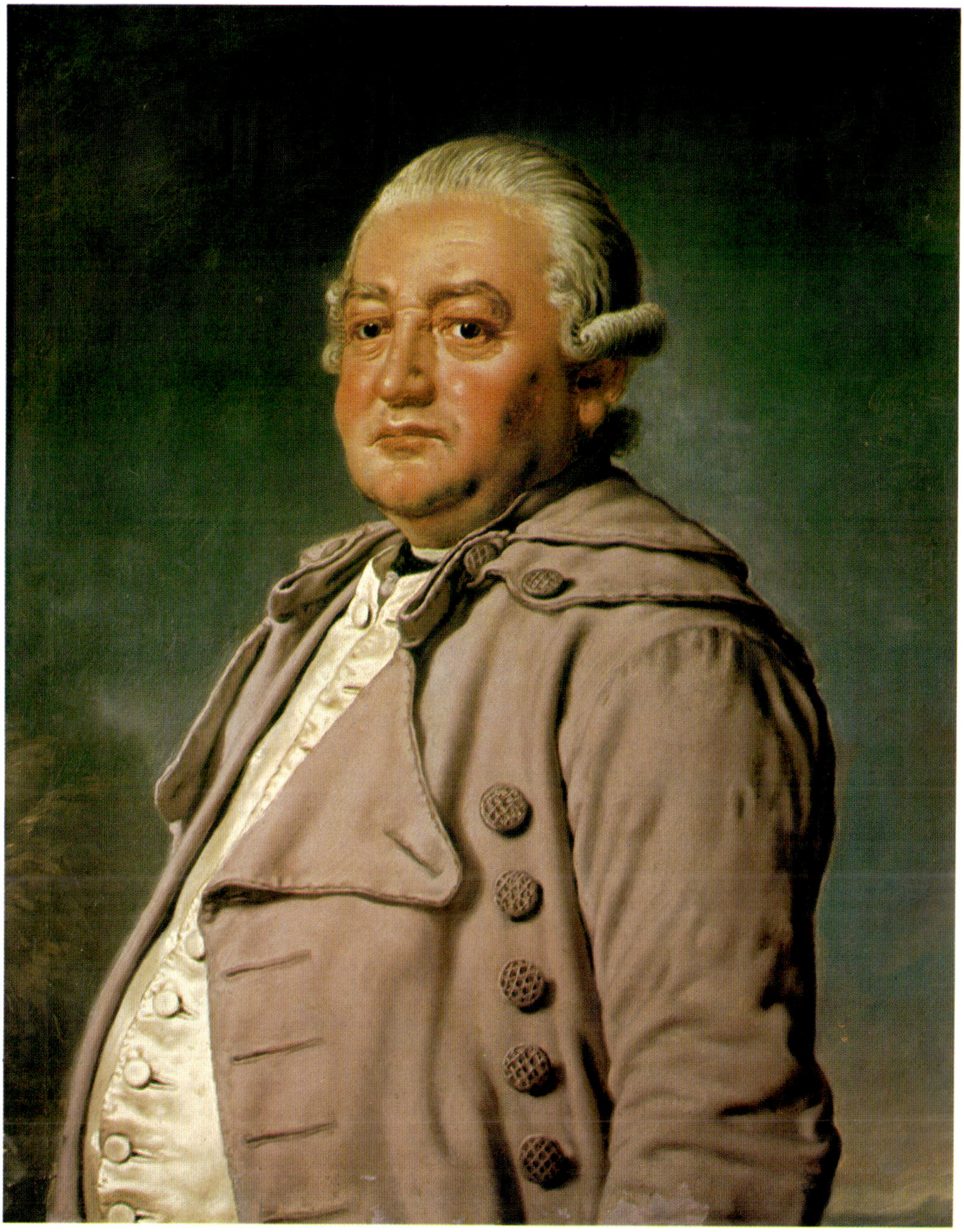

C. F. R. Lisiewski, Friedrich Balthasar Schönberg von Brenkendorff *(Seite 145 ff.)*

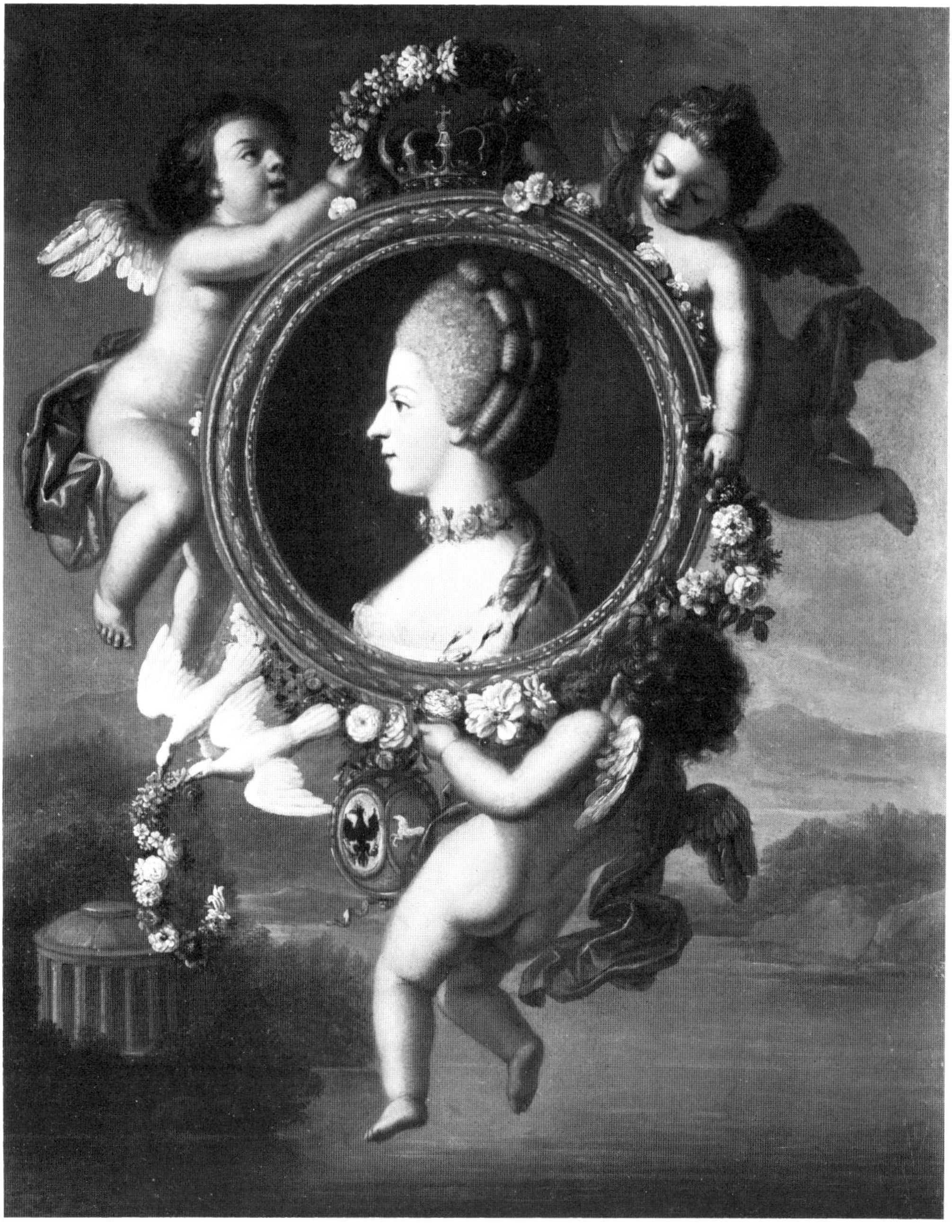

103 Friedrich Reclam (1734–1774), Elisabeth Christine, Prinzessin von Braunschweig-Wolfenbüttel. Sign., um 1765. Öl a. Holz, 39 x 31 cm. Ch 310

Diener Johann Friedrich Eosander Göthes nach Berlin kam und unter Friedrich Wilhelm I. als Porträtmaler vielfache Beschäftigung fand[183], wurden zwei Töchter und ein Sohn tüchtige Maler. Der weitaus begabteste der Familie war CHRISTIAN FRIEDRICH REINHOLD LISIEWSKI, der 1725 in Berlin geboren wurde und von 1752 bis 1772 als Porträtmaler am Dessauer Hof wirkte. Aus der Schule seines Vaters übernahm er eine zeichnerische Gewissenhaftigkeit. Die Erfassung der plastischen Werte und mit ihnen der Leibhaftigkeit des Modells war sein Ziel, dem er mit versessenem Fleiß nachstrebte. Für seine Bildnisse benötigte er viele Sitzungen. Damit distanzierte er sich von dem Ideal beschwingter Skizzenhaftigkeit, dem Pesne und seine Schule huldigten. Besuche von Dessau in den benachbarten sächsischen Kunstzentren Leipzig und besonders in Dresden, wo mit Anton Raffael Mengs eine neue Kunstgesinnung Boden gewann, bestärkten Lisiewski in seinem Weg. Zudem war Dessau als eine Pflegestätte frühklassizistischer Kunst für seine Bestrebungen ein günstiger Ort.

1772 siedelte er nach Berlin über. Hier konnte er keine großen Erfolge erzielen. Verschiedentlich arbeitete er mit seiner Schwester Anna Dorothea Therbusch zusammen und malte Köpfe und Hände in seiner sorgfältigen Manier, während die Therbusch Kostüm und Hintergrund in ihrer leichten Handschrift hinzufügte[184]. 1779 trat Lisiewski die Nachfolge seines verstorbenen Neffen Georg David Matthieu als Hofmaler des Herzogs von Mecklenburg-Schwerin in Ludwigslust an.

Zu den wenigen Werken aus der Berliner Zeit Lisiewskis gehört das um 1775 entstandene Bildnis des als Kolonisator des Netze- und Warthebruchs verdienten Franz Balthasar Schönberg von Brenkenhoff mit lebhaftem Sinn für das Charakteristische dieser machtvollen Erscheinung[185]. Das Empfinden für plastische Werte, das im Gesicht jede Erhöhung und Senkung registriert und durch kräftige Farbgebung steigert, läßt bei der Behandlung der Kleidung nicht nach, wo die Stoffqualität des etwas ausgebeulten Überrocks und

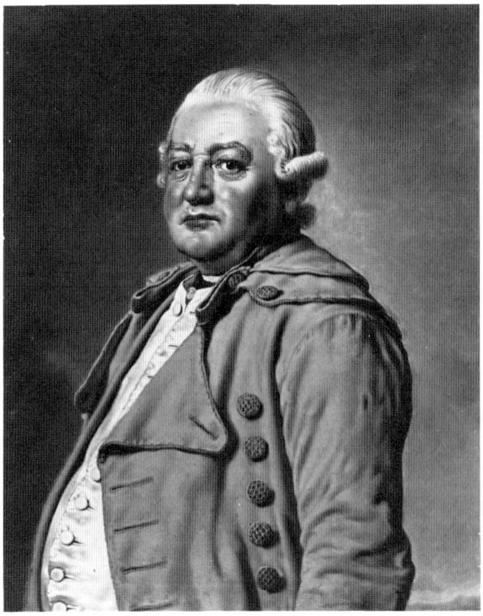

104 Christian Friedrich Reinhold Lisiewski (1725–1794), Friedrich Balthasar Schönberg von Brenkendorff. Sign., um 1775. Öl a. Lwd., 77,5 x 65 cm. G 22, *Farbtafel 8 nach S. 144*

die Seide der Weste greifbare Deutlichkeit gewinnen. Man versteht den bewundernden Ausdruck Gottfried Schadows vor einem Bildnis Lisiewskis in der Dresdener Galerie, es sei ein »Meisterwerk in Prosa«[186]. Die Gründlichkeit der Durcharbeitung imponierte dem das Handwerk hochhaltenden Bildhauer und Zeichner.

Der Bildaufbau ist bis in die Details gefestigt dank einer klaren Zeichnung. Im Gesicht erkennt man einen schraffierenden Rhythmus der Pinselstriche. Aus dem Rokoko stammt noch die blühende Farbigkeit, in der das Inkarnat dominiert. Die psychologische Vertiefung und Wahrhaftigkeit des Ausdrucks gehören jedoch einer neuen Zeit an und for-

---

[183] Über Georg Lisiewski siehe S. 110, Nr. 73.

[184] Einige Abbildungen bei Georg Biermann, Deutsche Barock und Rokoko. Leipzig 1914, I S. 248, Tf. bei S. 344, II S. 445, 512.

[185] Börsch-Supan 1964, Nr. 117.

[186] Schadow 1849, S. XXI

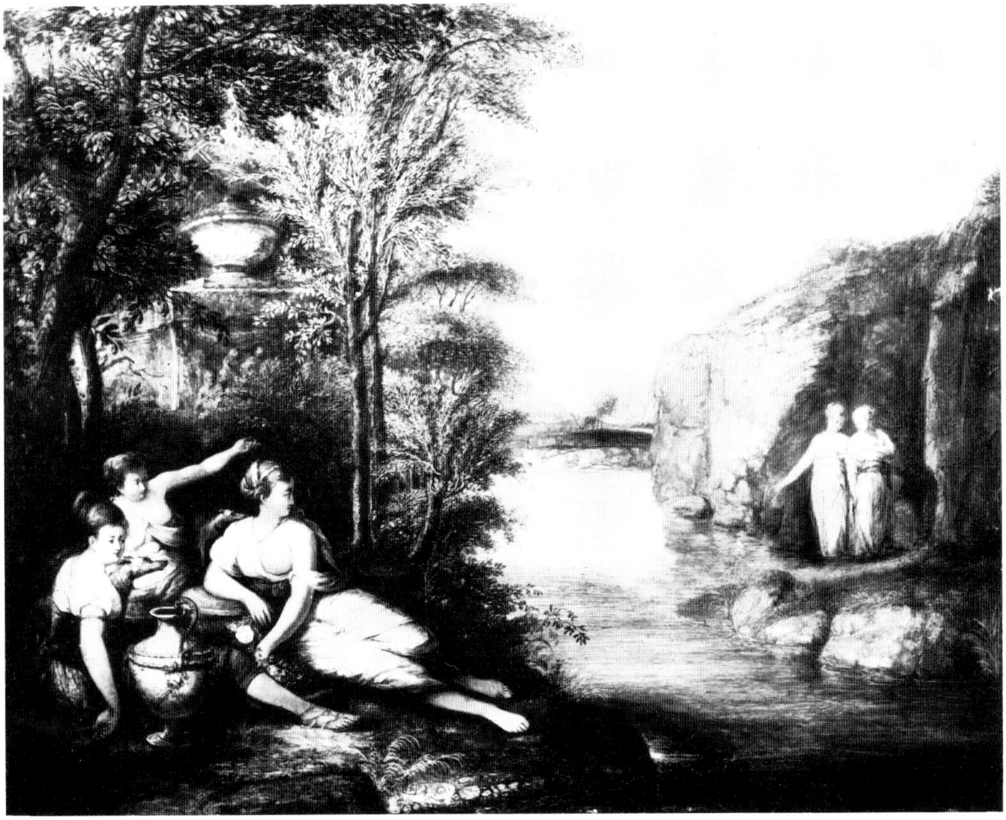

108 Benjamin Calau (1724–1785), Landschaft mit Nymphen der Diana. Sign., 1770/80. Wachsmalerei auf Pappe, 46 x 59 cm. Ch 231

oft kopiert worden ist; es ist in der Stellung, wie er den Hut abnimmt[194].« Das Bild des Königs, der im Vorbeigehen dem Betrachter grüßend seine Reverenz erweist, muß als Umkehrung des barocken Repräsentationsporträts aufgefaßt worden sein, bei dem der gebieterisch auftretende Herrscher Unterwerfung unter seine Autorität verlangt. Frankes Bildnis drückt dagegen den Respekt des Königs vor der Leistung seines Volkes aus. Die Spuren der Entbehrungen und der ungewöhnlichen Belastungen der Kriegszeit sind von Franke deutlich gemacht. Er hat mit diesem Bild den Grund zu der populär gewordenen Bildvorstellung vom »Alten Fritz« gelegt. So erklärt sich die außerordentliche Beliebtheit und die entsprechend weite Verbreitung dieses vielfältig variierten Porträts in Repliken und Stichen.

Als Maler ist Franke, der 1738 in Havelberg geboren wurde und ein Schüler von Anna Rosina de Gasc war, nicht bedeutend[195]. Der Einfall war ihm anscheinend wichtiger als die Gestaltung. Damit steht Franke allerdings nicht vereinzelt in seiner Zeit, die angestrengt nach neuen Bildinhalten suchte und die gestalterische Vollendung darüber oft vernachlässigte. So hat er sich in einem verschollenen Selbstbildnis von 1786 niesend dargestellt, und 1787 zeigte er auf der Akademieausstellung ein Porträt Friedrichs des Großen, der am

[194] Nicolai, Beschreibung, 1786, Anhang S. 29.

[195] Börsch-Supan 1975, S. 35, Nr. 25.

Schreibtisch sitzend mit einem ausgebrannten und einem fast erloschenen Licht auf die Uhr schaut, die auf 1/2 3 zeigt, den Zeitpunkt seines Todes[196].

108

Zu den Künstlern, die das nach dem Siebenjährigen Krieg aufstrebende Berlin anzog, gehört BENJAMIN CALAU. Der in Friedrichstadt in Holstein geborene Maler hatte zunächst in Petersburg und Dresden und seit 1752 in Leipzig gearbeitet, ehe er 1771 nach Berlin übersiedelte, wo er Hofmaler wurde. Er machte sich zu seiner Zeit einen Namen mit Versuchen, die ENKAUSTISCHE MALEREI der Römer wiederzuentdecken, und faßte seine Ergebnisse in der Schrift »Ausführlicher Bericht, wie das Punische oder Eleodorische Wachs aufzulösen« zusammen. Um die gleiche Zeit beschäftigten sich auch andere Künstler mit der Wachsmalerei, Caylus und Bachelieu in Paris (1752–55) und Joseph Fratrel in Mannheim (um 1770).

Die »Landschaft mit Nymphen der Diana« läßt die Eigenart von Calaus Wachstechnik erkennen. Die Malerei wirkt spröde, aber sie besitzt eine zeichnerische Schärfe. Besonders bei den großen Gefäßen und im Laubwerk des Vordergrundes ist das zu beobachten. Die Erinnerung an Radierungen stellt sich ein. Wenn Calau auf räumliche Weite und Atmosphäre verzichtete, die Spannung zwischen einem diesseitigen und einem jenseitigen Ufer nicht nutzte und die Größenverhältnisse der Felsen und der Bäume zugunsten der Figuren reduzierte, so lag darin vielleicht die Absicht, antiken Malereien nahe zu kommen. Ein Streben nach Statuarik kündet sich an, es mußte jedoch an der mangelhaften Beherrschung der Anatomie scheitern. Die improvisierende Flüchtigkeit des Rokoko war so nicht zu überwinden. Ein Vergleich mit den Fêtes galantes von Watteau und seinen Nachfolgern, den das Motiv durchaus erlaubt, zeigt, wie Calau sich vom Rokoko lossagt, ohne im Klassizismus einen gültigen Ausdruck zu finden. So ist das Bild ein Beispiel für die nicht sehr überzeugende Phase Berliner Kunst am Ende der Regierungszeit Friedrichs des Großen.

Derartige Szenen malte in Leipzig Adam Friedrich Oeser, der Freund Winckelmanns, Lehrer des jungen Goethe in dessen Leipziger Zeit, seit 1764 Direktor der dortigen Akademie und eine der wichtigsten Künstlerpersönlichkeiten des Frühklassizismus. Calau dürfte in seiner »Landschaft mit Nymphen der Diana« direkt von ihm beeinflußt sein. Glücklicher als hier war er in Porträts[197].

109

In GEORG FRIEDRICH SCHMIDT besaß Preußen einen der besten KUPFERSTECHER des 18. Jahrhunderts, und durch ihn erreichte die Druckgraphik in Berlin erstmals ein herausragendes Niveau. 1712 In Schönerlinde bei Berlin geboren, erhielt Schmidt Zeichenunterricht bei dem mittelmäßigen, aber unter Friedrich Wilhelm I. viel beschäftigten Georg Paul Busch. Typisch für die Laufbahn eines preußischen Künstlers dieser Zeit ist die Unterbrechung der künstlerischen Studien durch eine sechsjährige Dienstzeit beim Militär. 1737 konnte er eine Studienreise nach Paris gemeinsam mit Johann Georg Wille antreten. Mit einer Empfehlung von Pesne wurde er bei Lancret eingeführt, der ihm den Zugang zum Atelier des Reproduktionsstechers Nicolas Larmessins öffnete. Schmidt gelangte in Paris zu solchem Ansehen, daß Hyacinthe Rigaud zwei seiner Bildnisse durch Schmidt stechen ließ und daß die Académie Royale ihn trotz seines protestantischen Bekenntnisses 1742 als Mitglied aufnahm. Seine Leistungen im Reproduktionsstich stehen denen der besten Pariser Stecher dieser Zeit in nichts nach. Knobelsdorff, der Schmidt bereits vor dessen Pariser Aufenthalt kennen gelernt hatte, setzte sich für seine Berufung als Hofkupferstecher in Berlin ein, die 1743 erfolgte.

---

196 Börsch-Supan 1971, 1787, Nr. 70.

197 Ein Bildnis Friedrich Wilhelms III. als Kind hängt im Schloß Charlottenburg.

Die Druckgraphik mit ihren Möglichkeiten der Propaganda spielte in der höfischen Kultur unter Friedrich dem Großen jedoch keine ausgezeichnete Rolle, wenn auch Schmidt die Illustrationen der zwischen 1749 und 1752 erschienenen Werke des Königs zum Teil nach eigenen Zeichnungen und denen Lesueurs zu stechen hatte. So verließ er 1757, ein Jahr nach Ausbruch des Siebenjährigen Krieges, Berlin, um einem Ruf der Zarin Elisabeth, einer Gegnerin Friedrichs des Großen, nach St. Petersburg zu folgen. Von 1762 bis zu seinem Tod 1775 wirkte er wieder in Berlin.

Neben Reproduktionsstichen hat er Kupferstiche und Radierungen nach eigenen Erfindungen geschaffen. Er war ein hervorragender Zeichner, besonders von Porträts. Auch ist ein Ölgemälde von ihm bekannt. Ein starkes Interesse an Rembrandt ist in vielen seiner Arbeiten zu bemerken. Nicht nur hat er auffällig viele Werke Rembrandts oder Gemälde, die damals als Arbeiten dieses Malers galten, im Stich reproduziert, auch in seinen selbständigen Arbeiten finden sich immer wieder stilistische Anklänge an ihn.

Das Titelblatt zu Friedrichs des Großen »Mémoirs pour servir a l'histoire de la maison de Brandenbourg« von 1751[198] zeigt dagegen in der Erfindung eher ein Nachleben italienischer Vorbilder. Dabei ist eine gewisse Steifheit der Kompositon als märkische Stileigenart unübersehbar. Die allegorische Gestalt der Wahrheit, der ein Putto den Schleier vom Gesicht zieht, ist im Begriff, ihr Wissen in das Buch der Geschichte einzuschreiben. Chronos, der Gott der Zeit, zieht einen Vorhang beiseite und weist auf den Landschaftshintergrund mit einer Schlachtszene und einer brennenden Ortschaft. Eine Pyramide ragt als Grabdenkmal auf, und ein mit Medaillen behängter Palmbaum davor verweist auf den Stamm des Hauses Hohenzollern mit den Vorfahren des Königs. Zwei Putten nehmen aus einem Schränkchen Medaillen als Zeugnisse historischer Personen und Ereignisse und betrachten sie, während ein dritter Medaillen in einem Schurz zur Wahrheit hinträgt. Antike Trümmer sollen den Ereignissen der brandenburgischen Geschichte einen Hauch klassischer Tradition beigeben, die Friedrich der Große in seinem geistigen Wirken immer wieder zu beleben versuchte.

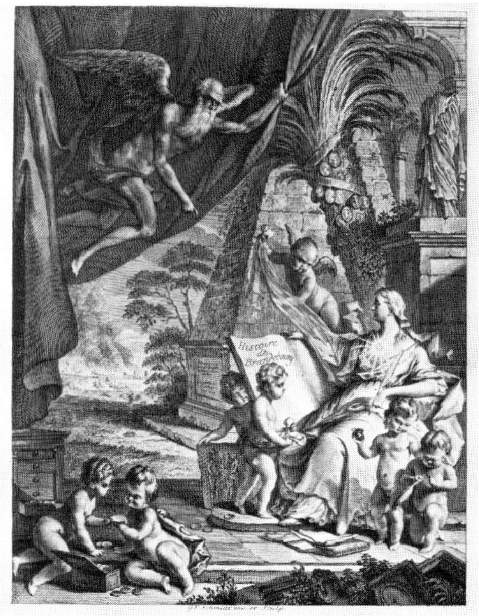

109 Georg Friedrich Schmidt (1712–1775), Frontispiz der »Memoires pour servir a l'histoire de la maison de Brandenbourg« Friedrichs des Großen. Um 1751. Kupferstich, 21,5 x 17,5 cm. Bibliothek

110

Im Rokoko erlebt auch die MINIATURMALEREI in Berlin eine neue Blüte, nachdem sie zur Zeit Friedrichs I. bereits mit den Genfer Brüdern Johann Peter und Amicus Huault ein bemerkenswertes Niveau erreicht hatte[199]. Karl Friedrich Thienpondt, Nathanael Diemar, Daniel Chodowiecki und ANTON FRIEDRICH KÖNIG waren die führenden Meister dieser zweiten Glanzzeit[200]. König, Sohn des Ber-

198 Wessely 1887, Nr. 215.

199 Berckenhagen 1964, Abb. 216.

200 Berckenhagen 1964, Abb. 387–391.

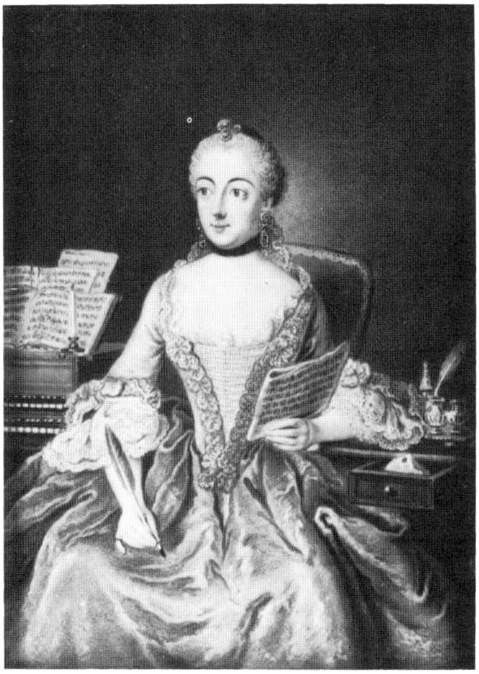

110 Anton Friedrich König (1722–1787), Wilhelmine, Markgräfin von Bayreuth. Um 1750. Aquarell a. Elfenbein, 12,4 x 9,2 cm. Ch 356

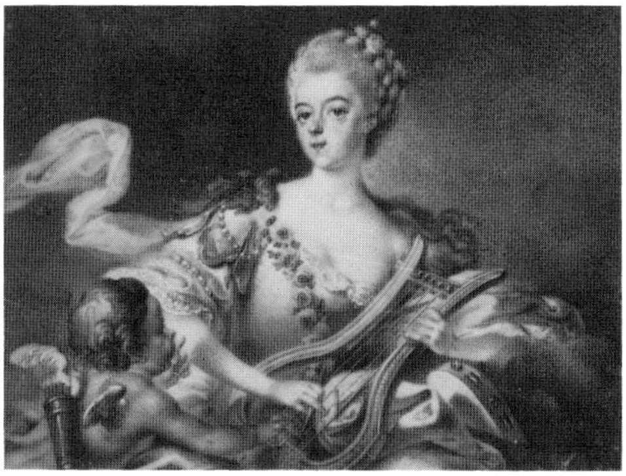

111 Daniel Chodowiecki (1726–1801), Friederike Sophie Wilhelmine, Prinzessin von Preußen. Um 1767. Aquarell a. Elfenbein, 5,9 x 7,9 cm. Ch 356

liner Kupferstechers Anton Balthasar König, wurde 1722 in Berlin geboren, erhielt Unterricht bei Constantin Friedrich Blesendorf und Pesne und wurde 1767 königlicher Hofminiaturbildnismaler. Als solcher hat er eine unübersehbare Fülle von Bildnisminiaturen von den Angehörigen des Königshauses geschaffen. Bisweilen erreichten die Miniaturen in sauber gepünktelter Manier durch Einbeziehung der Umgebung ein für Miniaturen großes Format. Ein Beispiel für diese großen Miniaturen ist das Bildnis der Lieblingsschwester Friedrichs des Großen, Wilhelmine von Bayreuth, als Komponistin vor einem Clavicord. Fürstliche Personen bei der Ausübung von künstlerischen Tätigkeiten zu porträtieren, war im Rokoko beinahe Mode geworden. Friedrich der Große hat als künstlerisch vielseitig begabter Monarch diese Tendenz gewiß befördert, aber es ist keine zeitgenössische Darstellung von ihm als Schriftsteller oder Musiker bekannt. Johann Georg Ziesenis hat diese Repräsentation durch Geist ersetzende Porträtauffassung vor allem verbreitet, aber auch Pesne hat schon ein Bildnis der Wilhelmine von Bayreuth mit Bildern, Noten und Pastellstiften gemalt[201], aber in diesem verschollenen Werk waren diese Dinge noch mehr Attribut, nicht direkt in einen Handlungszusammenhang einbezogen. Die Intimität solcher Darstellungen bot sich für Miniaturen an, die zu naher Betrachtung bestimmt waren, die man in die Hand nahm oder als Schmuck getragen wurden.

III

1767 heiratete in Berlin die Prinzessin Friederike Sophie Wilhelmine von Preußen, Tochter des späteren Königs Friedrich Wilhelm II., den Erbstatthalter der Niederlande Wilhelm V., Prinz von Oranien-Nassau. Vermutlich aus diesem Anlaß, für den Chodowiecki auch eine Radierung schuf[202], ent-

---

[201] Berckenhagen 1958, Nr. 333h, Abb. 226.

[202] Wilhelm Engelmann, Daniel Chodowieckis sämtliche Kupferstiche. Leipzig 1857, Nr. 46. Ludwig Kaemmerer, Chodowiecki, Bielefeld und Leipzig 1897, Abb. 28.

stand die Miniatur mit dem Bildnis der Prinzessin als Erato, der Muse der Liebesdichtung, als solche kenntlich durch den Amorknaben, Lyra, Tambourin und Flöte. Der Typus des Porträts, auch das auffallende Querformat, ist abhängig vom Vorbild Jean-Marc Nattiers, des Hofmalers Ludwigs XV., dessen schmeichelhafte Damenporträts dem Hochadel damals besonders zusagten[203]. Chodowiecki hat hier zwar schon eine beachtliche technische Höhe erreicht, ordnet sich aber in diesem Beispiel ganz einer herrschenden Mode unter und läßt kaum etwas von der Treffsicherheit des selbständigen, aus bürgerlicher Sicht gewonnenen Urteils über seine Umwelt erkennen, die den reifen Chodowiecki so gewinnend macht und seine führende Rolle in der Entwicklung der Berliner Kunst des letzten Jahrhundertdrittels begründet. Nur in der Schärfe der Gesichtszüge verrät sich sein zupackender Blick. So wie er Nattier hier ins Berlinische übersetzt, hat er in Gesellschaftsszenen auch Anregungen Watteaus in dieses Idiom übertragen.

Daniel Nikolaus Chodowiecki ist 1726 in Danzig geboren und kam 1743 nach Berlin als kaufmännischer Lehrling. Nach Schlüter war er der zweite überragende Künstler, den Berlin der Ostseestadt verdankt. Wie sein jüngerer Bruder Gottfried malte er nebenbei zunächst Miniaturen für Dosen in Aquarell, später auch in Emailletechnik für den Verkauf in Quincallerieegeschäften, Läden mit kunstgewerblichen Kleinigkeiten. 1754 konnte er sich vom Handel lösen und ausschließlich der Kunst widmen.

Der allmähliche Aufstieg aus kleinen Verhältnissen im wesentlichen als Autodidakt gab ihm eine Unabhängigkeit von den vom Hof bestimmten und von dort auch das Bürgertum beeinflussenden Strömungen der Kunst, förderte seine Ablösung von Rokoko und trug zur Entwicklung einer aufklärerischen von Vernunft bestimmten Kunst bei. Wenn er sich gelegentlich auch dem herrschenden Geschmack anpaßte, so bleiben diese Arbeiten doch an der Peripherie seines Werkes.

112

Chodowieckis starke Wirkung auf die Zeitgenossen, auch außerhalb Preußens, beruhte hauptsächlich auf seinem gewaltigen druckgraphischen Œuvre, zumeist kleinformatigen BUCHILLUSTRATIONEN, die auch durch die Verbindung mit dem Wort in ihrer vernunftbestimmten Aussage überzeugten. Nicht nur schöngeistige Literatur, auch Geschichtsbücher wurden von Chodowiecki illustriert, vor allem jedoch historische Kalender, die über die jüngste und die weiter zurückliegende Geschichte berichteten. Hinzu kamen ethnologische Themen. Chodowiecki stellte sich dem enzyklopädischen Denken der Aufklärung zur Verfügung und erschloß so der bildenden Kunst in pädagogischer Absicht zahlreiche Themen sowohl des Genres wie der Historiendarstellung. In seiner Vorliebe für das Anekdotische verknüpfte er beide Gattungen und brachte das Beispielhafte der Geschichte auf eine unterhaltsame Weise nahe.

Zu den wenigen GROSSFORMATIGEN STICHEN, die Chodowiecki geschaffen hat, gehört das Blatt »Ziethen sitzend vor seinem König«, das eine der zahlreichen Anekdoten über Friedrich den Großen illustriert[204]. Der König ist nicht der Machthaber, sondern der menschlich empfindende Regent, der Rangunterschiede geringer achtet als Verdienst und Ehrwürdigkeit des Alters. Die Dankbarkeit des Königs gegenüber dem bewährten Soldaten ist das Thema. Die Szene ereignete sich im Parolesaal des Berliner Schlosses, den Chodowiecki hier jedoch nach freier Erfindung wiedergegeben hat. Im Kreis von Generalen und Mitgliedern der Königlichen Familie – der Thronfolger Friedrich Wilhelm beherrscht die Mitte[205] – will der alte Ziethen

---

[203] So hat Chodowiecki das berühmte Bildnis der Maria Leszcynska von Nattier im Ausschnitt als Miniatur kopiert. Kaemmerer 1897, Abb. 14.

[204] Engelmann 1857, Nr. 565.

[205] Eine Studie zum Bildnis Friedrich Wilhelms II. in Pastell im Besitz der Schlösserverwaltung.

sich vor dem hinzutretenden König aus dem Lehnstuhl erheben. Dieser legt ihm jedoch die Hand auf die Schulter und ersucht ihn, sitzen zu bleiben. Chodowiecki widmete den Stich 1785 der Witwe Ziethens. Die Personen sind sämtlich exakte Porträts, zu denen der Künstler einzelne Studien gefertigt hat. Eine Steifheit der Gruppierung ist durch den Willen bedingt, jeden der Köpfe für sich deutlich vorzuführen. Der Mangel an Handlung bei den Nebenfiguren soll daneben auch das Zentrum des Geschehens hervorheben.

Die trockene, aber gewissenhafte Zeichnung und die unbedingte Zuverlässigkeit im Porträt sind Züge, die bis tief in das 19. Jahrhundert für viele Berliner Künstler charakteristisch geblieben sind und wohl als Merkmale eines preußischen Stiles gelten können. Die Abkehr von der geistreichen und bewegten Improvisationskunst des Rokoko und die Hinwendung zu einer rationalen, begrenzte Inhalte klar aussprechenden Kunst wird in wenigen Werken der Zeit so deutlich wie hier, ein Jahr vor dem Tod Friedrichs des Großen, als Chodowiecki gerade mit Eifer die Wiederbelebung der Akademie betrieb. Zum Phänomen Chodowiecki gehört der rastlose, nur durch Disziplin so mögliche Fleiß, mit dem er sein immenses Œuvre schuf, das sich in den Dienst der Volksbildung stellte. Chodowiecki wurde mit dieser Pflichtauffassung in Berlin zum ersten Vertreter eines Künstlertyps, der im 19. Jahrhundert im Schinkel und Menzel seine glänzendsten Ausprägungen fand.

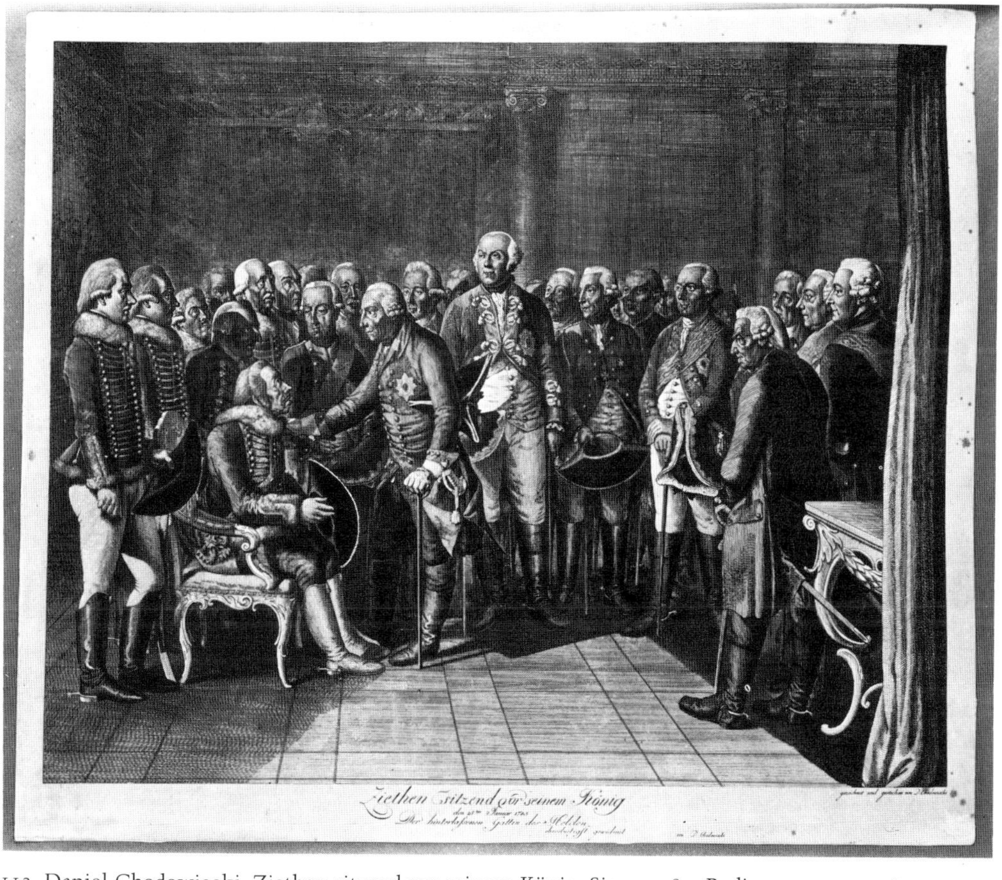

112 Daniel Chodowiecki, Ziethen sitzend vor seinem König. Sign., 1785. Radierung, 47,5 x 58,5 cm. Plankammer

113

Daß der 1737 in Prenzlau in der Uckermark geborene JAKOB PHILIPP HACKERT, der bedeutendste deutsche Landschaftsmaler des ausgehenden 18. Jahrhunderts, in seiner Jugendzeit wesentlich durch das künstlerische Klima Berlins geprägt worden ist, wird oft übersehen[206]. Sohn eines aus Berlin stammenden Porträtmalers, empfing er hier von 1753–62 seine Ausbildung, zunächst bei einem Onkel, einem Dekorationsmaler, und dann, als Schüler der Akademie unter der Anleitung Lesueurs. Berlin vermochte ihn jedoch nicht zu halten. 1762 reiste er nach Pommern und Rügen, 1764 weiter nach Stockholm und 1765 nach Paris. 1768 ging er nach Italien, wo er bis zu seinem Tod 1806 blieb. Hackert hat zwar in seiner Frühzeit mancherlei Einflüsse der dekorativen Landschaftsmalerei des ausgehenden Rokoko empfangen, auch eklektisch sich an niederländischen Vorbildern des 17. Jahrhunderts orientiert, die für seine kunstgeschichtliche Leistung entscheidende Unvoreingenommenheit des Blickes und der frische Natursinn, verbunden mit einem Gefühl für weite Räume, scheint jedoch von einer preußischen Tradition genährt worden zu sein, von der Landschaftskunst von Dubois und Knobelsdorff.

Die Ansicht des Schlosses Niederhof bei

[206] Bruno Lohse, Jakob Philipp Hackert. Leben und Anfänge seiner Kunst. Berlin 1936.

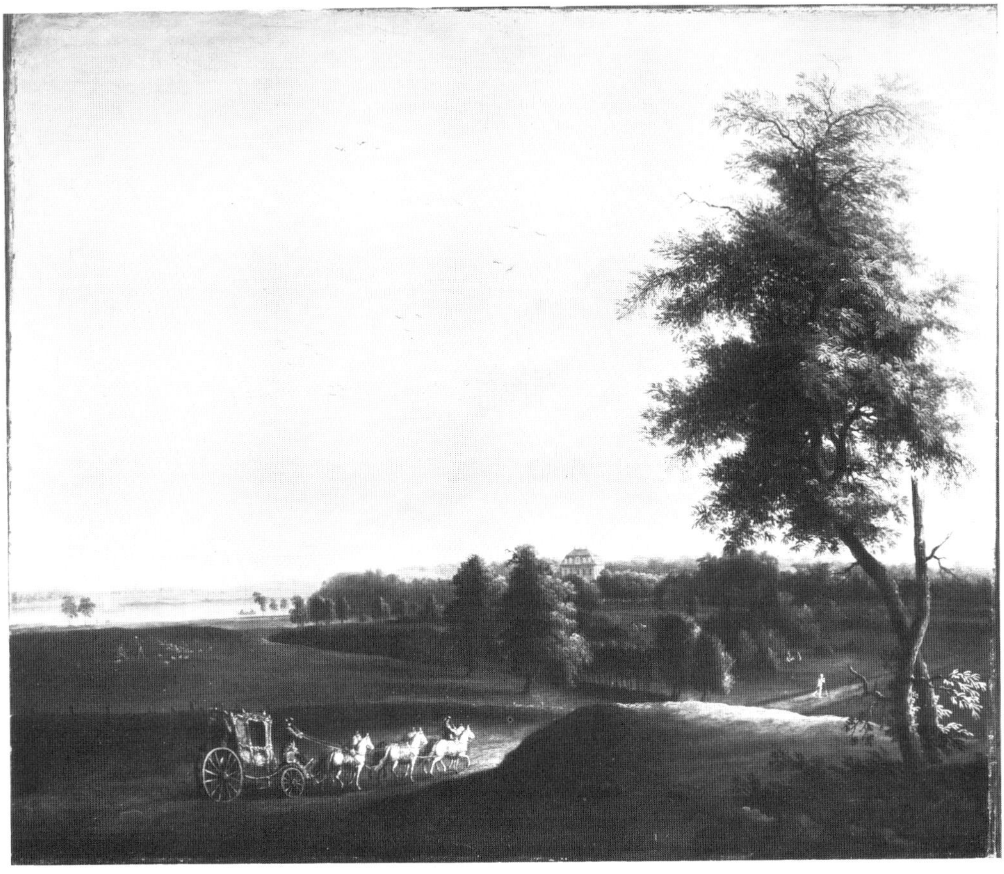

113 Jakob Philipp Hackert (1737–1807), Schloß Niederhof. Sign., dat. 1762. Öl a. Lwd., 60,5 x 74 cm. Ch 312

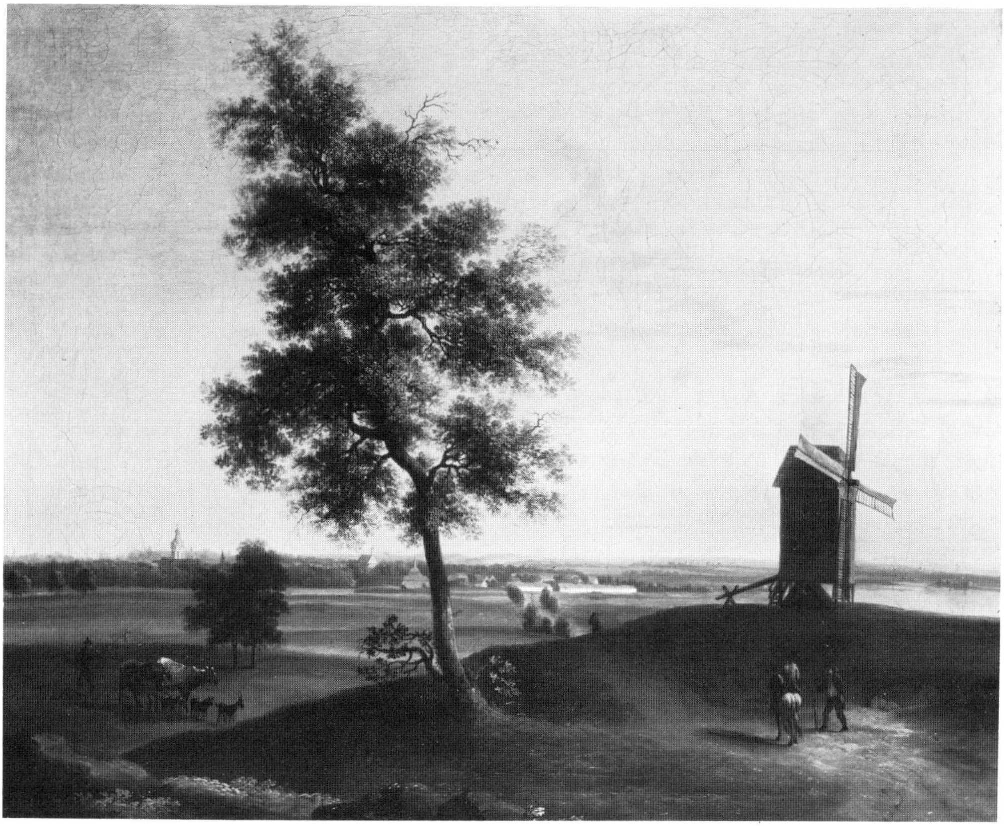

114 Johann Gottlieb Hackert (1744–1773), Charlottenburg. Sign., dat. 1766. Öl a. Lwd., 60,5 x 74 cm. Ch 312

Stralsund von 1762 zeigt Hackerts Fähigkeit, auch dem wenig sensationellen Motiv Reiz abzugewinnen[207]. Das Schloß ist in den Hintergrund gedrängt; wichtig ist Hackert die Wiedergabe des weiten begrünten Flachlandes in abendlichem, von rechts gelblich einfallendem Licht. Den konventionellen Forderungen nach Komposition entspricht nur das Baummotiv vorn und die pittoreske Kutsche. Das Idyllische hat einen realen Grund, wie in Knobelsdorffs Ansicht von Rheinsberg.

114

Kaum weniger begabt als sein sieben Jahre älterer Bruder Jakob Philipp war Johann Gottlieb Hackert, der bereits 1773 neunundzwanzigjährig starb und sich daher kaum großen Ruhm erwerben konnte[208]. Er war Schüler der Berliner Akademie und Lesueurs, bis ihn sein Bruder 1766 nach Paris holte. In diesem Jahr ist die Landschaft mit dem Blick auf Charlottenburg von Südwesten entstanden. Die Stadt mit der Kuppel des Schlosses, dem Türmchen des Rathauses an der Schloßstraße und der Luisenkirche bildet nur eine ferne Kulisse. Die Kargheit der Landschaft ist nicht verheimlicht, und als Hauptmotiv dient

[207] Lohse 1936, Nr. 16, als Landschaft mit Schloß Köpenick. Ekhart Berckenhagen, Jakob Philipp Hackerts Aufenthalt in Niederhof, in: Pantheon XX, 1962, S. 46–48.

[208] Berckenhagen 1962, S. 48, Abb. 4, als Jakob Philipp Hackert.

die Mühle neben dem wenig entwickelten Baum und den Landleuten. Hackert ruft holländische Malerei des 17. Jahrhunderts in Erinnerung, ohne einen bestimmten Meister nachzuahmen. Wie um die Bescheidenheit dieser Landschaft aufzuwiegen, ist der Himmel von warmem, abendlichem Licht erfüllt.

115

Es scheint, als habe das gefestigte Selbstbewußtsein der Berliner nach dem glücklichen Ausgang des Siebenjährigen Krieges mit dazu beigetragen, daß mehrere Künstler sich dem Thema der STADTANSICHT zuwandten. In dieser Zeit, 1769, erschien auch die erste Auflage von Friedrich Nicolais gründlicher Beschreibung der Residenzstädte Berlin und Potsdam, mit der sich Berlin als touristische Sehenswürdigkeit präsentierte. Anregend hat darüber hinaus das Vorbild Bernardo Bellottos gewirkt, der, die Mode der venezianischen Veduten nach Deutschland übertragend, um 1745 in München, 1746–66 in Dresden und 1767–80 in Warschau Ansichten dieser Städte hauptsächlich für die dortigen Höfe gemalt hat. Aus Dresden stammte denn auch die Künstlerfamilie Fechhelm, die in Berlin – neben Theaterdekorationen und dekorativen Wandmalereien – vor allem das Genre der Stadtlandschaft im Gemälde pflegte. In der Druckgraphik haben die 21 großformatigen zwischen 1776 und 1785 entstandenen Stadtansichten von JOHANN GEORG ROSENBERG besondere Wertschätzung erlangt, obgleich sie Bellottos Stichen mit Dresdener Veduten weit nachstehen[209]. Rosenberg war ein Schüler des 1754 – nach der Einnahme Dresdens im Siebenjährigen Krieg – nach Berlin gekommenen Carl Friedrich Fechhelm. Außer Veduten malte er auch Porträts.

Neu im Vergleich mit den Ansichten eines Dismar Dägen ist die Darstellung der Stadt aus der Sicht des Spaziergängers, nicht nur des informierenden Architekturmalers. Die Stadt zeigt sich als gewachsenes Ensemble von großer, teils geplanter, teils zufälliger Vielfalt, mit ihren Licht- und Schattenseiten in wörtlichem und übertragenem Sinn. Die Staffage, die besonders die bürgerlichen Lebensverhältnisse schildert, will ebenfalls das alltägliche Leben der Stadt nahe bringen. Daran sieht man, daß nicht der König es war, der mit den Abbildungen den Ruhm seiner städtebaulichen Leistungen verewigen wollte. Es mutet sogar wie Spott an, wenn das letzte Blatt der Serie den Einsturz des ungenügend fundierten Turmes des Deutschen Domes auf dem Gendarmenmarkt 1781 zeigt.

Die als Wandschmuck gedachten Blätter verraten den Stolz des Künstlers auf die Stadt und spekulieren auf ein gleiches Gefühl beim Käufer, ohne die Wirklichkeit zu beschönigen. Rosenberg rückt nicht so sehr die prächtigen Gebäude in die Mitte des Bildes, sondern schildert vor allem die innerstädtischen Räume – Straßen und Plätze –, in denen sich das Leben des Volkes abspielt. Damit wird er der städtebaulichen Großzügigkeit der Stadtanlage vor allem in ihren jüngeren Teilen gerecht. Das mittelalterliche Berlin zeigt er nicht.

116

Rosenbergs Folioblätter wurden vorbildlich für die Maler von Stadtveduten. So hat CARL TRAUGOTT FECHHELM in seiner um 1785 gemalten Ansicht des Schlosses mit dem Boumannschen Dom von 1747 und der Börse, die 1738 in dem von Gregor Memhardt 1650 erbauten alten Lusthaus eingerichtet worden war, Rosenbergs Radierung von 1777 zugrunde gelegt[210]. Seitdem eingetretene Veränderungen bei den Buden im Vordergrund sind gewissenhaft berücksichtigt. Zuverlässigkeit war eine wichtige Tugend des Vedutenmalers. Daneben sind einige Einzelheiten um der

[209] (P. O. Rave). Berlin. Ansichten aus alter Zeit. Nach den Kupferstichen des Johann Georg Rosenberg. Honnef/rh. 1955.

[210] (Rave) 1955, Nr. 12.

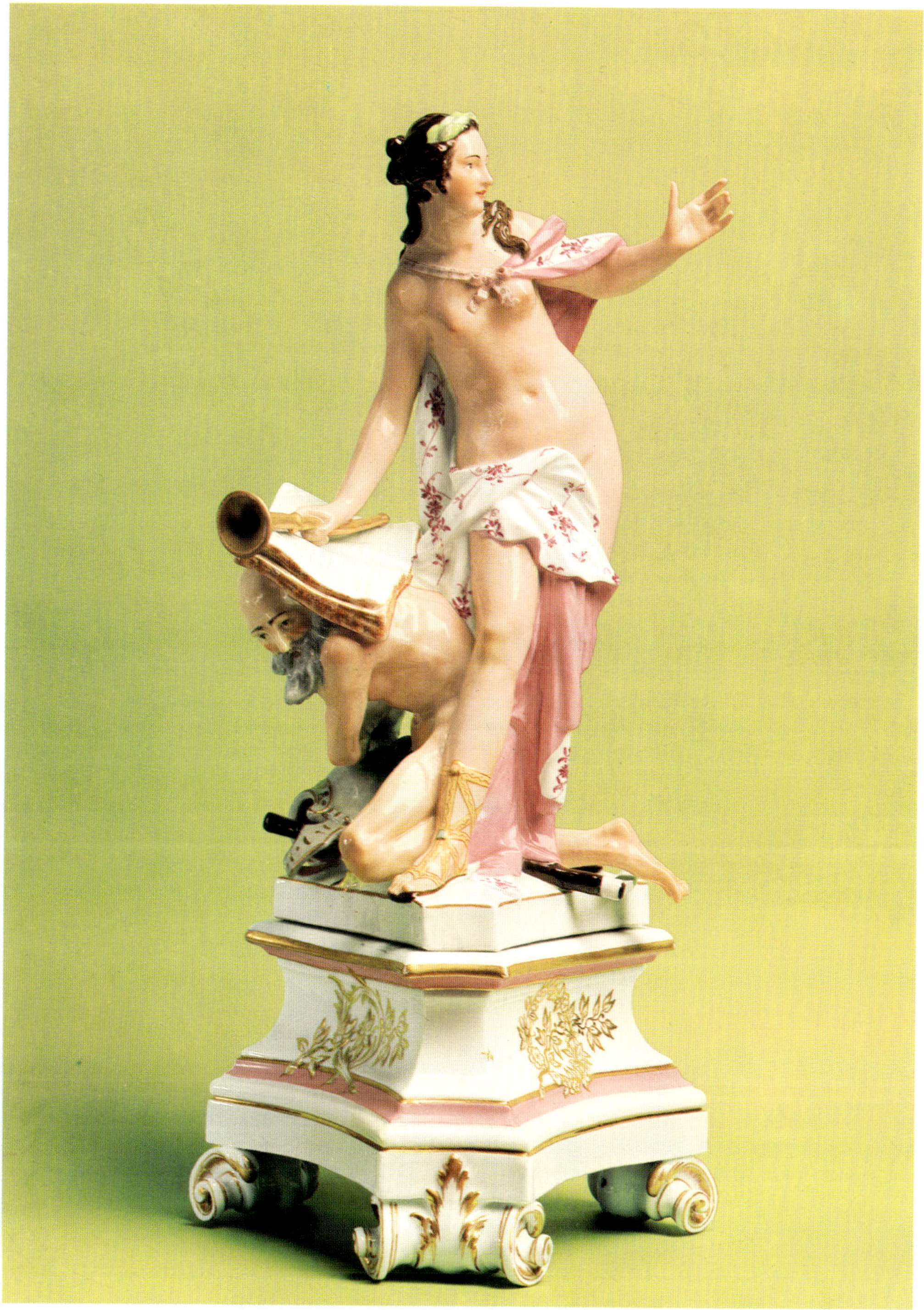

F. E. Meyer d. Ä., Zeit und Ruhm *(Seite 168 f.)*

künstlerischen Wirkung willen abgeändert, so z. B. die Masten der Schiffe hinzugefügt.

Das Bild beschönigt nicht das Zusammenstoßen von Pracht und Armseligkeit, von Glanz und Verfall, von vergangener Festlichkeit und gegenwärtigem Alltag. Den Vordergrund bildet das Gelände des Neuen Packhofes mit Buden der Zollbeamten und einer Bäkkersfrau. Die kleine Pomeranzenbrücke führt über den von Schinkel beim Bau des Alten Museums zugeschütteten Graben auf das Gelände des Exerzierplatzes. Der Soldatenkönig hatte den Lustgarten diesem Zweck zugeführt. Man sieht denn auch exerzierende Soldaten und davor Baumaterial und zum Trocknen aufgehängte Wäsche, nicht gerade eine erhebende Aussicht aus den Fenstern des Schlosses. Rechts neben dem Schloß erscheinen die Häuserreihe der Schloßfreiheit und ganz rechts das Zeughaus.

Der Zauber des Bildes besteht darin, daß Fechhelm nicht nur eine architektonische Bestandsaufnahme vermittelt, sondern Gespür für die Atmosphäre beweist, für das Spiel von Licht und Staub, für den malerischen Reiz des an sich Reizlosen. Die Stimmung, die sich daraus ergibt, die eigenartige mit Nüchternheit ertragene Melancholie und Müdigkeit charakterisiert den Zustand der Stadt am Ende der Regierungszeit Friedrichs des Großen, so wie Knobelsdorffs optimistische Ansicht von Rheinsberg den Beginn dieser Epoche verkündet.

117

Carl Traugott Fechhelm war ein Bruder Carl Friedrich Fechhelms, dessen begabtester Schüler Johann Georg Rosenberg war. Ein

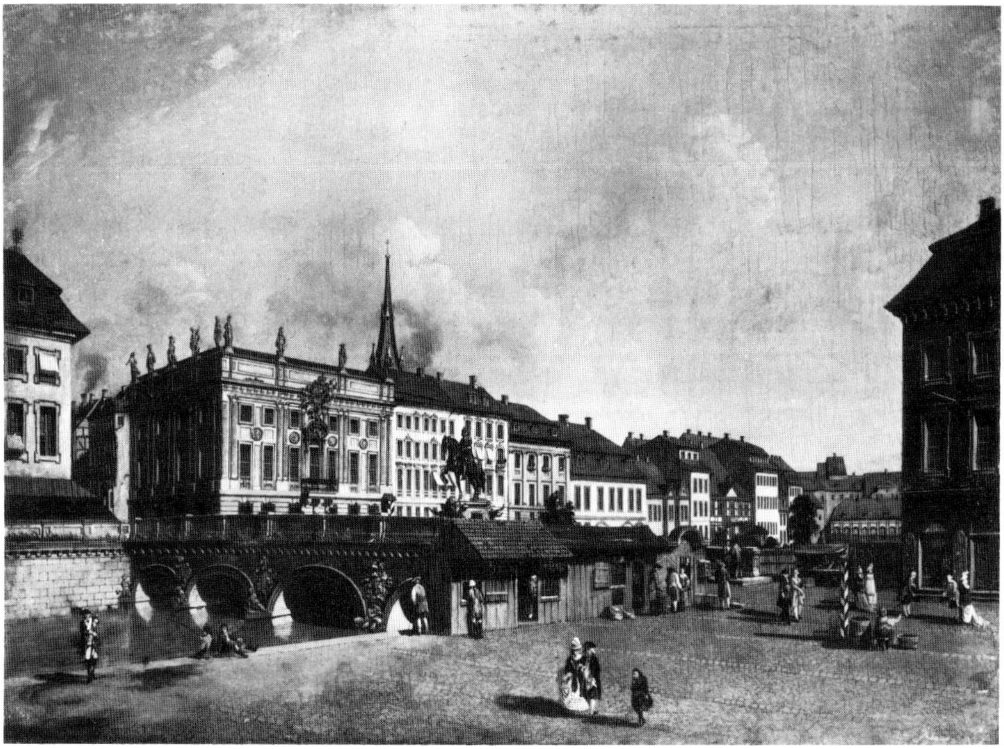

117 Johann Friedrich Fechhelm (1746–1794), Die Lange Brücke in Berlin. Sign., um 1785. Öl a. Lwd., 77,5 x 110 cm. Ch 205

Sohn dieses Carl Friedrich war JOHANN FRIEDRICH FECHHELM, der um 1785 die Ansicht der Langen Brücke mit dem Reiterdenkmal des Großen Kurfürsten darauf und Andreas Schlüters ab 1701 erbauter Alter Post dahinter malte. Die Gestalten der Flußgötter mit den Zierschilden darüber an den Pfeilern der Brücke hat Georg Friedrich Weyhenmeier nach Entwürfen Schlüters von 1696 ausgeführt. Sie sind nach 1818 verschwunden. Die Kirchturmspitze ist die der Nicolaikirche. Rechts erkennt man – neben der dunklen Vordergrundskulisse des Marstalles – die Bogenhallen des Mühlendammes. Im Rücken des Betrachters befindet sich das Schloß. Ihm wird keine Beachtung geschenkt, umso nachdrücklicher wird in der Staffage der Eindruck ungenierten bürgerlichen Lebens an einer Stelle der Stadt geschildert, die seit Jahrhunderten der empfindliche Berührungspunkt zwischen höfischer und bürgerlicher Sphäre war.

Im Kontrast von Licht und Schatten, wie ihn abendliche Beleuchtung hervorruft, steht Johann Friedrich Fechhelm seinem Vorbild Bellotto noch näher als sein Onkel.

118

Die überragende Gestalt unter den preußischen Architekten in der Spätzeit Friedrichs des Großen, der Epoche nach dem Siebenjährigen Krieg, war KARL VON GONTARD. In jungen Jahren an den Bayreuther Hof gekommen, war er anfänglich von dem Theaterarchitekten Carlo Galli Bibiena angeregt worden. 1750–52 hielt er sich zur weiteren Ausbildung in Paris bei Jacques François Blondel auf. Hier wurde er mit dem französischen Klassizismus vertraut. Auf Reisen nach Italien erweiterte er sein Formenrepertoire.

Als 1763 nach dem Tod des Markgrafen Friedrich von Bayreuth die dortige Akademie aufgehoben wurde, trat Gontard – zusammen mit anderen Bayreuther Künstlern – in die Dienste Friedrichs des Großen. Zunächst wurde er mit Arbeiten am Neuen Palais betraut, dessen Grundstein 1763 gelegt worden war[211]. Die 1765–69 hinter dem Palais angelegten Communs, eine grandiose Schauarchitektur mit theatralischen Zügen, sind größtenteils sein Werk. Der KLASSIZISMUS, der sich hier manifestiert, überwindet zwar die Baugesinnung des friderizianischen Rokoko, ist jedoch nicht in jeder Hinsicht vorausweisend. Er greift vielmehr auf barockes Gedan-

[211] Kurth 1970, S. 68–83. Horst Drescher, Das Neue Palais in Potsdam und der Spätstil der friderizianischen Architektur, in: Schloß Charlottenburg – Berlin-Preußen. München, Berlin 1975, S. 217–236.

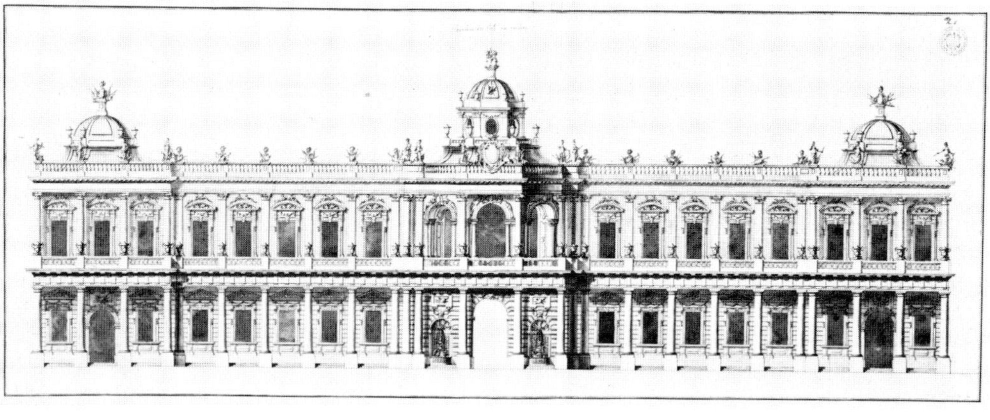

118 Carl von Gontard (1731–1791), Entwurf zu einem Schloß. Sign., um 1770. Feder, laviert, aquarelliert, 41,5 x 106 cm. Plankammer

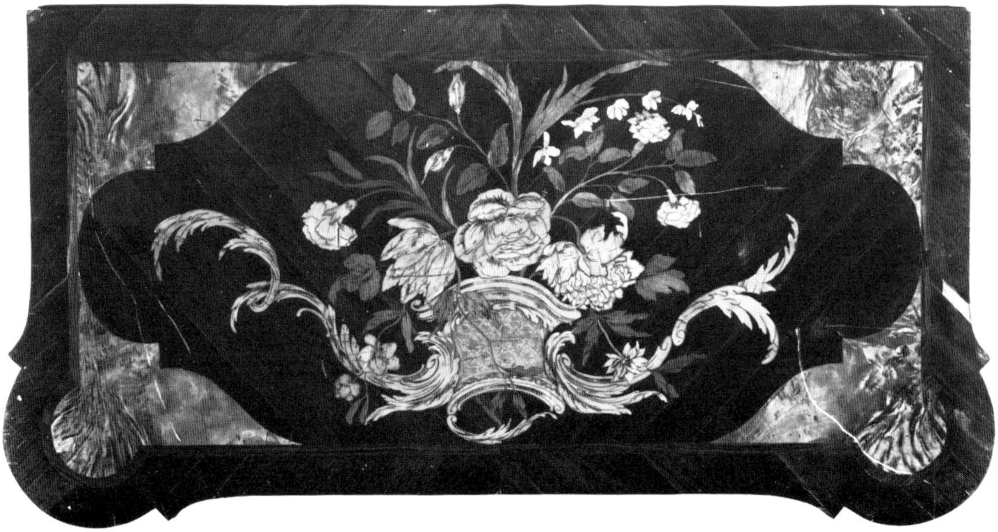

119 Heinrich Wilhelm Spindler (?, 1738 – nach 1799), Platte eines Tisches. 42 x 85 cm. Ch 346

kengut zurück, wie es in Berlin zur Zeit Friedrichs I. geschätzt wurde.

Schon zu Beginn seiner Regierungszeit hatte Friedrich der Große einem Klassizismus in der Architektur Raum gegeben, wo es galt, politisch an Vorbilder zu erinnern, so beim Forum Fridericianum in Berlin. Aber dieser Klassizismus war elegant und beschwingt, eher griechisch als römisch. Als nach dem Tod Knobelsdorffs 1753 die schöpferischen Kräfte des friderizianischen Rokoko zu erlahmen begannen, gewann, gefördert durch den Grafen Francesco Algarotti, der in künstlerischen Fragen einen großen Einfluß auf den König ausübte, der bereits in der Oper zitierte Klassizismus Palladios vor allem in der Potsdamer Architektur verstärkte Geltung, wo mehrere Bauten von ihm (neben solchen von Bramante, Sanmichele, Carlo Maderno, Borromini, Carlo Rainaldi, Fuga und Inigo Jones) kopiert wurden. Der Gedanke, Fremdes – Südliches – nach Potsdam zu verpflanzen, um der Stadt eine bestimmte Haltung zu geben, ist merkwürdig und verrät mangelndes Zutrauen in die Entwicklungsfähigkeit bodenständiger Architektur.

Durch die kraftvolle Künstlernatur Gontards erhielt die Baukunst wieder eigenschöpferische Impulse. Sein mehr römisch orientierter Klassizismus war geeignet, die durch den Krieg gefestigte Macht nach außen zu demonstrieren und für Friedrichs Bestrebungen, durch großartige Bauunternehmungen in Potsdam und Berlin mit den führenden europäischen Hauptstädten London, Paris, Rom und Petersburg in Wettbewerb zu treten, bot sich die theaterhafte Großartigkeit Gontards förmlich an. Als imponierende Anlagen mehr für das Auge als für praktische Nutzung baute Gontard in Berlin 1776 die Spittel- und 1777 die Königskolonnaden in Verbindung mit Steinbrücken und 1780–85 den Deutschen und den Französischen Dom auf dem Gendarmenmarkt als grandios formenden Eingriff in das Stadtbild. Unter Friedrich Wilhelm II., für den er noch das Marmorpalais entwarf, konnte er seine führende Position nicht mehr behaupten, weil Langhans' geschmeidige Formensprache moderner war und dem Geschmack des neuen Königs mehr entsprach als die herrische Würde des Gontardschen Stiles.

Die Plankammer des Charlottenburger Schlosses bewahrt einige Bauzeichnungen

Gontards, unter denen Entwürfe für ein nicht ausgeführtes Schloß herausragen.

119

Von den friderizianischen Bildhauermöbeln, in der Regel vergoldeten und versilberten Schnitzarbeiten, wie sie z. B. Johann August Nahl und Johann Michael Hoppenhaupt geschaffen haben, sind die TISCHLER- UND EBENISTENMÖBEL zu unterscheiden, in denen das Holz, zumeist im Verein mit Bronzeappliken, zur Sprache kommt. Diese zweite Art von Möbeln überwiegt in der Spätzeit des friderizianischen Rokoko, deren Hauptwerk das Neue Palais in Potsdam ist.

Unter den Künstlern, die Friedrich der Große nach dem Siebenjährigen Krieg vor allem aus Bayreuth berief, um die zahlreichen Räume des neuen Schlosses auszugestalten und das Äußere mit einem üppigen Schmuck zu versehen, befanden sich die Brüder JOHANN FRIEDRICH UND HEINRICH WILHELM SPINDLER, die sich an diesem Bau vermutlich mit Zimmervertäfelungen und reich intarsierten Fußböden beteiligten, wie sie in früheren Schlössern des Königs nicht vorkommen. Der jüngere der Brüder, Heinrich Wilhelm, war noch 1786 in Berlin tätig. Nicolai erwähnt ihn: »Er kam von Bayreuth nach Potsdam. Im neuen Schlosse sind von seiner Arbeit Kommoden von Schildkröten und Perlenmutter, reich mit Silber ausgelegt, die eine schöne Zeichnung haben; desgleichen im Kavalierhause bey Sanssouci zwey ganz mit Figuren und Vögeln, Fruchtgehängen und mit verschiedenen Hölzern nach einem guten Kolorit und Zeichnung ausgelegte Zimmer. Er wohnt in der Wilhelmsstraße[212].«

Ein Beispiel für die Intarsienkunst der Brüder ist ein kleiner Tisch, dessen Platte mit einem Blumenmotiv geschmückt ist. Der Umriß des Möbels ist klar und elegant. In ihm kündigt sich bereits ein neuer, zum Klassizismus tendierender Geist an. Die Tischplatte ahmt mit ihren unterschiedlich gemaserten Flächen Steinintarsien nach. Die Linienführung der Umrisse ist auch hier gemessen bis auf das zentrale Blumen- und Ornamentmotiv, wo das Temperament des Rokoko und die warme Einfühlung in das Blühende ein reiches Bild lebendiger Natur hervorbringen. Aber es ist ein Blühen, das den Zenit überschritten hat. Die Töne des Holzes geben den Farben einen herbstlichen Klang.

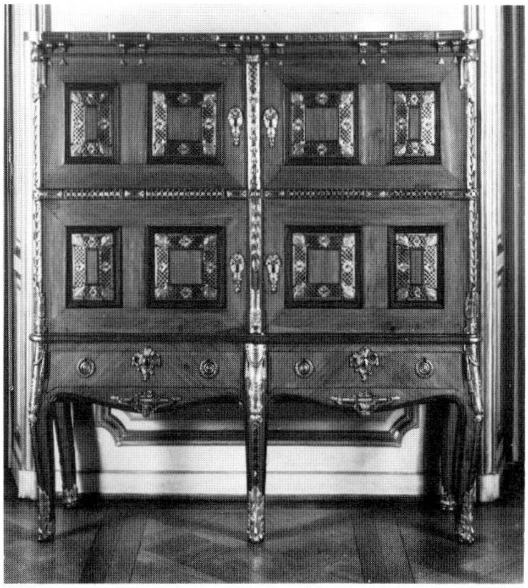

120 Tüllmann (?), Münzschrank. Um 1770. H 168, B 157, T 42 cm. Ch 349

120

Das Interesse an der Antike war bei Friedrich dem Großen keine Zeiterscheinung, als Begeisterung für die antiken Autoren war es seit seiner Jugend vorhanden. Die Erwerbung der berühmten GEMMEN- UND MÜNZSAMMLUNG des Barons Philipp von Stosch im Jahre 1764 schließt daher an den zweiundzwanzig Jahre früher erfolgten Ankauf der Antikensammlung des Kardinals Polignac an und ist nicht unbedingt als Signal eines beginnenden Klassizismus zu verstehen. Die Sammlung Stoschs wurde in einem Anbau des Antiken-

212 Nicolai, Beschreibung, 1786, Anhang, S. 50. Huth 1958, S. 13, 28–30.

tempels im Park von Sanssouci in drei gleichartigen Schränken untergebracht[213].

Einer dieser Schränke ist nach Charlottenburg gelangt. Das Möbel zeigt den Widerstreit des alten mit dem neuen Stil, der sich durch die Bestimmung als Aufbewahrungsort für antike Münzen und Gemmen anbot. Auf dem Unterteil in maßvoll geschwungenen Formen mit zwei in sich symmetrisch organisierten Hälften erhebt sich das Kabinett, dessen fassadenartige Gliederung durch eine markante Felderteilung beherrscht wird. Das überraschende Moment der Anordnung der Schmuckformen liegt in der unterschiedlichen Breite der Kassetten, so daß die Mittelachsen des Untergestells darüber keine Fortsetzung finden. Die Ausgewogenheit, die dennoch erzielt wurde, ist eine ins Gleichgewicht gebrachte, keine ursprünglich vorhandene Ordnung. Antikes Formgut begegnet in den Bronzebeschlägen zitatweise und bisweilen verballhornt. So bleibt der Gesamteindruck zwiespältig.

121

Versuche, PORZELLAN herzustellen, reichen in Preußen bis in das Jahr 1713 zurück und wurden nach dem Regierungsantritt Friedrichs des Großen 1740 wieder aufgenommen, aber erst 1751 konnte der Wollzeugfabrikant WILHELM CASPAR WEGELY die erste preußische Porzellanmanufaktur in Berlin gründen[214]. Sie bestand bis 1757 und war im Stil ihrer Produkte ein Ableger der Meißener Fabrik, denn von dort war der künstlerische Leiter der Manufaktur, der Bildhauer Ernst Heinrich Reichard, ebenso wie der führende Porzellanmaler Isaac-Jacques Clauce, nach Berlin gekommen. Die Herstellung von figürlichen Porzellanen – es sind 140 Modelle bekannt – überwog die von Geschirren. Bevorzugt wurden kleine Kinderfiguren, deren Modellierung nur selten bis zu plastischer Prägnanz gedieh. Die geistvolle Sprache des friderizianischen Rokoko läßt sich in diesen Werken kaum vernehmen.

Beliebt waren nach Meißener Vorbild Vasen, die von plastischen Blumen umrankt sind, wobei die einfache weiße Grundform und der verselbständigte, zumeist farbige Dekor in ein lebhaftes Dialogverhältnis treten. Das Prinzip einer friderizianischen Innenraumornamentik wie der Goldenen Galerie ist auf das Gebiet der Keramik übertragen. Enger als bei diesen Vasen ist bei einem Service, das ebenfalls einem Meißener Vorbild folgt, der Dekor als Relief an den Gefäßkörper gebunden, der selber eine intelligente Durchdringung runder und kantiger Formen noch im Sinne der Regencezeit darstellt und an Architektur denken läßt. Der Verzicht auf Farbe mindert den Naturalismus und gibt dem Service eine noble Haltung[215].

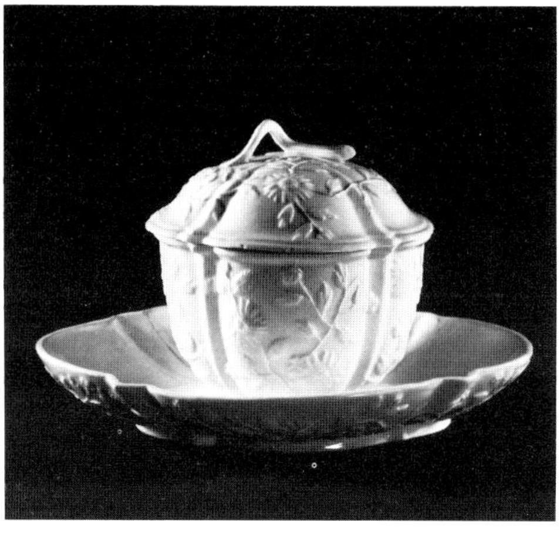

121 Manufaktur von Wegely, Zuckerdose. Um 1755. Porzellan, H 10,5 cm. Belvedere

[213] Sepp Gustav Gröschel (Die Gemmensammlung Berlins bis zu Friedrich dem Großen, in: Kat. Berlin und die Antike. Berlin 1979, S. 52–66) hat den sonst nicht weiter faßbaren Namen Tüllmann, der mit den Schränken in Verbindung gebracht wird, durch den des als Schüler Nahls bekannten Johann Heinrich Hülsemann ersetzt. Eher könnte der Kunsttischler Fullmann gemeint sein, den Nicolai (Beschreibung 1786, S. 1278) unter den Potsdamer Tischlern hervorhebt.

[214] Gisela Zick, Berliner Porzellan der Manufaktur von Wilhelm Caspar Wegely. 1751–1757. Berlin 1978.

[215] Vgl. Zick 1978, Nr. 256–259.

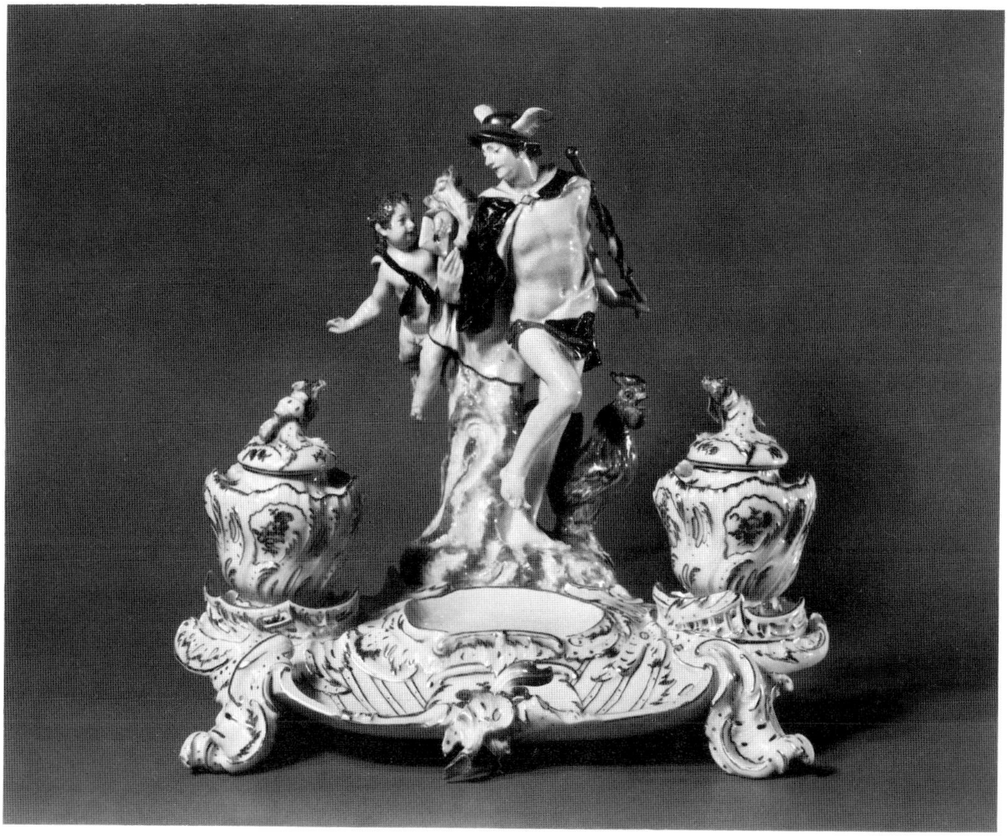

122 Manufaktur von Gotzkowsky, Schreibzeug. 1763. Porzellan, H 28 cm. Belvedere

122

1761, noch während des Siebenjährigen Krieges, unternahm der Berliner Kaufmann Johann Ernst Gotzkowsky einen zweiten Versuch, in Berlin eine Porzellanmanufaktur zu gründen[216]. Es gelang ihm, eine Anzahl hervorragender Künstler aus Meißen anzuwerben, die seinem jungen Unternehmen sogleich ein hohes Niveau sicherten. Der Scherben seines Porzellans erreichte allerdings nicht das begehrte kühle Weiß der Meißener Erzeugnisse, sondern behielt einen sahnigen Ton.

Das Schreibzeug nach einem Entwurf von Friedrich Elias Meyer ist ein Bespiel des üppigen Rokokostiles dieser Manufaktur, der mit der Sprache des frühen friderizianischen Rokoko nicht mehr viel gemein hat. Trotz der Symmetrie der Form im Großen ist der Umriß bizarr. Ein flimmernder Reichtum an kleinen Formideen, verbunden mit einer Buntheit in der Bemalung, gibt dem Gebilde eine beinahe hektische Bewegtheit, wozu die Figurengruppe in der Mitte paßt: der herbeigeflogene Amor überreicht Merkur, dem Götterboten, einen Liebesbrief, damit er ihn weiterbefördert. Durch dieses Bildwerk wird der Zweck des Schreibzeuges auf scherzhafte Weise eingeengt, man soll es für die Abfassung von Liebesbriefen benutzen. Ein solches Manufakturerzeugnis bot sich als galantes Geschenk förmlich an.

---

[216] Köllmann 1963, S. 5–22.

Gotzkowsky mußte bereits 1763 seine Manufaktur verkaufen, weil er auf anderen Gebieten in seinen Geschäften unglücklich gewesen war. Der König erwarb die Fabrik für 225 000 Taler und übernahm Modelle und Angestellte, sodaß stilistisch kein Bruch zwischen der Manufaktur Gotzkowskys und der königlichen Porzellanmanufaktur festzustellen ist.

123

Friedrich der Große förderte seine KÖNIGLICHE PORZELLANMANUFAKTUR nach Kräften, aber es waren neben seinem Ehrgeiz, Meißen zu übertreffen, mehr die wirtschaftlichen Zwecke als eine künstlerische Leidenschaft, die dieses Engagement bedingte. Wenn der König auch nicht weniger als vierzehn große Tafel-Service für seine Schlösser bestellte und andere zu Geschenkzwecken anfertigen ließ, so ist die exklusive Einheit des Stiles, die alle Kunstäußerungen des frühen friderizianischen Rokoko kennzeichnet und die auf die Anteilnahme des Königs zurückgeht, beim Porzellan nicht mehr in gleicher Weise zu beobachten. Entwürfe für Dessins, die er gelegentlich fertigte, um damit Geschenken an bevorzugte Empfänger eine persönliche Note zu geben, ändern daran nichts. Das Porzellan ist Ware, die Viele erreichen soll, soweit sie zahlungsfähig sind.

Ein Zug zum Großartigen und Prunkenden, der den preußischen Rokokostil nach dem Siebenjährigen Krieg kennzeichnet, ist in dem Teekessel mit Rechaud zu beobachten, der vor allem durch die hoch aufgerichteten Bronzebügel des Henkels eine eigenartige Monumentalität erhält. Dem durchbrochenen und sich öffnenden und auflösenden Gebilde des Rechauds antwortet der geschlossene und fruchtartig kompakte Körper der Kanne; aber solche Gegensätzlichkeit ist nicht feindlich. Die eine Form schmiegt sich in die andere und der bewegt modellierte und geschwungene Ausguß verbindet sich ebenso wie der Henkel mit der Detailgestaltung des Rechauds. Die Malerei fügt sich dem gleichen Prinzip von Verschränkung des Unterschiedlichen. Immer ist es nur ein Aufblitzen einer künstlerischen Idee, die sogleich wieder von einer anderen abgelöst wird. Naturgegenstände werden bruchstückhaft mit wechselnden Mitteln zitiert, so daß sich der Betrachter eher verwirrt als konsequent durch einen Gedankengang geleitet dem Genuß der Betrachtung hingibt, und dieser Genuß wiederum soll das Erlebnis einer Teegesellschaft würzen. Das Kunstwerk ist ein Luxusgegenstand.

124

Die Gruppe behandelt ein gewichtiges Thema auf anmutige Weise[217]. Der Ruhm in Gestalt einer mit einem Mantel nur teilweise bekleideten Frau triumphiert über den am Boden kauernden Saturn, den Gott der Zeit mit Helm und Sense. Auf seinem Nacken liegt das Buch der Geschichte, in das Fama die Taten des zu Rühmenden einschreiben wird, während sie in der Hand ihr Attribut, die Trompete, hält. Blick und Geste der linken Hand drücken die begeisterte Reaktion auf ein Ereignis aus, das der Betrachter nur ahnen kann. Es liegt nahe, die kurz nach dem Ende des Siebenjährigen Krieges entstandene Allegorie auf Friedrich den Großen zu beziehen. Der Helm, ein ungewöhnliches Attribut für Saturn, läßt an Mars denken. Aber die Koketterie in der Frauengestalt lenkt ab vom Ernst geschichtlicher Betrachtung und rückt scheinbar harmlos den Gegensatz von altem Mann und junger Frau in den Vordergrund. Sie verkündet nicht den Ruhm eines anderen, sondern sie ist es selbst, die triumphiert. Nimmt Saturn die Züge von Mars an, so der Ruhm die von Venus.

Im Hinblick auf die plastische Form reichen die Ahnen der Gruppe bis auf die italienischen Manieristen zurück. Das Rokoko steigert die sinnliche Wirkung durch Hinzunahme der Farbe, die sich in zarten Stufungen und sanf-

---

217 Lenz 1913, I, Tf. 33, Abb. 138.

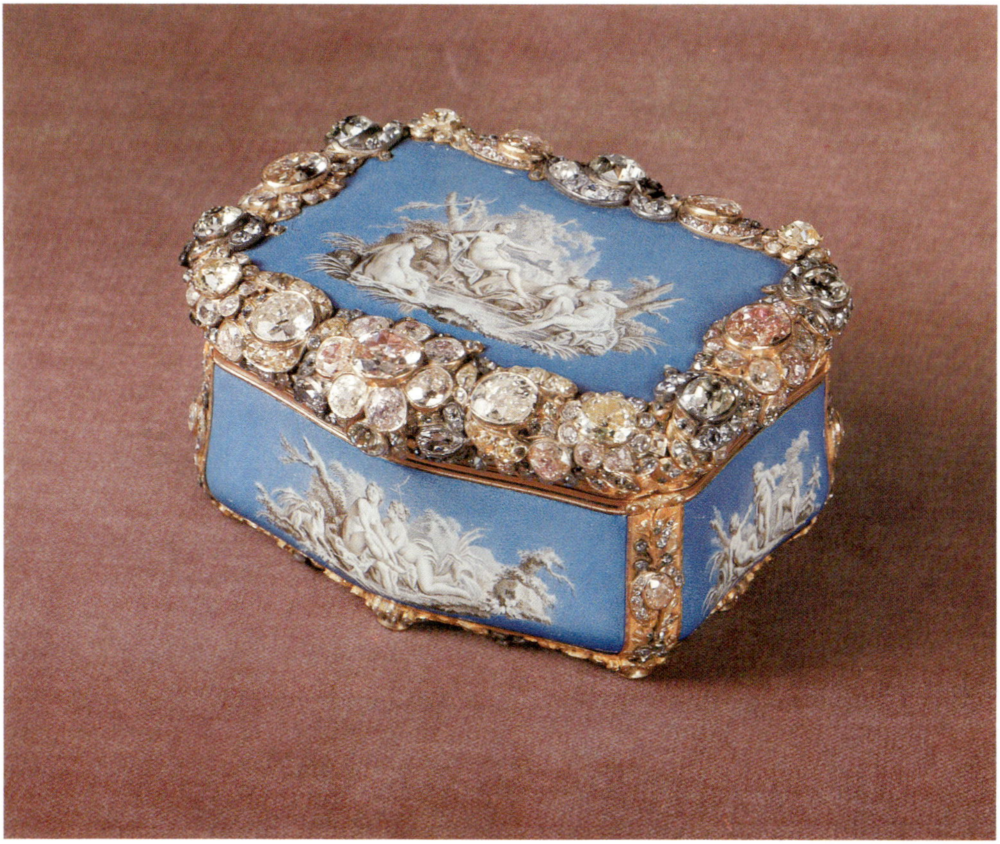

J. G. G. Krüger, Tabatière *(Seite 170 ff.)*

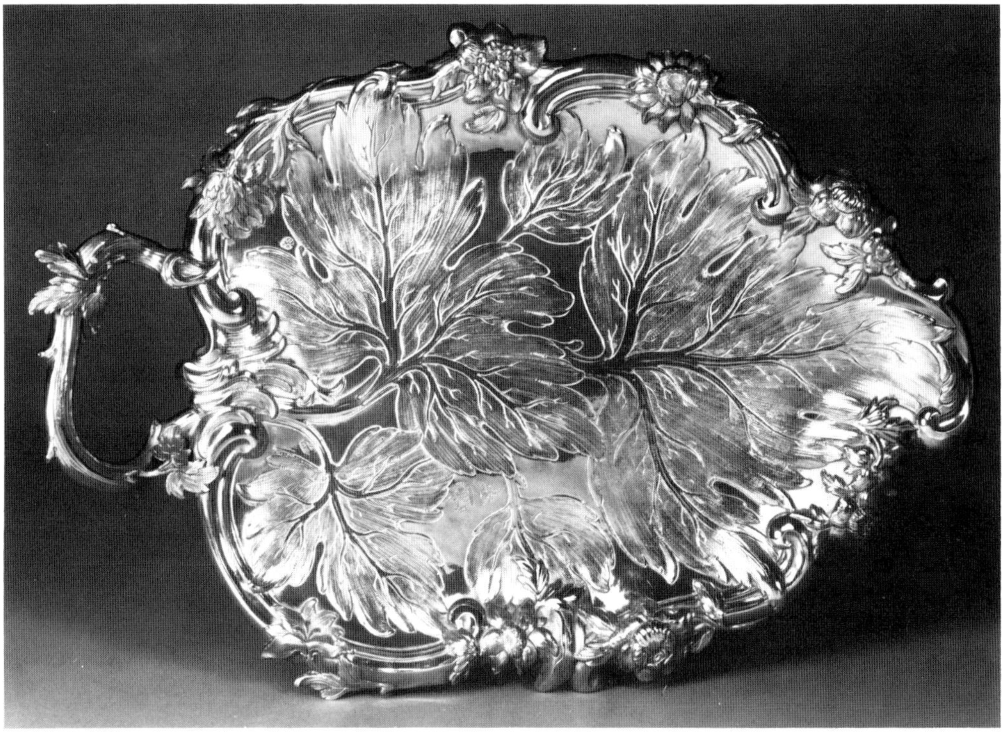

125 George Wilhelm Marggraff (um 1730–1804), Schale. Um 1765. Silber, zum Teil vergoldet, 35 x 24 cm. Ch 231

wesentliche Rolle. Vergoldete und versilberte Möbel, es gab auch Möbel mit massiv silbernen Beschlägen, und plastische Dekorationen an Wänden und Decken der friderizianischen Schlösser verlangen geradezu nach einer Ergänzung des Ensembles durch silbernes und goldenes Gerät.

Daß solche Ausstattungsstücke selten geworden sind, liegt daran, daß derartige Dinge leicht beweglich und nur schwer an den Ort zu binden sind.

Ein Beispiel für die friderizianische Goldschmiedekunst ist eine Kredenzschale von George Wilhelm Marggraff in Gestalt eines Zweiges mit Weinblättern, die sich in eine der Blattform angepaßte Unterlage schmiegen. Man muß sich auf der Schale eine Frucht, vielleicht eine Weintraube, vorstellen, damit das geistvolle Spiel mit der Realität recht zur Wirkung kommt. Teile sind zart vergoldet, so daß ein verhaltener farbiger Kontrast entsteht. Die naturalistische Bildung der Blätter spielt nur mit dem Illusionismus. Letztlich herrscht immer wieder die virtuos gehandhabte Kunst über den schlichten Naturgegenstand.

Unter den vielen Berliner Goldschmieden der friderizianischen Zeit war George Wilhelm Marggraff einer der vorzüglichsten. Er stammte aus Vach bei Kassel und wurde um 1761 Amtsmeister[219].

126

Ein bedeutender Pariser Exportartikel waren im 18. Jahrhundert Galanteriewaren. Dazu gehörten Tabatieren, Dosen, die nicht nur für Schnupftabak, sondern auch für andere Kleinigkeiten Verwendung fanden. Sol-

[219] Scheffler 1968, Nr. 953, S. 182.

che Dosen in mehr oder weniger kostbarer Ausführung (die nicht nur in Paris angefertigt wurden) gehörten zu den beliebtesten Luxusgegenständen auch in bürgerlichen Kreisen. Im Besitz der Königin Sophie Dorothea im Schloß Monbijou sind 1742 an die einhundertfünfzig Dosen verzeichnet. Friedrich der Große hegte eine Vorliebe für diese kleinen Kunstwerke und beförderte ihre Herstellung in Berlin. Gelegentlich soll er auch selber Entwürfe für Dosen gezeichnet haben. Eine Besonderheit der für den König geschaffenen Tabatieren ist ihre ungewöhnliche Größe und Kostbarkeit. Nach den Rechnungsbelegen der Hofjuweliere Baudesson und der Brüder Jordan schwankte ihr Wert zwischen 4200 und 12000 Talern. Als königliches Geschenk hatte eine solche Dose den Charakter einer Auszeichnung[220].

Von den acht im Schloß Charlottenburg ausgestellten Tabatieren bestehen sechs aus Halbedelsteinen, die mit Reliefs in Gold sowie mit Brillanten, Türkisen, Rubinen und Smaragden besetzt sind. Eine Dose mit dem Bildnis des Königs in Emaillemalerei besteht aus Gold, und bei einer weiteren ist das Gold außen mit Emaille überzogen.

Eine Dose mit dem Bildnis des Königs in Emaillemalerei besteht aus Gold. Friedrich hat sie dem Fürsten Leopold von Anhalt-Dessau nach dessen Sieg bei Kesselsdorf 1745 geschenkt. Eine solche Gabe war also ein Beweis königlicher Anerkennung, eine Auszeichnung nicht anders als ein Orden, und der materielle Wert solcher Gegenstände war, wie Geldgeschenke an erfolgreiche Militärs in vergangenen Zeiten, eine sehr substantielle Geste des Dankes. Durch den Kunstwert einer solchen Auszeichnung wurde der Offizier zugleich jedoch als eine kultivierte Persönlichkeit geachtet.

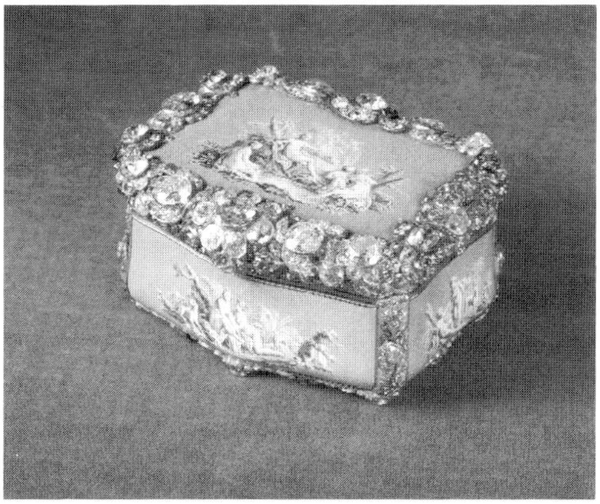

126 Jean Guillaume George Krüger (1728 – nach 1788), Tabatière. Gold, Emaille, Brillanten, H 4,3, L 10,5, B 8 cm. Ch 354, *Farbtafel 10 nach S. 168*

Eine andere Golddose ist außen mit blauem Email überzogen. Zum Teil farbig unterlegte Brillanten bilden einen Rahmen, der die Assoziation von Blumen und phantastischem Grottengestein miteinander verknüpft. Das Hellblau des Emails wird als Darstellung von Himmel empfunden, besitzt in seiner Reinheit und Transparenz etwas Überirdisch-Beseeligendes und läßt zugleich an die Kühle des Wassers denken, das in den bildlichen Motiven auf allen Seiten – Diana im Bade, badende Mädchen, Nymphen und Putten (größtenteils nach Vorlagen François Bouchers, der als der führende Hofmaler Ludwigs XV. raffiniertesten Lebensgenuß zum guten Ton zu erheben verstand) – ein verbindendes Element ist. Diese Szenen selbst sind jedoch als Grisaillen von äußerster Feinheit wiedergegeben, nehmen also etwas von der Sinnenhaftigkeit und Lebendigkeit der Malerei kokettierend zurück, denn Illusionismus mindert die Kraft der Phantasie. Beim Öffnen der Dose sollte der Glanz des reinen Goldes überraschen und der Unterschied von Außen und Innen Kunstwert und Materialwert in eine überlegte Beziehung setzen. Der gebildete Mensch verbirgt seinen Reichtum hinter seinem guten Geschmack, aber nur scheinbar. In der kunstvollen Mischung verschiedener sinnlicher Reize und gedanklicher Vorstellungen, die auf einen Genuß von höchster Erlesenheit zielt, ist die

[220] Martin Klar, Die Tabatieren Friedrichs des Großen. Berlin 1930, Nr. 1. Zur Kulturgeschichte der Tabatiere in Berlin siehe Walter Stengel, Guckkasten. Altberliner Curiosa. Berlin 1962, S. 51–78.

Tabatiere ein vollgültiges Beispiel der Kunst des friderizianischen Rokoko.

Der Emailleur ist Jean Guillaume George Krüger, wie der Entwurf für diese Dose in dessen Nachlaß erweist. 1728 wurde Krüger in London geboren und war in Paris tätig, bis ihn Friedrich der Große vor 1753 nach Berlin holte. Seine dauernde Verbindung mit Frankreich beweist seine Ernennung zum Mitglied der Pariser Akademie St. Luc 1774.

Friedrich Wilhelm II. (1786–1797)

Die elf Jahre, die Friedrich Wilhelm II. von 1786 bis 1797 regierte, sind eine kurze, für die Entwicklung der Kunst in Preußen jedoch sehr wichtige Epoche. Sie bildet den Übergang von der 46 Jahre dauernden Regierungszeit Friedrichs des Großen zu der nur drei Jahre kürzeren Friedrich Wilhelms III.

Friedrich Wilhelm II., Neffe Friedrichs des Großen, war nicht selber eine künstlerische Natur. Er war zwar musikalisch begabt, besaß aber nicht den leidenschaftlichen Bildungswillen seines Vorgängers. Er liebte den Luxus. Davon profitierten die Künste, vor allem die Architektur und das Kunsthandwerk. Zur Malerei hatte er kein besonderes Verhältnis. In den Innenräumen seiner Schlösser spielten Gemälde nur eine sehr untergeordente Rolle. Er erwarb weder alte Kunst, noch ermutigte er die in Berlin lebenden zeitgenössischen Künstler durch Ankäufe. Einige bemerkenswerte Erwerbungen von Gemälden Hackerts und Johann Christian Reinharts sind der Gräfin Lichtenau zu danken. Gebraucht wurden Porträts, und auf diesem Gebiet hielt die Berliner Malerei und Skulptur das hohe Niveau, das sie in der friderizianischen Zeit erreicht hatte. Die wichtigsten Impusle für das künstlerische Leben gingen von der Akademie aus, deren Wiederbelebung schon in den letzten Monaten der Regierungszeit Friedrichs des Großen betrieben wurde. Die Künstler waren es, allen voran Daniel Chodowiecki, die den Nutzen dieser Einrichtung zur Hebung der Künste und des Geschmacks im Lande einsahen. In dem 1786 zum Kurator der Akademie bestellten Staatsminister Friedrich Anton von Heinitz fand die Institution einen tüchtigen Beamten und klugen Reformer. Was in der Kunst lernbar war, sollte einem möglichst weiten Kreis vermittelt werden. Auf das Kunsthandwerk wurde großer Wert gelegt, weil schon aus wirtschaftlichen Gründen die Leistungsfähigkeit dieses Zweiges der Kunst und die Unabhängigkeit von ausländischen Importen erstrebenswert war. Ein praktischer Sinn bei diesen Reformen zeigt sich darin, daß die Grenzen zwischen Kunst und Industrie durchaus fließend waren. Heinitz, Fachmann auf dem Gebiet des Berg- und Hüttenwesens, war seit 1787 Vorsitzender der »Königlichen Porcellanmanufacturs-Commission« und leitete somit auch diese wichtigste künstlerische Manufaktur Preußens.

1786 fand die erste Berliner Akademieausstellung – nach dem Vorbild der Dresdner – statt. Sie gab seitdem im Rhythmus von ein oder zwei Jahren einen Überblick über den Stand der künstlerischen Entwicklung in Preußen, wirkte anspornend auf die Künste und machte – in der Hauptstadt wenigstens – die Kunst mehr als bisher zu einer öffentlichen Angelegenheit, die in den Kreisen Gebildeter lebhaft diskutiert wurde.

Das Vorbild Frankreichs, dem Friedrich der Große angehangen hatte, wurde durch das Vorbild des liberaleren England ersetzt, allerdings hatte es englische Einflüsse auf die Kunst in Preußen schon vor 1786 gegeben. Mit dieser Wendung war auch eine neue Schätzung deutscher Künstler verbunden. Friedrich Wilhelm II. berief aus Dessau den Architekten Friedrich Wilhelm von Erdmannsdorff und den Landschaftsgärtner Johann August Eyserbeck, aus Breslau Carl Gotthard Langhans. Anton Graff aus Dresden hielt sich häufiger in Berlin auf, um Porträts, besonders auch von der königlichen Familie, zu malen. Die prunkvollsten Möbel, die der König erwarb, stammten von David Roentgen aus Neuwied. In dieser Atmosphäre konnte das Selbstbewußtsein der deutschen Künstler allmählich erstarken. Daniel Chodowiecki gewann durch seine zahlreichen Kupferstiche, die zumeist als Illustrationen Verbreitung fanden und in einer literarisch interessierten Epoche ein wichtiges Vehikel bildlichen Gedankengutes waren, ein Ansehen weit über die Grenzen Preußens. Auf diesem Fundament konnte Gottfried Schadow aufbauen, die bis dahin bedeutendste Künstlerpersönlichkeit Berlins, die Wesenszüge des Berlinischen in Kunstwerken obersten Ranges mitzuteilen verstand.

127

Im letzten Drittel des 18. Jahrhunderts war in Deutschland der LANDSCHAFTSGARTEN dasjenige künstlerische Ausdrucksmittel, mit dem sich die Vorstellungen eines die Natur neu erlebenden Zeitalters am deutlichsten mitteilen ließen. Die aus England stammenden Ideen, den Garten zum Übermittler moderner philosophischer und poetischer Gedanken zu machen, wurden ab 1764 zuerst und am vollkommensten von dem Fürsten Leopold Friedrich Franz von Anhalt-Dessau im Garten von Wörlitz verwirklicht.

Da in Preußen Friedrich der Große noch an dem freilich mit englischen Elementen durchsetzten Typus des regelmäßigen französischen Gartens festhielt, konnten die modernen Denkweisen hier erst nach dessen Tod wirkungsvollen Anklang finden, zuerst im Park des Schlosses Bellevue, dann im Neuen Garten bei Potsdam und schließlich auf der in

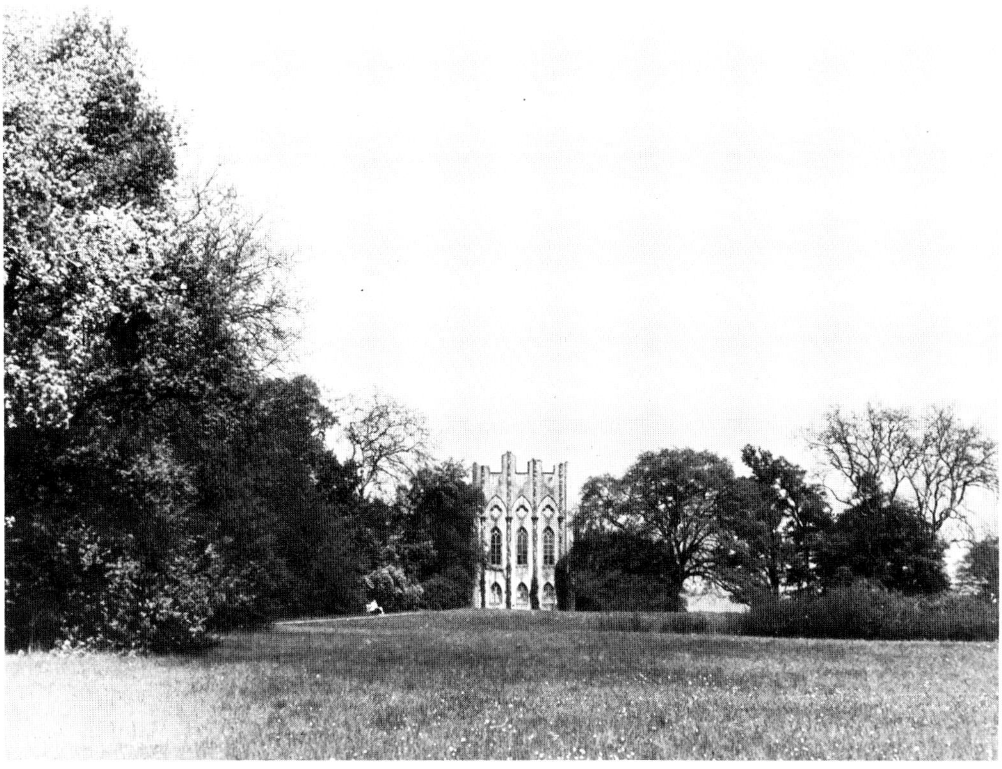

127 Partie auf der Pfaueninsel, Blick zur Meierei

der Havel gelegenen PFAUENINSEL, die Friedrich Wilhelm II. 1793 als Ziel für seine Bootsfahrten vom Neuen Garten aus erworben hatte[221]. Der Landschaftsgärtner, der diese bis dahin mit Eichen bestandene Insel gestaltete, war JOHANN AUGUST EYSERBECK, der Sohn des Schöpfers von Wörlitz Johann Friedrich Eyserbeck. Am südlichsten, Potsdam zugekehrten Ende der Insel wurde nach Entwürfen des Hofzimmermeisters, JOHANN GOTTLIEB BRENDEL ein Schlößchen in Gestalt einer Ruine erbaut. Am anderen Ende entstand, ebenfalls nach Plänen Brendels als Ruine in gotischen Formen, eine Meierei, die den bäuerlichen Gegenpol zum Schloß mit seinen Erinnerungen an mittelalterliches Ritterwesen bilden sollte. Nur die Umgebungen dieser beiden Bauten wurden unter Friedrich Wilhelm II. als Landschaftsgarten gestaltet. Durch Pflanzungen und Beseitigung von Bäumen, Anlagen von Rasenflächen, Modellierung des Geländes und Wegführung wurden dem Besucher stets wechselnde Landschaftsbilder vor Augen geführt. Nach dem Vorbild von Gemälden sollten sie nicht nur malerisch komponiert sein, sondern auch Gedanken hervorrufen und auf diese Weise alle geistigen und seelischen Fähigkeiten eines gebildeten Menschen ansprechen.Gebäude und Denkmäler waren notwendig, um den Betrachtungen über die Natur solche über Geschichte und Menschenwerk hinzuzufügen. Ruinen waren vorzüglich zu solchen Zwcken geeignet. Große Teile der im natürlichen Zustand belassenen Insel ließen den Spaziergänger den Übergang von den behutsam gestalteten Naturbildern zum Urwüchsigen empfinden, und dieses Urwüchsige wiederum sollte die Authentizität des Gestalteten bestätigen. In diesem Sinn gehörte auch die wirkliche Landwirtschaft mit Vieh zu der ästhetischen Welt des Landschaftsgartens.

Dem Wandel der Anschauungen entsprechend wurde die Pfaueninsel in den späteren Jahrzehnten umgestaltet. Vom ursprünglichen Charakter des Gartens hat die Umgebung der Meierei durch ihre Abgelegenheit noch am meisten bewahrt.

128

Die FRÜHKLASSIZISTISCHEN INNENRÄUME in Berlin und Potsdam sind fast alle den Zerstörungen der Kriegs- und der Nachkriegszeit zum Opfer gefallen. Das erhöht den historischen Wert der gut erhaltenen Interieurs des Schlößchens auf der Pfaueninsel, das, außen als Ruine an die Vergänglichkeit mahnend, innen mit nobler Ausstattung dem Genuß des Lebens dienen sollte[222]. Der größte und prächtigste Raum ist der Saal im Obergeschoß, der mit Wanddekoration, Kamin, Deckenmalerei, eingelegtem Fußboden, Möbeln und (böhmischen) Kronen ein wohl abgewogenes Ensemble von klassizistischer Tektonik und Schmuck bildet. Der besondere Reiz des Saales liegt darin, daß Architekturteile, die normalerweise in Stein oder Stuck ausgeführt sind, hier aus Holz bestehen, das, in geschicktester Auswahl und Zusammenstellung, eine differenzierte Skala warmer Farbtöne erzeugt. Hinzu kommen unterschiedliche zeichnerische Strukturen, so z. B. die streifige Maserung an den Wandflächen im Gegensatz zu dem Wurzelmaserfurnier an der Pilastern, das an Marmor erinnert. Das natürliche Material verbindet den Raum mit den Bäumen in der Umgebung des Schlosses, so daß Kunst und Natur und Handwerk und Kunst sich durchdringen. Hinzu kommt noch ein anderes Motiv. Während Friedrich der Große mit seiner Vorliebe für das Zedernholz auch den Reiz des Fremdländischen beabsichtigte, sind hier nur einheimische Hölzer verarbeitet. Mit ihnen

---

221 Karl Breuer, Die Pfaueninsel bei Potsdam. Eine Schöpfung Friedrich Wilhelms II. und Friedrich Wilhelms III. Diss. der T. H. Berlin-Charlottenburg, 1923. Helmut Börsch-Supan, Die Pfaueninsel. Berlin 1976.

222 Hermann Schmitz, Das Marmorpalais bei Potsdam und das Schlößchen auf der Pfaueninsel. Berlin 1921. Die Berliner Architektur dieser Epoche, insbesondere die Innenarchitektur, vergegenwärtigt am eindruckvollsten das Buch vom gleichen Verfasser: Berliner Baumeister vom Ausgang des achtzehnten Jahrhunderts. Berlin 1914.

sollte vorgeführt werden, welche Schönheit das Vaterland hervorzubringen imstande ist, wenn das Handwerk die gehörige Stufe der Ausbildung erreicht hat. Der Entwerfer des Saales, der Hofzimmermeister Brendel, legte hier einen Beweis für die Leistungsfähigkeit seiner Zunft vor.

Die Geliebte des Königs, die Gräfin Lichtenau, scheint auf die Ausstattung Einfluß genommen zu haben, denn die Supraportenreliefs der Gebrüder Wohler in Potsdam und die Deckenbilder von Johann Christoph Frisch sind offensichtlich Erinnerungen an ihre Reise nach Italien 1795/96. Frisch malte an die Decke eine Kopie von Guido Renis berühmter »Aurora« aus dem Palazzo Rospigliosi in Rom, flankiert von zwei kleineren Bildern nach Annibale Caracci aus dem Palazzo Farnese, Entführung des Ganymed und Apollo und Hyacinth. Für die Reliefs lassen sich zum Teil Vorbilder in den vatikanischen Sammlungen nachweisen (S. 192, Nr. 142). Ein streng durchgeführtes bedeutungsvolles Programm ist nicht mehr beabsichtigt. Es sind persönliche Bildungserlebnisse, die hier verewigt werden.

129

Der Einbruch des Klassizismus nach dem Tod Friedrichs des Großen hat nicht den Charakter einer gewaltsamen Revolution. Dafür war vorher zu viel antikes Gedanken- und Formgut in die Kultur Preußens eingedrungen, und zudem war der dem sinnenhaften Erleben zugetane Hof des neuen Königs gar nicht für radikale Veränderungen zu gewin-

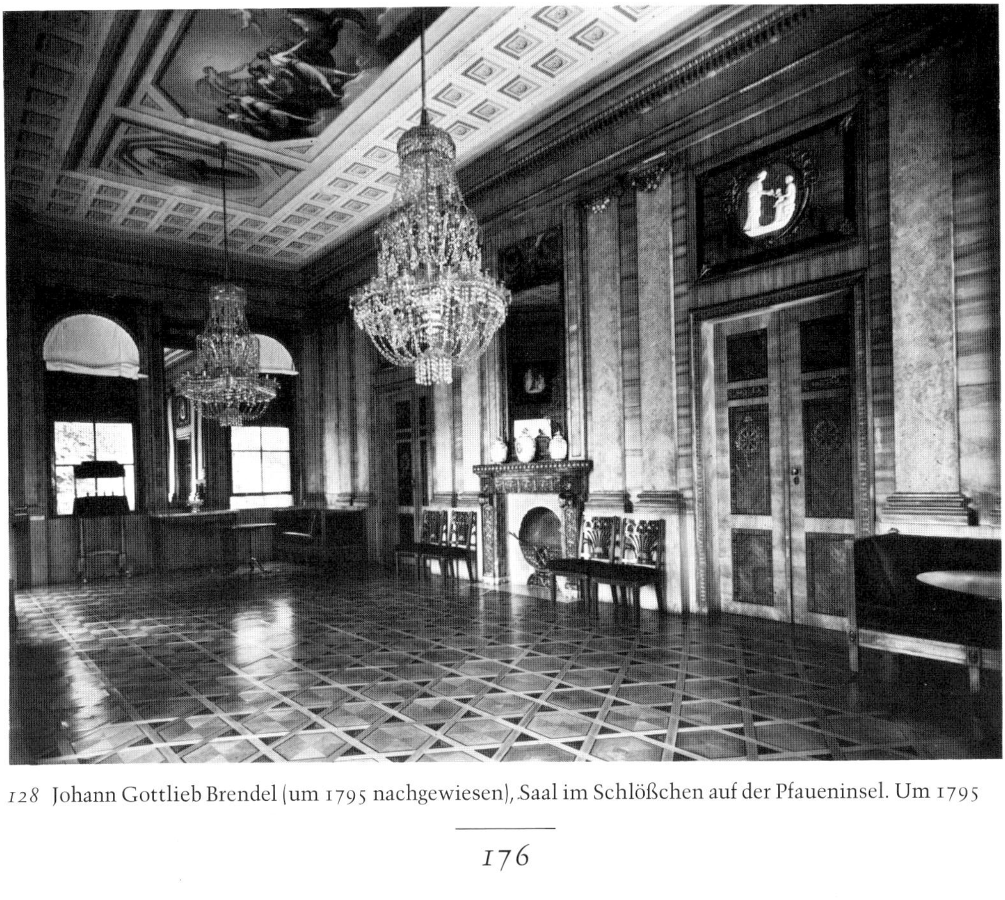

128 Johann Gottlieb Brendel (um 1795 nachgewiesen), Saal im Schlößchen auf der Pfaueninsel. Um 1795

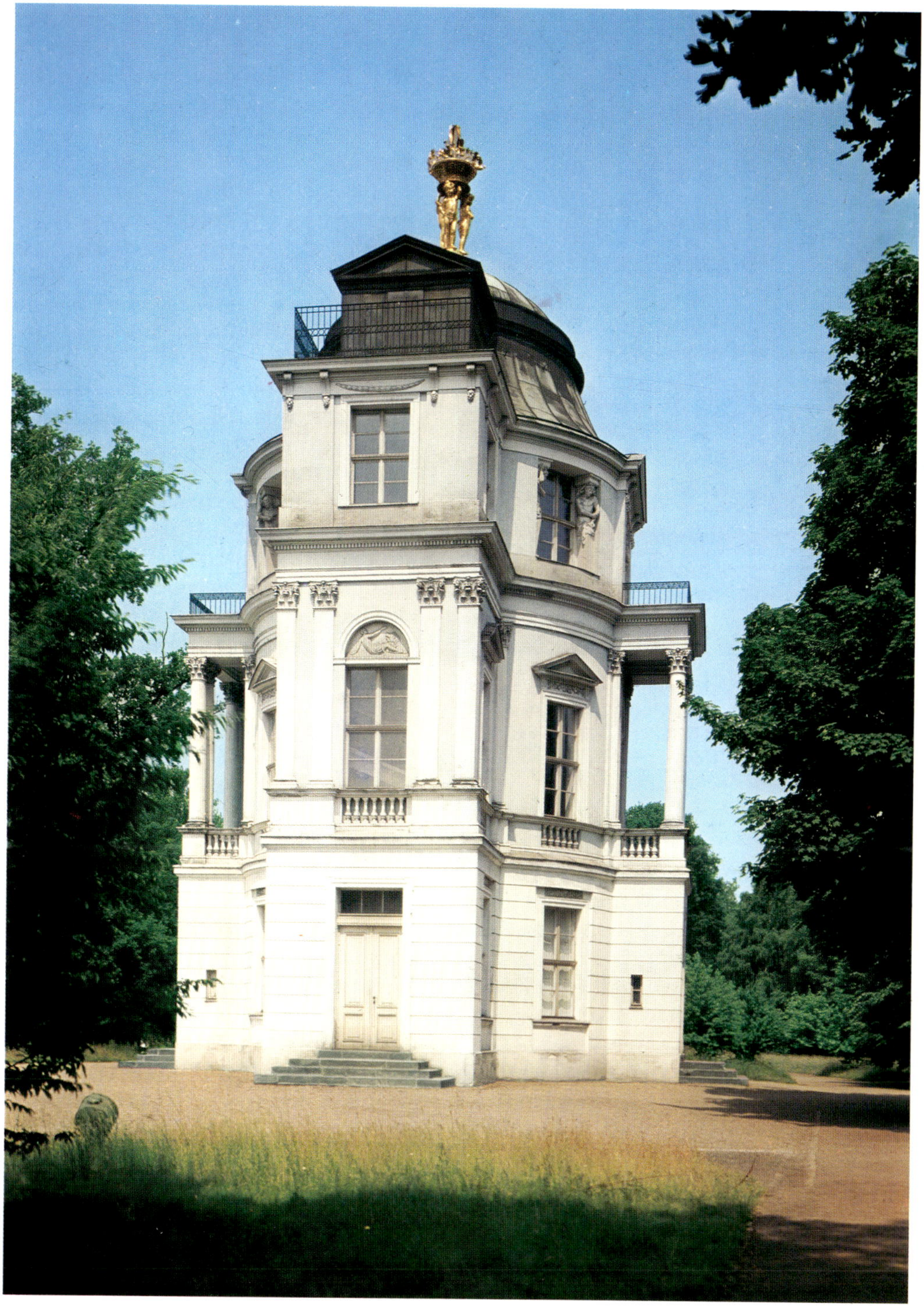

129 Carl Gotthard Langhans (1732–1808), Belvedere im Schloßgarten von Charlottenburg. 1788–90 *(Seite 177 ff)*

nunft und Beobachtung. 1764 als Sohn eines Schneiders geboren, fiel er Jean Pierre Antoine Tassaert, dem Leiter der Hofbildhauerwerkstatt, schon früh als überragendes Zeichentalent auf. 1783 trat er in seine Werkstatt ein. Bereits als Vierundzwanzigjähriger wurde er Tassaerts Nachfolger. Zugleich mit der Leistung der großen Hofbildhauerwerkstatt übernahm er das Amt des »Direktors aller Skulpturen« bei dem von Friedrich Wilhelm II. neu geschaffenen Oberhofbauamt, dessen Direktor Langhans war. Mit dem Grabmal des Grafen von der Mark schuf er 1789/90 ein erstes Hauptwerk klassizistischer Skulptur in Berlin. Es folgten 1792 die Marmorstatue Friedrichs des Großen für Stettin[225], 1792 – 94 das Denkmal Ziethens für den Wilhelmsplatz, 1795 – 97 die Prinzessinnengruppe, 1800 das Denkmal des Alten Dessauers. Neben seinen künstlerischen Fähigkeiten besaß er die Gabe der Menschenführung und konnte so seine Grundsätze einem großen Kreis von Schülern vermitteln. Schadow wurde das Haupt einer Schule, wie hundert Jahre zuvor Schlüter eine Schule gebildet hatte. Wie schon um 1700 nahm nun auch um 1800 die Skulptur in Berlin den ersten Platz unter den bildenden Künsten ein. Während jedoch die unter Schlüter eingeleitete Entwicklung rasch abbrach, fand die durch Schadow bewirkte Blüte eine Fortsetzung durch seinen Schüler Rauch und dessen Schule. Der nach den Freiheitskriegen in Berlin herrschende künstlerische Geschmack vermochte die Eigenart Schadows nicht mehr genügend zu würdigen. Er wurde als Initiator einer Bewegung zwar geachtet, aber die Frische, das Persönliche und die experimentierende Vielfalt des Ausdrucks hatte den Charakter eines Frühstiles, wogegen Rauchs beherrschte, aristokratische und sichere Sprache als klassisch im Sinne von vollendet und restlos ausgereift erschien.

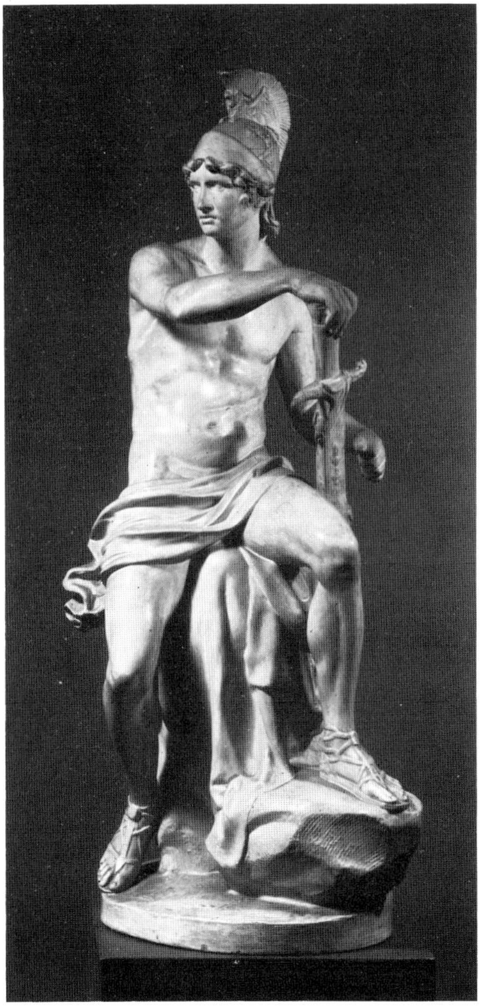

130 Johann Gottfried Schadow (1764 – 1850), Mars. 1793. Gips, H 90 cm. Sch 14

Die Statuette des Mars ist ein alter Gipsabguß nach einem verlorenen Originalmodell Schadows für eine von Carl Wichmann ausgehauene Sandsteinfigur in der südlichen Nische des Brandenburger Tores[226]. Die Aussage der Skulptur muß aus dem Bildprogramm dieses offiziell »Friedenstor« benannten Bauwerkes verstanden werden, das nicht mehr der Fortifikation, also dem Krieg, dienen, son-

[225] Das Marmororiginal wurde 1945 zerstört. Um den Gipsabguß danach in ein dauerhafteres Material zu überführen, wurde 1977 ein Bronzeguß danach hergestellt, der von Axel Springer der Schlösserverwaltung geschenkt wurde. Kat. Abbilder-Leitbilder 1978, Nr. 5.

[226] Kat. Abbilder-Leitbilder 1978, Nr. 7.

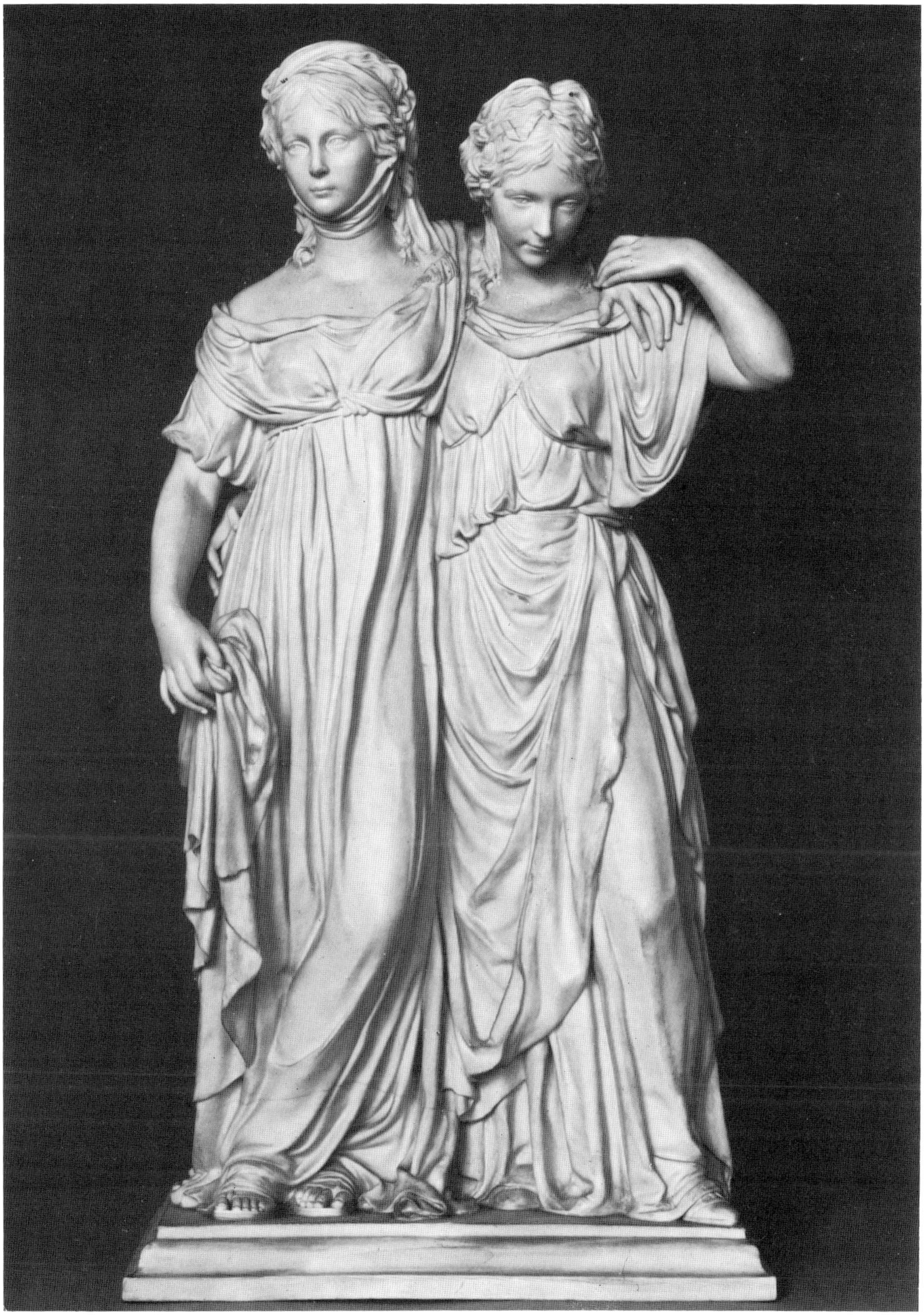

131 Johann Gottfried Schadow, Prinzessinnengruppe. 1796. Porzellan, H 54,4 cm. Sch 14

dern den Eingang in die Stadt als einer Pflegestätte der Künste und Wissenschaften öffnen sollte. Deshalb bildet eine Minerva das Gegenstück zum Mars.

Der nach den Kämpfen ausruhende Gott, der sein Schwert in die Scheide steckt, ist zur Personifikation des durch Kriege erworbenen Friedens geworden. Der labile Sitz und der aufmerksame Blick in die Ferne, die Agilität der ganzen Gestalt, geben dabei jedoch zu verstehen, daß es die militärische Wachsamkeit ist, die den Bestand des Friedens garantiert. Schadow spielt mit der Figur insbesondere auf die Siege Friedrichs des Großen an. Aufgrund ihrer deutlichen Körpersprache ist sie nicht verstandesbezogene Allegorie, sondern richtet sich durch ihre mitreißende Bewegung in einem unmittelbaren Appell an den Betrachter. Sie bleibt dabei jedoch durchaus in einer idealen Sphäre der Götterwelt. Die mehr zum Anmutigen als zum Martialischen neigende Bildung der Gestalt ist noch dem Geist des Rokoko verbunden, während ihr Gedanke dem Klassizismus angehört und sich so ganz dem Bau von Langhans anpaßt, der die Propyläen in Athen zum Vorbild hat.

131

Neben den Denkmälern verdienter Kriegsleute konnte Schadow in dem für die Berliner Bildhauerei so fruchtbaren letzten Jahrzehnt des 18. Jahrhunderts eine ganz andersartige Aufgabe wie die DARSTELLUNG ZWEIER JUNGER PRINZESSINNEN bewältigen[227]. 1793 hatte die Prinzessin Luise von Mecklenburg-Strelitz den preußischen Kronprinzen und deren Schwester Friederike einen Bruder des Kronprinzen, Louis, geheiratet. Berlin war von der Erscheinung der beiden Schwestern bezaubert und Maler wie Bildhauer schufen eine Fülle von Porträts von ihnen[228]. Neu an Schadows Schöpfung, die 1794 zuerst als lebensgroße Gipsstatue gezeigt, dann als kleine Porzellangruppe ausgeformt und schließlich 1795–97 in Marmor ausgehauen wurde, ist die Darstellung von Mitgliedern des Königshauses als in erster Linie fühlenden Wesen, die den Betrachter mehr durch den Reiz natürlichen weiblichen Charmes als durch die Präsentation königlicher Würde beeindrukken wollen. Das allgemein Menschliche und Natürliche wird herausgekehrt, nicht die soziale Rangordnung. Es ist der gleiche Geist, der die Landschaftsgärten der Zeit gestaltet. Die Mode, der natürlich in einer großen Fülle von Falten fallende leichte Stoff, der die Körperformen umspielt und hervortreten läßt, paßt sich diesem Ideal von Menschlichkeit an. Zwar ist die ältere Schwester vor der jüngeren hervorgehoben, doch ist die Einzigartigkeit des Individuellen deutlich eingeschränkt, und als Darstellung einer menschlichen Beziehung in einer Gruppe wird eine ähnliche Beziehung auch zwischen den Prinzessinnen und dem Betrachter hergestellt. Die menschliche Wärme und Sinnlichkeit der Gestalten entspricht völlig dem Geist der Epoche Friedrich Wilhelms II. Dem Nachfolger ging diese Auffassung einen Schritt zu weit, so daß die Marmorgruppe nach ihrer Vollendung zunächst nicht aufgestellt wurde.

Anregungen zu der Gestaltung kamen eher aus der zeitgenössischen Malerei, besonders aus England, als aus der Skulptur, doch ist bei dem Bildwerk auch an die berühmte antike sogenannte Kastor- und Polluxgruppe von S. Ildefonso zu erinnern, die zwei Jünglinge in ähnlicher Haltung zeigt.

Die Ausführung der Gruppe in Bisquitporzellan hatte der Staatsminister von Heinitz angeregt. Das Material leugnet durch seine matte Oberfläche die gewöhnlichen Eigenschaften des Porzellans, ähnelt mehr dem Marmor und war daher in der Zeit des Klassizismus besonders beliebt.

132

Bereits 1796 starb der Gemahl der Prinzessin Friederike. Für sein Grabmal fertigte der

---

[227] Kat. Abbilder-Leitbilder 1978, Nr. 8.

[228] Schadow (1849, S. 28) berichtet von der Wir-

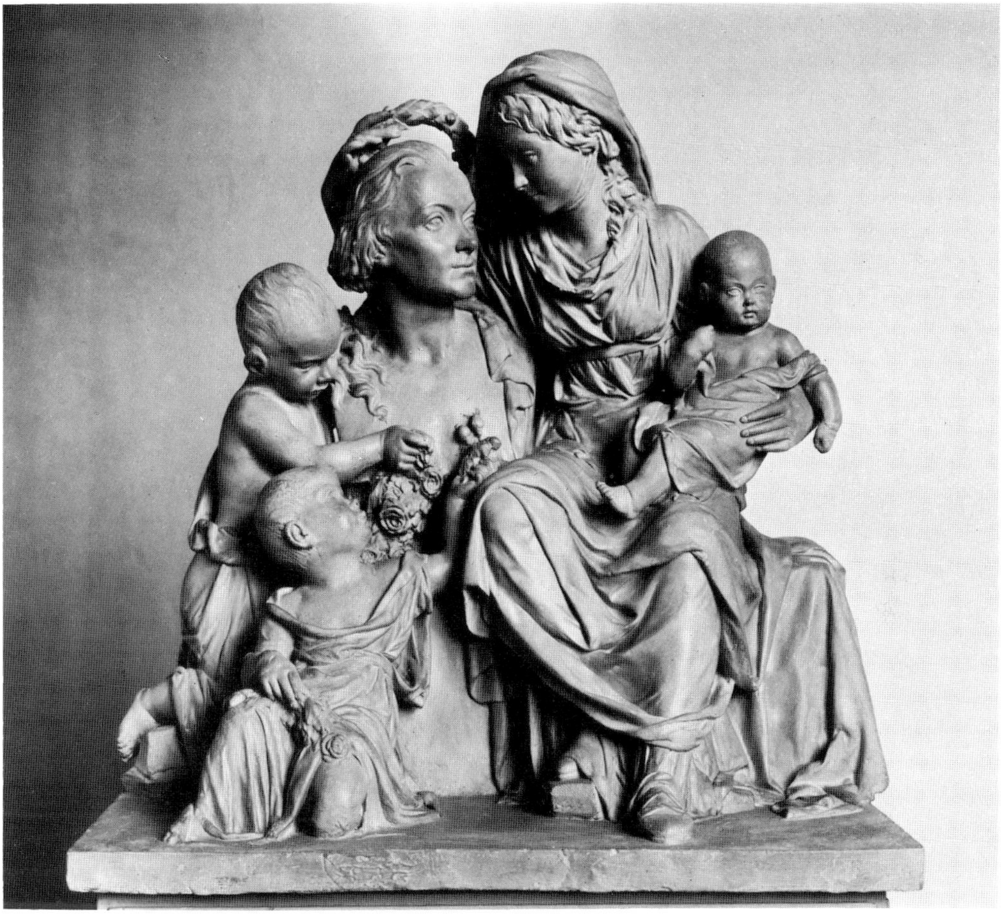

132 Leo Friedemann (um 1795 nachgewiesen), Entwurf für das Grabmal des Prinzen Louis von Preußen. Um 1796. Gips, H 62 cm. Ch 310

wenig bekannte, nur 1793–97 auf den Akademieausstellungen vertretene Bildhauer Leo Friedemann einen Entwurf an, der nicht ausgeführt wurde. Vorgezogen wurde ein Entwurf Schadows[229]. Das Werk kam jedoch nicht zustande, weil inzwischen Friedrich Wilhelm II. starb und der Nachfolger aufwändige Grabmäler für seine Familienangehörigen mißbilligte.

Friedemann versammelt die Witwe mit ihren drei Kindern um die Büste des verstorbenen Prinzen Louis, wobei das Moment der Trauer in den Hintergrund tritt. Es entstand ein ungezwungen gruppiertes Familienporträt, dessen geistiger Inhalt die Verbundenheit aller in Liebe ist. Die natürliche Unbekümmertheit der Kinder zu zeigen, die Differenzierung ihres Verhaltens gemäß ihrer Altersstufe, war ein wichtiges Anliegen des Künstlers. Das Werk liegt auf der Entwicklungslinie zu der seelenvollen Kunst der Frühromantik, besitzt jedoch in der spielerischen, von Oberflächlichkeit nicht ganz freien Anmut auch noch Elemente des Rokoko. Die Auffassung der Witwe dürfte ohne das Vorbild von Scha-

kung, die die Erscheinung der Prinzessinnen auf die Künstlerschaft ausübte.

[229] Mackowsky 1951, Nr. 53, 54. Zu Friedemann siehe Bloch und Grzimek 1978, Sp. 238–240.

dows Prinzessinnengruppe kaum denkbar sein.

Friedemann ging von Berlin nach St. Petersburg, wo er 1802 starb.

133

Der zu seiner Zeit viel beschäftigte CHRISTIAN FRIEDRICH HEINRICH SIEGISMUND BETTKOBER, der 1746 geboren und noch in der Welt des späten friderizianischen Rokoko aufgewachsen war, kann das durchschnittliche Niveau der Berliner Bildhauer dieser Zeit vor Augen führen[230]. Kaum beeinflußt von den internationalen Strömungen des Kunstlebens spricht aus seiner Büste Friedrichs des Großen eine Trockenheit und handwerkliche Nüchternheit, die als berlinisch empfunden wird und sich zum Beispiel mit Stichen Chodowieckis vergleichen läßt. Das kostbare Material wird ohne Sinn für seine Möglichkeiten zu sensibler Behandlung bearbeitet. Der König erscheint verknöchert in einer Weise, die sich auch in vielen Bildern und Stichen mit seinem Porträt findet, aber nur den äußeren Eindruck wiedergibt. Die geistigen Qualitäten sind nicht erfaßt. Heinitz berief Bettkober nach 1786 als Lehrer und Professor an die Kunstakademie, wo er die Klassen für Modellieren in Ton und Wachs zu handwerklichen Zwecken leitete.

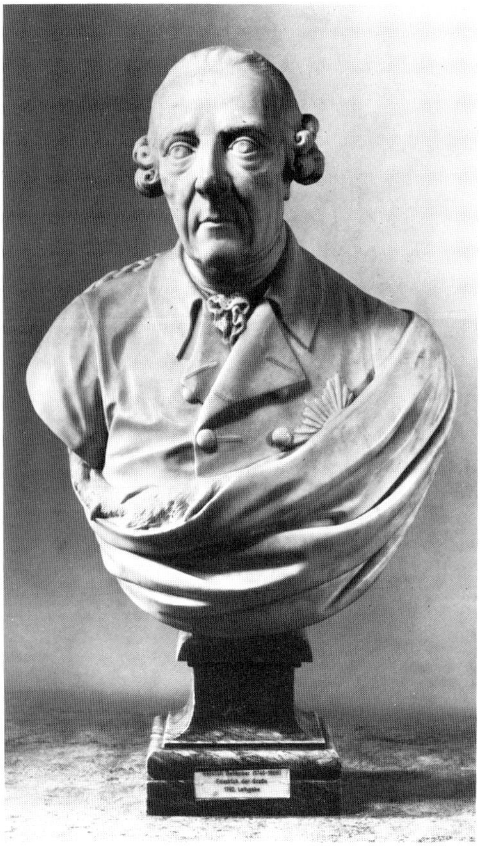

133 Christian Friedrich Heinrich Siegismund Bettkober (1746–1809), Friedrich der Große. Sign., dat. 1792. Marmor, H 79 cm. Leihgabe. Ch 348

134

Mit dem Untergang fast aller Beispiele frühklassizistischer Innenausstattung in Berlin und Potsdam sind auch die DEKORATIVEN MALEREIEN dieser Epoche verschwunden. Vor allem im Berliner Stadtschloß, im Schloß Monbijou und im Marmorpalais entstanden bei der Einrichtung von Wohnungen für Friedrich Wilhelm II. und die Königin Friederike Luise Deckengemälde und Supraporten[231]. Die Maler waren Rode, Frisch und Kimpfel. Auch Asmus Jakob Carstens, der 1787 bis 1792 hier tätig war, um dann der Stadt, deren geistiges Klima ihm nicht behagte, den Rükken zu kehren, hat im Berliner Schloß ein Deckenbild gemalt.

Eine Vorstellung von diesen Gemälden kann eine Skizze vermitteln, die CHRISTIAN BERNHARD RODE in seinem Todesjahr als Entwurf für ein nicht nachweisbares oder vielleicht nicht mehr ausgeführtes Deckenbild geschaffen hat. Gegenüber den rund fünfzig Jahre früher entstandenen Beispielen Antoine

[230] Bloch und Grzimek 1978, Sp. 51–53.

[231] Hans Tintelnot, Die barocke Freskomalerei in Deutschland. München 1951, S. 252, 259. Schmitz 1921, Tf. 9, 12, 26, 29.

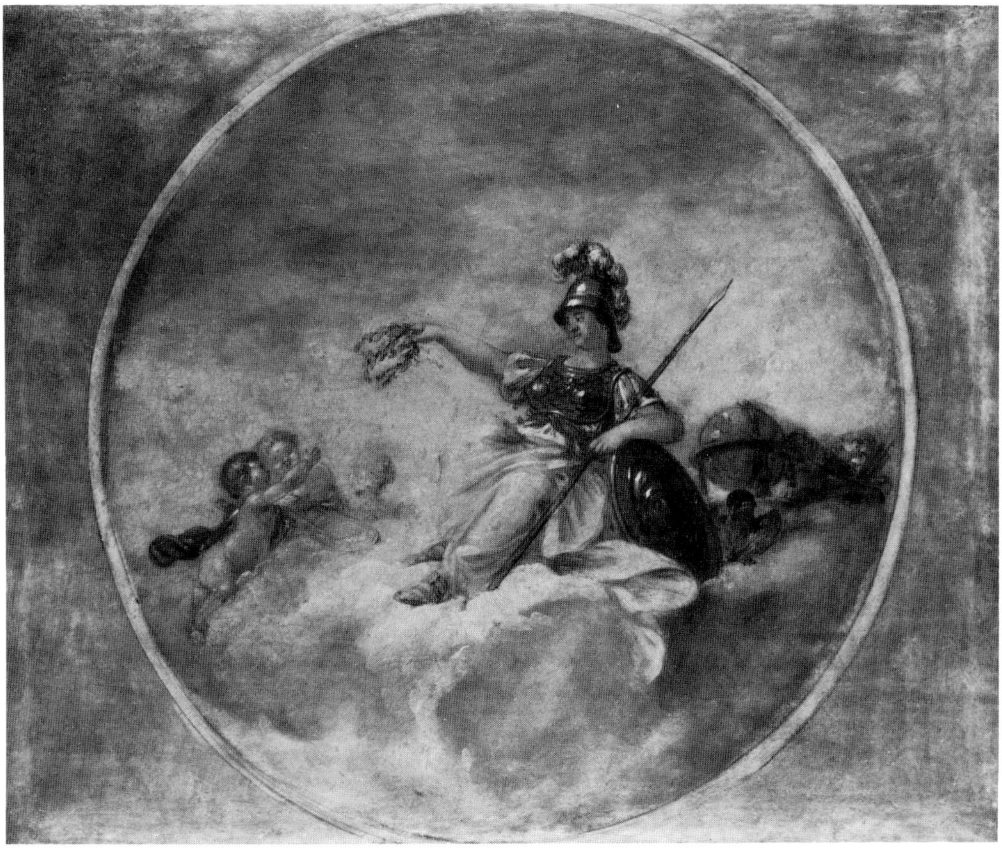

134 Christian Bernhard Rode, Athena, Entwurf für ein Deckenbild. Sign., dat. 1797. Öl a. Lwd., 64 x 80 cm. Ch 231

Pesnes hat sich der Stil nicht wesentlich geändert. Die Zeichnung ist flüchtig, paßt sich der Angabe der Wolkenbildung an und sichert so der Malerei die für eine Decke notwendige Leichtigkeit. Auch das helle Kolorit steht noch dem Rokoko nahe, hat jedoch nicht mehr die frischen und kräftigen Töne der Palette Pesnes. Die Ermüdungserscheinungen dieses Stils sind unübersehbar.

Das Motiv kommt in der preußischen Kunst dieser Zeit oft vor. Athena als Göttin der Weisheit, mit den Attributen der Kriegskunst ausgestattet, hinter ihr Globus, Buch, Palette und der Kopf einer Skulptur als Abzeichen der Wissenschaften und bildenden Künste, reicht zwei Lorbeerkränze zu zwei Putten mit einer Lyra herüber. Vielleicht sollten Dichtung und Musik damit ausgezeichnet werden, deren Attribute auf der rechten Seite fehlen. Ein solcher Gedanke wäre für ein Theater sinnvoll.

135

Die Ausmalung des Otaheitischen Kabinetts im Schloß auf der Pfaueninsel durch Peter Ludwig Lütke als Bambushütte mit Aussichten auf exotische Landschaften erinnert an eine hier kaum noch in Originalen nachweisbare Kunstgattung. Das unmittelbar nach der Fertigstellung verfaßte Inventar nennt als Künstler neben Peter Ludwig Lütke noch den Dekorationsmaler Peter Ludwig

BURNAT, der Katalog der Akademieausstellung von 1795 jedoch, der auch nicht ausgestellte Werke würdigt, nennt allein Lütke als Urheber der Ausmalung und beschreibt sie folgendermaßen[232]:

»Ein Pavillon im Sommerpalais Sr. Maj. des Königs auf der Pfaueninsel bei Potsdam im Südinsulaner Geschmack. Er ist rund, von acht korinthischen Palmen umgeben, zwischen welchen sich vier Aussichten befinden, die durch ein geflochtenes Geländer, welches den Pavillon ründet, beschränkt werden. Die Kuppel ist von Ribben aus gebundenem Bambusrohr zusammengesetzt und mit halb trokkenem Rohrgras gedeckt. Die Aussichten sind: 1) Die Pfaueninsel selbst, nebst dem gedachten Palais und der umliegenden Gegend. 2) Prospect des Königl. Palais am heiligen See. 3) Ein geschlossener See, in welchem auf einer Erdzunge die neue im Gothischen Stil erbaute Meierei (auf der Pfaueninsel) befindlich. 4) Eine Insel von mannigfaltigen Bäumen umgeben, welche einige Palläste zieren. Diese Aussichten sind jedoch alle in den Südinsulaner Geschmack transponiert. Das Ganze ist überdem mit vielen dahin gehörigen Pflanzen, Bäumen, Vögeln, Insekten u.s.w. geziert.«

Innenräume mit Landschaften auszuschmücken und so den Bewohner in eine ferne Welt zu versetzen, war eine um 1800 auch in Bürgerhäusern verbreitete Mode, die der Naturbegeisterung dieser Zeit entsprang. So hatte z. B. Jakob Philipp Hackert, dessen Schüler Lütke 1785 – 87 in Rom gewesen war, 1762 einen Raum im Hause des Barons Olthoff in Stralsund mit sechs Landschaften ausgemalt[233]. Schinkel schuf einen vergleichbaren Zyklus 1813/14 für den Kaufmann Humbert in Berlin[234]. Diese Art dekorativer Malerei mit Illusionseffekten, oft auch mit exotischen Motiven, stand der Bühnenmalerei nahe und auch den DIORAMEN, einer künstlerischen Spezialität Berlins im späten 18. und frühen 19. Jahrhundert. Zu Weihnachten stellten besonders Konditoren und Buchhändler große Schaubilder, teilweise mit beweglichen Figuren im Vordergrund, in ihren Geschäftsräumen aus, um dadurch das Volk zu unterhalten und zu belehren, gleichzeitig aber auch für sich Reklame zu machen. Lütke hat – ebenso wie zwischen 1808 und 1816 auch Schinkel – solche Dioramen gemalt, die gänzlich verschollen sind, doch von der Kritik hoch gerühmt wurden.

Lütke war seit 1789 Professor für Landschaftsmalerei an der Berliner Akademie und leitete seine Klasse bis zu seinem Tod. Nachfolger wurde sein Schüler Carl Blechen.

136

In den beiden letzten Jahrzehnten des 19. Jahrhunderts entwickelte sich in Preußen neben der gemalten Stadtansicht eine LANDSCHAFTSVEDUTE, bei der die Tendenz zu spüren ist, die landschaftlichen Schönheiten Preußens gegenüber denen anderer Länder in ein besseres Licht zu setzen. So nannte man diese Landschaftsdarstellungen später auch »vaterländische Gegenden«.

Vor allem in Sachsen hatte mit der Berufung des Schweizers Adrian Zingg 1766 nach Dresden eine zahlreiche Produktion von Veduten begonnen, die alle reizvolleren Gegenden des Landes schilderte. Ein anderes Zentrum der mitteldeutschen Landschaftsvedute war Braunschweig mit Pascha Johann Friedrich Weitsch, den die Nachbarschaft des Harzes anregte. In Preußen besann sich die Akademie auf das schlesische Riesengebirge als großartigste Landschaft innerhalb des eigenen Territoriums und entsandte 1789 den Maler SEBASTIAN CARL CHRISTIAN REINHARDT nach Hirschberg mit dem Auftrag, Ansichten aus dem Riesengebirge nach Berlin zu liefern[235].

---

[232] Börsch-Supan 1971, 1795, S. 58, 59.

[233] Lohse 1936, S. 78 – 80, Nr. 24 – 29.

[234] Hans Mackowsky, Brüderstraße 29, in: Häuser und Menschen im alten Berlin. Berlin 1929, S. 120 – 139.

[235] Börsch-Supan 1975, S. 42, Nr. 37. Günter Grundmann, Das Riesengebirge in der Malerei der Romantik. 3. Aufl. München 1963, S. 24 – 30.

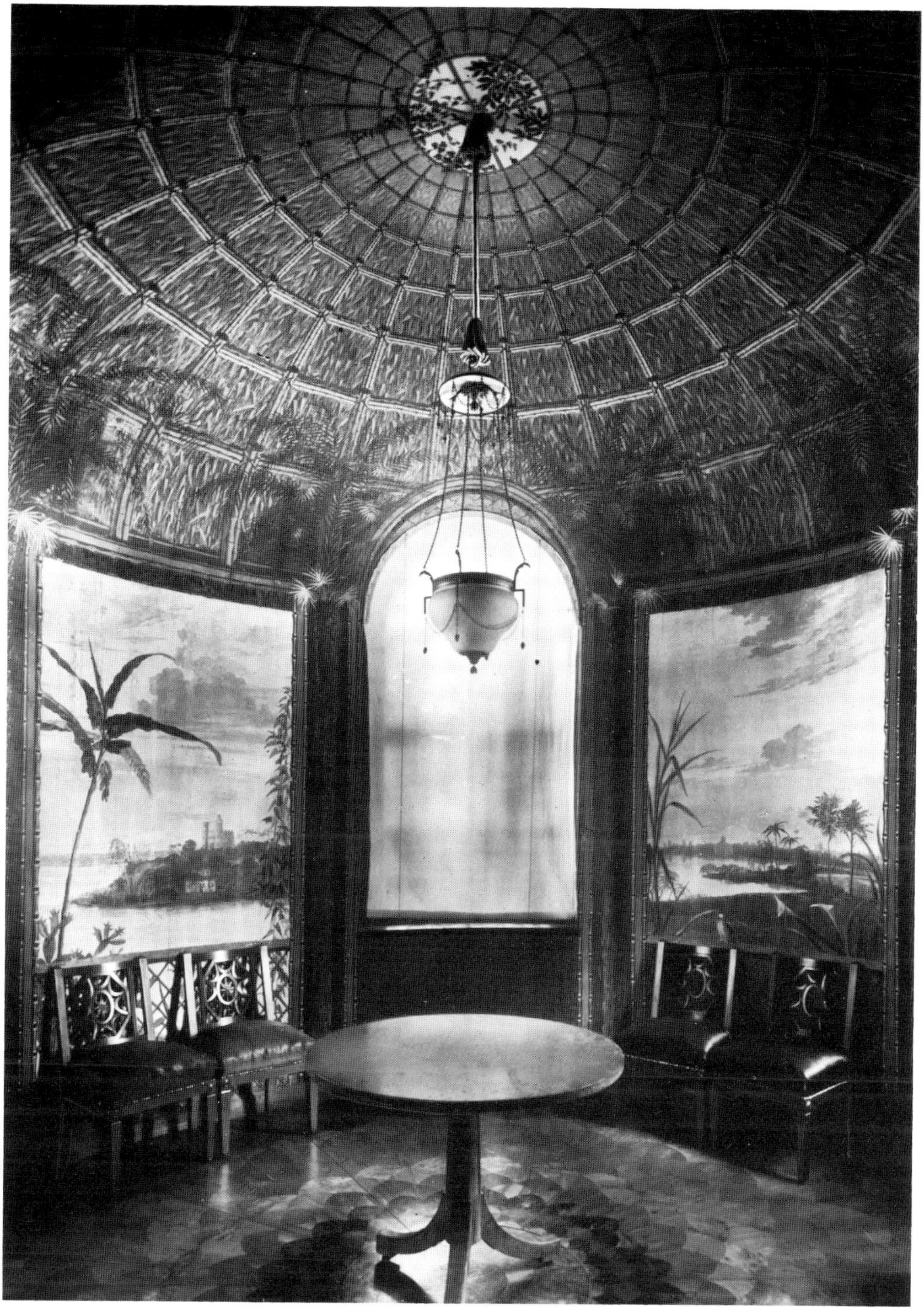

135 Peter Ludwig Lütke (1759–1831) und Peter Ludwig Burnat (gest. 1817), Otaheitisches Kabinett im Schlößchen auf der Pfaueninsel. Um 1795. Tempera auf Leinwand.

Reinhardt blieb bis zu seinem Tod 1827 in Hirschberg und malte nach und nach 57 Veduten für die Akademie, von denen jedoch nur noch wenige vorhanden sind. Reinhardt, der als der künstlerische Entdecker des Riesengebirges gelten kann, studierte in Braunschweig und war in Hamburg, Frankfurt, Leipzig und Dresden tätig gewesen, ehe er vermutlich gegen 1786 nach Berlin kam. Seine schlesischen Ansichten sind biedere Schilderungen der Natur, ohne eine nach Effekt strebende Dramatisierung, aber auch ohne das Bemühen, das Wesen dieser Landschaft im Zusammenwirken von geologischen Bedingungen, Vegetation und Kultur tiefer zu erfassen.

137

Das Interesse der Zeit an der einheimsichen Landschaft und ihren architektonischen Sehenswürdigkeiten machten sich noch andere Künstler und Verleger zunutze. Beliebt wurden Radierungen, die das Motiv in Umrissen festhielten. Sie wurden mit Aquarellfarben koloriert, erhielten so eine bildhafte Wirkung und waren doch schnell hergestellt. Der Schweizer Johann Ludwig Aberli hatte diese Manier erfunden, um die Nachfrage der Touristen nach schweizerischen Ansichten billig zu befriedigen. In Berlin verbreitete der Verleger Jean Morino, der auch Rosenbergs Folioblätter verlegt hatte, solche Veduten in kleinerem Format. Oft wurden die Radierungen auch mit Deckfarben übermalt, so daß das gedruckte zeichnerische Gerüst völlig verschwand und der Eindruck eines singulären Originals entstehen konnte. Der Klassizismus liebte die kalkige, helle und dabei stumpfe Deckfarbe, so wie er das in der Oberflächenwirkung vergleichbare Bisquitporzellan bevorzugte. Auf Kosten atmophärischer Zartheit und schwebender Räumlich-

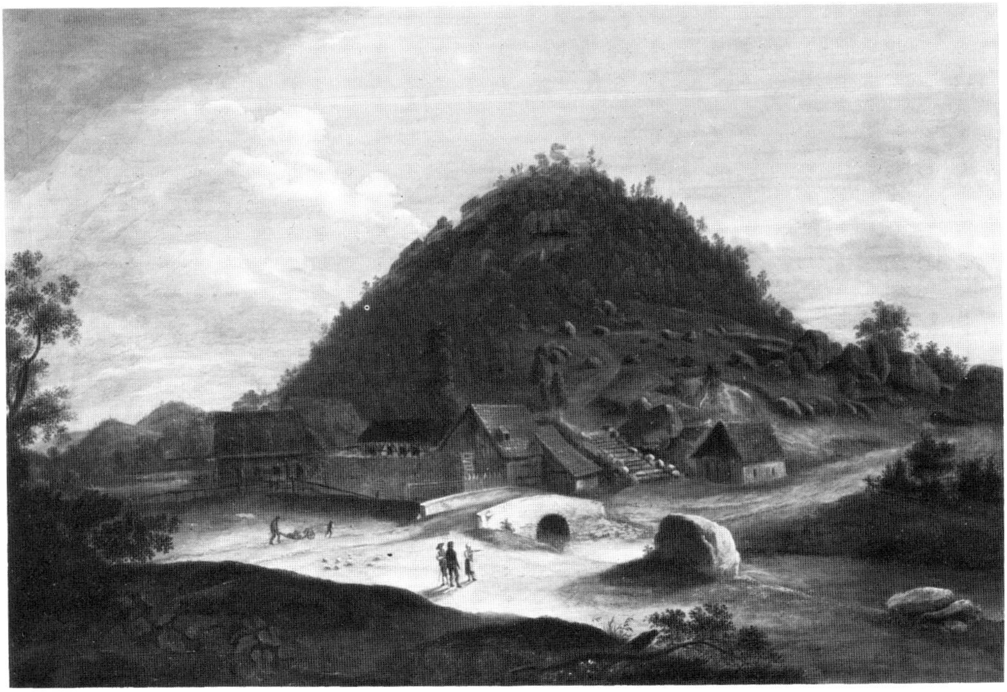

136 Sebastian Carl Christian Reinhardt (1733–1827), Der Brudelberg bei Stonsdorf in Schlesien. Sign., dat. 1793. Öl a. Lwd., 66,3 x 97,7 cm

keit, die das Aquarell zu erreichen vermag, und an Stelle der farbigen Tiefe und des reales Licht einfangenden Glanzes der Ölmalerei, erhält die Landschaft eine materielle Dichte und Handgreiflichkeit, die der Gesinnung der Aufklärung entsprach.

In dieser Manier malte zum Beispiel der Sachse Johann Friedrich Nagel (seit 1793 an der Meißener Porzellanmanufaktur) 1788 eine »Sammlung aller schönen und merckwürdigen Parthien in sämmtlichen Preußischen Staaten für Seine Majestät den König«. Die Maler C. B. Schwarz und Alberti, über die keine biographischen Angaben bekannt sind, arbeiteten in dieser Manier, die später durch Wilhelm Barth und seine Geschwister weiterentwickelt und bis zur Mitte des 19. Jahrhunderts gepflegt wurde.

Die um 1790 von ALBERTI in hellen Farben gemalte Ansicht von Spandau ist ein Beispiel für diese liebenswürdige, anspruchslose, dabei aber korrekte Erfassung der Umwelt.

138

Der 1747 in Hamburg geborene, seit 1748 in Kopenhagen lebende und hier ausgebildete JOSEPH FRIEDRICH DARBES erwarb sich in Berlin mit PASTELLPORTRÄTS einen Ruf. Er kam 1785 hierher und wurde 1796 Professor der Porträtmalerei an der Akademie. Schadow schreibt von ihm (nach der Erwähnung Edward Francis Cunninghams)[236]: »Was und Wer sonst conterfeit sein mußte, das fiel dem Darbes zu, einem dänischen Pastell-Maler, welcher mit Hülfe der Glasscheibe die Ähnlichkeit seiner Porträts nicht verfehlte. Geist, Humor und Grimasse mit Anstand, machten ihn bei Groß und Klein gern gesehen und er galt für einen geschickten Künstler.« Die Benutzung technischer Hilfsmittel, wie man sich später der Fotografie bediente, um die Ähnlichkeit zu gewährleisten, zeigt prakti-

[236] Schadow 1849, S. VI.

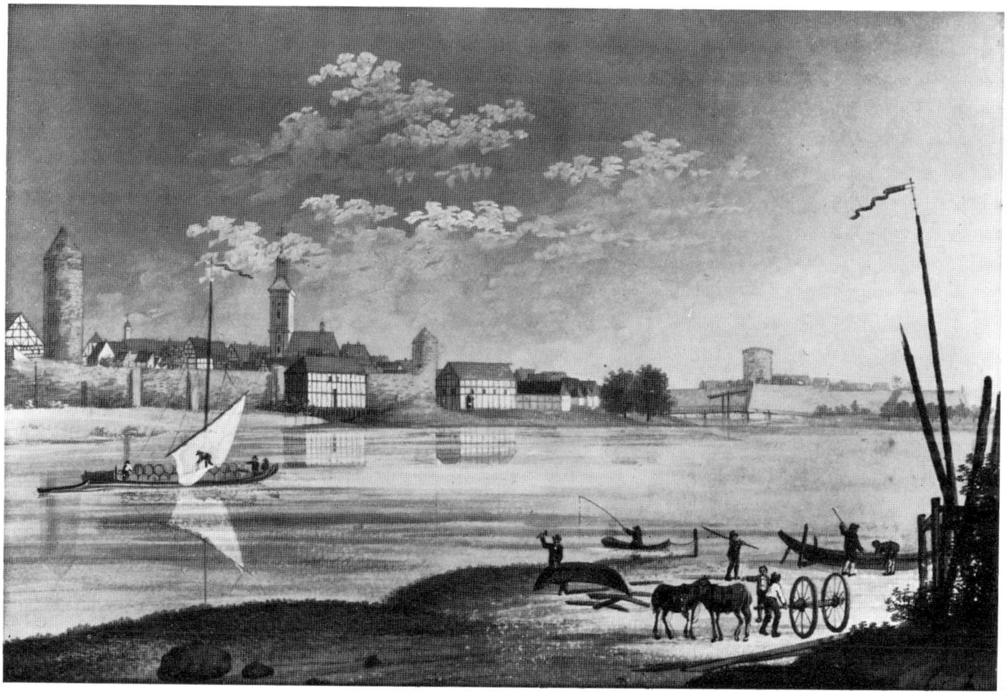

137 Alberti (um 1800 tätig), Ansicht von Spandau. Um 1790. Gouache, 20 x 30 cm. Plankammer

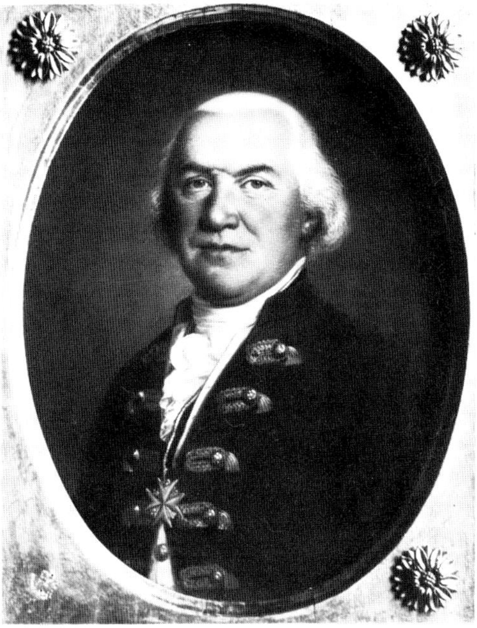

138 Joseph Friedrich Darbes (1747–1810), General Karl Leopold von Köckritz. Sign., dat. 1797 Pastell, 31 x 23,7 cm, oval. Ch 311

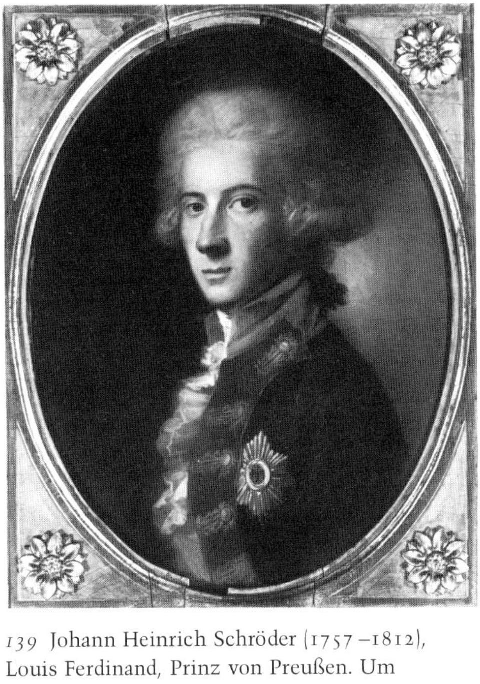

139 Johann Heinrich Schröder (1757 – 1812), Louis Ferdinand, Prinz von Preußen. Um 1793. Pastell, 32,5 x 25 cm, oval. Ch 311

schen Sinn und Nüchternheit, die keinerlei Absicht hegte, den Dargestellten zu idealisieren.

Das kleine Porträt des Generals Karl Leopold von Köckritz, Generaladjutant Friedrich Wilhelms III., stammt aus dessen Palais Unter den Linden und kann Schadows Charakterisierung bestätigen. Darbes führt die Kreiden mit feinem, aber festem Strich in der disziplinierten Schraffiermethode des 18. Jahrhunderts und gibt damit dem Pastell etwas von der Härte klassizistischen Stils, die das Pastell des Rokoko vermied. Diese in den Farbschmelz eingebettete zeichnerische Struktur erinnert an die Methode Christian Friedrich Reinhold Lisiewskis.

139

Kleinformatige Pastellbildnisse wie Darbes malte auch Johann Heinrich Schröder, der gegen 1790 für einige Jahre aus Braunschweig – wie so mancher Künstler in dieser Zeit – nach Berlin kam. Schröder ist eleganter als Darbes und verleugnet nicht seine Ausbildung bei Johann Heinrich Tischbein. Wie Chodowiecki in einem Brief an Graff berichtet, lehnte die Akademie Schröders Aufnahme als Mitglied ab, weil sie seine Zeichnung bemängelte. Schadow schreibt von seinem Auftreten: »In Berlin sahen nun die Künstler, die Kenner und Liebhaber zum erstenmal weibliche Porträts, mit Anmut dargestellt – nicht schöne – so aufgestellt, dass sie angenehm anzusehen waren, jedoch in verkleinertem Maßstabe, wie das Pastell es bedingt[237].«

Das aufgrund der Uniform 1793 zu datierende Bildnis des künstlerisch hochbegabten, geistreichen und temperamentvollen Prinzen Louis Ferdinand, dessen Tod in der Schlacht bei Saalfeld 1806 lebhaft beklagt wurde, gibt die Eigenschaften des Prinzen treffend wieder, dazu auch aristokratisches Selbstbewußtsein. Eine empfindsame, nervöse Handhabung der

[237] Schadow 1849, S. VI, VII.

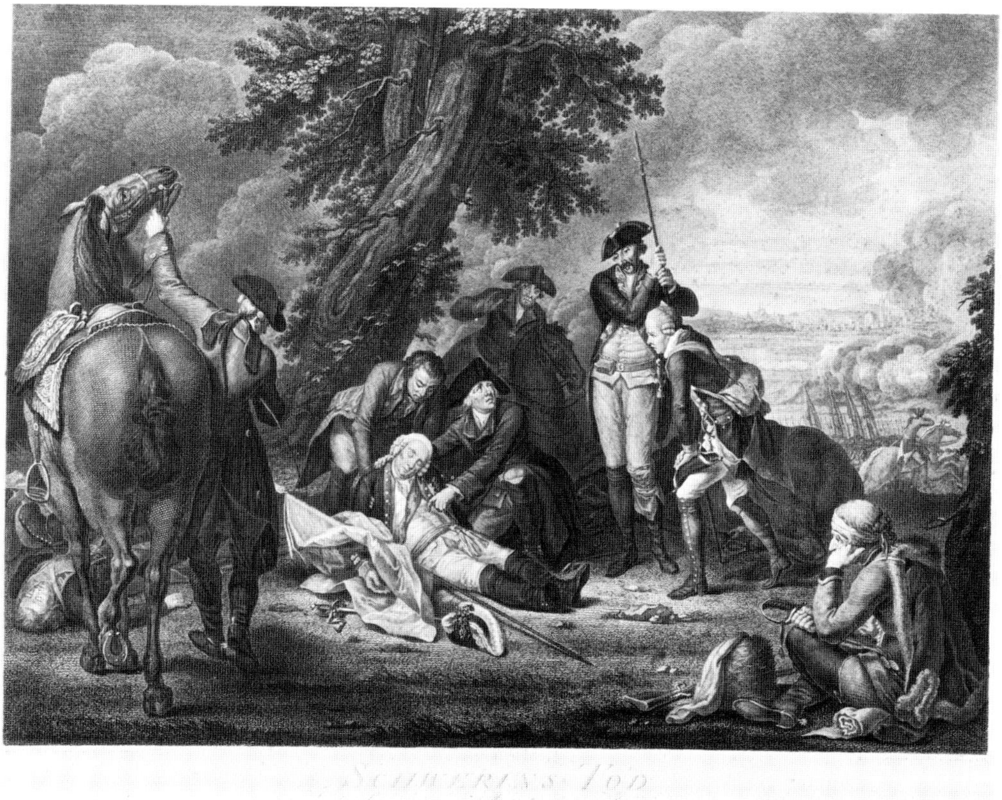

140 Daniel Berger (1744–1824) nach Johann Christoph Frisch, Schwerins Tod in der Schlacht bei Prag am 6. Mai 1757. Sign., dat. 1790. Kupferstich, 46,5 x 61 cm. Plankammer

Pastellkreide macht es Schröder möglich, mehr als Darbes auf die Psyche des Dargestellten einzugehen.

Unter den mitteldeutschen Pastellmalern des ausgehenden 18. Jahrhunderts, die eine auffallend homogene Gruppe bilden, war Schröder wohl der begabteste[238].

140

Im späteren 18. Jahrhundert hatte der Kupferstich als Reproduktion von Gemälden vor allem in England einen neuen Aufschwung genommen. Sich mit englischen Stichen zu umgeben war Mode, wie noch das Etruskische Zimmer Friedrich Wilhelms II. im Charlottenburger Schloß zeigt. Der Klassizismus tendierte von der Farbe weg zur Zeichnung und liebte die Oberfläche des Papiers. Auch diese Neigung war dem Reproduktionsstich günstig.

Der Minister von Heinitz, bestrebt, die einheimische Kunstübung auch aus finanziellen Erwägungen wettbewerbsfähig zu machen, suchte den Reproduktionsstich, der zudem die Möglichkeit bot, Kunstbesitz in breitere Schichten zu tragen, in Preußen zu befördern. Wie beim Englischen Landschaftsgarten, war auch auf diesem Gebiet Dessau mit der Gründung der »Chalcographischen Gesellschaft«

[238] Vgl. Lothar Brieger, Das Pastell. Seine Geschichte und seine Meister. Berlin o. J. S. 295–351. Biermann 1914, S. 509–522.

vorangegangen[239]. Für seine Bestrebungen stand Heinitz in Berlin als tüchtigster Stecher DANIEL BERGER zur Verfügung. Als Schüler Georg Friedrich Schmidts konnte er dessen Technik weitgehend übernehmen. 1778 wurde er Mitglied der Akademie und 1787 Professor der Kupferstechkunst. Als nach dem Tod Friedrichs des Großen schlagartig eine wahre Flut von Kupferstichen seine Taten und beinahe mehr noch die seiner Offiziere und Soldaten verherrlichte, betätigte sich auch Daniel Berger als Reproduktionsstecher auf diesem Gebiet und lieferte ihre qualitätvollsten Beispiele. Das 1787 gemalte Bild von Johann Christoph Frisch »Schwerins Tod in der Schlacht bei Prag am 6. Mai 1757« vervielfältigte er 1790 im Stich. Vorbild für Frischs meisterhafte Komposition war das berühmte Gemälde von Benjamin West »Tod des Generals Wolfe in der Schlacht von Quebec«, auch dies ein Zeichen für die Orientierung der Zeit an englischen Mustern. Der Tod des Generalfeldmarschalls mit der Fahne in der Hand war ein Ereignis, das als Beispiel für soldatische Treue und Mut Symbolwert erhalten hatte. Friedrich der Große ließ es in einem noch während des Krieges in Auftrag gegebenen Marmorstandbild von François Gaspard Adam für den Wilhelmplatz verewigen, das erste Standbild Berlins nach der Statue des Großen Kurfürsten[240].

Die Bedeutung dieses Ereignisses sicherte auch dem Stich weite Verbreitung. Eine Zeit, die die Fähigkeiten des Gefühls entwickelte, suchte in der Erinnerung an den Krieg nicht nur die Momente des Triumphes und des blutigen Handwerkes, sondern gerade auch die zur Besinnung aufrufenden Schattenseiten. So sind die verschiedenen Reaktionen auf den Tod des Feldmarschalls das eigentliche Thema des Bildes.

141

Zwischen 1785 und 1792 haben sich drei bedeutende AUSLÄNDISCHE REPRODUKTIONSSTECHER in Berlin aufgehalten. 1785 wurde der 1726 in Verona geborene Domenico Cunego hierher berufen. Er verließ die Stadt 1789 wieder, im gleichen Jahr wie der englische Kupferstecher Charles Townley (geb. 1746 in London), der 1786 als »Hofkupferstecher des Prinzen von Preußen« nach Berlin gekommen war. 1788 schließlich kam aus Kopenhagen der 1749 geborene JOHANN FREDERIK CLEMENS nach Berlin und blieb hier bis 1792, um dann nach London zu gehen. Auch andere Künstler kamen um diese Zeit aus Dänemark nach Berlin, der Miniaturmaler Cornelius Hoyer, der Kunststicker Joseph Genelly, der Vater der genialen Brüder Hans Christian und Janus Genelly und der Großvater des Bonaventura, sowie der Maler Joseph Friedrich Darbes. Auch Nicolai Abildgaard hielt sich 1788 in Berlin auf. Berlin gehörte damals zu den bevorzugten europäischen Hauptstädten, die von reisenden Künstlern internationalen Ansehens aufgesucht wurden. In den vier Jahren seines Aufenthaltes in Berlin schuf Clemens einen fast ein Meter breiten Kupferstich nach dem Gemälde eines ebenfalls sehr unruhigen ausländischen Malers, nach der »Heimkehr Friedrichs des Großen von der Revue« von EDWARD FRANCIS CUNNINGHAM, der, gebürtiger Schotte, in Italien ausgebildet war und in Paris, Petersburg und London gearbeitet hatte, ehe er 1783 oder 1784 nach Berlin kam. Über die Entstehung des Stiches nach dem 1784 begonnenen und 1787 vollendeten Gemälde berichtet Chodowiecki in einem Brief an die Gräfin Christiane von Solms-Laubach vom Jahre 1792[241]: »Das Kupfer von Clemens nach

---

[239] Julie Harksen, Die Chalcographische Gesellschaft in Dessau. Dessau 1973. Ulf Martens, Der Zeichner und Radierer Carl Wilhelm Kolbe d. Ä. Berlin 1976, S. 10–16.

[240] Lorenz Seelig, François-Gaspard Adams Standbild des Feldmarschalls Schwerin, in: Münchner Jahrbuch der bildenden Kunst XXVII, 1976, S. 155–198.

[241] Charlotte Steinbrucker, Briefe Daniel Chodowieckis an die Gräfin Christiane von Solms-Laubach. Straßburg 1927, S. 173. (Hildebrand) 1942, S. 136, 137, Tf. 62.

Cuningham kenne ich sehr wohl, ich habe es machen gesehen; der gute Mann, der wahrlich einer der geschicktesten deutschen Kupferstecher dieser Zeit ist, hat viel Mühe damit gehabt, denn er hatte nichts weniger als ein superbes Original. Cuningham hatte einige Jahre lang an einem großen Gemälde in Ölfarbe, welches diesem Kupfer zum Original dienen sollte, gearbeitet. Er hatte alle Köpfe der Generale nach dem Leben sehr brav gemalt, etwas bunt, unrichtig in der Perspektive und wenig ausgeführt, dazu ist die Hauptfigur des Königs Friedr. II. nicht ähnlich. Nachher malte er es mit Wasserfarben in der Größe wie das Kupfer werden sollte, machte aber eine ganz andere Komposition; die Porträts ließ er alle von Hoyer und Townley in Miniatur malen. Das gab dem Bild ein sehr angenehmes Ansehen, obwohl alles übrige nur skizziert war. Man ließ ihm bemerken, daß daraus ein Kupferstecher nichts Zusammenhängendes würde machen können. Er machte eine ganz neue Zeichnung von derselben Größe à la touche mit vielen Veränderungen – diese bekam nun Clemens zum Original. Ehe er sie auf die Platte bringen konnte, sah er sich genötigt, eine jede Figur auf geöhltem Firnißpapier durchzuzeichnen, mit Bleistift sorgfältig auszuführen, Vieles von Kleidungsstücken, Degen, Hüten, Stiefeln u. dergl. nach der Natur zu studieren und daraus ein Ganzes zu formieren. Das ging sehr gut, aber mit den Pferden, besonders im Vorgrunde, ließ sich das nicht so machen; da sind viele Fehler stehen geblieben, aber dennoch hat er in beinah 3 Jahren ein sehr interessantes Blatt daraus gemacht, aber es gehörte auch ein fleißiger arbeitsamer Mann dazu, als Clemens ist.«

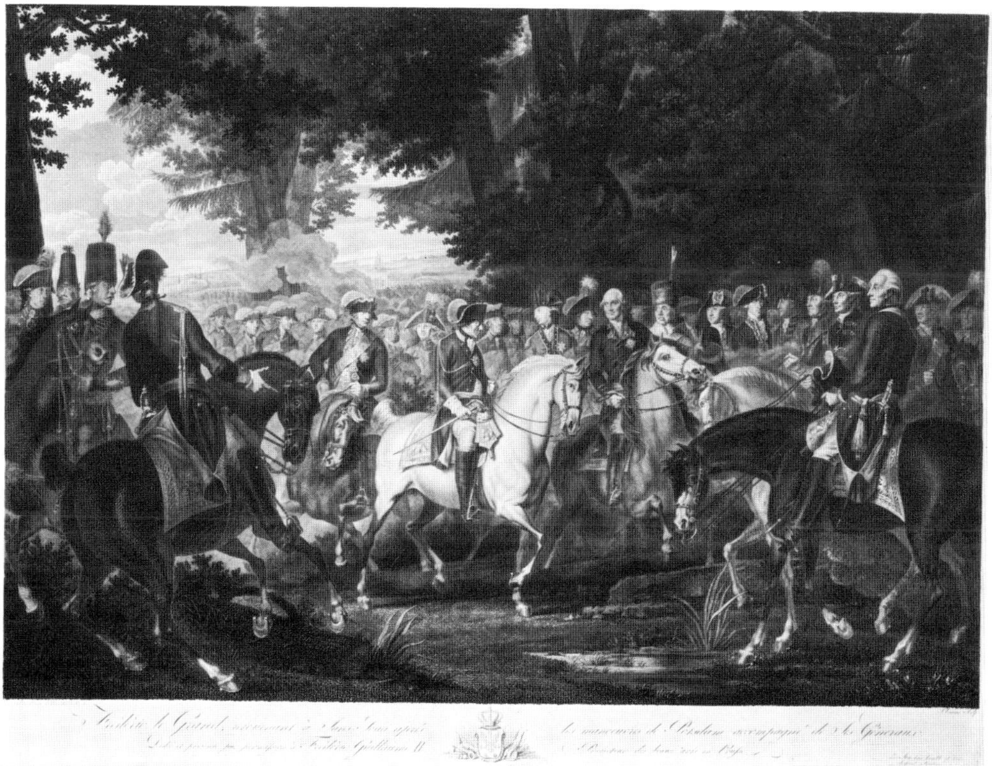

141 Johan Frederik Clemens (1749–1831) nach Edward Francis Cunningham (1741 oder 42–1793), Friederich der Große vom Manöver heimkehrend. Um 1791. Kupferstich, 66 x 89 cm. Plankammer

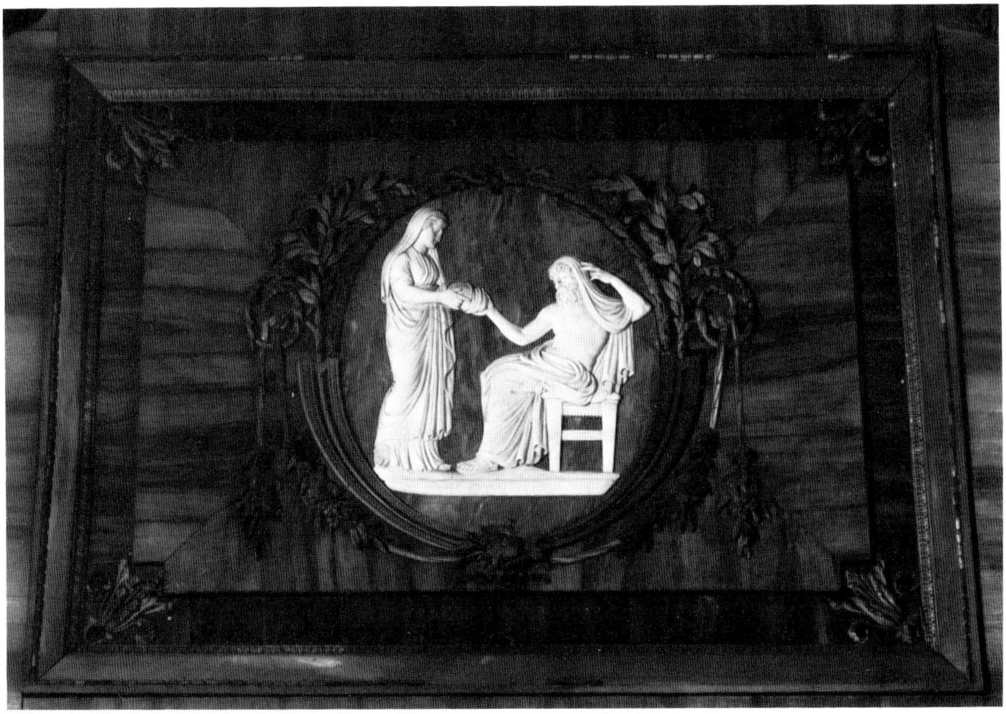

142 Johann Christoph Wohler (1748–1799) und Michael Christoph Wohler (1754–1802), Rhea und Saturn. Um 1796. Marmorrelief. Schlößchen auf der Pfaueninsel

Die Wiedergabe entspricht im Bestand der Porträts nicht genau dem historischen Ereignis der Parade von 1783. Als Darstellung einer Parade mit zahlreichen Bildnissen weist sie im Typus voraus auf die berühmten Paraden Franz Krügers.

142

Über der zum »ersten Konversationszimmer« führenden Tür im Saal des Schlößchens auf der Pfaueninsel befindet sich als eine von vier ähnlichen Darstellungen das Marmorrelief »Rhea und Saturn«. Die Potsdamer Brüder JOHANN CHRISTOPH und MICHAEL CHRISTOPH WOHLER, Schüler der Brüder Räntz, haben es aus weißem carrarischen und grauem schlesischem Marmor geschaffen. Italienisches und »vaterländisches« Material sind somit verbunden. Die farbige Trennung von Figur und Grund war in dieser Zeit, die auch die Silhouette und die Umrißzeichnung schätzte, beliebt. Schadow bediente sich der gleichen Relieftechnik beim Sarkophag des Grafen von der Mark. Hier liegt möglicherweise eine Anregung von Wedgewood-Porzellan vor, das zum alten Inventar des Schlößchens gehörte.

Bei der Komposition handelt es sich nicht um eine eigene Erfindung der Brüder Wohler, sondern um die Wiedergabe eines antiken Vorbildes im Capitolinischen Museum in Rom, das der Berliner Archäologe Alois Hirt, Berater der Gräfin Lichtenau in künstlerischen Fragen, in dem 1805 erschienenen »Bilderbuch für Mythologie, Archäologie und Kunst« folgendermaßen beschreibt: »Eben daselbst steht die Ara mit der Fabel, wo Rhea dem Saturn den eingewickelten Stein, anstatt des neugeborenen Jupiters zu verschlingen gibt... Sittsam, unbefangen, das Eingewikkelte nicht hinstreckend, sondern nur vor sich haltend, steht Rhea, beobachtend, ob dem Mutterherzen die List gelingen werde, den Drang der Notwendigkeit abzuwenden. Kronos greift nach dem Eingewickelten mit der Rechten, mehr mit festem Sinn seinem Schwur gehorchend, als mit Gierde, das ihm dargebotene zu verschlingen[242].«

Die Brüder Wohler waren tüchtige Handwerker, die sich vor allem in den Dienst der Architektur stellten und kaum mit eigenen Erfindungen hervortraten. Sie schufen auch das Holzmodell für die Pferde von Schadows Quadriga auf dem Brandenburger Tor, über dem der Kupferschmied Jury die Skulpturen in Kupferblech trieb.

143

Die künstlerisch vollkommensten MÖBEL schuf in Deutschland im ausgehenden 18. Jahrhundert David Roentgen in Neuwied. Seine Arbeiten waren von Paris bis St. Petersburg geschätzt und wurden hoch bezahlt. Auch Friedrich Wilhelm II., der nicht viel Kunst außerhalb der Grenzen Preußens erwarb, kaufte mehrere der teuren Möbel Roentgens. Ein Schüler von ihm war der Berliner Tischler DAVID HACKER, der den relativ schlichten Schreibtisch aus Mahagony im Schlößchen auf der Pfaueninsel schuf. Pilaster

[242] 1. Heft, die Tempelgötter, S. 13.

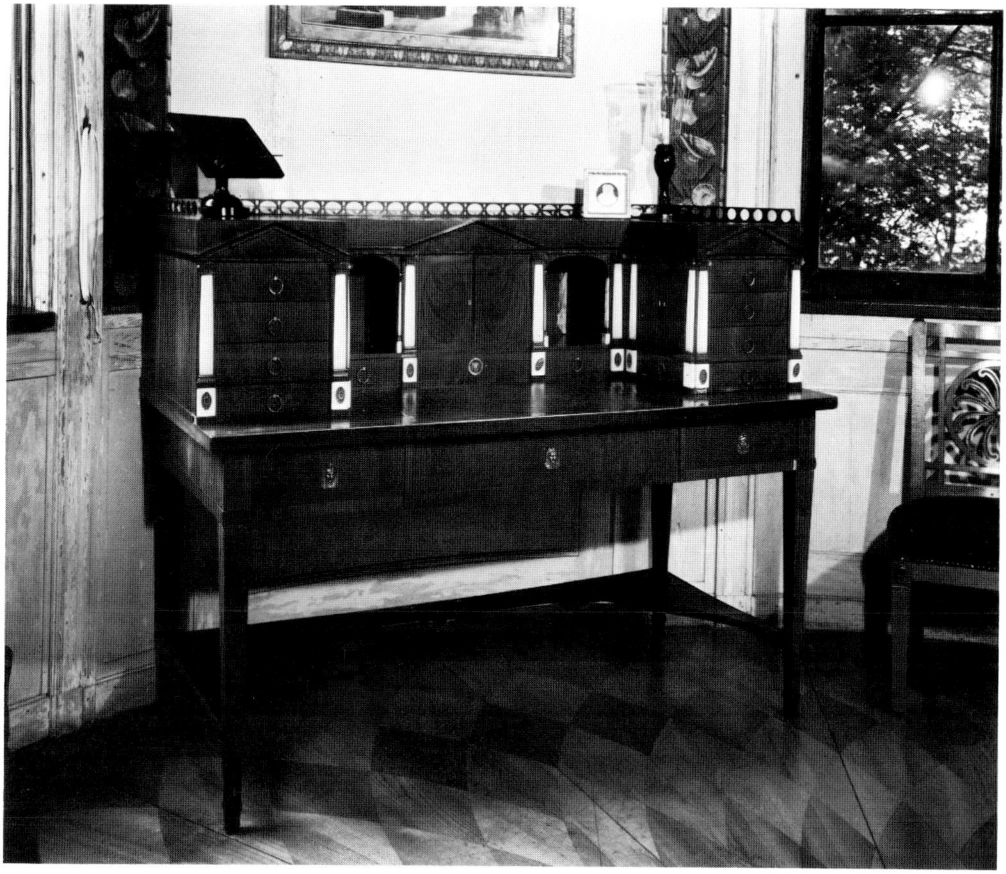

143 David Hacker (1794 nachgewiesen), Schreibtisch. Um 1795. H 120, B 136, T 76,5 cm. Schlößchen auf der Pfaueninsel

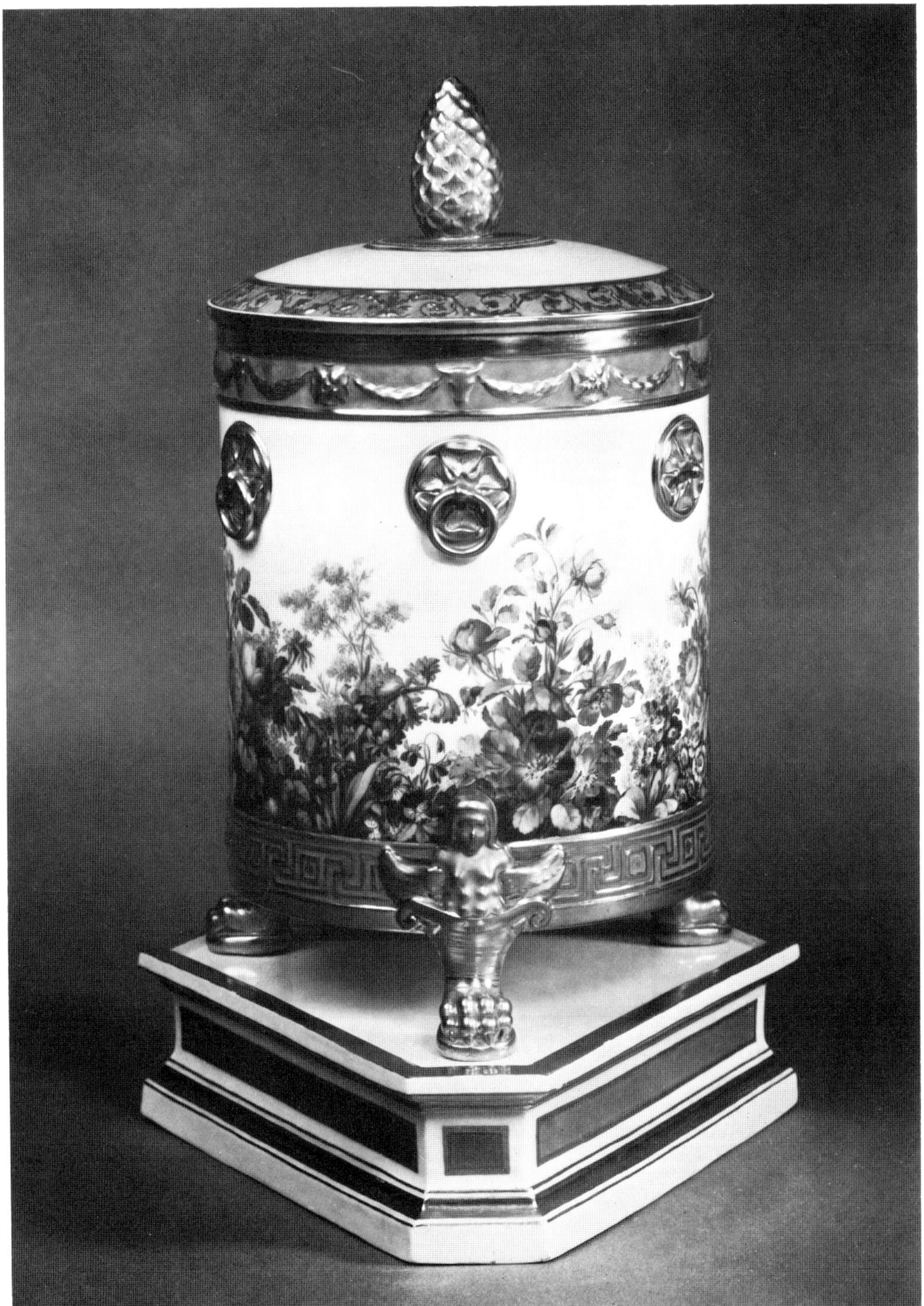

144 Königliche Porzellanmanufaktur, Eisgefäß. Um 1790. Porzellan, H 35 cm. Belvedere

und Sockel aus Carraramarmor sowie bronzene Kapitelle und Basen betonen den architektonischen Charakter der Konstruktion. Das Oberteil ist wie ein Palais mit drei Flügeln gebildet. Klassizistische Ädikulen mit Dreiecksgiebeln zieren die Mitte und die seitlichen Vorsprünge. Die Logik eines solchen Gebildes wirkt auf den, der es benutzt, aber zugleich ist auch eine bildhafte Vorstellung erzeugt, die die Phantasie beschäftigt.

Das Inventar des Schlosses von 1797 hebt auch die kunstvolle Mechanik des Schreibtisches hervor. Er macht das Möbel auch als technisches Gebilde kostbar und vermittelt im Gebrauch das Vergnügen eines Spiels[243].

144

Das PORZELLAN des Rokoko, auch das Geschirr, läßt immer das mit der Hand modellierte Material spüren, das dem Einfall gehorcht. Es geht ein Reiz von ihm aus, es wieder in die Hand zunehmen. Im Klassizismus wandelt sich das Verhältnis des Porzellans zu seinem Benutzer. Es ist nur noch für das Auge da, und anstelle des phantasievoll Geformten tritt die klare oft geometrisch definierte und durch Proportionen sprechende Gestalt. Das Porzellan kann nun auch andere Materialien nachahmen und wird für Malerei ein Bildträger wie das Papier.

Ein Beispiel für diese Entwicklung, die in Berlin zu Schöpfungen von hoher Vollkommenheit führte, ist ein um 1790 entstandenes Eisgefäß mit Blumendekor »en terrasse«[244]. Naturbegeisterung und Antikenverständnis, gestützt durch ein erheblich angewachsenes archäologisches Wissen, verbinden sich hier. Das Vorbild für die Form haben Bronzecisten, Gefäße, die zur Aufbewahrung von Toilettegeräten dienten, abgegeben, wie sie seit dem 4. Jahrhundert v. Chr. in Latium, vor allem in Praeneste geschaffen worden sind. Die Malerei verwandelt die Wandung des zylindrischen Gefäßes in eine Landschaft mit bunten Blumen, die, aus der Nähe gesehen, mit großer Genauigkeit wiedergegeben sind. Ähnliche Aufreihungen von Pflanzen vor neutralem Grund wurden in dieser Zeit gern auf Papiertapeten dargestellt, die einem ganzen Raum das Aussehen eines Blumengartens mitteilen wollten.

Während der Gefäßkörper die Herkunft von der Bronze nicht so deutlich erkennen läßt, wirken die vergoldeten Füße, Rosetten mit Ringen in der Wandung und der Deckelknauf in Form eines Pinienzapfens wie gegossenes Metall.

---

243 Auf der Akademieausstellung 1794 zeigte er zwei Schreibtische, deren Mechanismus im Katalog erläutert wird. Börsch-Supan 1971, 1794, Nr. 325, 326.

244 Winfried Baer, Der Einfluß der Antike auf das Erscheinungsbild der Berliner Porzellanmanufakturen, in: Berlin und die Antike, Kat. Schloß Charlottenburg 1979, S. 256, 257, Nr. 486.

Friedrich Wilhelm III. (1797–1840)

Die Regierungszeit Friedrich Wilhelms III. von 1797 bis 1840 kann als die Zeit höchster Blüte der Berliner Kunst gelten. Sie war dies nicht wegen eines besonderen Einsatzes des nüchtern denkenden, Pracht verschmähenden und haushälterischen Königs für die Kunst und dank einer angestrengten Berufungspolitik, sondern es kamen durch die Zeitumstände Kräfte zur Entfaltung, für die der Keim schon Jahrzehnte vorher gebildet worden war und in ähnlicher Weise auch in anderen deutschen Kunstzentren, nicht zuletzt in Rom, gediehen.

Die Wiederbelebung der Akademie und die Einrichtung der Akademieausstellungen begannen gegen das Ende des Jahrhunderts allmählich reichere Früchte zu tragen. Das gilt auch für die Provinzial-Kunstschulen, die zur Hebung vor allem des Handwerkes nach dem Reglement der Akademie von 1790 in Königsberg, Danzig, Breslau, Erfurt und Magdeburg gegründet worden waren. Weitere Provinzial-Gewerbeschulen kamen später, vor allem in den 1815 erworbenen Gebieten, hinzu. 1819 wurde als zweite Kunstakademie in Preußen die Düsseldorfer wiederbelebt und 1825 erhielt sie mit der Berufung Wilhelm Schadows als Direktor den entscheidenden Impuls, der der Düsseldorfer Schule zur Weltgeltung verhalf. In Berlin war 1799 mit der Bauakademie eine wichtige Ausbildungsstätte für Architekten gegründet worden. Sie wurde 1824 von der Kunstakademie getrennt. Für die Ausbildung von Zivil-Ingenieuren rief der weitsichtige Peter Beuth mit dem Blick auf die fortschreitende industrielle Entwicklung 1820 das Königliche Gewerbe-Institut ins Leben, das 1879 mit der Technischen Universität vereinigt wurde.

Die zuerst langsam und seit den zwanziger Jahren rapide ansteigenden Zahlen von Künstlern lassen sich an den Akademie-Ausstellungen ablesen. Mit dieser quantitativen Steigerung ist auch eine Hebung des Durchschnittsniveaus verbunden. Die Entwicklung wäre allerdings nicht so günstig verlaufen, hätte das Land nicht das Glück gehabt, Genies von höchstem Rang zu besitzen. Schinkels und Rauchs immense Wirkung beruht nicht nur auf ihrer Größe als Künstler, sondern auch auf ihrer Bereitschaft, ihre Einsichten weiterzugeben und Schulen zu bilden. In geringerem Maße gilt das für den bedeutendsten Maler, für Carl Blechen, obschon auch er in den wenigen Jahren seiner Lehrtätigkeit nachhaltigen Einfluß auf seine Schüler ausgeübt hat. Peter Joseph Lenné, der 1816 aus dem Rheinland kam, entwickelte sich hier zum bedeutendsten deutschen Landschaftsgärtner seiner Zeit und wirkte in der glücklichsten Weise mit Schinkel und seinen Nachfolgern zusammen.

Die Epoche Friedrich Wilhelms III. wird historisch durch die Freiheitskriege in zwei ungleiche Hälften geteilt. Kunsthistorisch sind es jedoch die zwanziger Jahre, in denen eine wesentliche innere Veränderung stattfindet. Die erste Hälfte wird bestimmt durch eine idealistische Aufbruchstimmung und einen neuen sittlichen Ernst mit patriotischer Ausrichtung. Diese Strömung wird unter dem Druck der französischen Besatzung gekräftigt, findet in den Befreiungskriegen ihre Bestätigung und kann sich schöpferisch nach 1815 voll auswirken. Schinkels Schauspielhaus und das Museum sind die beiden großen für die preußische Bildungspolitik programmatischen Bauten. In den dreißiger Jahren verebbt die romantisch-idealistische Strömung, während die Produktion immer breiter wird und weitere Kreise anzusprechen sucht. Eine gefällige Genrekunst, die den Betrachter und Besitzer in seinem Unterhaltungsbedürfnis bestätigte statt ihn zu fordern, gewann bei hoher Vollkommenheit der handwerklichen Ausführung immer mehr Liebhaber. Das inflationäre Angebot von Kunst auf der Berliner Ausstellung, die Einrichtung anderer regelmäßiger Ausstellungen in der Provinz und die Begründung von Kunstvereinen begleitete die qualitative Wandlung der Kunst. 1825 wurde der Berliner Verein der Kunstfreunde im preußischen Staat gegründet. Es folgten Vereinsgründungen 1829 in Düsseldorf, 1830 in Halberstadt, 1832 in Königsberg, 1833 in Breslau, 1834 in Stettin, Halle und Magdeburg, 1835 in Posen, Münster und Danzig, 1839 in Köln, 1840 in Rostock und 1842 in Merseburg.

Wenn auch die Nationalgalerie als ein Museum von neuer Kunst erst 1861 gegründet wurde, so besaß doch die Kunst des frühen 19. Jahrhunderts seit der Romantik das Selbstbewußtsein, der der großen Epochen der Vergangenheit ebenbürtig zu sein. Die Überzeugung, sich in einer Blütezeit zu befinden, war allgemein. Ausdruck dieser Denkweise waren die privaten Sammlungen zeitgenössischer Kunst. Auch der König und die Prinzen statteten ihre Schlösser nun selbstverständlich mit Werken moderner Künstler aus, die in großer Zahl, auch in mäzenatischer Absicht, erworben wurden. Die Wände der Räume waren mit Bildern dicht behängt, und neben Kunstgewerbe gehörten Kleinskulpturen zur Ausstattung der Wohnungen.

Unter diesen günstigen Umständen prägten sich lokale Eigenarten stärker aus. So entstand eine unverwechselbar berlinische Kunst, in der indes mehrere Geschmacksrichtungen zu unterscheiden sind. Charakteristisch ist auch eine Offenheit für fremde Einflüsse. Die traditionellen Bindungen an Frankreich wurden durch den Konflikt mit Napoleon nicht wesentlich beeinträchtigt. Berliner Künstler bildeten sich besonders bei David und seinen Nachfolgern aus, und neue französische Kunst wurde in Berlin ausgestellt und gesammelt. Das 1814 in Paris von François Gérard gemalte Porträt Friedrich Wilhelms III. wurde hoch geschätzt und oft vervielfältigt.

145

In den so bewegten letzten Jahren des 18. Jahrhunderts schlug die preußische Architektur neue Wege ein. Unter dem Einfluß der französischen Revolutionsarchitektur wurden Ideen der römischen Antike wiederbelebt; aber auch zur Gotik, die als ein nationaler Stil angesehen wurde, ergab sich ein neues Verhältnis. Der Geschmeidigkeit des Langhans'schen Stiles, die so bezeichnend für den Geist der Zeit Friedrich Wilhelms II. war, wurde dorische Strenge entgegengestellt. Exponent dieser neuen Richtung war in Berlin Friedrich Gilly, der den Zeitgenossen als »das größte Genie im Baufache«[245] galt. Sein 1797 ausgestellter Entwurf zum Denkmal Friedrichs des Großen beeindruckte Schinkel so tief, daß er Gillys Schüler wurde und sich seinem Einfluß vorbehaltlos hingab[246]. Von den wenigen Bauten, die Gilly ausgeführt hat, ist nichts mehr vorhanden. Der Fries für die von Heinrich Gentz erbaute Münze, den Schadow und seine Werkstatt nach Entwürfen Gillys ausgeführt haben, ist an einem Altenheim in West-Berlin angebracht und wird in seiner Bedeutung gänzlich verkannt[247]. Als Gilly 1800 erst achtundzwanzigjährig gestorben war, konnte Gottfried Schadow ihn als »Vorläufer von Schinkel« sehen, und an anderer Stelle sagt er: »Der berühmte Schinkel ... kann als eine Naturwiederholung dieses seines Meisters betrachtet werden[248].«

Friedrich Gilly war der Sohn des Baumei-

[245] Schadow 1849, S. 4

[246] Alste Oncken, Friedrich Gilly. 1772–1800. Berlin 1935, Tf. 24. Jutta von Simson und Friedrich Mielke, Das Berliner Denkmal Friedrichs des Großen. Frankfurt a. M., Berlin, Wien 1976.

[247] Kat. Abbilder Leitbilder 1978, Kat. 12. Otto Uhlitz, Der Berliner Münzfries, in: Der Bär von Berlin XXVII, 1978, S. 51–85.

[248] Schadow 1849, S. 61.

ger Fassade sind die übrigen Bauteile behutsam angepaßt. Dem aufragenden Teil schließt sich der gelagerte in der Mitte mit seiner in jedem Geschoß variierten Rhytmisierung der Fenster an. Der linke Turm vermittelt zwischen den beiden anderen Teilen. So ist ein harmonischer Ausgleich zwischen Symmetrie und Asymmetrie geschaffen, begründet durch die Unterordnung des Neuen unter das Alte, so daß nicht das malerisch Gewachsene und unkontrollierbar Phantasievolle, sondern – bei aller Beschwingtheit der Form – Rationalität vorwaltet.

Das Kavalierhaus ist ein bemerkenswertes Beispiel für ein museales Denken, das Historisches in dem an geschichtlichen Zeugnissen armen Berlin anzusiedeln sucht. Aus dem gleichen Geiste erwuchsen die Kräfte, die die Gründung der Königlichen Museen bewirkten.

150

Schinkel hat sich nach den Befreiungskriegen mehr und mehr der Antike zugewendet, ihre Formen jedoch niemals kopierend benutzt, sondern aus dem Geiste der Vorbilder heraus etwas Neues geschaffen. Eine zweite Reise nach Italien 1824 – die erste hatte er 1803–05 unternommen – bestärkte die klassizistische Gesinnung. Ein Zeugnis dafür legt der 1824/25 als Wohnung für den König errichtete PAVILLON IM GARTEN DES CHARLOTTENBURGER SCHLOSSES ab[260]. Für die Bauausführung war Albert Dietrich Schadow verantwortlich. Friedrich Wilhelm III. hatte sich 1824 morganatisch mit der zur Fürstin Liegnitz erhobenen Gräfin Auguste von Harrach vermählt, und diese Verbindung war der An-

[260] Kühn 1970, I, S. 139–146, II, Abb. 82–91.

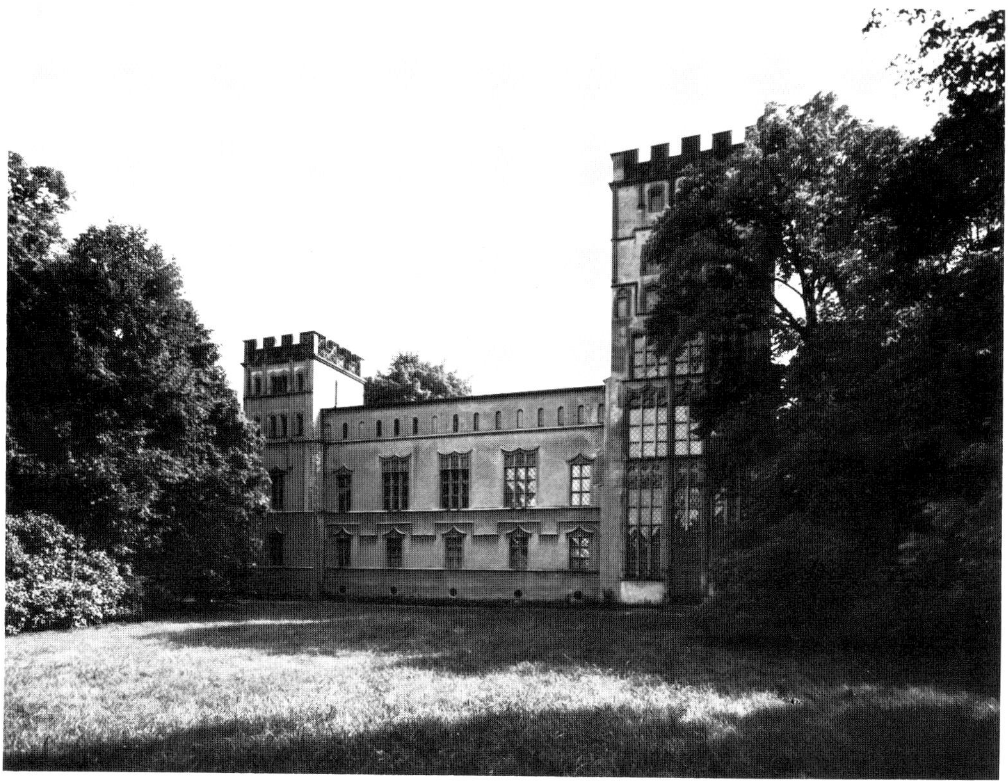

149 Karl Friedrich Schinkel, Danziger Haus auf der Pfaueninsel. 1824–1826

laß für die Erbauung der neuen Wohnung von betont bürgerlichem Zuschnitt. Schinkel nahm für den schlichten Bau eine Villa in Neapel zum Vorbild, die Villa Reale Chiatamone, die der König bei einem Besuch in Neapel 1822 bewohnt hatte[261]. Charakteristisch ist der Balkon, der rings um das Haus läuft und der von vier Loggien aus betreten werden kann. So ist das Wohnhaus zugleich Aussichtsturm und auf den umgebenden Garten bezogen. Auch die Loggien, kleiner an den Schmalseiten und gedehnter auf den Längsseiten, sind ein Merkmal des Hauses und lassen den umgebenden Raum in den Baukörper eindringen. Klar läßt sich am Äußeren, besonders im Obergeschoß, die innere Raumteilung ablesen. In den Ecken befinden sich Zimmer von quadratischem Grundriß, während sich hinter den Loggien Passagen befinden. Schmuckformen sind nur sparsam verwendet. Die Kapitelle der Loggien sind Zitate aus der Antike. Ihre Vorbilder befinden sich am Turm der Winde in Athen.

Der Pavillon ist kein Hauptwerk Schinkels, aber die Anmut der Gliederung, der Eindruck des Organischen, ja Beseelten, den Schinkel der stereometrischen Grundform des Quaders durch wenige Modifikationen zu entnehmen verstanden hat, strahlt die Wärme des Persönlichen aus und weicht dabei den Gefahren des Modischen, Gekünstelten und Oberflächlichen aus, denen die Berliner Kunst des fortschreitenden 19. Jahrhunderts nicht immer entgangen ist.

261 Johannes Sievers, Das Vorbild des »Neuen Pavillons« von Karl Friedrich Schinkel im Schloßpark von Charlottenburg, in: Zeitschrift für Kunstgeschichte XXIII, 1960, S. 227–241.

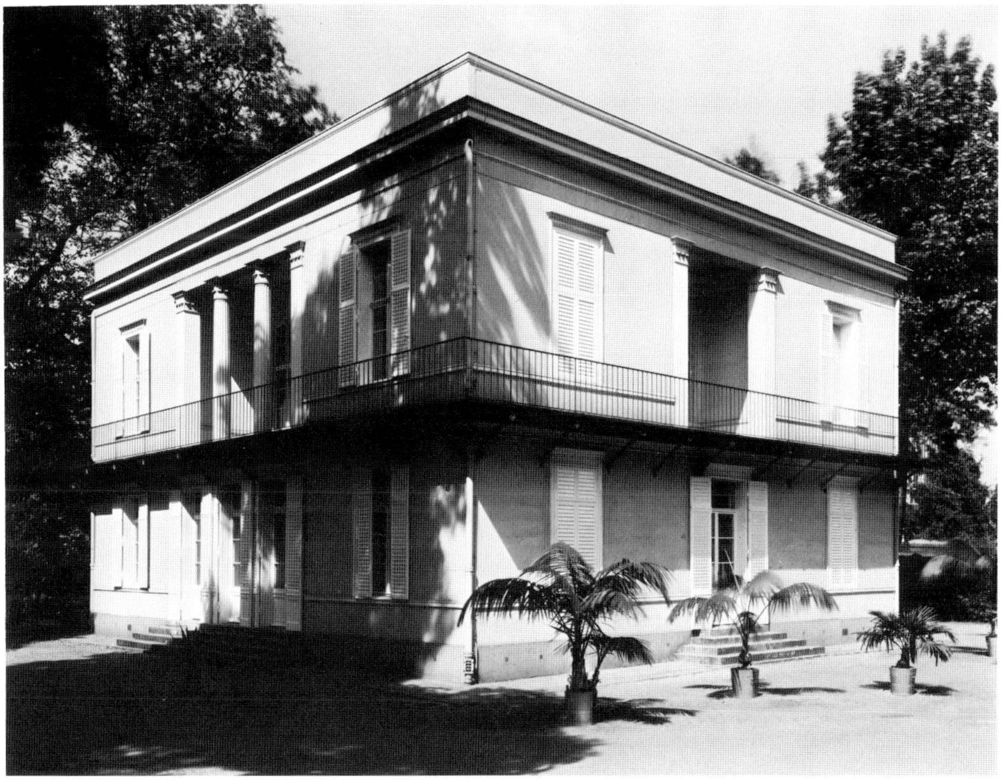

150 Karl Friedrich Schinkel, Schinkel-Pavillon beim Schloß Charlottenburg. 1824–1825

151

Schinkel hat bereits um 1800 Bühnenbilder entworfen. Damals schuf er unter anderem zwei Zeichnungen zur »Iphigenie auf Tauris«[262]. Der Anstoß dazu kam von Friedrich Gilly, der ebenfalls Bühnenbildentwürfe geschaffen hat. Zur Ausführung kamen Schinkelsche Dekorationsentwürfe jedoch erst 1815, als der Intendant der königlichen Schauspiele Graf Brühl das Angebot Schinkels zur Mitarbeit am Theater annahm. Dekorationen zu Mozarts Oper »Die Zauberflöte« begündeten Schinkels Ruhm als Bühnenbildner. Das Zusammentreffen von historischem Wissen und schöpferischem Vermögen auf dem Gebiet der Architektur und von Erfahrungen als Maler großer Dioramen prädestinierte Schinkel zu solcher Tätigkeit, da das Theater mehr und mehr auf historische Treue der Ausstattung Wert legte. Schinkel widmete sich dieser Aufgabe aber auch, weil das Theater zu seiner Zeit das bei weitem wirkungsvollste Instrument für die Bildung des Publikums war. Schon früher hatten in Berlin gute Architekturmaler auch für die Bühne gearbeitet, z. B. Carl Friedrich Fechhelm, aber erst Schinkel hob die Bühnenmalerei in Berlin auf eine hohe und seitdem wohl nur noch von Carl Blechen mit seinen Entwürfen für das Königstädtische Theater erreichten Stufe[263].

---

[262] Börsch-Supan 1971, 1802, Nr. 323. Schadow 1849, S. 71. Ulrike Harten, Die Bühnenbilder K. F. Schinkels. Diss. Kiel 1974, S. 20.

[263] (Paul Ortwin Rave), Karl Blechen. Leben, Würdigungen, Werk. Berlin 1940, Nr. 362–474.

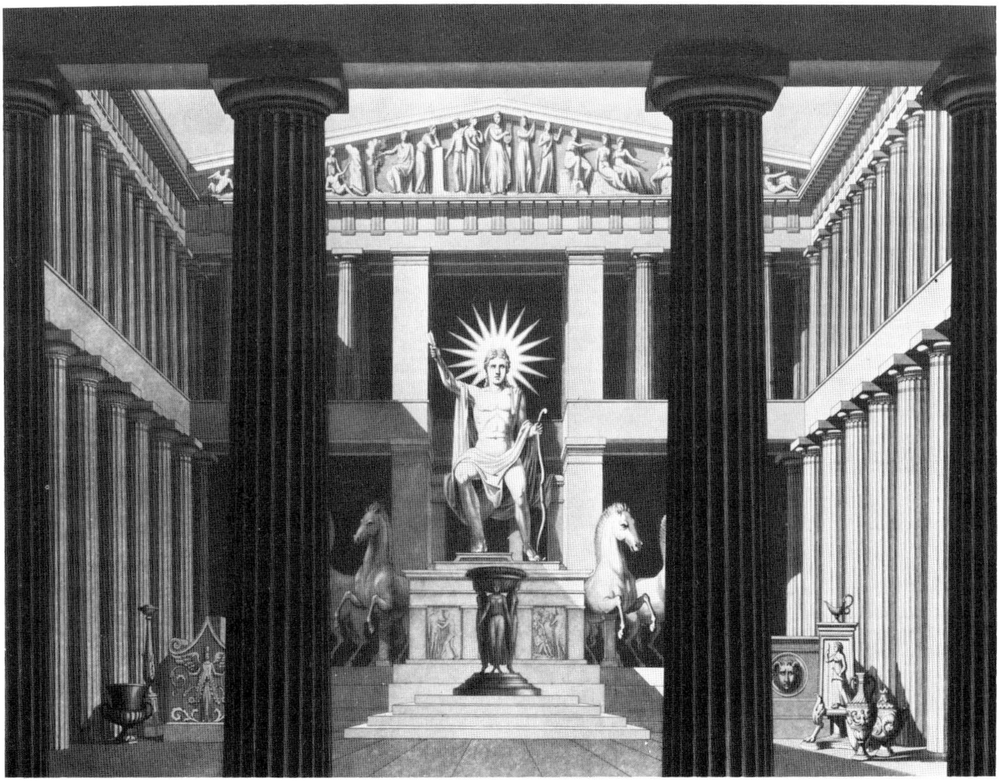

151 Friedrich Jügel (gest. 1833) nach Karl Friedrich Schinkel, Entwurf zum Bühnenbild der Oper »Alceste« von Gluck, 1817. Um 1825. Aquatintaradierung, 42 x 54,2 cm. Sch 19

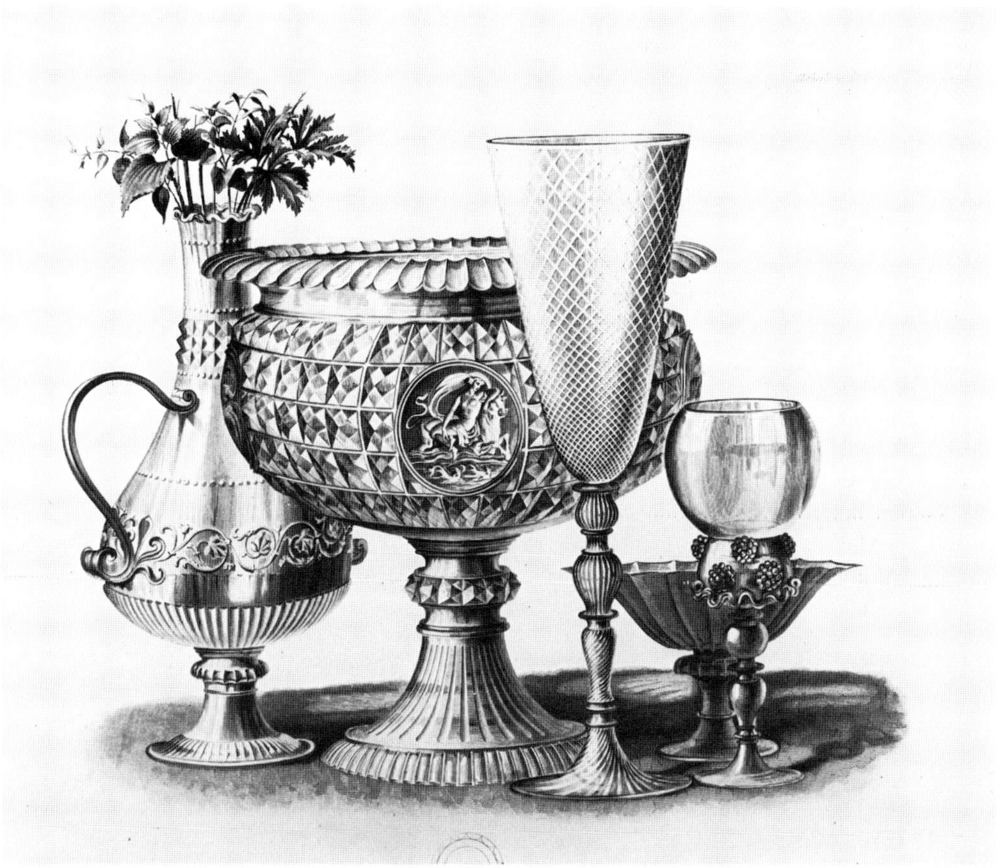

152 Auguste Leisnier (1787–1858) nach Karl Friedrich Schinkel, Entwurf für Gläser (Detail). Um 1830. Kupferstich, 53 x 38 cm. Schloß Charlottenburg, Bibliothek

Für eine Aufführung von Christoph Willibald Glucks Oper »Alceste« entwarf Schinkel 1817 die Innenansicht eines dorischen Tempels mit der Sitzstatue des Sonnengottes Apollo. Die Zella ist oben offen, eine Lösung, die es in der Antike nicht gab, die man jedoch zu Schinkels Zeit für authentisch hielt.

Bis 1834 hat Schinkel für das Theater gearbeitet, zuletzt jedoch nur noch selten. Die Höhepunkte auf diesem Schaffensgebiet liegen am Beginn.

Schinkels Bühnenentwürfe wurden von den Zeitgenossen so hoch geschätzt, daß zweiunddreißig von ihnen schon seit 1819 in kolorierten Aquatintastichen erschienen. Eine zweite Auflage wurde 1847–49 herausgebracht.

152

Schinkels Absicht, künstlerische Gestaltung in möglichst weite Gebiete des Lebens einzuführen, ließ ihn Entwürfe für die verschiedensten Gegenstände des täglichen Gebrauches machen. Bei der Innenausstattung von Wohnräumen kümmerte er sich nicht nur um die Wandgestaltung, sondern auch um Gardinen, Beleuchtung und Mobiliar. Seine rasch arbeitende Phantasie in Verbindung mit einem rastlosen Fleiß befähigte ihn, eine Fülle kunstgewerblicher Entwürfe zu schaffen.

Die seit dem ausgehenden 18. Jahrhundert gesteigerten Bemühungen, die KUNSTINDUSTRIE zu fördern, um mit einer Hebung des

Geschmacks in breiteren Schichten zugleich auch der Volkswirtschaft zu nutzen, wurden durch Schinkel und den mit ihm befreundeten Christian Peter Wilhelm Beuth, Direktor der Technischen Deputation für Gewerbe, mit Eifer fortgeführt. Zu den von dieser Institution herausgegebenen Sammlungen »Vorbilder für Fabrikanten und Handwerker« (1821–37) und »Vorlegeblätter für Maurer« (1830) hat Schinkel viele Entwürfe geliefert[264]. Die »Vorbilder für Fabrikanten und Handwerker« wurden auf Kosten des Staates ediert und kostenlos an verdiente Handwerker als eine Auszeichnung abgegeben. Schon die Präzision der in einer eigenen Kupferdruckerei hergestellten Stiche lieferte eine Richtschnur für eine gediegene Arbeitsweise der Handwerker, deren Geschmack Schinkel durch Vorlagen zu leiten gedachte, weil er ihrer Erfindungsgabe nicht viel zutraute.

Goethe bemerkte über diese Sammlung von Mustern: »Die Gelegenheit der berlinischen Vorbilder für Fabrikanten und Handwerker kam zur Sprache: ob so großer Aufwand auf die höchste Ausführung der Blätter wäre nötig gewesen, wobei sich ergab, daß gerade den talentvollen jungen Künstler und Handwerker die Ausführung am meisten reizt, und daß er durch Beachtung und Nachbildung derselben befähigt wird, das Ganze und den Wert der Formen zu begreifen[265].« An anderer Stelle lobte Goethe die Entwicklung des Kunstgewerbes in Berlin mit den Worten: »In Berlin ist nunmehr eine so große Masse guten Geschmacks, daß der falsche Noth haben wird, sich irgend hervorzuthun[266].«

Das Blatt mit den fünf Gläsern überrascht durch die Vielfalt der Formen, die zum Teil an historische Vorbilder anknüpfen, so der Römer und das Netzglas. Der Stilpluralismus der Epoche des Historismus kündet sich an. Eine 1829 datierte Zeichnung Schinkels zu dem Stich bewahrt die Sammlung der Handzeichnungen (Schinkel-Museum) in Ost-Berlin[267].

153

Bei aller persönlichen Liebenswürdigkeit, die Schinkel nachgerühmt wird, hatte sein Bestreben, durch die Lieferung von Entwürfen für die mannigfaltigsten sich in Kunst und Kunstgewerbe stellenden Aufgaben gestaltend auf seine Umwelt einzuwirken, jedoch auch einen autokratischen Zug. Seinen Mitarbeitern blieb neben ihm nicht viel Spielraum zur Entwicklung eigener Ideen. So kam es, daß Schinkels universaler Geist eine Kunstepoche auf nahezu allen Gebieten für eine relativ lange Zeit prägen konnte, ein Phänomen, das in Deutschland im 19. Jahrhundert in diesem Ausmaß einzigartig ist. In Berlin besitzt es Vorläufer – freilich von wesentlich beschränkterer Wirksamkeit – in dem vielseitigen Schaffen von Knobelsdorff und Schlüter.

Ein Beispiel für ein Möbel Schinkels ist der vergoldete Prunksessel aus dem Sternensaal des Berliner Stadtschlosses, der zu der 1825 für den Kronprinzen eingerichteten Wohnung gehörte[268]. Die kräftige Konstruktion läßt an Zarge, rückwärtigen Beinen und Rücklehne, von Rundstäben eingefaßt, die Fläche des Holzes in Erscheinung treten, wobei zwischen horizontaler und vertikaler Richtung geschwungene Linien vermitteln. Dagegen treten als plastische, in sich ruhende Qualitäten die gedrechselten Vorderbeine und die

---

264 Barbara Mundt, Ein Institut für den technischen Fortschritt fördert den klassizistischen Stil im Kunstgewerbe, in: Aufsätze Berlin und die Antike. Hrsg. von Willmuth Arenhövel und Christa Schreiber. Berlin 1979, S. 455–472

265 Johann Wolfgang von Goethe. Maximen und Reflexionen. Hrsg. von Max Hecker. Weimar 1907, S. 1130.

266 Programm zur Prüfung der Zöglinge der Gewerbeschule von Direktor Klöden Berlin 1828. Goethes Werke Abt. I, 49,2. Weimar 1900, S. 134.

267 Hermann Ziller, Schinkel. Bielefeld und Leipzig 1897, Abb. 88.

268 Johannes Sievers, Karl Friedrich Schinkel, Lebenswerk. Die Möbel. Berlin 1950, S. 29, Abb. 32.

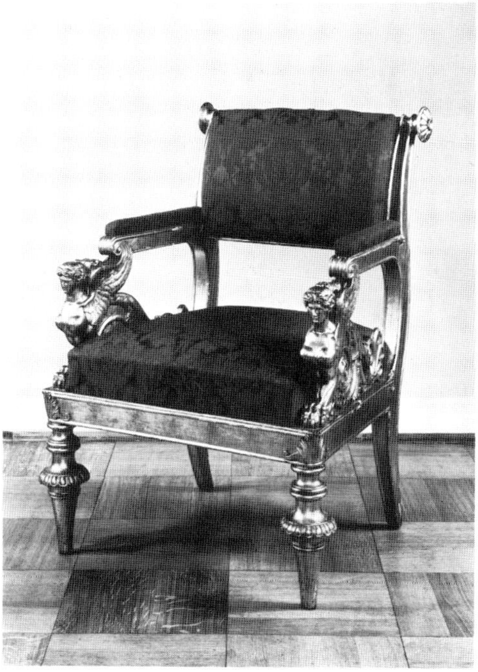

153 Karl Friedrich Schinkel, Sessel aus dem Sternensaal des Berliner Schlosses. Um 1825. H 93, B 65, T 65 cm. Sch 22

Stützen der Armlehnen in Gestalt von Sphingen auf, deren Unterleib sich in eingerollte Akanthusranken und in eine Palmette verwandelt. So werden über die konstruktive und funktionale Form hinaus Gedanken an eine Mythologie geweckt, die Natur in pflanzlicher wie tierischer Erscheinung und menschlichen Geist verbindet, und damit ist die Brücke vom Gebrauchsgegenstand zum Benutzer geschlagen. Das Ornament ist nicht nur Verzierung, sondern Zitat aus einem Bildungsschatz.

154

Von seinen älteren Schülern schätzte Gottfried Schadow FRIEDRICH HAGEMANN besonders hoch. Er nennt den bereits 1806 verstorbenen seinen »geschicktesten Schüler und Gehilfen« und bemerkt in seinem Werk »Kunst-Werke und Kunst-Ansichten« über ihn: » . . . Sohn eines Unteroffiziers, ein Genie, von unbändig rohem Naturel . . . Die Reisen nach Italien und Frankreich änderten nicht

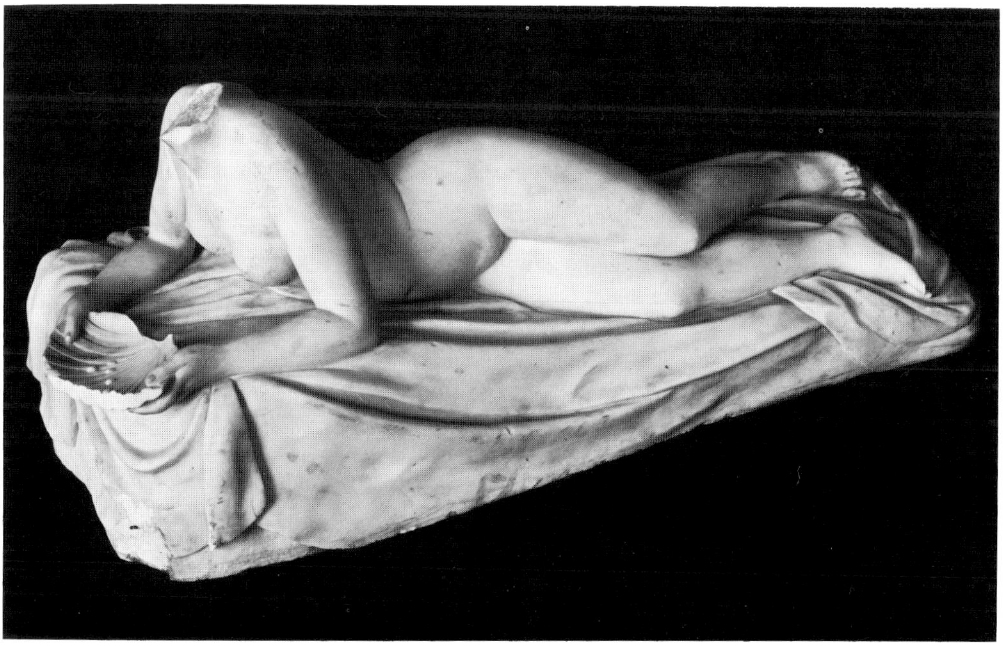

154 Friedrich Hagemann (1773–1806), Najade. Um 1800. Marmor, H 35, L 88, T 28 cm. Sch 14

seine Sitten; in seinen Arbeiten war jedoch hiervon keine Spur, vielmehr eine seltene Zartheit des Gefühls wahrzunehmen[269].«

Die Figur, die 1943 bei der Zerstörung des Charlottenburger Schlosses schwere Beschädigungen erlitt, wurde 1802 auf der Berliner Akademieausstellung gezeigt und von Friedrich Wilhelm III erworben, der sie im Schreibzimmer seines Palais' Unter den Linden vor einem Spiegel so aufstellte, daß auch die Rückansicht bewundert werden konnte. Beide Ansichten zeigt auch eine irrtümlich Schadow zugeschriebene Radierung[270]. 1856 galt die Figur als Antikenkopie. Der Anklang an antike Liegefiguren, so den schlafenden Hermaphroditen, ist auch gemeint. So steht die Skulptur in der Tradition von Arbeiten, die seit der Renaissance als Ersatz für Antiken geschaffen wurden und eher dekorativen Charakter hatten. Dennoch macht sich in der Najade in Bildung des Körpers und Stellung ein selbständiges Stilwollen bemerkbar, das besonders in der Aufsicht deutlich wird. Nicht ein geschmeidiger Fluß schöner Linien ist erstrebt, sondern motiviert durch die angestrengte Drehung des recht mageren Körpers, ein eher kantiger Aufbau unter Bevorzugung spitzer Winkel. Der Kontur tendiert zu geometrischer Vereinfachung. Überall ist das Gerüst des Skeletts spürbar. Manche Partien wirken auffallend flach, ein abstrakter Zug, der Merkmal der Zeit um 1800 ist. Doch schon das preußische Rokoko hatte eine ähnlich dürre Grazilität hervorgebracht, so daß man in diesem Werk wohl ein typisches Erzeugnis der Mark sehen darf.

Das macht Schadows Begeisterung für die Figur verständlich, wenn er in der Zeitschrift »Eunomia« 1802 neidlos anerkennend über sie schreibt: »Anmutvoll und nackend liegt sie da, jeder Teil ist beseelt, und keine Falte verbirgt die einzig schönen Umrisse, die die Natur in den weiblichen Körper, und noch zarter in seinen (Hagemanns) inneren Kunstsinn legte, und die sich in einem feinen und makellosen Marmorstein blendend entwikkelt haben[271].« Die Wertschätzung der Figur geht auch aus dem Umstand hervor, daß sie 1806 nach Paris verschleppt wurde.

Das bekannteste Werk Hagemanns ist seine Büste Emanuel Kants, in der sein Sinn für die stereometrische Form ebenfalls zu spüren ist[272].

155

Christian Friedrich Tieck, ein anderer Schüler Schadows, löste sich schon relativ früh von seinem Lehrer. Der 1776 geborene, drei Jahre jüngere Bruder des Dichters Ludwig Tieck gehörte zum Kreis der Berliner Frühromantiker[273]. Ein Interesse an Literatur und an Philosophie blieb ihm zeitlebens erhalten und beförderte einen idealen Zug in seiner Kunst, wie es ihn auch in Verbindung mit bedeutenden Zeitgenossen brachte. Ein für 1797–1801 gewährtes Stipendium für einen Aufenthalt in Italien konnte er wegen der militärischen Ereignisse in diesem Land nicht nutzen. Er ging statt dessen nach Paris und wurde Jacques Louis Davids Schüler. Von 1801–1803 wirkte er in Weimar unter Goethes Obhut am dortigen Schloßbau zusammen mit Heinrich Gentz. Der ausgeprägte Klassizismus seiner Kunst paßte mehr nach Weimar als Schadows Märkertum, das von Goethe damals mißbilligt wurde. 1805 reiste Tieck nach Rom und trat hier im Hause Humboldts in freundschaftliche Beziehung zu Rauch. Als zwei Kandelaber nach Schinkels Entwurf für das Mausoleum der Königin Luise geschaffen werden sollten, führte Tieck den einen, Rauch den anderen aus[274]. Der Vergleich mit Rauch zeigt deutlicher noch bei Bildnissen die Un-

---

[269] Schadow 1849, S. 65.

[270] Kat. Abbilder-Leitbilder 1978, Nr. 20.

[271] Gottfried Schadow, Aufsätze und Briefe. Hrsg. von Julius Friedlaender. 2. Aufl. Berlin 1890, S. 65.

[272] Bloch und Grzimek 1978, Abb. 57.

[273] Edmund Hildebrandt, Friedrich Tieck. Leipzig 1906.

[274] Kat. Abbilder-Leitbilder 1978, Nr. 29, 46.

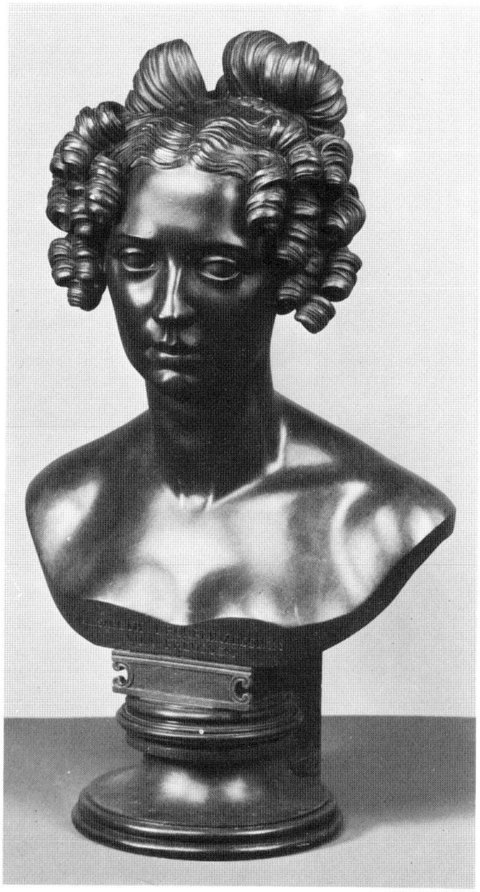

155 Christian Friedrich Tieck (1776–1851), Kronprinzessin Elisabeth von Preußen. Sign., dat. 5. 8. 1824. Bronze, H 64 cm. Sch 10

terschiede des Stils bei einer Ebenbürtigkeit des Könnens, wenn Tieck auch das Schicksal hatte, nach seiner Rückkehr nach Berlin 1819 im Schatten Rauchs zu bleiben.

Die 1824 geschaffene Büste der Kronprinzessin Elisabeth beeindruckt durch die Prägnanz ihrer Formung, die bis in die Einzelheiten der Haartracht reicht und aus ihr ein kunstvoll geordnetes Gebilde voll von komplizierter und doch reiner Melodik macht. Die Schönheit der metallischen Form ist unmittelbarer Ausdruck einer harmonischen Seele. Die Spannkraft der Wölbungen schließt dennoch Verletzlichkeit nicht aus. Eleganz verbindet sich mit Empfindsamkeit. Tieck besaß nicht die Selbständigkeit Rauchs. Er ordnete sich eher unter und wurde nach 1819 vor allem von Schinkel für Aufgaben im Zusammenhang mit dessen Bauten in Anspruch genommen, zunächst für die Ausschmückung des Schauspielhauses[275]. Er hatte auch nicht wie Rauch die Möglichkeit, eine Schule zu bilden. Seine geistige Regsamkeit und seine Bildung befähigten ihn, 1830 die Leitung der Sammlung antiker Skulpturen am Königlichen Museum zu übernehmen.

Die einundzwanzig Büsten, die Tieck für die Walhalla bei Regensburg schuf, stehen denen Rauchs und Schadows in nichts nach und weisen Tieck einen Platz unter den besten deutschen Bildhauern des Klassizismus.

156

Von den Schülern Schadows, die sich in der Biedermeierzeit neben Tieck und Rauch mit seiner Schule behaupteten, sind in erster Linie die Brüder Carl Friedrich und Ludwig Wichmann zu nennen. Beide bewährten sich vor allem auf dem Gebiet der Bildnisbüste, die als denkmalhaftes Porträt nach den Freiheitskriegen mehr und mehr in Mode kam. 1821 führten beide Brüder ein gemeinsames Atelier. Bei Carl, dem dreizehn Jahre Älteren, ist die Herkunft aus dem 18. Jahrhundert noch in einer Sensibilität der Oberflächenbehandlung zu spüren, die unmittelbar an Haut denken läßt, ein Erbteil Schadows, in dessen Atelier er bereits 1789 als Vierzehnjähriger eintrat. Nach einer Bemerkung in Naglers Künstlerlexikon zeichnen sich »sämtliche Werke dieses Künstlers durch Schönheit und Grazie der Form aus, und in ihrem beseelten Wesen nähern sie sich häufig der Malerei[276].«

Die Richtigkeit dieser Beobachtung kann der Kopf einer jungen Frau belegen, der wohl

---

[275] Paul Ortwin Rave, Karl Friedrich Schinkel. Berlin I. Berlin 1941, S. 114–119.

[276] Naglers Künstlerlexikon XXI, 1851, S. 380.

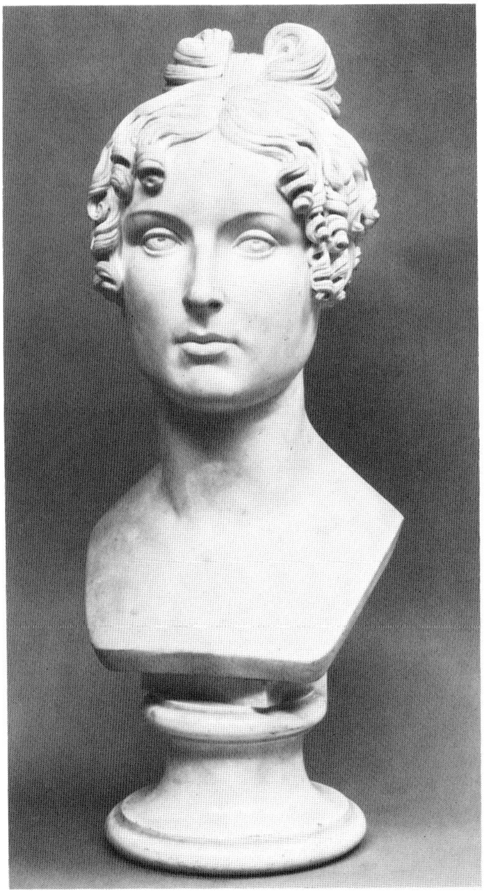

156 Carl Friedrich Wichmann (1775–1836), Damenbildnis. Um 1825. Marmor, H 66 cm. Sch 11

zu Unrecht einmal als Bildnis der Fürstin Liegnitz galt. Im Blick, in der leichten Öffnung des Mundes und in der nicht allzu strengen Ordnung der sich ringelnden Haare ist mehr der Reiz des Beseelten und Momentanen mitgeteilt, als der Anspruch des Dauerns, der im Denkmal liegt. Der auffällig kleine Ausschnitt der Büste läßt den Kopf groß erscheinen und gibt ihm eine besondere Intimität des Ausdrucks. Carl Wichmanns berühmtestes Werk war die – 1943 zerstörte – Sitzstatue der Zarin Alexandra Feodorowna von 1827 im Charlottenburger Schloß[277].

157

LUDWIG WICHMANN, der nach seiner Lehrzeit bei Schadow 1818 auch in Paris studierte, trat schon 1804 als Sechzehnjähriger auf der Berliner Akademieausstellung an die Öffentlichkeit. Zusammen mit Rauch und Tieck arbeitete er an den Statuen des Kreuzbergdenkmals, von denen er zwei entwarf und drei andere nach Entwürfen Tiecks und Rauchs ausführte.

Denkmalhaft wirkt auch die Marmorbüste des Fürsten Anton Radziwill von 1834, die, nach der Totenmaske geschaffen, ursprünglich in der Singakademie stand und die Erinnerung an das künstlerische und mäzenatische Wirken des Dargestellten, der unter an-

[277] Kühn 1970, II, Abb. 375.

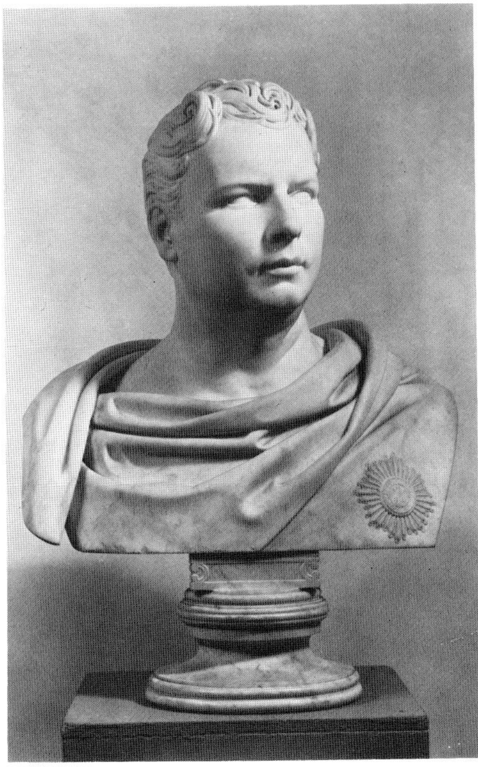

157 Ludwig Wichmann (1788–1859), Fürst Anton Radziwill. Sign., dat. 1833. Marmor, H 66 cm. Sch 12/13

derem eine Musik zu Goethes Faust geschrieben hat, wachhalten sollte[278]. Solche Büsten als Denkmäler verdienter Persönlichkeiten an der Stätte ihres Wirkens oder an anderem passenden Ort waren seit dem späten 18. Jahrhundert in Berlin mehr und mehr üblich geworden.

Die antike Toga ist schwungvoll um den Körper geworfen, betont so die Rundheit der Gestalt und verstärkt die Intensität des Blikkes, der, leicht nach oben gerichtet, in die Ferne zu gehen scheint, Ausdruck einer Überlegenheit, die nicht nur geistigen und sozialen Rang, sondern auch Vollendung seines Daseins im Tod bezeichnen soll. Die Idealisierung der Erscheinung durch das Gewand hindert nicht, den Stern des Schwarzen Adlerordens als eine Auszeichnung ganz anderer Art darauf zu heften. Augen und Mund als horizontale Richtungswerte finden in den waagerechten Spannfalten der Toga eine Entsprechung. Die Haare sind besonders sorgfältig durchgebildet. Weniger ihre stoffliche Wirkung als der linear-ornamentale Reiz der Lokken, Chiffrierung von Temperament und Geist, war das Anliegen des Bildhauers.

158

Der weitaus bedeutendste und erfolgreichste Schüler Schadows war CHRISTIAN DANIEL RAUCH. Er war ein Meister der Synthese und der klassischen Form. Schadows Streben nach Unabhängigkeit, das sein Schaffen so vielfäl-

[278] Börsch-Supan 1975, S. 98, Nr. 152. Kat. Abbilder-Leitbilder 1978, Nr. 23.

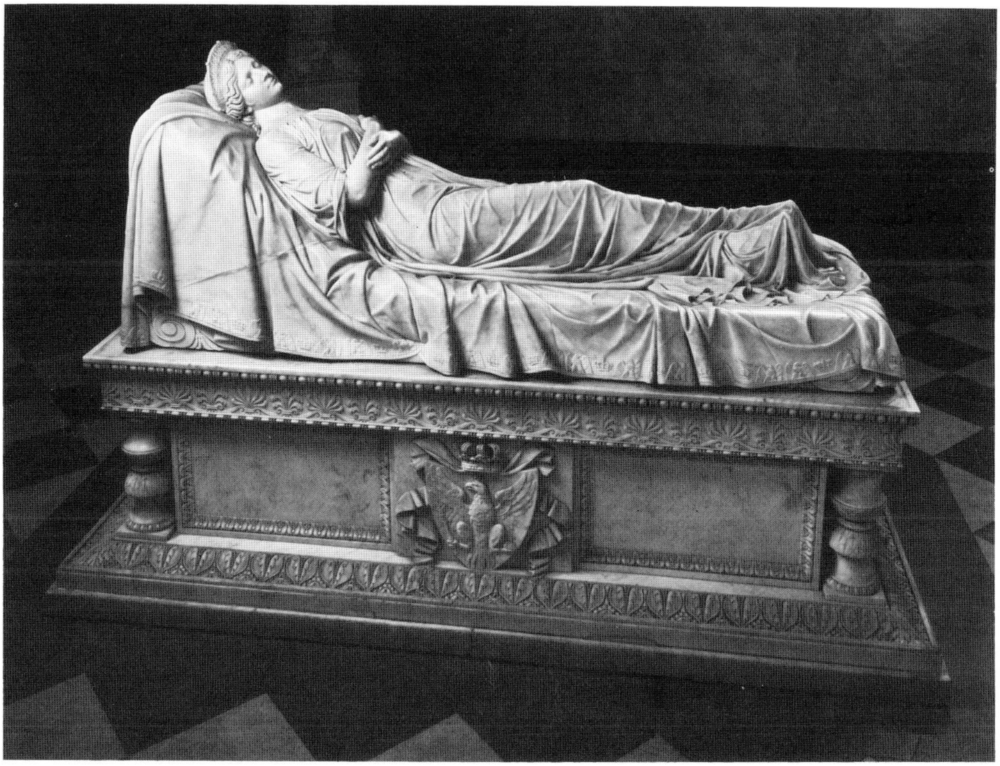

158 Christian Daniel Rauch (1777–1857), Grabdenkmal der Königin Luise. 1811–1814. Marmor, H 166, L 269, B 123 cm. Mausoleum der Königin Luise

tig macht und immer wieder etwas Urwüchsiges hervorscheinen läßt, ist bei Rauch einer überlegten Disziplinierung des Gefühls gewichen. So konnte Rauch die verläßliche Norm eines preußischen Stiles in der Skulptur schaffen[279]. Der 1777 in Arolsen geborene, dort und in Kassel ausgebildete Bildhauer kam 1797 nach Potsdam und war gezwungen, zunächst als Kammerlakai Friedrich Wilhelms II. und dann der Königin Luise seinen Unterhalt zu verdienen. Dem Studium der Bildhauerei konnte er sich nur in seiner Freizeit widmen. 1804 erreichte er seine Entlassung aus dem königlichen Dienst und konnte nach Italien gehen, wo er in den Kreis um Wilhelm und Caroline von Humboldt aufgenommen wurde, deren Haus in Rom 1801–1810 und 1817–1819 ein wichtiger Sammelpunkt vor allem der preußischen Künstler war. Auch Schick und Thorvaldsen verkehrten hier. Wie Frankreich mit seiner römischen Akademie schon im 18. Jahrhundert einen guten Teil seiner künstlerischen Schöpfungen an diesem Ort hervorgebracht hatte, so wurde im 19. Jahrhundert Rom auch für die deutsche Kunst zu einer Exklave, in der wichtige Entwicklungen eingeleitet wurden, die dann in Deutschland selber ihre Fortsetzung fanden. Das galt für Preußen nicht weniger als für die anderen deutschen Staaten.

Der Empfehlung und dem Geschick Wilhelm von Humboldts hatte es der noch wenig bekannte Rauch zu verdanken, daß ihm die Ausführung der Grabstatue der Königin Luise übertragen wurde. Die Vorschriften des Königs, die Rauch zu modifizieren wußte, teilte Humboldt dem Bildhauer in einem Brief aus Berlin vom 29. 9. 1811 mit: »Die Königin soll liegend, in ruhender Stellung in Lebensgröße, in einem Gewand eingehüllt, das aber so leicht und feyn sein muß, daß die Formen des Körpers durchscheinen, vorgestellt werden. Das Gewand soll noch den Kopf umhüllen ... An dem Fußende des Sarcophags, als einer vorderen Seite, soll sich ein Adler auf einer Guirlande von Eichenlaub sitzend, befinden[280].« Gleichzeitig mit Rauch wurden Canova und Thorvaldsen aufgefordert, Entwürfe zu liefern. Auch Schadow, der damals schwer erkrankt war, lieferte ein kleines Modell.

Nachdem Rauchs von Rom aus eingesandte Entwurfszeichnung gebilligt worden war, schuf er in Berlin vom März bis August 1811 das lebensgroße Modell in Gips, das 1812–14 in Italien in Marmor ausgehauen wurde. Rauch hat in seiner Darstellung alle Spuren des Todes getilgt, obschon er die Totenmaske der Königin benutzte, und deutet den Tod als Schlaf, wie er auch dem Unterbau mit Geschick die Form eines antiken Ruhebettes gab und die Vorstellung von einem Sarkophag zurückdrängte. Die Einbettung in die Natur des Gartens sollte mit dem Hinweis auf den Kreislauf der Jahreszeiten (worauf sich auch der Kandelaber mit den Horen von Friedrich Tieck bezieht) in eher antikem als in christlichem Sinn eine Auferstehungshoffnung andeuten. Ohne dem Betrachter die Möglichkeit zu nehmen, die Dargestellte als Mitmenschen zu betrachten, hat Rauch die Gestalt der Königin außerdem vorsichtig in die Nähe antiker Göttergestalten gerückt, indem er sie mit dem mit Palmetten verzierten Diadem der berühmten Juno Ludovisi schmückte.

Nachdem das Werk 1815 im Mausoleum aufgestellt worden war, setzten seine überragende Qualität und seine Wirkung auf das Publikum in Berlin einen neuen Maßstab, zum Nachteil Schadows. Nach diesem Erfolg fielen Rauch beinahe wie von selbst alle wichtigen Aufträge in der Skulptur zu, in erster Linie die für die Standbilder der verdienten Generale der Freiheitskriege.

159

Veranschaulicht das Grabmoment für die Königin Luise die Spannweite von Rauchs Stil

---

[279] Eggers 1873–1890. Helmut Börsch-Supan, Die Werke Christian Daniel Rauchs im Schloßbezirk von Charlottenburg. Aus Berliner Schlössern. Kleine Schriften Heft III. Berlin 1977.

[280] Wilhelm und Caroline von Humboldt in ihren Briefen. III. Berlin 1909, S. 478–480.

auf der Seite des Klassischen und Monumentalen, so kann die Statuette der Jungfer Lorenzen von Tangermünde das entgegengesetzte Ende im Bereich des ROMANTISCHEN GENRES bezeichnen. Wie neben zeitgenössischen Stimmen zahlreiche Exemplare und Reproduktionen belegen, war das Werk in seiner Zeit überaus beliebt[281].

Zugrunde liegt eine mittelalterliche Legende, von der Rauch bei einem Aufenthalt in Tangermünde am 14. 10. 1831 Kenntnis erhalten hatte. Die Jungfer Lorenzen, Bürgerin von Tangermünde, hatte sich bei einem Spaziergang im Wald verirrt und war nach inbrünstigem Gebet von einem Hirsch in die Stadt zurückgebracht worden. Der Hinweis auf die wunderbare Hilfe Gottes, die in scheinbar auswegloser Situation dem Frommen zugute kommt, macht die Lehre der Legende aus, die jedoch ohne ihre Vorkenntnis aus der Gruppe nicht abzulesen ist, wenn auch die erhobene linke Hand als belehrende Geste verstanden werden kann. Rauch erzeugt eine geheimnisvolle, poetische Stimmung, indem er das klassische Motiv des Reiterstandbildes in verschiedener Hinsicht abwandelt. Er ersetzt das Pferd durch einen Hirsch, den Reiter, der das Tier in seiner Gewalt hat, durch die Frau, die, in labilem Damensitz vorsichtig die Balance haltend, sich dem Willen des Tieres unterordnet, die geläufige Zeitvorstellung der Gegenwart oder der Antike durch das Mittelalter. Solches Infragestellen eines Machtsymbols, wie es das Reiterstandbild war, ließ sich nur im kleinen Format, das der Idee einen spielerischen Charakter gab, vornehmen. So romantisch der Gedanke der Gruppe ist, so verleugnet Rauch in ihr doch nicht seine auf Übersichtlichkeit und Ordnung der Komposition dringende Formgesinnung. In der Erscheinung ist soviel Strenge, daß das Bizarre der Bildung des Geweihs und das weich Fließende darin eingebunden sind. Die Silbertauschierung und die aufgesetzten kleinen Rubine als Schmuck des Gürtels, Belege einer hohen handwerklichen Fertigkeit des Ziseleurs, geben dem Werk einen kunstgewerblichen Charakter. Für die

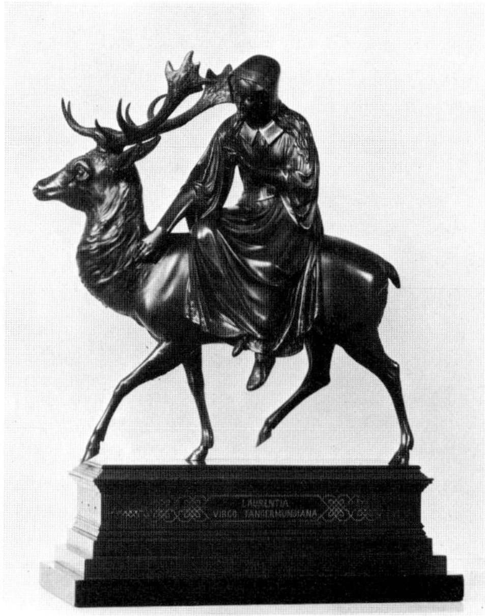

159 Christian Daniel Rauch, Jungfer Lorenzen von Tangermünde. Sign., 1833. Bronze mit Silbertauschierung, H 46 cm. Sch 21

Zeit um 1830 ist diese Geschmackstendenz bezeichnend. Die Kunst füllt die Wohnungen der allmählich zu Reichtum kommenden Bürger. Die eher herbe Größe, die im Jahrzehnt nach den Freiheitskriegen die Kunst noch prägte, verliert sich mehr und mehr.

160

Wie sehr die »Jungfer Lorenzen« Rauchs auf die Bildhauer der Zeit wirkte und den allgemeinen Zug zum Genre beförderte, kann die Reiterstatuette der Kaiserin Alexandra Feodorowna von Rußland, geborene Prinzessin Charlotte von Preußen, von GUSTAV BLÄSER bezeugen. Bläser, 1803 in Düsseldorf geboren und seit 1834 Schüler Rauchs, debutierte mit diesem Werk 1836 auf der Berliner Akademieausstellung und fand bei der Kaiserin damit

[281] Kat. Abbilder-Leitbilder 1978, Nr. 39. Börsch-Supan 1977, S. 34–36.

solchen Anklang, daß sie sogleich fünf weitere Exemplare bestellte[282].

Statt der geschlossenen und strengen Komposition seines Lehrers gibt er einen bewegten Umriß mit fließender Binnenzeichnung, besonders im Gewand. Bläser geht so weit, den

[282] Kat. Abbilder-Leitbilder 1978, Nr. 53.

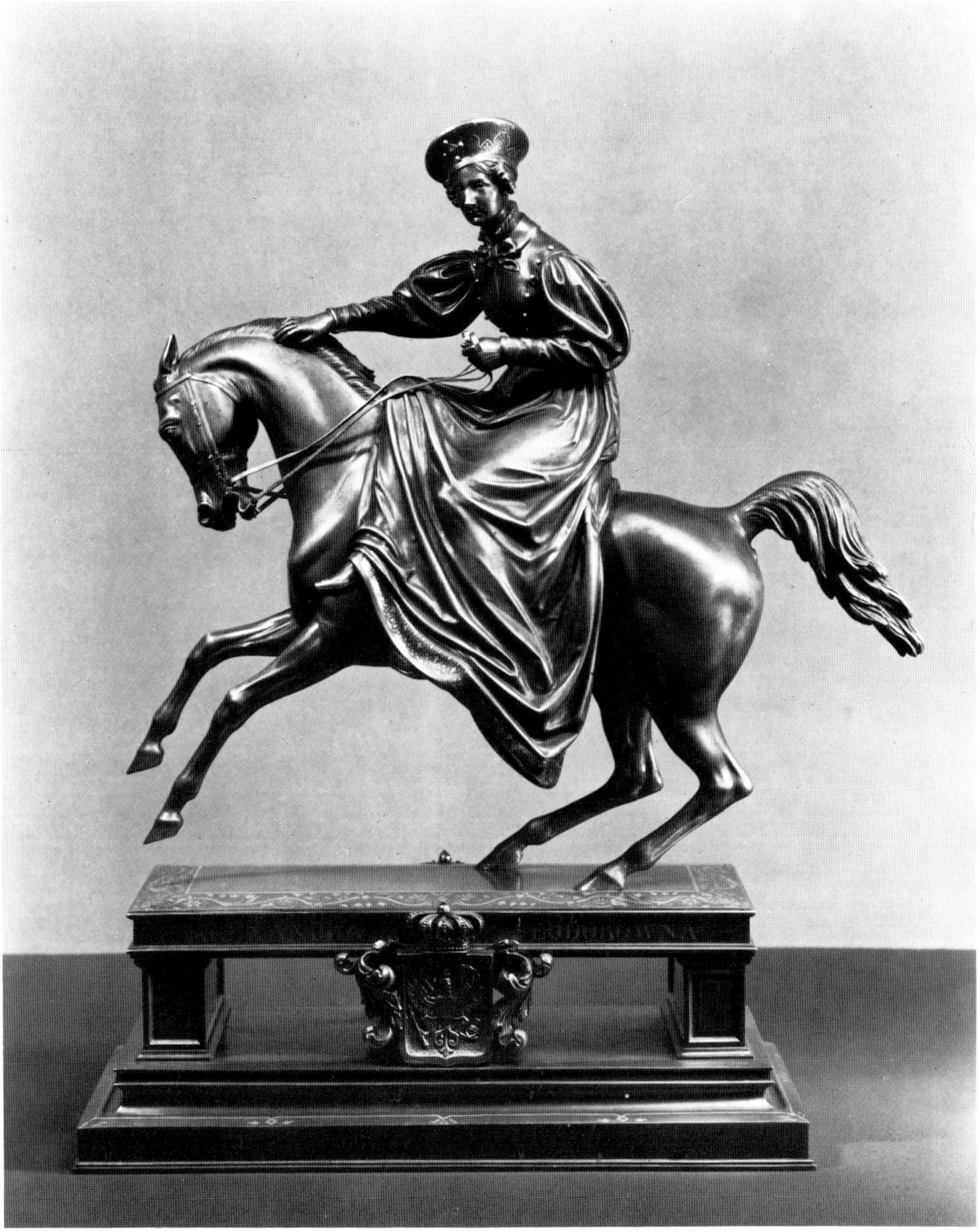

160 Gustav Bläser (1803–1874), Kaiserin Alexandra Feodorowna von Rußland. Sign., 1836. Bronze mit Silbertauschierung, H 50 cm. Sch 22

Sockel zu durchbrechen. Pferd und Reiterin sind zierlich gestaltet. Diese meistert das temperamentvolle, rassige Tier mühelos und gibt dadurch ihre majestätische Würde zu erkennen, ohne damit wirklich überzeugen zu wollen. In der Gestalt der Zarin überspielt das Modische die Haltung der Person, die sich mit einem flüchtigen Reiz begnügt. Der handwerkliche Aufwand, auch im Sockel, unterstreicht Rang und Reichtum der Kaiserin. Das virtuose Werk hat in der Malerei seine stilistische Parallele bei Franz Krüger. Vielleicht hat dessen »Ausritt der Fürstin Liegnitz im Park des Schlosses Charlottenburg« von 1824 anregend auf den Bildhauer gewirkt[283].

161

Die Kunstindustrie, vor allem die Eisengießereien, boten den bildhauerischen Talenten ein weites Feld der Betätigung. Die Entwicklung von THEODOR KALIDE ist ein Beispiel dafür. Sohn eines Hütteninspektors, kam er nach einer Lehrzeit in der königlichen Eisengießerei zu Gleiwitz 1819 in die Modellierwerkstatt der Berliner Eisengießerei und wurde zugleich Schüler Schadows an der Kunstakademie. 1821 wechselte er in Rauchs Werkstatt über und beschäftigte sich seitdem besonders mit Tierplastiken, denen er sorgfältiges Naturstudium zugrunde legte. So hat er u. a. den Löwen auf dem Scharnhorst-Grabmal modelliert. 1831 wurde er Mitglied der Akademie. Als Steinbildhauer erregte er vor allem durch die sinnliche Auffassung seiner Marmorskulptur einer rücklings auf einem Panther liegenden nackten Bacchantin 1848 großes Aufsehen.

Sinn für Effekt verrät auch die Reiterstatuette Friedrich Wilhelms III., ein Erzeugnis der Berliner Eisengießerei[184]. Ein Bronzeexemplar der nach einem Modell von 1826 gegossenen Statuette wurde 1828 auf der Berliner Akademieausstellung gezeigt. Von älteren Berliner Reiterstandbildern und -statuetten unterscheidet sich die Lösung Kalides durch die Eleganz in Pferd und Reiter, die, ebenso wie die Schöpfung Bläsers, an Franz Krüger denken läßt. Die knapp anliegende Uniform und der Zweispitz bringen eine modisch-aktuelle Note in die Gestalt. Dem Wesen des Königs entsprach diese Zierlichkeit und Beweglichkeit nicht, aber diese Auffassung fand Anklang beim Publikum.

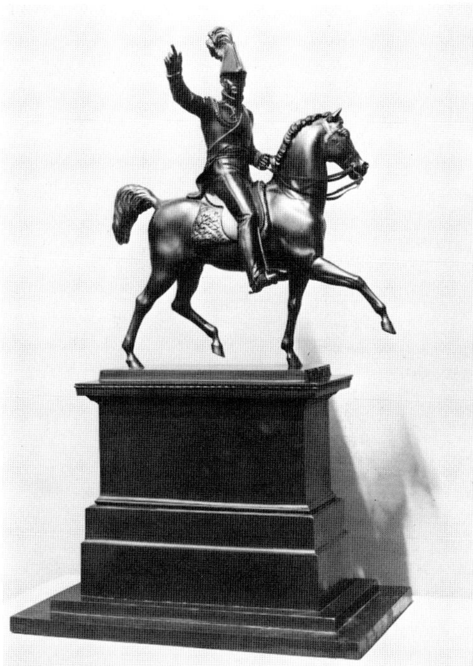

161 Theodor Kalide (1801–1836), Reiterstatuette Friedrich Wilhelms III. Um 1828 Eisen, H 73 cm. Sch 19

162

Einen ähnlichen Werdegang wie Kalide hatte AUGUST KISS[285]. Solche Übereinstim-

283 Max Osborn, Franz Krüger. Bielefeld und Leipzig 1910, Abb. 62.

284 Kat. Abbilder-Leitbilder 1978, Nr. 52. Hintze 1928, S. 107, Tf. 93.

285 Kurt Beimler, August Kiss. Ein Bildhauer aus Oberschlesien. Kattowitz 1915.

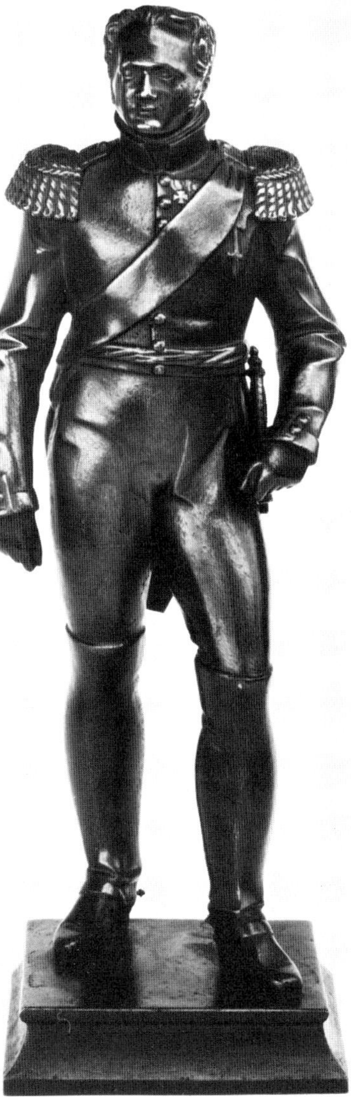

162 August Kiß (1802–1865), Alexander I., Kaiser von Rußland. Um 1830. Eisenguß. H 27,6 cm. Sch 26

mungen in der Biographie sind Belege dafür, wie bei Künstlern nicht des obersten Ranges die äußeren Verhältnisse die Gleise schaffen, in denen sich der Einzelne bewegt. 1802 in Paprotzen bei Pleß (Oberschlesien) geboren, absolvierte er eine Lehre in der Königlichen Eisengießerei in Gleiwitz, war seit 1822 Gehilfe in der Berliner Eisengießerei und seit 1825 Schüler Rauchs. In der Folgezeit schloß sich Kiß an Schinkel an und führte viele seiner Entwürfe für Bauplastik und Kunstgewerbe aus. Daneben lieferte er Modelle für die Eisengießerei. Die Statuette des 1825 gestorbenen russischen Kaisers Alexanders I., der wegen seiner Ritterlichkeit große Sympathien genoß, erschien zuerst 1826 auf der Berliner Akademieausstellung. Später wurde das Modell auch von der Gleiwitzer und der Sayner Gießerei benutzt[286].

Kiß findet sich mit der Notwendigkeit einer genauen Wiedergabe der Uniform und der Orden ab. Er vermag sogar den kurzen Faltengraten und Dellen einen großen formalen Reiz abzugewinnen, in den auch die militärisch-knappen Bewegungen der Glieder – bis in die Hände hinein – einbezogen sind. Das Gesicht ist nach dem gleichen Prinzip modelliert.

Die STATUETTEN DER BERÜHMTEN FELDHERREN aus den Freiheitskriegen waren ein beliebtes Produkt der Eisengießereien. Die großen Statuen Rauchs wurden, auf das Statuettenformat verkleinert, als privates Denkmal für den Schreibtisch oder die Vitrine reproduziert, daneben entstanden aber auch zahlreiche eigenständige Entwürfe, die die Aufgabe Standbild eines Feldherren in Uniform in immer neue Varianten lösten.

163

Der 1802 geborene Bildhauer EMIL WOLFF, Sohn einer Schwester Schadows, ist – im Unterschied zu den Brüdern Wichmann, zu Tieck und zu Rauch – einer der jüngeren Schüler Gottfried Schadows und nicht geprägt durch den Betrieb der großen Bildhauerwerkstatt mit den monumentalen Aufträgen, son-

[286] Schmitz 1917, S. 53, Tf. 10.

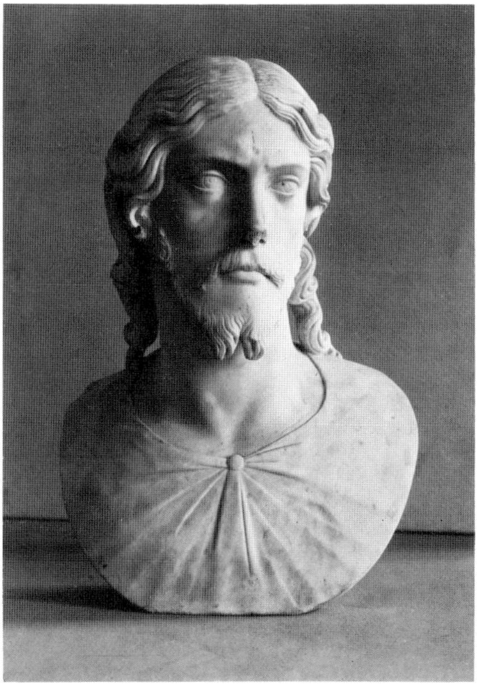

163 Emil Wolff (1802–1879), Christus. Sign., dat. 1823. Marmor, H 50 cm. Ch 95

dern vom akademischen Unterricht[287]. Wolff verließ Berlin bereits 1822, bezog in Rom das Atelier seines in diesem Jahr verstorbenen Vetters Ridolfo Schadow und begab sich sehr rasch in die Abhängigkeit von Thorvaldsen. Dessen vom NAZARENERTUM beeinflußte Auffassung von Skulptur spiegelt bereits der 1823 geschaffene Christuskopf, der eine damals Michelangelo zugeschriebene Skulptur in S. Agnese fuori le mura in Rom frei wiederholt. Ein abstrakter Zug, deutlich zum Beispiel an den Faltenstrahlen, die von dem Knopf unter dem Hals ausgehen, rückt das Werk ab von der Lebensnähe Schadowscher Köpfe. Die Steigerung eines Empfindungsgehaltes, hier religiöser Natur, wird von einer Erstarrung der Form begleitet.

Thorvaldsen genoß wie überall in Deutschland so auch in Berlin eine fast schwärmerische Verehrung. Schadow, der schärfer sah, bemerkte deutlich die Grenzen seines Könnens[288].

Der Christuskopf wurde auf einer dorischen Säule in der Kapelle des Charlottenburger Schlosses aufgestellt. Im Hinblick darauf, daß alle Skulpturen im Bereich des Schlosses eine weltlich-heidnische Haltung vertraten, hatte diese Maßnahme einen demonstrativen Charakter, der mit der in dieser Zeit zunehmenden Frömmigkeit des Königs in Verbindung zu bringen ist.

Wolff blieb, abgesehen von gelegentlichen Aufenthalten in Berlin, bis zu seinem Tod 1879 in Rom, hatte 1871 und 1874/75 sogar die Ehre, zum Präsidenten der römischen Akademie San Luca ernannt zu werden, teilte aber das Schicksal vieler Nazarener, mit der Zeit immer blasser in ihren Aussagen zu werden.

164

KARL REINHARDT, ein Schüler Tiecks, gehört zu den begabten Berliner Bildhauern, deren Name völlig vergessen wäre, wenn nicht die reizvolle Marmorskulptur eines würfelspielenden Mädchens ein vereinzeltes Zeugnis von seinem Können ablegen würde. Nach einer Ausbildung auf der Berliner Akademie 1828–37 war er 1838–41 Stipendiat in Rom. Nach 1842 verlieren sich seine Spuren. Die Mädchenskulptur erscheint 1836 auf der Berliner Akademieausstellung als Gipsmodell. Zwei Jahre später wird an dieser Stelle die Marmorausführung gezeigt, die Friedrich Wilhelm III. erwarb. Das Motiv ist inspiriert durch eine römische Antike in den Berliner Museen, die »Knöchelspielerin«, die auf ein hellenistisches Vorbild zurückgeht[289]. Der dem Alltag entlehnte Vorwurf sprach die Biedermeierzeit lebhaft an. Antiker Alltag war hier unmittelbar anschaulich. Aber bezeich-

---

287 Kat. Abbilder-Leitbilder 1978, Nr. 25.

288 Schadow 1890, S. 75, 76.

289 Börsch-Supan 1975, S. 100, Nr. 154. Peter Bloch, Die Berliner Bildhauerei des 19. Jahrhunderts und die Antike, in: Kat. Berlin und Antike 1978, S. 189, 190, Nr. 341.

nend ist die Art, wie Reinhardt das Vorbild in die Sprache seiner Zeit übersetzt. Eine Sprödigkeit, die sich bei der antiken Skulptur zu der Anmut des Motivs gesellt, ist durch Weichheit und Schmiegsamkeit ersetzt. Reinhardt hat die Zartheit des kindlichen Körpers wiedergeben wollen. Im weichen Fluß der Linien sowohl wie in der sanften Modellierung ist ihm dies überzeugend gelungen. Hinzu kommt ein Gehalt, der das Genrehafte zum Sinnbildlichen erhöht. Der Würfel, gerade im Begriff zu fallen, bringt ein Moment der Erwartung in die Darstellung, die im Zusammenhang mit der Jugend des Mädchens als Gleichnis für die sich auftuende Lebensperspektive verstanden werden kann. Das Kind wird liebevoll, doch nicht ohne leise Melancholie als ein Wesen gesehen, das bald nicht mehr Kind ist. Dieser von Sentimentalität nicht freie Aspekt findet sich auch in der Malerei der Zeit, zum Beispiel bei Wilhelm Schadow.

165

Da Rauch mit seinem Grabdenkmal für die Königin Luise so erfolgreich gewesen war, fielen ihm auch die großen Aufträge, die nach den Freiheitskriegen zu vergeben waren, wie von selbst zu. Damit trat SCHADOW in den Hintergrund. Sein noch im 18. Jahrhundert wurzelnder plastischer Stil schien veraltet. Auch paßte die Urwüchsigkeit seines Geistes nicht mehr so recht zu der neuen Eleganz: Aber eine künstlerische Autorität blieb Scha-

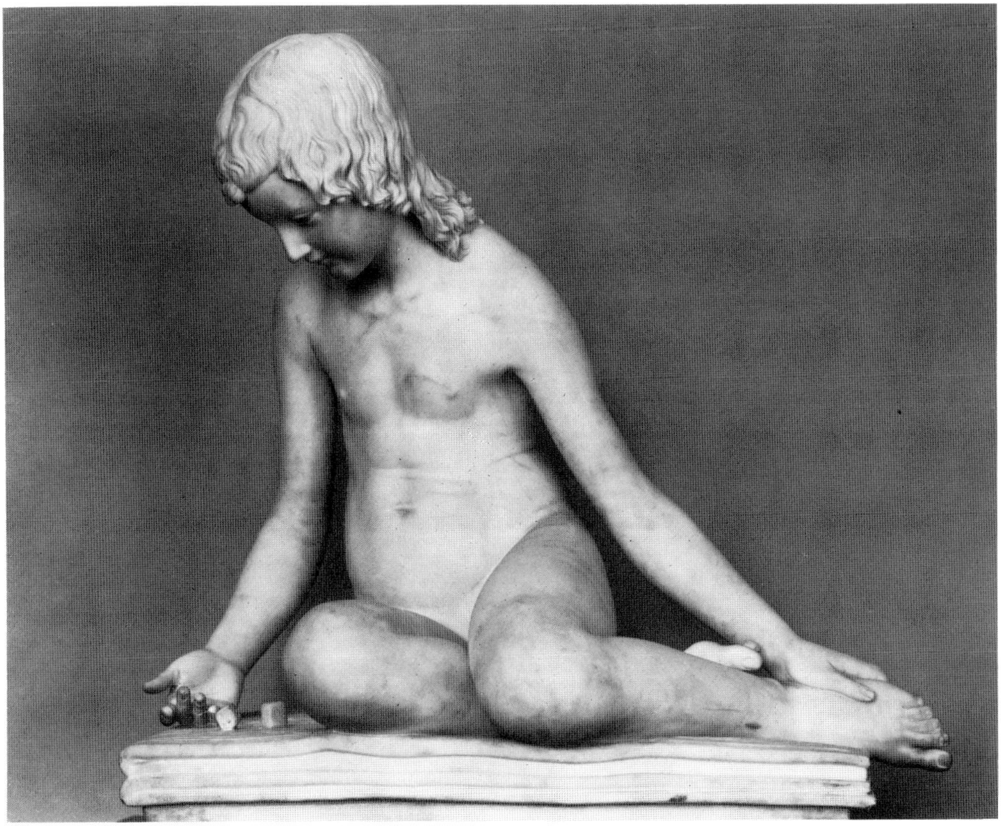

164 Karl Reinhardt (1828–1841 nachgewiesen), Würfel spielendes Mädchen. Sign., 1837. Marmor, H 62 cm. Sch 17

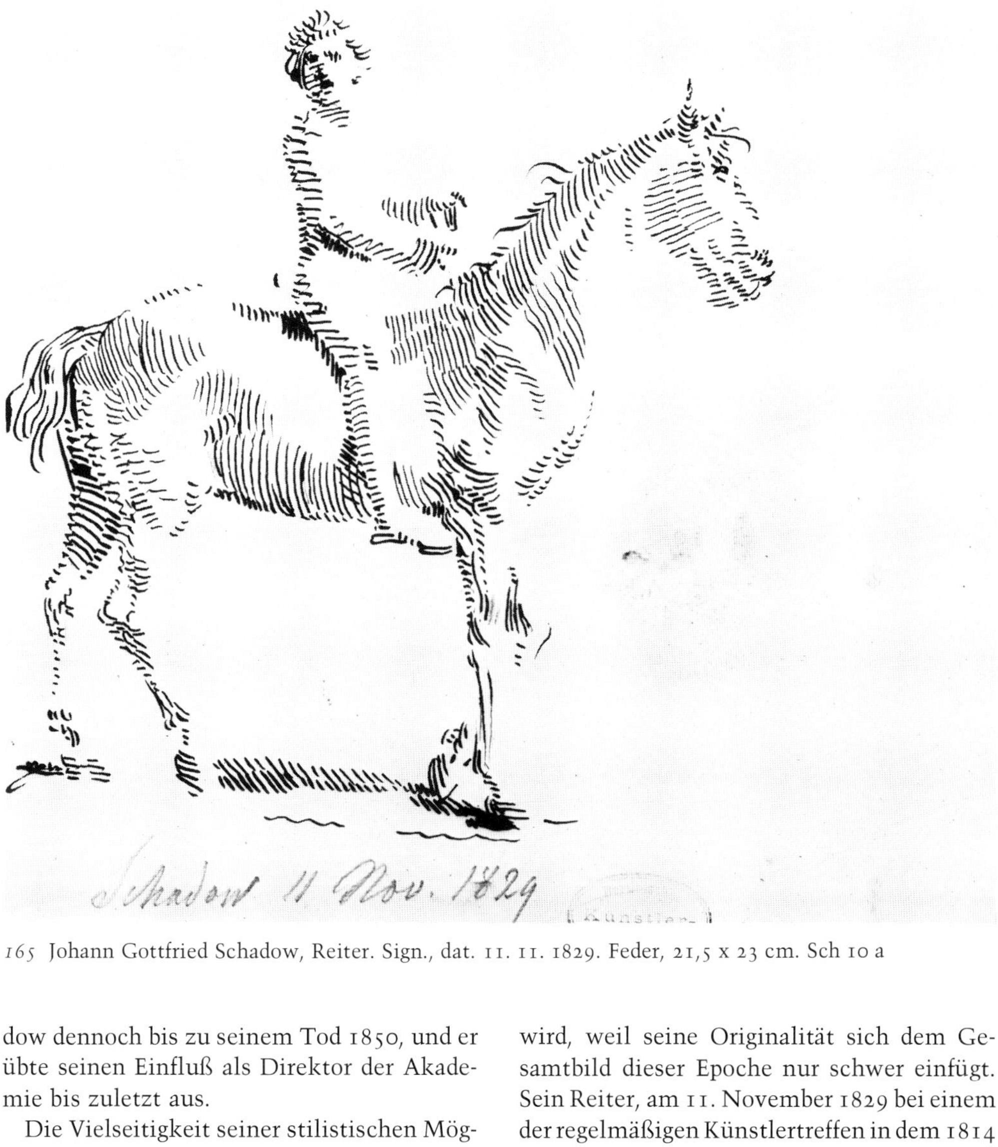

165 Johann Gottfried Schadow, Reiter. Sign., dat. 11. 11. 1829. Feder, 21,5 x 23 cm. Sch 10 a

dow dennoch bis zu seinem Tod 1850, und er übte seinen Einfluß als Direktor der Akademie bis zuletzt aus.

Die Vielseitigkeit seiner stilistischen Möglichkeiten, die Beweglichkeit seiner Ausdrucksweise, die sich einer Konvention nur selten und ungern unterwarf, ist mehr noch als in seinem plastischen Werk in seinem Schaffen als ZEICHNER zu beobachten[290]. Auf diesem Gebiet blieb seine Gestaltungskraft unbeeinträchtigt. So nimmt in der deutschen Zeichenkunst der ersten Hälfte des 19. Jahrhunderts Schadow eine hervorragende Stellung ein, die jedoch viel zu wenig gewürdigt wird, weil seine Originalität sich dem Gesamtbild dieser Epoche nur schwer einfügt. Sein Reiter, am 11. November 1829 bei einem der regelmäßigen Künstlertreffen in dem 1814 gegründeten Berlinischen Künstlerverein gezeichnet, besitzt Witz nicht nur in dem genrehaft kecken Motiv, sondern auch in der Strichführung. Ohne Kontur wird die Gestalt lediglich durch die grobe Parallelschraffur der

[290] Daniel Chodowiecki, Johann Gottfried Schadow, Karl Blechen. Ausstellung von Handzeichnungen aus dem Besitz der Deutschen Akademie der Künste 1960, S. 53–96.

Schattenpartien modelliert, so daß sie nicht nur plastisch wirkt, sondern mit einer flimmernden Lichtfülle atmosphärisches Leben, auch in der Umgebung, erzeugt wird. In denkbar größtem Gegensatz zu der Vorliebe der Nazarener für den Umriß und zu ihrem Ernst in der Auffassung des Gegenstandes rettet Schadow noch etwas vom Esprit des 18. Jahrhunderts ins Biedermeier.

Er tritt als der souveräne Könner auf, der kraft seines Genies auch aus einem bescheidenen und schnell skizzierten Vorwurf ein bestaunenswertes Kunstwerk macht.

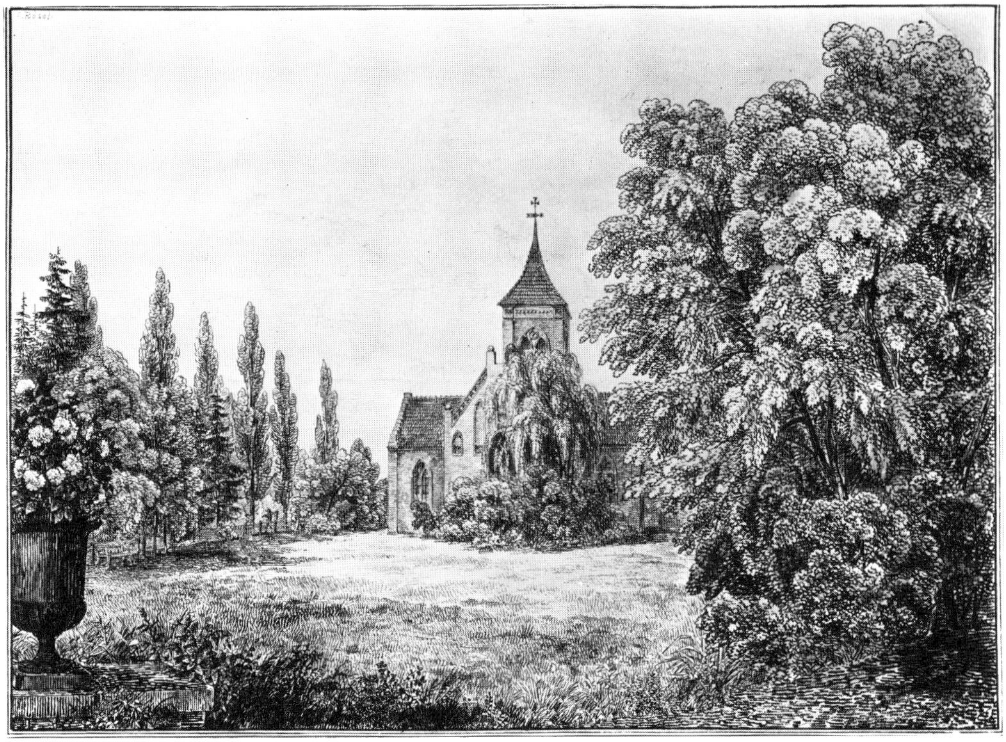

166 Johann Gottlob Samuel Rösel (1768–1843), Kirche von Paretz. Sign., um 1810. Feder, 23,5 x 34 cm. Plankammer

166

Der aus Breslau stammende JOHANN GOTTLIEB SAMUEL RÖSEL, seit 1793 Schüler der Berliner Akademie, war ein, auch als Charakter, sehr eigenartiger Künstler[291]. Sein Thema war die Landschaftsvedute, die er hauptsächlich als Sepia- oder Federzeichnung, selten nur als Gemälde darstellte. Schon um 1800, lange bevor sich der Typ des überall in Deutschland herumreisenden Vedutenmalers und Zeichners ausprägte, besuchte er Gegenden, die künstlerisch noch nicht entdeckt waren und zeichnete sie in einer sachlichen, etwas trokkenen Manier, indem er für jedes Ding eine graphische Formel benutzte. So ist seine Kunst eine für Berlin nicht untypische Mischung aus positivistischer Pedanterie und

[291] Hermann Kügler, Der Maler Gottlob Samuel Rösel und Goethe, in: Mitteilungen des Vereins für die Geschichte Berlins XXVI, 1909, S. 218–220.

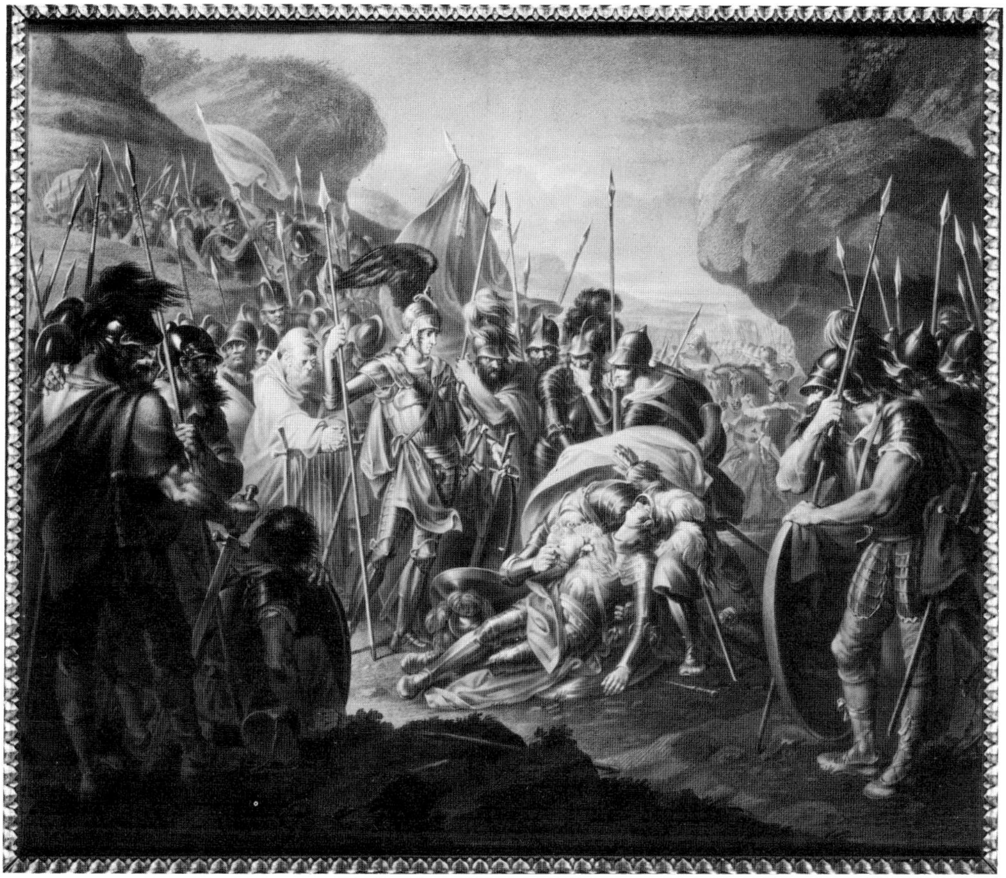

167 Ludwig Wolf (1776–1832), Karthon und Klessamor. Sign., um 1804. Schwarze und weiße Kreide, 92 x 110 cm. Ch 318

Originalität. Schinkels Zeichenstil ist dem Rösels bisweilen ähnlich.

Wann das Blatt mit der 1797 von David Gilly erbauten Kirche von Paretz, einem frühen Denkmal neogotischer Baukunst in Brandenburg, entstanden ist, läßt sich schwer sagen. Von der elegischen Stimmung, die in der Verbindung von sakraler Architektur und parkartigem Friedhof liegt, läßt sich Rösels aufklärerischer, zum Sarkasmus neigender Geist nicht berühren.

Theodor Fontane hat dem Künstler in seinen »Wanderungen durch die Mark Brandenburg« ein launiges Kapitel gewidmet und dabei auch der durch Zelter vermittelten Beziehung Rösels zu Goethe gedacht[292].

167

In ihrer Zurückhaltung gegenüber der Farbe hat die Zeit um 1800 manche bildhaften Erfindungen nur als übergroße Zeichnungen ausgeführt. Gegen das Ende des ersten Jahrzehntes macht sich ein Wandel in dieser Auffassung bemerkbar. Viele Maler, die vorher fast nur gezeichnet haben, wandten sich damals der Ölmalerei zu (z. B. Schinkel und C. D. Friedrich). Carstens ist das berühmteste Beispiel für jene Haltung, die auch Ludwig Wolf, den Carstens in seiner Berliner Zeit ge-

[292] Theodor Fontane, Wanderungen durch die Mark Brandenburg. II, München 1968, S. 248–263.

fördert hatte, in seinem großen Blatt »Karthon und Klessamor«, einer Szene aus Ossians Dichtung, vertritt. Es wurde 1804 auf der Berliner Akademieausstellung gezeigt und ausführlich beschrieben[293]. Klessamor stürzt sich klagend über den Leichnam seines von ihm getöteten Sohnes Karthon. Die Begeisterung für Ossian und seine düstere Dramatik war um 1800 groß[294]. Man feierte in der Fälschung Macphersons Ossian als ein nordisches Gegenstück zu Homer. Hier konnte auch bei der damals noch unklaren Geschichtsvorstellung die Begeisterung für das Mittelalter einfließen. So kleidet Wolf die Krieger zum Teil in gotische Rüstungen.

Die Komposition lehnt sich an Benjamin Wests berühmtes Bild »Der Tod des Generals Wolfe in der Schlacht bei Quebec« an, das Johann Christoph Frisch 1787 bereits als Vorbild für seine Darstellung »Tod des Generals Schwerin in der Schlacht bei Prag« benutzt hatte (Nr. 140, S. 189).

Die Zeichenweise, sorgfältige Modellierung sowie Angabe von Licht und Schatten durch eine rationale Methode der Schraffur mit schwarzer und weißer Kreide, entspricht der an der Akademie gelehrten Manier.

Wolf hat hauptsächlich für den Kupferstich gezeichnet und sein Talent in den Dienst der populären Illustrationsgraphik gestellt. So ist er als Künstler wenig bekannt geworden.

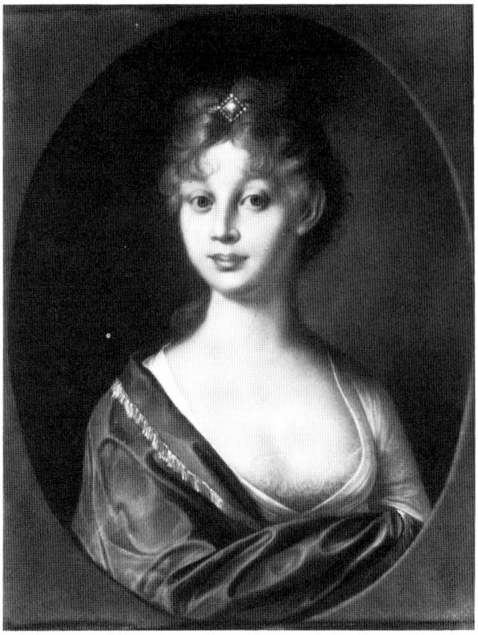

168 Nikolaus Lauer (1753–1824), Königin Luise. Um 1800. Pastell, 50 x 39 cm. Schlößchen auf der Pfaueninsel

168

Die französische Revolution und die sich daran anschließenden Kriegsereignisse haben viele Künstler aus Land und Stellung vertrieben und zur Wanderschaft veranlaßt. Unter den Künstlern, die auf diese Weise nach Berlin kamen, ragt Elisabeth Vigée-Lebrun hervor, die sich 1795 und 1802 hier aufhielt. Bei ihrem zweiten Aufenthalt malte sie die Königin Luise.

Nikolaus Lauer aus St. Wendel im Saarland war, nachdem er längere Zeit als Wanderkünstler an verschiedenen Orten im kurtrierschen und kurpfälzischen Gebiet tätig gewesen war, 1791 Hofmaler des Herzogs Karl III. August von Pfalz-Zweibrücken geworden, mußte jedoch bereits 1792 mit seinem Herren fliehen und zog nun wieder von Stadt zu Stadt[295]. 1794 war er in Leipzig, 1795–98 in Dresden, wo er starke Eindrücke durch die dort kultivierte und gesammelte Pastellmalerei empfing (Rosalba Carriera und Jean Étienne Liotard) und anschließend bis 1804 in Berlin. Offenbar war Lauer produktiv und geschäftstüchtig. So annoncierte er 1799 in der Zeitschrift Berlin und empfahl seine Pastellbildnisse Friedrich Wilhelms III. und der Königin Luise. Sie sind denn auch mit Varianten in relativ großer Zahl noch nachzuweisen. Große schöne Schabkunstblätter von dem re-

[293] Börsch-Supan 1971, 1804, Nr. 68.

[294] Ossian und die Kunst um 1800. Kat. Hamburg 1974.

[295] Hans Klaus Schmitt, Der Pastellmaler Nicolaus Lauer aus St. Wendel und seine Malerschule. St. Wendel 1974.

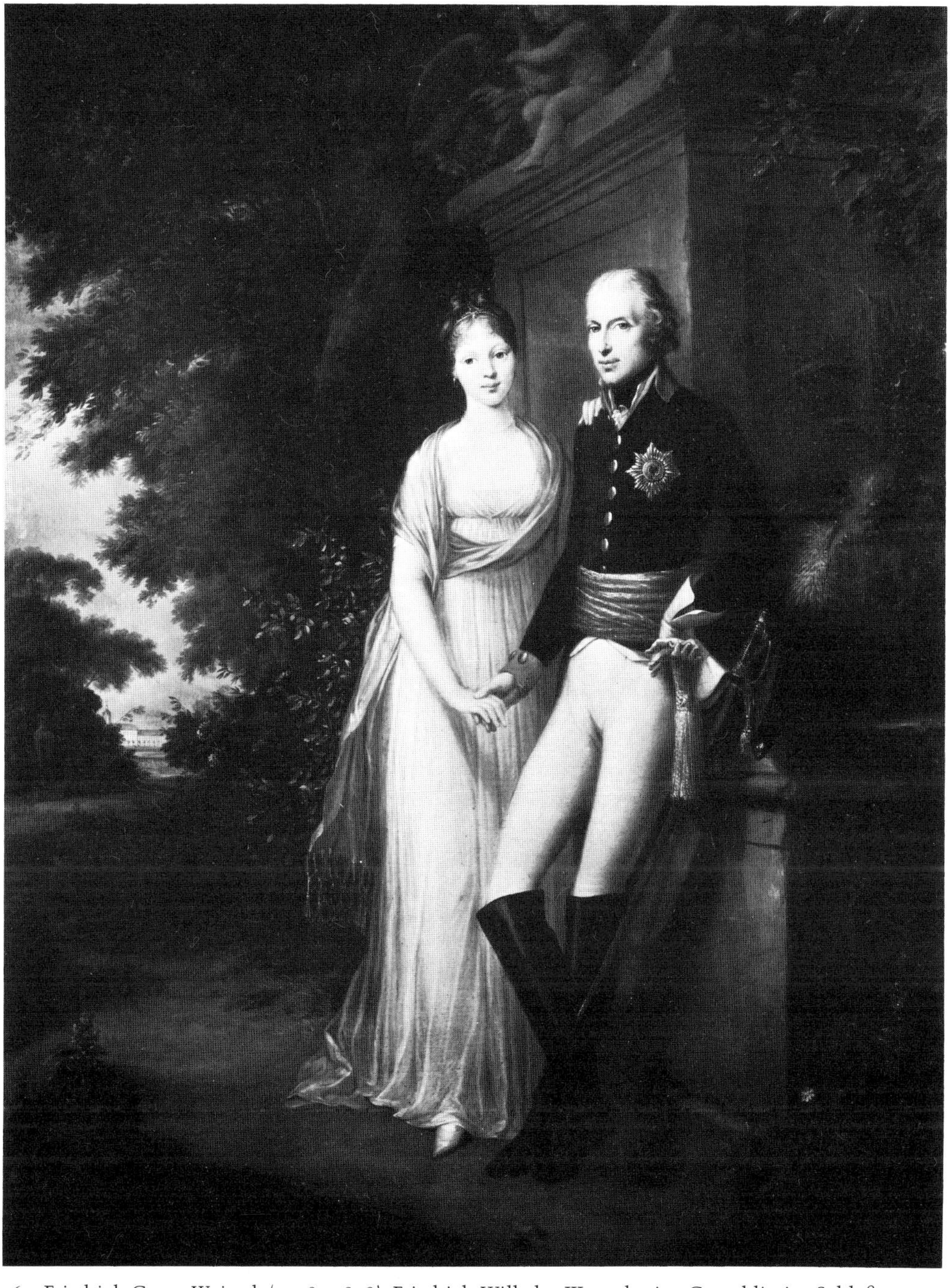

169 Friedrich Georg Weitsch (1758–1828), Friedrich Wilhelm III. und seine Gemahlin im Schloßgarten von Charlottenburg. Sign., dat. 1799. Öl a. Lwd., 97 x 76 cm. Ch 310

nommierten Londoner Stecher William Dikkinson belegen die Wertschätzung dieser Porträts, deren betont schlichte und biedere Auffassung anscheinend den Wünschen des Königspaares entsprach. Sie sticht von der eleganten und psychologisierenden Manier von Darbes und Schröder ab. Später handhabte in Berlin Wilhelm Ternite das Pastell in ähnlicher Weise, eher großflächig und malerisch-weich als pointiert in der Zeichnung.

169

Die führende Persönlichkeit der Berliner Malerei in der Zeit zwischen etwa 1795 und 1820 war FRIEDRICH GEORG WEITSCH, seit 1794 Mitglied und seit 1798 Rektor der Berliner Akademie[296]. 1758 in Braunschweig als Sohn des Landschaftsmalers Johann Friedrich Pascha Weitsch geboren, dessen Schüler er auch zuerst war, bildete er sich dann in Kassel (bei Johann Heinrich Tischbein), in Düsseldorf, Amsterdam und Italien, bis er 1787 Hofmaler in Braunschweig wurde. So erwarb er sich im Blick auf verschiedene Vorbilder eine Stilhaltung, die noch ganz in den malerischen Auffassungen des Spätbarock wurzelt, manchmal durch genialische Skizzenhaftigkeit frappiert, dann aber auch wieder trockener wirkt. Den Schritt zur zeichnerischen Klarheit des Klassizismus hat Weitsch nie vollzogen. Die Leichtigkeit seines Schaffens und der Verzicht auf die Bindung an Prinzipien, die es oft schwer macht, seine Hand zu erkennen, wurde von der strenger urteilenden Nazarenergeneration kritisiert. Aber auch schon Chodowiecki urteilt in einem Brief an Anton Graff, den sich Weitsch in vielen Porträts zum Vorbild nahm: »Weitsch macht bessere Porträts als Landschaften und bessere Landschaften als Historien[297]«.

Als Friedrich Wilhelm III. 1799 die Berliner Maler dazu aufforderte, patriotische Historienbilder und vaterländische Landschaften zu malen, die 1800 in einer Sonderabteilung der Akademieausstellung gezeigt wurden, figurierte dort als Auftakt zu dieser Schau das Bildnis des Königs mit seiner Gemahlin im Garten von Charlottenburg[298]. Friedrich Wilhelm III. verfolgte mit der »Galerie vaterländisch-historischer Darstellungen« den Zweck, erzieherisch auf die Künstler und das Publikum einzuwirken. In den gestellten Themen steckte eine lehrhafte Absicht, die auch in dem Doppelbildnis des Königspaares zutage tritt. Seit der Zeit des Großen Kurfürsten hatte es keine repräsentative Darstellung von Landesvater und Landesmutter auf einem Bild als Veranschaulichung von ehelicher Moral neben der herrscherlichen Autorität mehr gegeben. Dem Geist des 18. Jahrhunderts entsprach eine solche Demonstration nicht so sehr. An diese Tradition des 17. Jahrhunderts, freilich auch mit einem Seitenblick auf die moderne Entwicklung der englischen Bildnismalerei, knüpft nun Weitsch an und unterstreicht noch die enge Bindung des Paares dadurch, daß der König die rechte Hand der Königin faßt, während diese ihre Linke dem Gemahl vertraulich auf die Schulter legt. So stehen sie vor dem hohen Postament einer Skulptur, von der man noch den Fuß, offenbar der einer Herkulesstatue als Zeichen der Kraft, und einen von einem Putto umfaßten preußischen Adler erkennt. Die Zuordnung des Paares zu der Parklandschaft, deren Wiedergabe Chodowieckis Urteil nicht widerlegt, soll auf das Naturgemäße als Grundsatz für die Lenkung eines Staates hinweisen. So erscheint hinter der Königin ein Rosenstrauch als Zeichen der Liebe.

170

Der 1773 in Hannover geborene HEINRICH ANTON DÄHLING kam als Zwanzigjähriger

296 Walter G. Oschilewski, Erinnerungen an Friedrich Georg Weitsch, in: Der Bär von Berlin XXVII, 1978, S. 23–40.

297 Briefe Daniel Chodowickis an Anton Graff. Hrsg. von Charlotte Steinbrucker. Berlin und Leipzig 1921, S. 189.

298 Börsch-Supan 1971, 1800, Nr. 1, mit ausführlicher Beschreibung.

nach Berlin, wurde Schüler der Akademie und bildete sich zum Historien-, Bildnis-, Genre- und Landschaftsmaler. Zunächst war er hauptsächlich als Zeichner für den Stich tätig und pflegte den prägnanten und knappen Figurenstil, der um 1800 in Berlin üblich war.

Ein Beispiel für seine Szenen aus der brandenburgisch-preußischen Geschichte, die er damals bevorzugte, ist die von JOHANN FRIEDRICH AUGUST CLAAR gestochene Darstellung von etwa 1805 »Der Große Kurfürst als Prinz im Lager von Breda«. Die Geschichte, wie sie damals als Beispiel für die vorbildliche Haltung eines Hohenzollernprinzen verstanden wurde, ist folgende. Während seines Studienaufenthaltes in Holland sollte Friedrich Wilhelm nach dem heimtückischen Plan des ersten Ministers des Kurfürsten Georg Wilhelm, Graf Adam von Schwarzenberg, der die Interessen des Kaisers vertrat, durch üppiges Leben am Hof der Oranier in den Haag verweichlicht und für die Nachfolge als Kurfürst untauglich gemacht werden. Der Prinz jedoch floh von dort in das Lager des Prinzen Friedrich Heinrich von Oranien vor Breda, um an den Kriegshandlungen teilzunehmen. Dähling zeigt die Begrüßung des Kurprinzen durch den Prinz von Oranien. Die Absicht dieser Darstellung ist im Zusammenhang mit den Bemühungen Friedrich Wilhelms III. zu se-

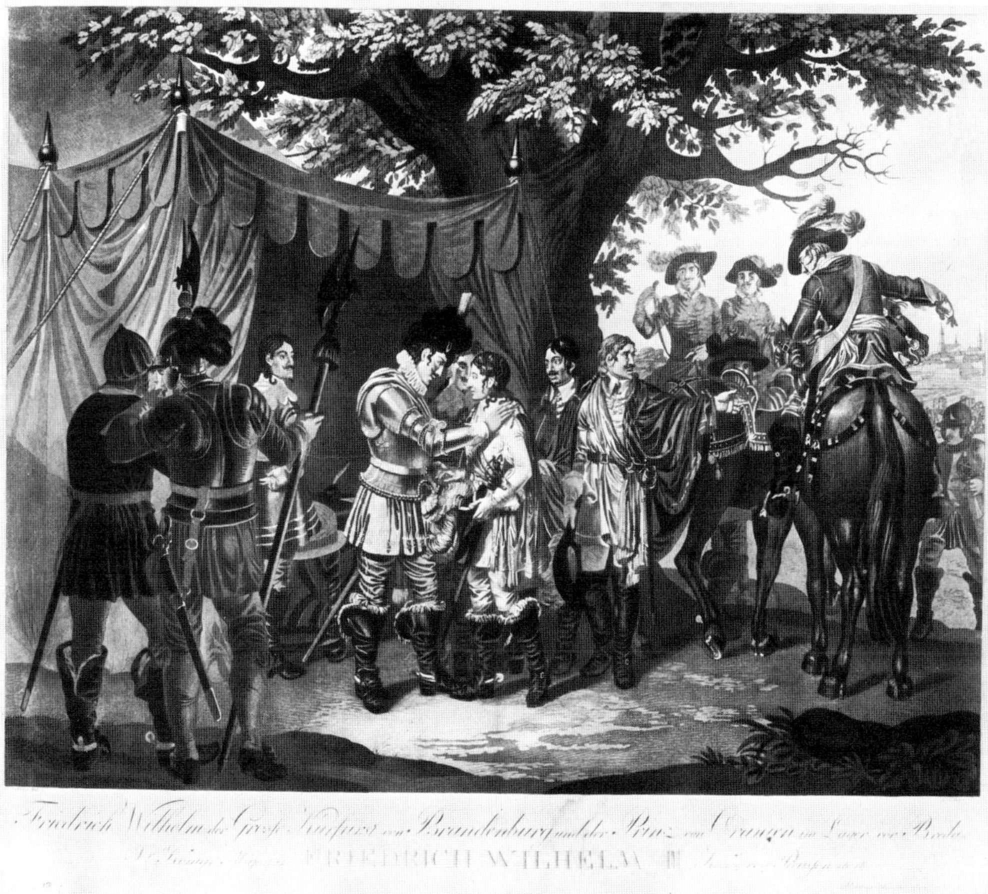

170 Johann Friedrich August Claar (1768–1844) nach Heinrich Anton Dähling (1773–1850), Der Große Kurfürst als Prinz im Lager von Breda. Sign., um 1805. Aquatintaradierung, 50 x 59 cm. Plankammer

hen, die innere Haltung des Heeres zu festigen, dessen Disziplin nachgelassen hatte und das dann auch in der Schlacht von Jena den Truppen Napoleons unterlag.

Die Anordnung der Akteure in einer Ebene ist übersichtlich, der Ablauf der Handlung leicht verständlich. Man spürt, daß Dähling damals auch für die Bühne arbeitete, deren Einfluß auf die Historienmalerei nicht zu unterschätzen ist. In diesen Jahren muß Dähling auch einen guten Kontakt zum Königshaus besessen haben, denn er schuf zwei Gruppenbildnisse der königlichen Familie[299] und mehrere Bildnisse von einzelnen Mitgliedern. Seit etwa 1810 bevorzugte er in seinen Gemälden romantisch-poetische Szenen, wie sie auch Schinkel malte. Aber er teilte mit anderen Generationsgenossen das Schicksal, den Anschluß an die Entwicklung zum Biedermeier nicht zu finden, trat in den Hintergrund und ging seit 1823 fast völlig im Lehrbetrieb an der Akademie auf.

171

War es bis etwa 1800 bei den VATERLÄNDISCHEN DARSTELLUNGEN fast ausschließlich darum gegangen, die brandenburgisch-preußische Geschichte auszulegen und ins Gedächtnis zu rufen, so lieferten seitdem unter dem zunehmenden Druck der politischen Verhältnisse mehr und mehr aktuelle Ereignisse Stoff für Gemälde und vor allem für Graphik. Eine Szene, die für die Zeit großen symbolischen Wert gehabt haben muß, denn sie ist vielfach dargestellt worden, war der Abschied Alexanders I. von Rußland vom preußischen Königspaar am Sarg Friedrichs des Großen in der Potsdamer Garnisonkirche am 4. November 1805. Vom Bündnis Preußens mit Rußland erhoffte man sich die Bannung der napoleonischen Gefahr und beschwor das Vorbild Friedrichs des Großen, um Volk und Armee einen moralischen Rückhalt zu geben. Die Einfachheit der Grablege und die Schlichtheit des Sarges – noch einfacher ist der Sarg des Soldatenkönigs links – demonstrieren eine als spezifisch preußisch verstandene Gesinnung. Die Knappheit der Figurenkomposition, nicht zuletzt bewirkt durch den Schnitt der Uniformen, paßt sich der Umgebung an[300]. Die Wurzeln dieses Stiles liegen sowohl in der Kunst der Zeit Friedrich Wilhelms I. wie im zeitgenössischen Klassizismus. Der Engländer John Flaxman, der die Vereinfachung der Zeichnung nach dem Vorbild antiker Vasenbilder bis zum Äußersten trieb, wurde damals in Berlin sehr bewundert.

Der Maler FRANZ CATEL wurde 1778 in Berlin geboren, widmete sich in seiner Frühzeit besonders der Illustrationszeichnung, einem seit Chodowiecki hier wichtigen Gebiet, stand Schinkel und Schadow nahe, studierte seit 1807 mit seinem Bruder Ludwig, einem Architekten, in Paris und lebte seit 1811 in Rom, wo er sich fast ausschließlich als – überaus fruchtbarer – Landschaftsmaler betätigte und den Nazarenern nahestand, ohne etwas von ihrem Stil zu übernehmen.

Sein Farbsinn kommt bereits in diesem frühen Gemälde zur Geltung. Die stellenweise flüchtige Pinselführung gibt zu verstehen, daß Catel die strenge Formgesinnung des Klassizismus als Zwang empfand. Manche seiner Landschaften sind denen Carl Blechens verwandt, ohne jedoch dessen Empfindungstiefe zu erreichen.

Ungeachtet seiner Verbindung zur Romantik liegt in seiner Beziehung zu Frankreich – er war der Sohn französischer Eltern – und zu Italien ein kosmopolitischer Zug, der eine Parallele zu Schinkel aufweist, aber seinem Ruhm in Deutschland wohl abträglich gewesen ist.

172

In den Kreis der vaterländischen Bilder gehört auch JOHANN GOTTLIEB PUHLMANNS

---

[299] Georg Schuster, Königin Luise. Historische Bilddokumente. Berlin 1934, S. 76, 80.

[300] Das Bild wurde von Friedrich Wilhelm Meyer d. Ä. gestochen.

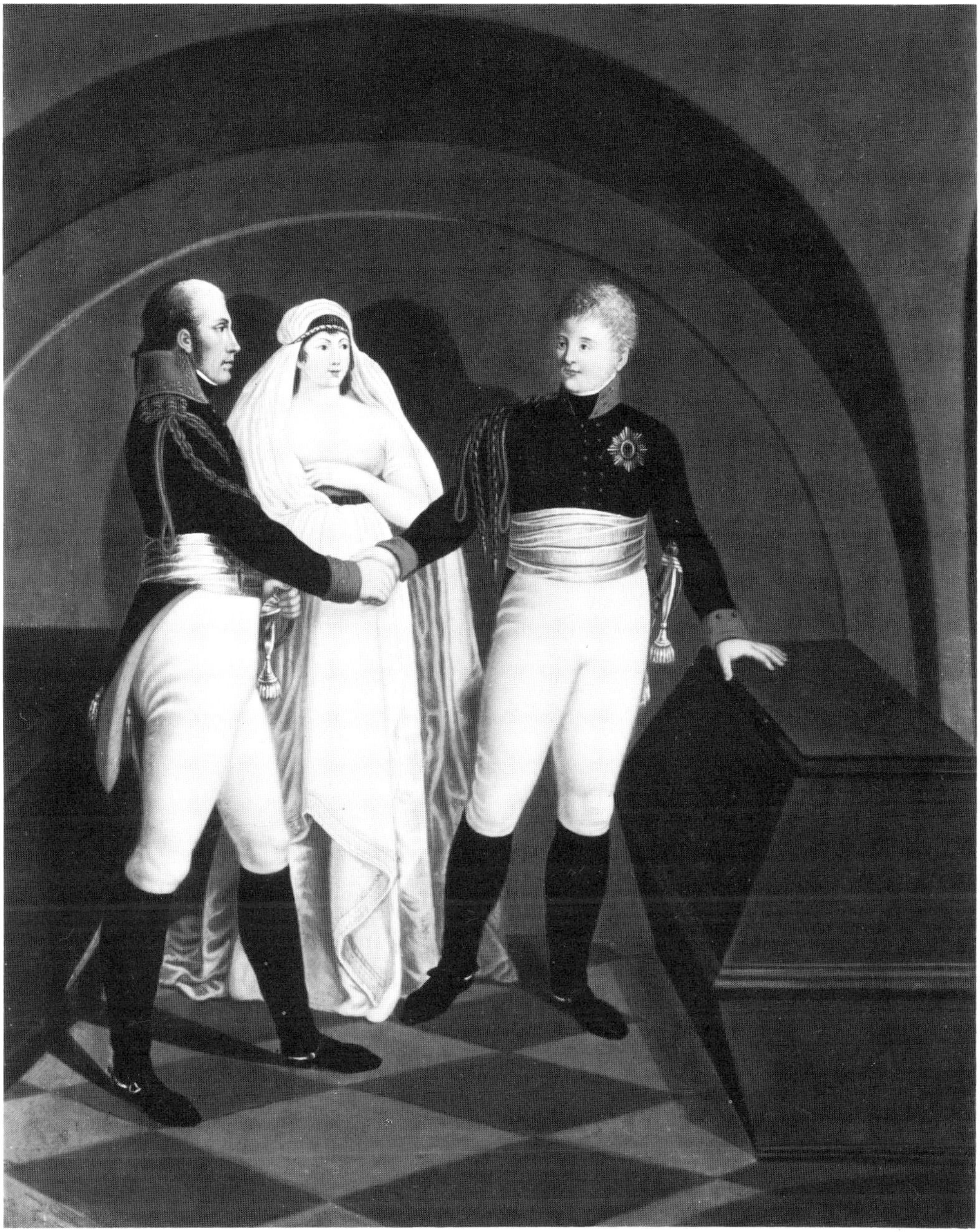

171 Franz Catel (1778–1856), Abschied Alexanders I. von Rußland vom preußischen Königspaar am Grab Friedrichs des Großen in der Garnisonkirche in Potsdam am 4. November 1805. Um 1805. Öl a. Lwd., 52,2 x 42,2 cm. Sch 15

Darstellung einer germanischen Priesterin von 1807, also aus der Zeit der Besetzung Berlins durch die Franzosen. Aus einer goldenen Opferschale gießt die alte, mit einem Eichenkranz geschmückte Frau Blut in ein Kohlenfeuer. Auf dem Becken steht eine Runenin-

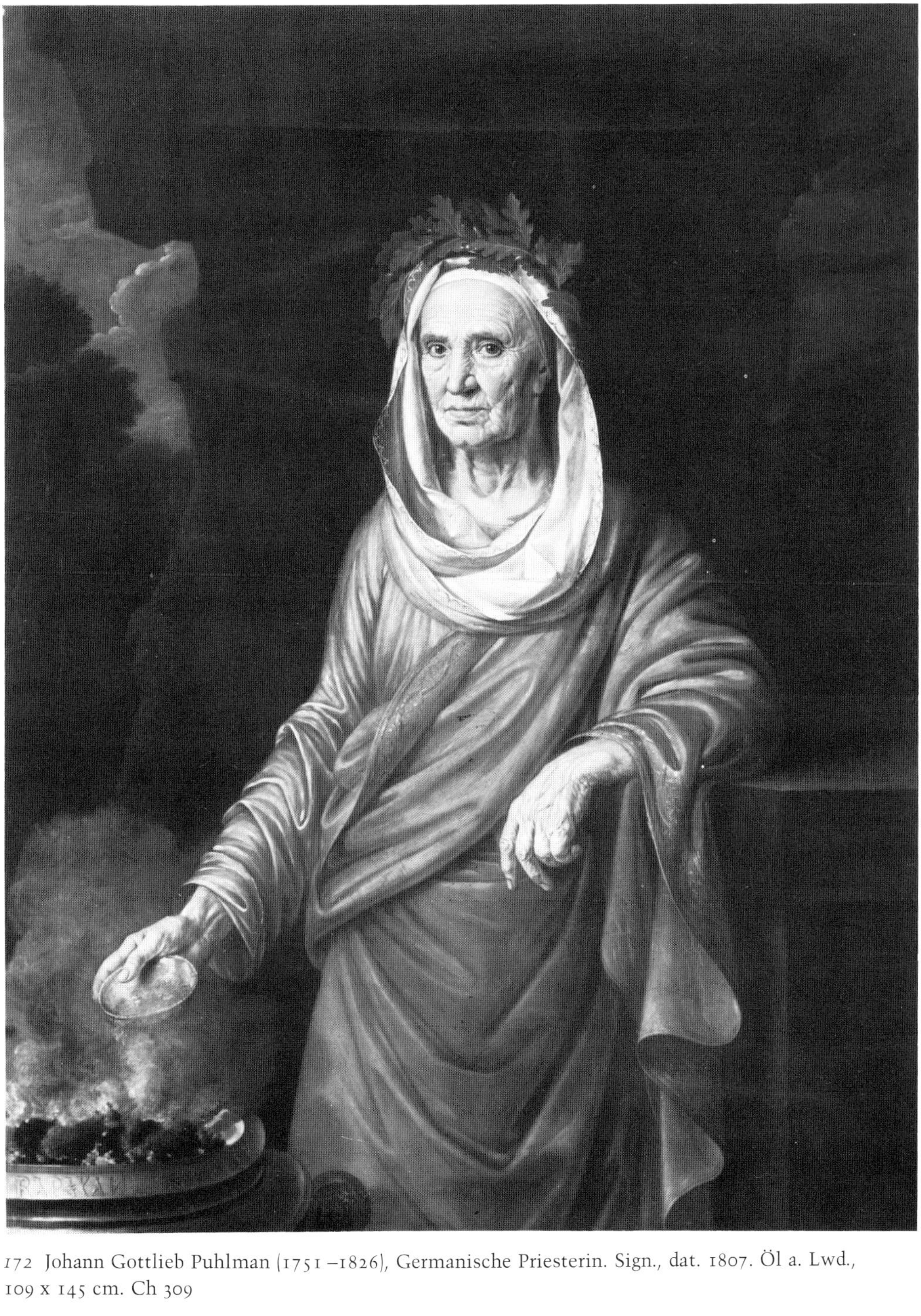

172 Johann Gottlieb Puhlman (1751–1826), Germanische Priesterin. Sign., dat. 1807. Öl a. Lwd., 109 x 145 cm. Ch 309

schrift. Im Hintergrund ist ein germanisches Idol vor einer düsteren Waldlandschaft aufgerichtet. Die Beschwörung dieser nordischen Welt der Vorzeit ist als Drohung gegen Napoleon gemeint, der sich auf die Tradition der römischen Kaiser berief. 1808, ein Jahr später, benutzte Heinrich von Kleist den Konflikt zwischen Germanen und Römern in der »Hermannschlacht« zu einer politischen Demonstration gegen Frankreich. Puhlmann, 1751 in Potsdam geboren, 1782–86 Schüler Pompeo Batonis in Rom und dort zum Anhänger des Klassizismus eines Winkelmann und Mengs geworden[301], war seit 1787 Königlicher Galerieinspektor in Potsdam und hatte mit Bitterkeit den Abtransport der bedeutendsten Kunstwerke aus Berlin und Potsdam nach Paris erlebt. Die Haltung der Priesterin, die sich an ein Postament lehnt, läßt an ein Porträt denken – Batoni hat vergleichbare Bildnisse gemalt –, wenn es möglich ist, sich ein so sehr von den Spuren des Alters gezeichnetes Gesicht bei einem Bildnis vorzustellen. Balthasar Denner hat im frühen 18. Jahrhundert, in Anlehnung an den frühen Rembrandt, ähnliche Köpfe gemalt und war dadurch berühmt geworden. Puhlmann, der kunsthistorisch gebildet war – er verfaßte einen ausführlichen Katalog der Bildergalerie im Berliner Stadtschloß – hat gewiß die Erinnerung an Denner wecken wollen, dessen Streben nach unbedingter Wahrheit und Charakteristik als deutsch galt im Gegensatz zu der schmeichelhaften und gefälligen Malerei der Franzosen.

Das künstlerische Vermögen Puhlmanns ist dennoch nicht hoch einzuschätzen. Abgesehen von der Grobheit der Malerei bleibt ein Widerspruch zwischen dem konventionellen Bildschema und der auf Aktualität zielenden Idee.

173

Besser als an einem überragenden Kunstwerk läßt sich oft an einem mittelmäßigen, das in seiner Zeit erfolgreich war, der Geist

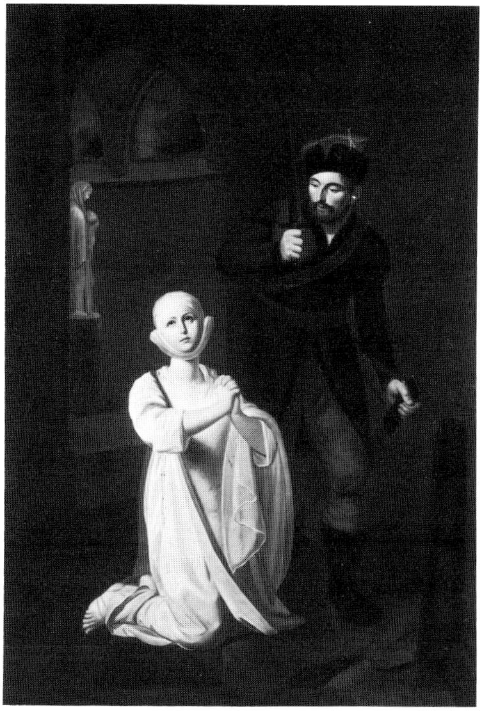

173 Paul Joseph Bardou (1745–1814), Die tugendhafte Nonne. Nach 1804. Öl a. Lwd., 113 x 77 cm

dieser Zeit erkennen. 1804 stellte Paul Joseph Bardou ein Gemälde »Die tugendhafte Nonne« aus, das durch Wiederholungen, Kopien und Stichreproduktionen weite Verbreitung fand[302]. Friedrich Wilhelm III. erwarb die erste Fassung 1836, nachdem er bereits 1811 eine Kopie danach von Friedrich Schönfeldt gekauft hatte. 1808 und 1814 wurden zwei Wiederholungen des Bildes ausgestellt. Ob die 1965 erworbene Fassung, Ersatz für die von Friedrich Wilhelm III. gekauften seit 1945 verschollenen Exemplare, mit einem der beiden 1808 bzw. 1814 ausgestellten Bilder identisch ist, läßt sich nicht klären.

---

301 Über Puhlmanns Aufenthalt in Italien unterrichten ausführlich seine Briefe. Götz Eckardt, Ein Potsdamer Maler in Rom. Briefe des Batoni-Schülers Johann Gottlieb Puhlmann 1774–1787. Berlin 1979.

302 Börsch-Supan 1975, S. 45, Nr. 47.

Der entlegene Gegenstand aus der Geschichte des 14. Jahrhunderts, den Chodowiecki bereits 1789 in einer Radierung für den »Historisch Genealogischen Calender auf das Jahr 1790« bearbeitet hatte[303], ist gewählt, um in chauvinistischer Zuspitzung den brutalen litauischen Soldaten mit der brandenburgischen Nonne konfrontieren zu können. Geschildert ist folgende Begebenheit. Bei einem Einfall der Polen und Litauer in Brandenburg wurde eine Nonne von einem Litauer bedroht, der sie vergewaltigen wollte. Die Nonne versprach ihm, ihn eine Zauberformel zu lehren, die ihn gegen jede tödliche Verletzung sichern werde, wenn er sie verschonen wolle. Zum Beweis solle er versuchen, ihr den Kopf abzuschlagen, während sie die Formel spreche. Sie kniete nieder und sprach ein Gebet, der Litauer aber enthauptete sie.

Die Tendenz des Bildes mit seiner an die Lukretia-Geschichte erinnernden Haltung war in dem von Napoleon bedrohten Preußen deutlich. Die Geschichte Brandenburgs erscheint, bis in das Mittelalter hinein, in verklärtem Licht. Sittliche Reinheit und Frömmigkeit werden als Ideale herausgestellt. Die knappe, auf die Nazarener vorausweisende Form und der glatte Farbauftrag sind nicht ohne französische Vorbilder aus dem Kreis Davids denkbar.

Paul Joseph Bardou, der 1745 in Berlin geboren wurde und 1814 hier starb, war zu seiner Zeit hauptsächlich als Bildnismaler, vorzüglich in Pastell, geschätzt.

174

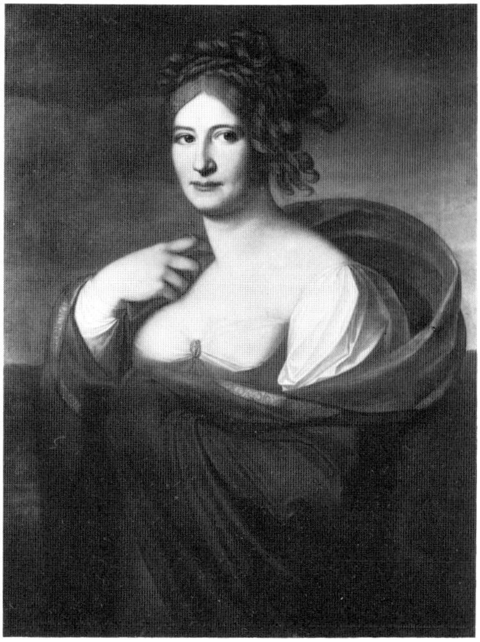

174 Johann Carl Heinrich Kretschmar (1769–1847), Damenbildnis. Um 1810. Öl a. Lwd., 78,5 x 61,5 cm. G 21

JOHANN CARL HEINRICH KRETSCHMAR, 1769 in Braunschweig geboren, war wenig älter als Schadow und vertrat in der Berliner Malerei um 1800 am ausgeprägtesten den Dorismus, wie Gilly ihn in der Architektur pflegte[304]. 1800 und 1802 war er erfolgreich mit zwei großen vaterländischen Historienbildern, der Große Kurfürst und Prinz Friedrich von Hessen-Homburg nach der Schlacht bei Fehrbellin und Rückkehr des Kurprinzen Friedrich Wilhelm aus den Niederlanden. 1803–05 hielt er sich in Paris und Rom auf.

Um 1810 dürfte das Bildnis einer unbekannten Dame gemalt sein, die fröstelnd einen grünen Mantel um ihre Schultern zieht, während ihr Haar im Wind flattert. Die Falten sind nach einem strengen System geordnet, das die Erscheinung unter ein Gesetz stellt.

Bildnisse vor düsterem Landschaftshintergrund waren in dieser Zeit beliebt. Wilhelm Schadow und Bury zum Beispiel haben ähnliche Porträts gemalt. Die Landschaft war Gleichnis für das Schicksal, dem der Mensch ausgeliefert war und dem er sich mit Heroismus entgegenstellte. In der spannungsgeladenen Epoche Napoleons sprach diese Haltung an, wie denn auch die Vorbilder für diesen

[303] Engelmann 1857, Nr. 615, 4.

[304] Helmut Börsch-Supan, Johann Carl Heinrich Kretschmar, in: Der Bär von Berlin, XXVII, 1978, S. 97–122.

Bildnistypus aus Frankreich, besonders von Jacques Louis David, stammten. Das Damenbildnis hat sogar einmal als Werk Davids gegolten. Kretschmar blieb bei diesem großformigen pathetischen Bildnisstil auch, als der Zeitgeschmack sich geändert hatte. Er war offenbar nach den Freiheitskriegen schon zu alt, um sich den Wünschen nach einer eleganteren Porträtauffassung fügen zu können. So wurde er, der noch bis 1847 lebte, im Berliner Kunstleben allmählich in den Hintergrund gedrängt, obschon zwischen seinen gemalten Bildnissen und der Berliner Porträtplastik enge Verbindungen bestehen.

175

Aus Weimar, aus dem Kreis um Goethe, kam nach 1800 der Hanauer FRIEDRICH BURY nach Berlin. Von 1782–99 hatte er sich in Italien aufgehalten und hier Aquarellkopien nach berühmten Meistern der Renaissance angefertigt, von denen einige nach Berlin kamen. Hier schloß sich Bury an den ihm aus Italien bekannten Hummel und die Brüder Genelli an. 1811 wurde er Mitglied der Akademie als »Geschichtsmaler in Holland«. Bei Hofe wurde er geschätzt, vor allem von der Prinzessin Marianne und der Prinzessin Friederike Wilhelmine, seit 1815 Königin der Niederlande, der er Malunterricht erteilte.

Wegen seiner Neigung zu starrer, abstrakter Komposition und Konstruktion, eine Eigenart, die ihn mit Hummel verband, fand er bei den Berlinern manchen Widerspruch. Schadow kritisierte sein Goethebildnis von 1800 hart[305], aber seine Malerei besitzt eine mit sinnlichem Reiz verbundene Perfektion der Oberfläche, die an François Gérard denken läßt. Gérard wurde damals am Berliner Hof hoch geschätzt. Ungeachtet des politischen Gegensatzes hatte sich Prinz Wilhelm, der Gemahl der Prinzessin Marianne, 1808 in Paris von Gérard malen lassen, und das 1814 dort entstandene Bildnis des Königs wurde in Berlin vielfach kopiert.

Bezeichnend für Burys Manier ist das wohl

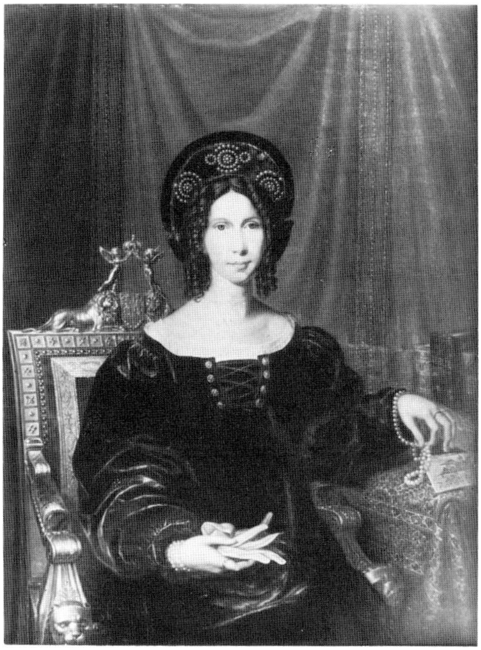

175 Friedrich Bury (1763–1823), Friederike Wilhelmine, Königin der Niederlande. Nach 1815. Öl a. Lwd., 107 x 79 cm. G 21

in Holland gemalte Bildnis der Königin Friederike Wilhelmine[306]. Frontalität und Symmetrie betonen die Würde der Person auf Kosten ihrer Lebendigkeit und Körperlichkeit. Das mit Perlen bestickte Barett wirkt wie ein Nimbus. Die Bücher mit den Aufschriften »Homers Ilias«, »Biblia« und »Vasari, Vite de Pittori, Scultori, Archi I–III« sollen den Bildungshorizont der Dargestellten sowohl wie des Malers anzeigen. Nach den Befreiungskriegen lebte Bury abwechselnd in Kassel, Brüssel, Haag und Hanau, und starb 1823 in Aachen.

176

Eine der eigenartigsten Berliner Künstlerpersönlichkeiten ist der aus Kassel stam-

---

[305] Schadow 1890, S. 49.

[306] Börsch-Supan 1964, Nr. 35.

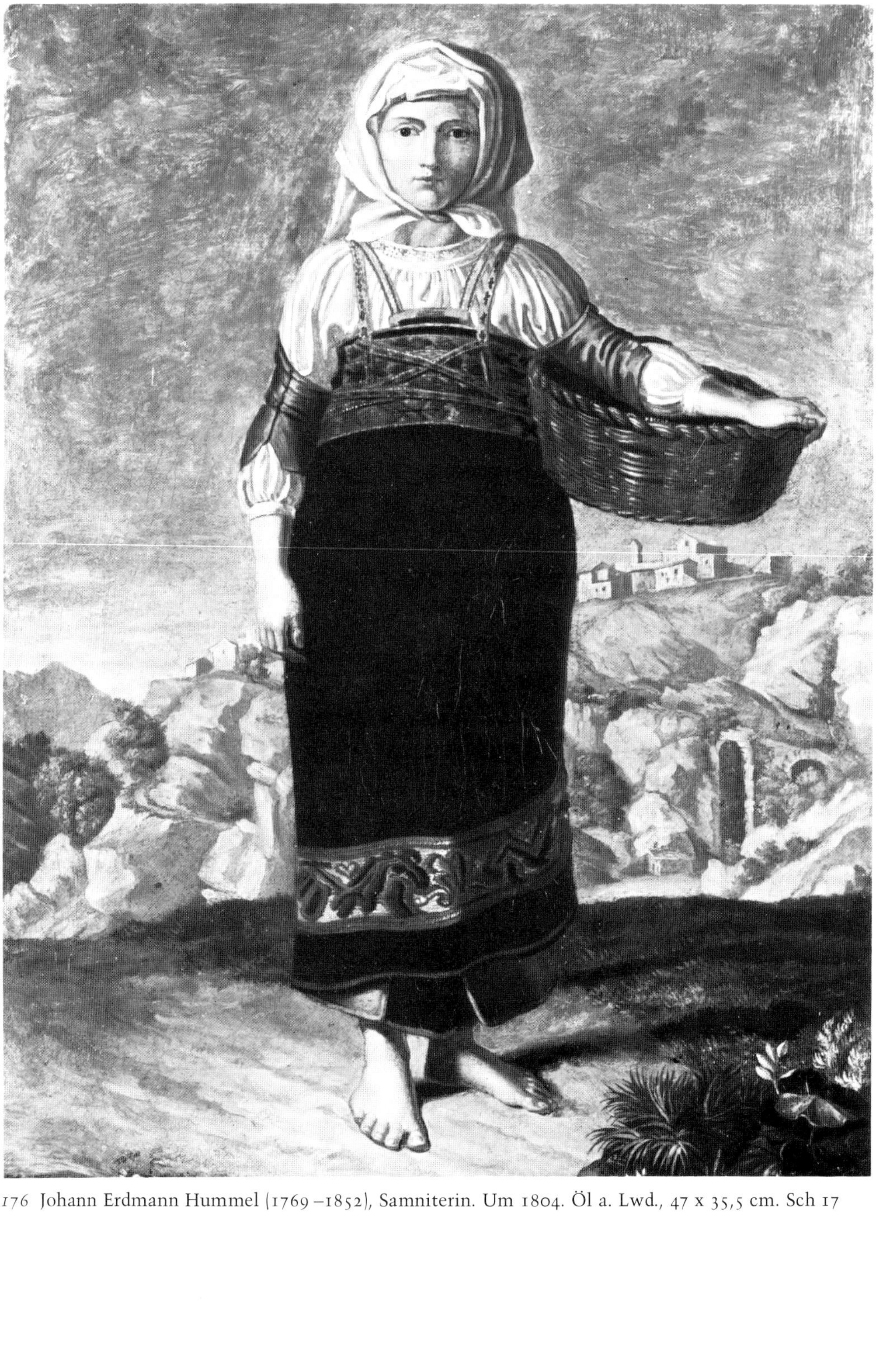

176 Johann Erdmann Hummel (1769–1852), Samniterin. Um 1804. Öl a. Lwd., 47 x 35,5 cm. Sch 17

mende JOHANN ERDMANN HUMMEL. Als Elfjähriger bezog er 1780 die Kasseler Akademie. 1792–99 hielt er sich in Italien auf und kam 1800 nach Berlin. Sein ausgeprägter Sinn für Perspektive und rationale Konstruktion scheint ihn als Bühnenmaler zum Theater in Beziehung gebracht zu haben. Bekannt sind aus der frühen Berliner Zeit auch Theaterfigurinen, die sich in der klaren, frontalen Haltung und der Genauigkeit der Kostümdarstellung gut mit dem Bild der Samniterin vergleichen lassen, einem Werk, das Hummel offenbar sehr wichtig gewesen ist, denn außer einer verschollenen großen Fassung mit verändertem Hintergrund, die 1804 auf der Berliner Akademieausstellung gezeigt wurde, sind noch vier Aquarelle mit dem Motiv bekannt[307].

Hummel will nicht nur eine ethnographisch zuverlässige Abbildung geben, wenn auch die gestickte Borte mit größter Genauigkeit wiedergegeben ist. Die ganzfigurige Ansicht von vorn, die den Horizont weit überragt, sichert dem Mädchen eine Würde, mit der Hummel – lange bevor die Nazarener das in vergleichbaren Gemälden taten – ausspricht, wie sehr ihn die innere Kraft unverbildeten italienischen Volkstums beeindruckt hat, ohne daß er die Armut leugnet oder die Gestalt durch genrehafte Auffassung der Sentimentalität des Touristen preisgibt, wie es später so oft in der Malerei geschah. Auch in seinen Innenraum-, Landschafts- und Stadtansichten zeigt Hummel seine Fähigkeit, scharfe Beobachtung und mathematische Genauigkeit beim Bildaufbau bis zu dem Punkt vorzutreiben, wo das Rationale ins Geheimnisvolle umschlägt. Hierin liegt eine eigenartige Beziehung Hummels zur Romantik, die ihn von der Wirklichkeitsliebe eines Eduard Gaertner z. B. unterscheidet und wohl auch dazu geführt hat, daß er seit den 1830iger Jahren mehr und mehr ins Abseits geriet. Als Lehrer der Architektur, Perspektive und Optik an der Akademie seit 1809 hat er jedoch großen Einfluß auf die Berliner Architekturmalerei, namentlich auch auf das Genre der Innenraumdarstellungen, ausgeübt.

177

Wenig bekannt ist die IDEALE RICHTUNG DER BERLINER LANDSCHAFTSMALEREI um 1800, die sich vor allem an den großen Vorbildern des 17. Jahrhunderts – Claude Lorrain und Nicolas Poussin – orientierte. Der Name Schinkels steht heute mit seinem Frühwerk beinahe allein für diese Strömung. Wie qualitätvoll jedoch die Werke auch anderer, von der allgemeinen Kunstentwicklung dann überholter Maler sein konnten, beweist die kleine auf Kupfer gemalte »Ruhe auf der Flucht« von dem um 1770 geborenen CARL LUDWIG KUHBEIL, eine zierliche Komposition, die an Adam Elsheimer denken läßt, jedoch in dem ins Bräunliche spielenden herbstlichen Kolorit auch dem 18. Jahrhundert nahe steht. Der Geist der Romantik läßt sich in der geschlossenen, bewußt altertümlich gezeichneten Gruppe der Figuren verspüren, einem intimen Motiv, das der große Berg in der Ferne als Hinweis auf die Majestät des Weltherrschers würdig hinterfängt. Den Bestrebungen der Zeit folgend, Christliches mit Klassischem zu verbinden, versetzte der Maler die Heilige Familie in eine arkadische Landschaft.

Die Zeichnung der Figuren erinnert in ihrer liebenswürdigen Naivität daran, daß Kuhbeil sich als einer der ersten Künstler der florentinischen Malerei des Mittelalters und der Frührenaissance zugewendet und für sie 1812 durch verschiedene Stichreproduktionen geworben hat. So bereitete er das Verständnis für eine Kunst vor, die seit 1821 mit dem Ankauf der Sammlung Solly in Berlin so glänzend vertreten sein sollte. Kuhbeil hat auch Innen- und Außenansichten gotischer Bauten dargestellt.

Die »Ruhe auf der Flucht« zeigte er 1822, ein Jahr vor seinem Tod, auf der Berliner Akademieausstellung[308].

---

[307] Georg Hummel, Johann Erdmann Hummel. Ms. Kunstbibliothek Berlin. Georg Hummel, Der Maler Johann Erdmann Hummel. Leipzig 1954, Abb. 19, 79.

[308] Börsch-Supan 1971, 1822, Nr. 25.

178

Carl Franz Joseph Heinrich Schumann zeigte auf der Berliner Akademieausstellung von 1814, die ganz im Zeichen des Sieges über Napoleon stand, ein großes Bild und erläuterte es im Katalog mit einem ausführlichen Text: »Nach beendigtem glorreichen Kampfe für Freiheit, Selbständigkeit und Recht kehrt aus dem Getümmel der Schlachten der ritterliche König vom Engel des Friedens geleitet ins Vaterland zurück. Ritterlich gewaffnet und mit dem königlichen Mantel geschmückt streckt er als Vater des Vaterlandes die Rechte segnend über sein getreues Volk aus. Das dankbare Vaterland überreicht von den Kränzen des Sieges, die es für die rückkehrenden Helden wand, den ersten seinem heldenmütigen Könige. Diesen umschwebt der Geist der verklärten Gemahlin, ein schützender Genius in Kampf und Gefahr, jetzt den Segen des Himmels für ihn und sein Volk erflehend. Glaube und Hoffnung in ihrem Gefolge. Mit beiden ward das große Werk der Rettung begonnen und vollbracht; sie geleiten König und Volk einer segensreichen Zukunft entgegen, welche der Bogen des Himmels und des Friedens verkündet.«

Das trocken gemalte Bild des Generationsgenossen von Gottfried Schadow läßt in seinem Stil die Herkunft des Malers aus dem Klassizismus des 18. Jahrhunderts erkennen und atmet zugleich in seinem altertümlichen Denken in Allegorien bereits den Geist der Restaurationszeit. Der König, Mitglied der Heiligen Allianz, erscheint in einem idealen Raum verklärt als mittelalterlicher Ritter. Dazu wird in der Haltung von Pferd und Reiter

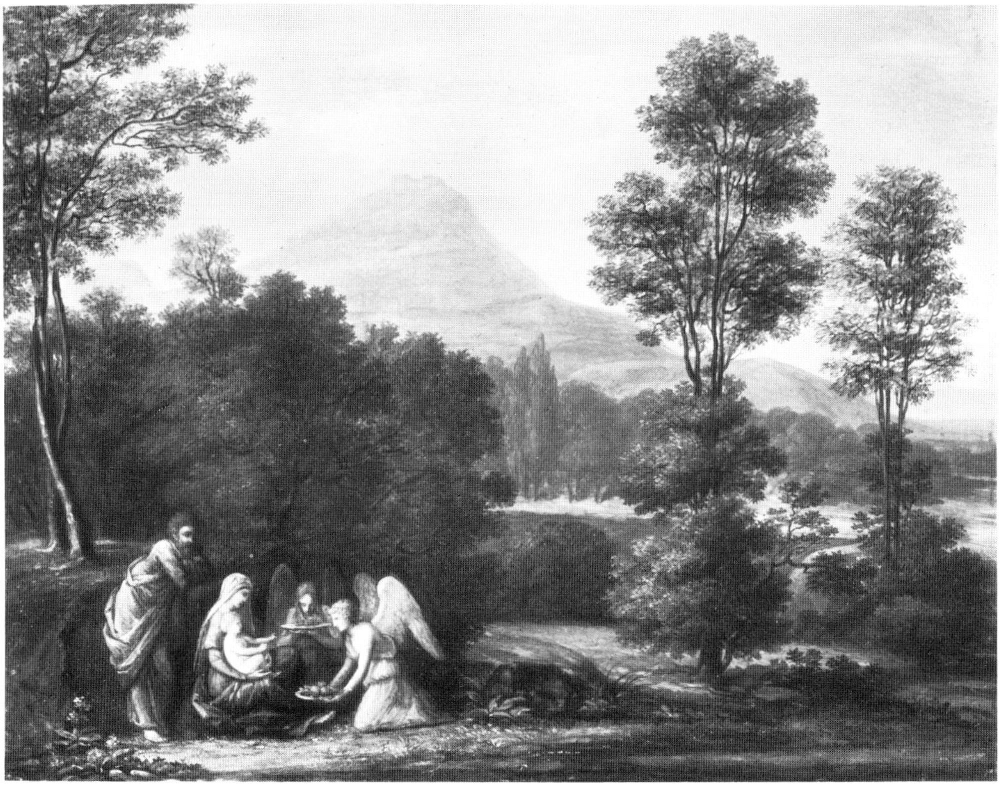

177 Carl Ludwig Kuhbeil (um 1770–1823), Ruhe auf der Flucht. Sign., dat. 1822. Öl a. Kupfer, 16,5 x 22,5 cm. Sch 20

anscheinend bewußt Van Dycks berühmtes Bildnis König Karls I. von England im Prado zitiert.

Das Bild scheint erst spät in den Besitz des Königshauses gelangt und offenbar als Huldigung des Künstlers ohne Auftrag entstanden zu sein. Es läßt sich patriotischen Darstellungen zuordnen, die im Zusammenhang mit den Siegesfeiern als ephemere Dekorationen von der Künstlerschaft geschaffen wurden. Der nüchternen Art des Königs lag diese Form von Verherrlichung nicht.

Für die Beurteilung der Entwicklung der Berliner Historienmalerei ist das Gemälde Schumanns, der Schüler von Frisch und seit 1802 Professor an der Akademie war, als ein seltenes Dokument akademischer Kunstübung dieser Zeit wichtig. Es kann verdeutlichen, welcher Fortschritt mit dem Auftreten der Nazarener, vor allem Wilhelm Schadows und Wilhelm Wachs, 1819 erfolgte.

Schumann beteiligte sich auch mit einem großen Gemälde »Christus und der ungläubige Thomas« an dem sechs Bilder umfassenden Christuszyklus von 1817 für die Potsdamer Garnisonkirche, die Friedrich Wilhelm III. als erste gewichtige Bestellung nach den Freiheitskriegen bei führenden Berliner Historienmalern (neben Schumann Weitsch, Niedlich, Hummel, Dähling und Kolbe) in Auftrag gab. Nach der Vollendung der Fresken der Nazarener in der Casa Bartholdy in Rom, der Wohnung des preußischen Gesandten, war der Ruf nach öffentlichen Aufträgen zur Wiederbelebung der Kunst drängend geworden.

Mit dem Christuszyklus wurde in der Potsdamer Garnisonkirche, die als Grabstätte Friedrich Wilhelms I. und Friedrichs des Großen den Charakter eines preußischen Nationaldenkmals hatte, dem Militärischen eine besondere religiöse Weihe verliehen und der Sieg der Waffen als eine göttliche Fügung interpretiert, für die der König fromm und demütig durch die auf Christus verweisenden Gemälde dankt.

Bezeichnend für das Ungenügen der Potsdamer Unternehmung ist der Umstand, daß der König 1823 die Bilder von Weitsch und Niedlich durch neue von Wilhelm Schadow und Carl Begas ersetzen ließ. Wenn Weitsch 1824 die Skizze zu seinem sieben Jahre zuvor gemalten Bild auf der Akademieausstellung zeigte, kann das nur als Demonstration gegen die Entscheidung des Königs und die Bevorzugung der jüngeren Richtung verstanden werden.

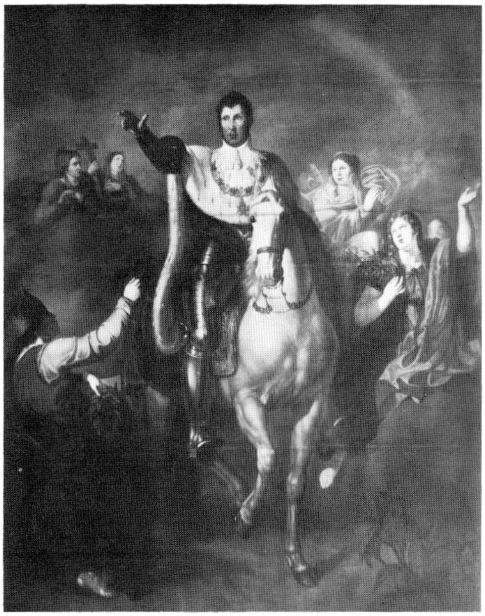

178 Carl Franz Jacob Heinrich Schumann (1767–1827), Allegorie auf die Rückkehr Friedrich Wilhelms III. aus den Freiheitskriegen. 1814. Öl a. Lwd. 275 x 220 cm.

179

Wilhelm Schadow, der 1788 geborene Sohn des Bildhauers, bekannte sich mit seinen vor 1810 geschaffenen Gemälden, hauptsächlich Bildnissen, zu einem Klassizismus, der sowohl von der knappen Umrißmanier John Flaxmans wie von der melodiösen Kompositionsweise Raffaels und anderer italienischer Renaissancekünstler angeregt war. Ein Aufenthalt in Italien 1810–19 bestärkte ihn in seiner Orientierung an Raffael, bewirkte aber auch durch die Begegnung mit den NAZARENERN und mit dem geistigen Klima Roms einen inneren Bruch, der sich in seiner Konversion zum Katholizismus äußerte. Zusammen mit Philipp Veit aus Berlin, dem Enkel Moses Mendelssohns, wurde er in den Lukasbund aufgenommen und beteiligte sich an der Ausschmückung der Casa Bartholdy in Rom, dem Haus des preußischen Gesandten, mit Fresken aus der Josephsgeschichte, die damals als der Beginn einer neuen deutschen Kunst – gleichzeitig mit dem Sieg Deutschlands über Napoleon – galten. Von den führenden Vertretern der nazarenischen Bewegung, von Overbeck und Cornelius, unterschied sich Wilhelm Schadow dadurch, daß für ihn das Bildnis stets eine große Bedeutung behielt und daß er den sinnlichen Reiz der Farbe nicht dem Primat der Zeichnung opferte. Sein Ziel in der Kunst war es, gewissenhaftestes Naturstudium mit hohem Gedankenflug zu verbinden.

Die 1826 gemalte »Poesie«, von der eine ganzfigurige Fassung in Potsdam existiert, ist eine programmatische Äußerung des Malers

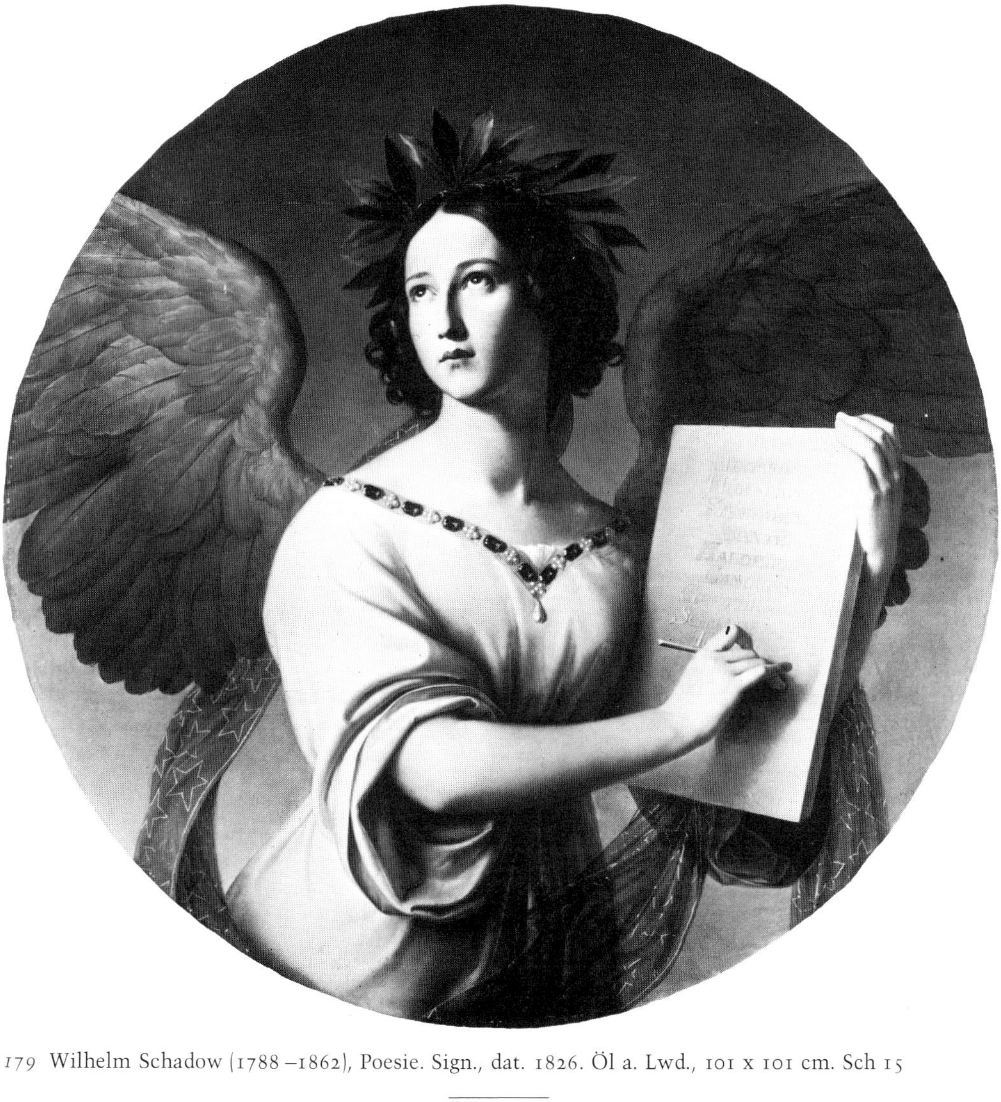

179 Wilhelm Schadow (1788–1862), Poesie. Sign., dat. 1826. Öl a. Lwd., 101 x 101 cm. Sch 15

über sein Ideal[309]. Die Darstellung, die sich im Motiv und in der Schönlinigkeit der Zeichnung an Raffael anlehnt, ist ein Bildnis. Ihr liegt also fleißiges Naturstudium zugrunde. Die Bankierstochter Elise Fraenkel, selber Malerin und 1840 mit dem Maler Georg Heinrich Crola verheiratet, diente als Modell. Sie schreibt den Namen des von Schadow verehrten Tieck auf eine Tafel, auf der bereits Homer, Horaz, Shakespeare, Dante, Calderon, Camoens, Goethe und Schiller verzeichnet sind. Schadow meinte, die Malerei müsse sich von der Dichtung leiten lassen. Der Blick des geflügelten Genius nach oben deutet an, daß die Kunst eine göttliche Gabe an die Menschen ist. So bindet Schadow die Kunst an die Religion. Daraus folgt auch eine Bevorzugung christlicher Stoffe in der Historienmalerei.

Schadows Idealismus und sein pädagogisches Geschick, das sich am Vorbild seines Vaters orientieren konnte, ließen ihn für das Amt des Direktors der Düsseldorfer Akademie als geeignet erscheinen. Als Nachfolger von Cornelius siedelte er 1826 an den Rhein über. Ihm und einem Kreis von Schülern, den er bereits in Berlin um sich geschart hatte und der mit ihm nach Düsseldorf zog, ist es zu verdanken, wenn die Düsseldorfer Akademie als der rheinische Ableger der Berliner Kunstschule seit 1828 rasch eine in ganz Europa geachtete Institution wurde.

Carl Friedrich Lessing aus Breslau, Julius Hübner aus Oels in Schlesien, Eduard Bendemann und Carl Ferdinand Sohn aus Berlin sowie Theodor Hildebrandt aus Stettin waren die wichtigsten jungen Künstler, die Schadow aus der Hauptstadt nach Düsseldorf holte. So entwickelte sich hier im Historienbild und in der Landschaft, aber auch im Bildnis, eine gefühlvolle, zumeist melancholisch gestimmte, in Zeichnung und Kolorit höchst disziplinierte und in der Inszenierung der Stoffe klug berechnete Malerei, die in Berlin zwar bewundert wurde, so jedoch nicht gedeihen konnte, weil eine nüchternere Grundhaltung dieser Gesinnung abträglich war. Sehr bald galt die Düsseldorfer Malerschule als der Berliner überlegen.

180

Einer der wichtigsten Berliner Maler der ersten Hälfte des 19. Jahrhunderts war WILHELM WACH[310]. In seiner Jugend war er mit Wilhelm Schadow befreundet und arbeitete eng mit ihm zusammen. Er folgte ihm jedoch nicht nach Italien, sondern wählte, nachdem er den Feldzug in Frankreich 1813–15 mitgemacht hatte, David und Gros in Paris zu seinen Lehrern. Die hier gewonnene positive Einstellung zum französischen Klassizismus verlor sich auch nicht, als er als königlicher Stipendiat 1817–19 in Rom weilte und hier wieder in Beziehung zu Wilhelm Schadow trat. Er blieb bezeichnenderweise Protestant, und als er 1819 mit Schadow nach Berlin zurückgerufen wurde, um sich an der Ausgestaltung von Schinkels Schauspielhaus zu beteiligen, dem ersten großen Bauprojekt der Hauptstadt, das alle bildenden Künste beschäftigte, war seine Laufbahn hier am Ort vorausbestimmt, während Schadows Weg in das katholische Rheinland als ebenso natürliche Entwicklung erscheint. Die Rückkehr Schadows und Wachs nach Berlin 1819 erschien noch 1879 Adolf Rosenberg in seiner Geschichte der Berliner Malerschule als der Beginn einer neuen Epoche.

Wach erhielt im Lagerhaus, wo Tieck und Rauch arbeiteten, ein Atelier und eröffnete – ebenso wie Schadow – eine Malerschule, die zunächst selbständig neben der Akademie bestand und in der zahlreiche begabte Künstler ausgebildet wurden. Erst 1824 wurde Wach Professor und Mitglied der Akademie.

Auch für Wach war Raffael das große Vorbild, dem er nacheiferte. Die wohl 1826 gemalte Madonna, deren Beziehung zu Raffael sich schon in der Wahl des Tondoformates

---

[309] Börsch-Supan 1975, S. 55, 56, Nr. 62. Die Düsseldorfer Malerschule. Kat. Düsseldorf 1979, Nr. 215.

[310] Barbara Eggers, Künstlermonographie des Berliner Malers Karl Wilhelm Wach (1787–1845). Diplomarbeit der Humboldt-Universität Berlin 1976. Ms.

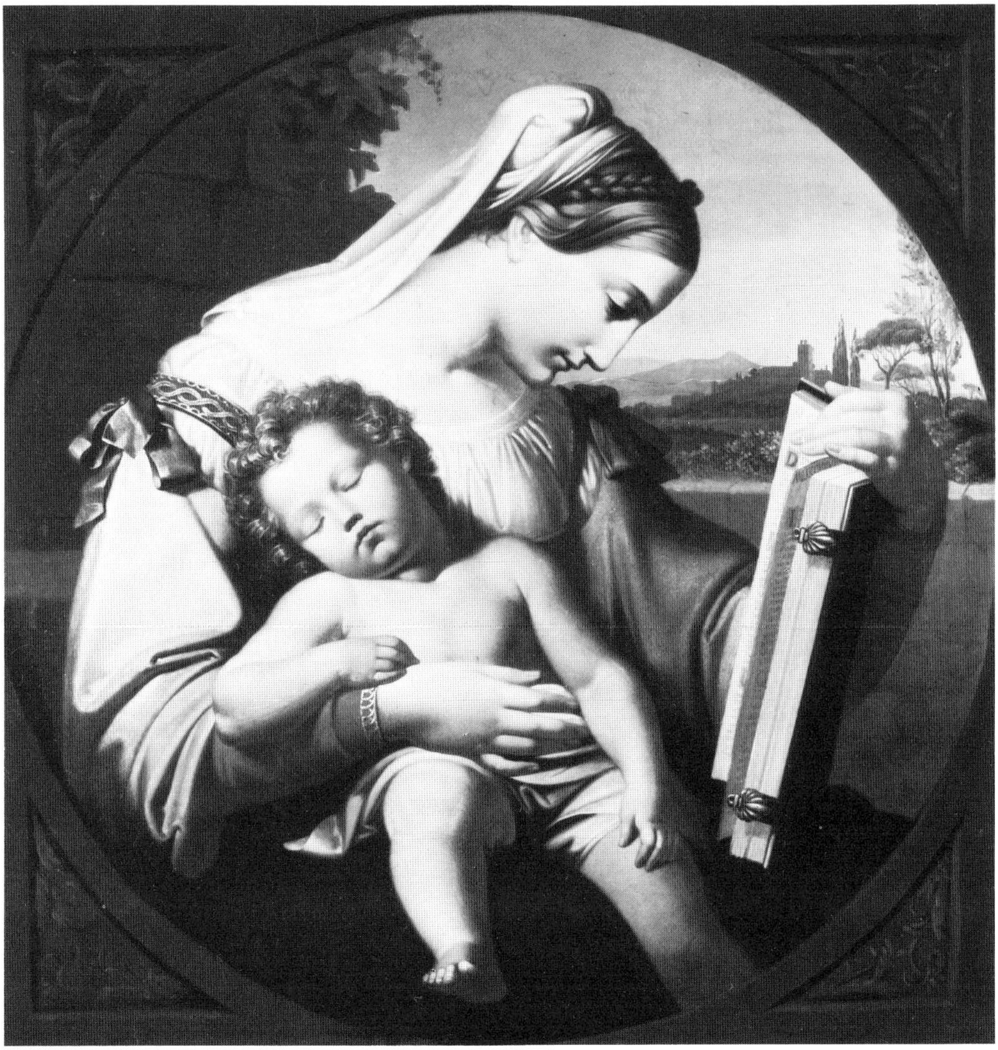

180 Wilhelm Wach (1787–1854), Madonna mit Kind. 1826. Öl a. Lwd., 73 x 73 cm. Sch 15

(Madonna della Sedia) zu erkennen gibt, läßt daneben auch eine Anregung von Poussin im fast bunten Kolorit und in der konstruierten Komposition erkennen[311]. Die kühle Bewußtheit des Franzosen war dem in Paris geschulten Wach sympathisch. Den Kopf der Madonna im Profil zu zeigen, ist schon ein klassizistischer Zug, der für Wach typisch ist. Die elegante und – verglichen mit Schadow – weniger schwärmerische Darbietung des Religiösen fand in Berlin Anklang und fügte sich der von Schinkel geprägten allgemeinen Stilhaltung vorzüglich ein.

Auch als Porträtist war Wach erfolgreich, 1827 wurde er Hofmaler. In seinen späteren Werken läßt sein Können nach; daß Werke von ihm in öffentlichen Sammlungen kaum vertreten sind, zeigt jedoch eine erhebliche Unterschätzung seines Könnens und seiner kunstgeschichtlichen Bedeutung.

---

[311] Kat. Düsseldorfer Malerschule 1979, Nr. 264.

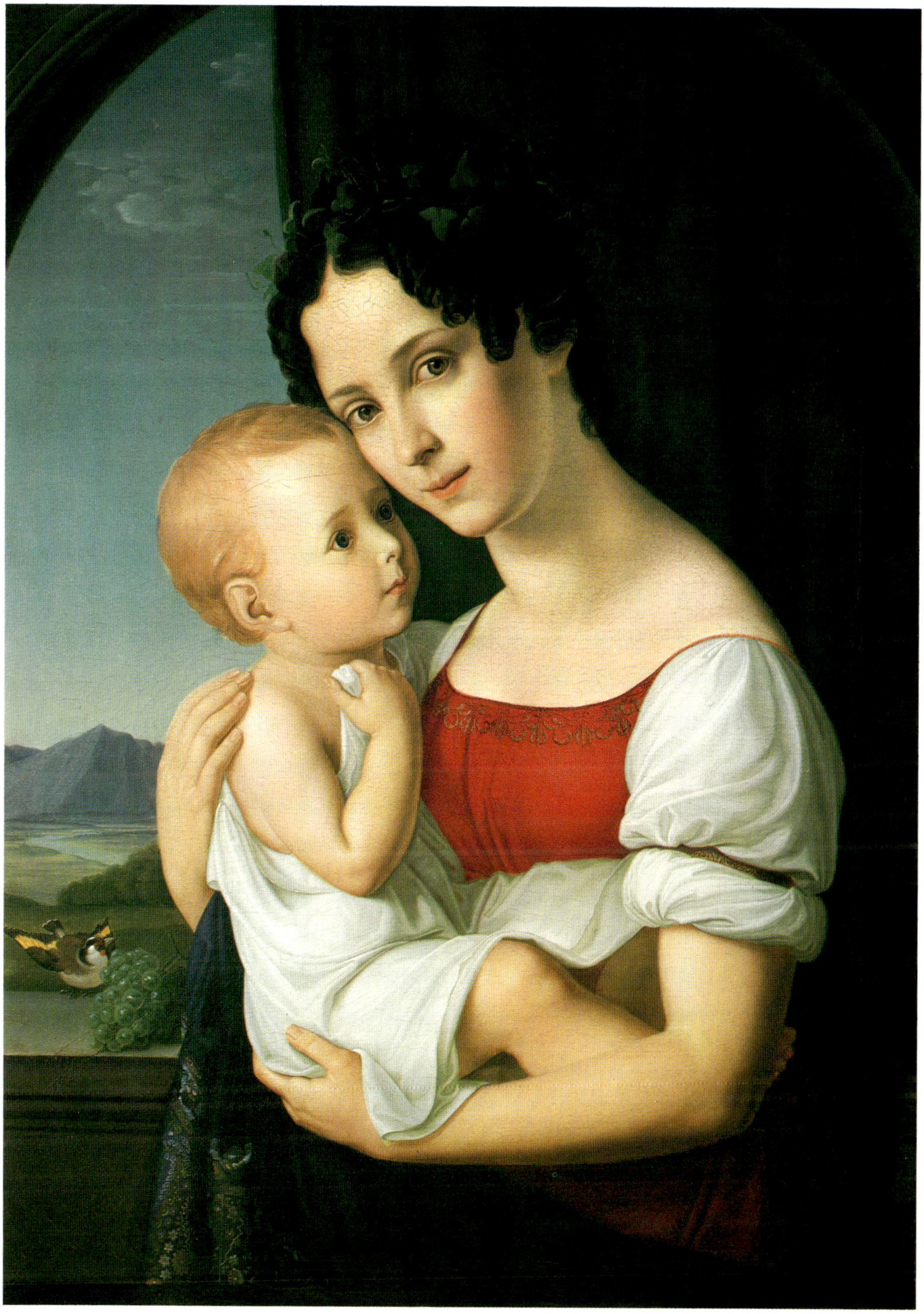

C. Begas, Auguste von Prillwitz mit ihrer Tochter Malvine *(Seite 241)*

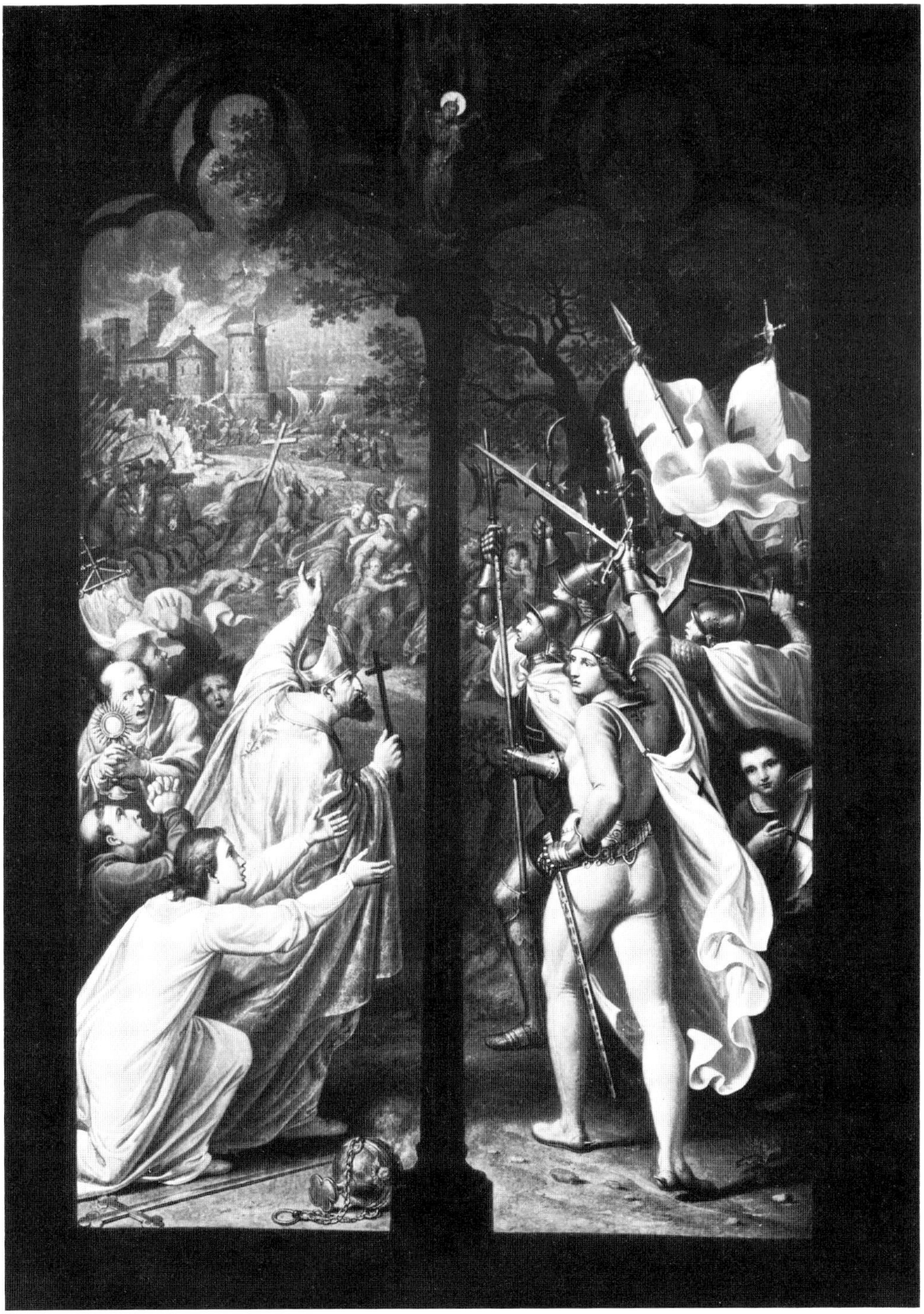

182 Karl Wilhelm Kolbe d. J. (1781–1853), Bischof Christian von Kulm bittet Hermann von Salza um Hilfe gegen die heidnischen Christen. Um 1826. Öl a. Lwd., 51,7 x 39,4 cm. Sch 26

182

Ein Neffe des bekannteren Dessauer KARL WILHELM KOLBE, des »Eichenkolbe«, war der gleichnamige Berliner Maler, der zu seiner Zeit dem Onkel an Berühmtheit kaum nachstand. Sein Vater war ein von Friedrich dem Großen nach Berlin berufener Goldsticker. Der Sohn war noch Schüler Chodowieckis gewesen und ist wohl durch ihn auf die unerschöpfliche Vielfalt poetischer Stoffe in der abendländischen Geschichte hingewiesen worden. Von Donop stellte 1882 fest, er sei zum selbständigen Vertreter der Romantik geworden, die ihr literarisches Gegenbild fast gleichzeitig in den Werken eines Fouqué und Tieck fand[314]. Kolbe hat verschiedentlich E. T. A. Hoffmann zu Novellen inspiriert.

Rosenberg rühmt 1879 seine dramatische Energie, »welche seine Historienbilder bei weitem über diejenige Wachs erhob.«[315] Ein Beispiel für diese Fähigkeiten ist ein Entwurf für eines der GLASFENSTER IM SOMMERREMTER DER MARIENBURG »Bischof Christian von Kulm bittet Hermann von Salza um Hilfe gegen die heidnischen Christen[316].« Geschickt sind die beiden Hälften mit eigenständigen Kompositionen gefüllt, die den Handlungsablauf klar darlegen: auf der einen Seite der Bischof mit den geflohenen und bittenden Priestern, auf der anderen das heranrückende Ordensheer. Nur die Schar der Fliehenden im Hintergrund und die Landschaft verbinden beide Teile.

Auch Wach hat für die insgesamt zehn Fenster Entwürfe geliefert. Die 1821–27 unter Aufsicht Schinkels von dem Berliner Glasmaler Heinrich Müller geschaffenen Fenster sind 1944 zerstört worden.

Der Zyklus schildert die Geschichte des Deutschen Ordens, um den deutschen Anspruch auf die preußischen Gebiete zu legitimieren. Als Folge von monumentalen Darstellungen steht er am Anfang einer langen Reihe von historischen Zyklen des 19. Jahrhunderts. Die grundlegende kunsthistorische Bedeutung der Entwürfe ist bisher nicht gesehen worden. Wiederholungen von zumindest sieben von den zehn Entwürfen bestellte der in Düsseldorf residierende Prinz Friedrich von Preußen. Wahrscheinlich gaben sie eine Anregung für den Zyklus von Szenen aus dem Leben Barbarossas, die seit 1825 in Schloß Heltdorf von verschiedenen, größtenteils Berliner Künstlern der Düsseldorfer Schule geschaffen wurden. Kolbe nimmt so in der Geschichte der Historienmalerei in Deutschland eine führende Stellung ein. Er hat auch Landschaften gemalt und ist in seiner Frühzeit als Illustrator hervorgetreten.

183

Bis ins 19. Jahrhundert hinein war die AUSGESTALTUNG VON FESTEN eine wichtige Tätigkeit der Künstler. Spuren davon sind, abgesehen von Beschreibungen und bildlichen Darstellungen, nur in geringen Resten erhalten, so daß dieses umfangreiche Feld der bildenden Kunst leicht übersehen wird. Politische Ereignisse oder Geburtstage großer Künstler wie der Raffaels und Dürers wurden mit architektonischen Dekorationen und gemalten Transparenten gefeiert. Belebt wurde dieser Kunstzweig durch den Geist der Romantik, weil die bildenden Künste hier ihre Grenzen überschreiten und unmittelbar in das öffentliche Leben einwirken konnten. Auch zum geselligen Leben der Künstler, zum Beispiel in dem 1814 gegründeten Verein Berliner Künstler, gehörten Feste, die durch Transparente sowie musikalische und theatralische Darbietungen Ideen mitzuteilen suchten. Besonderen Glanz entfaltete der Hof in Festen, bei denen die höfische Gesellschaft selbst als Darsteller auftrat. Die prächtigsten wurden anläßlich der Besuche der Zarin Alexandra Feodorowna 1821 und 1829 gefeiert, »Lalla Rookh« und das »Fest der Weißen Rose«.

---

314 Allgemeine Deutsche Biographie XVI, 1882, S. 463.

315 Adolf Rosenberg, Die Berliner Malerschule 1819–1879. Berlin 1879, S. 26.

316 Börsch-Supan 1975, S. 57, Nr. 65.

Herzog Karl von Mecklenburg-Strelitz, der Bruder Königin Luise, hatte den Einfall zu dem Fest »Lalla Rookh«, bei dem eine damals beliebte, in Indien spielende Erzählung, bestehend aus einer Rahmenhandlung mit verschiedenen Geschichten, in Szene gesetzt wurde. Das Interesse an Indien war durch die Romantik, vor allem durch August Wilhelm Schlegel, geweckt worden und fand damals auch im Theater seinen Niederschlag. In der Architektur war das 1881 abgebrannte Palmenhaus auf der Pfaueninsel, in das die Reste eines birmanischen Kioskes eingebaut waren, ein Reflex dieser Mode.

Die Dekorationen zu Lalla Rookh hatte Schinkel gezeichnet, die Musik dazu Gasparo Spontini komponiert. Die künstlerische Leitung des Ganzen wurde WILHELM HENSEL übertragen, der auch damit beauftragt wurde, einige Szenen für die Reproduktion im Stich zu zeichnen, um auf diese Weise die Erinnerung an das Ereignis festzuhalten, an dem dreitausend geladene Gäste teilnahmen. Wilhelm Hensel, der Schwager Felix Mendelssohn-Bartholdys, besitzt heute vor allem durch seine Alben mit Porträtzeichnungen bedeutender Zeitgenossen ein gewisses Ansehen[317], das er nicht nur seinen zeichnerischen Fähigkeiten, sondern auch seinem geselligen Talent verdankt. Dadurch erschien er auch für das Arrangement eines Festes als der geeignete Künstler. Der Erfolg von Lalla Rookh verschaffte ihm ein fünfjähriges Reisestipendium des Königs für Rom, wo er sich zum Historienmaler ausbildete, als der er heute so gut wie vergessen ist. 1828 wurde er Hofmaler. 1831 erhielt er eine Professur für Historienmalerei an der Berliner Akademie und übte in dieser Eigenschaft einen nicht unbedeutenden Einfluß auf die Berliner Kunst aus. Die Zeichnungen zu Lalla Rookh zeigen eine später weitgehend überwundene Sprödigkeit, die jedoch den Reiz des Exotischen, vielleicht in bewußter Erinnerung an indische Miniaturen, wiederzugeben vermag und dazu noch etwas von der akademisch-klassizistischen Befangenheit besitzt, die für den Stil der ersten Jahre nach den Freiheitskriegen bezeichnend ist.

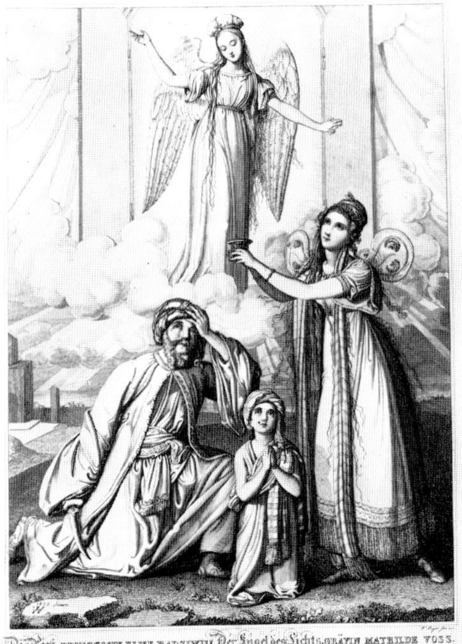

183 Friedrich Wilhelm Meyer d. Ä. (geb. um 1770) nach Wilhelm Hensel (1794–1861), Prinzessin Elise Radziwill als Peri, Gräfin Mathilde Voss als Engel des Lichts, Graf Carl von Brühl als Pilger und Graf Moritz von Brühl als betendes Kind in der Romanze »Die Peri und das Paradies«. Um 1825. Kupferstich, 33 x 24 cm. Plankammer

184

JULIUS SCHOPPES Darstellung des sterbenden Königs Friedrich Wilhelm III. im Kreise seiner Angehörigen von 1842 ist in mehrfacher Hinsicht bemerkenswert. Der Tod des Souveräns war in Brandenburg-Preußen seit

---

317 Im Besitz der Nationalgalerie Berlin (West). Mehrere Zeichnungen abgebildet in: Deutsche Romantiker. Handzeichnungen I. Hrsg. von Marianne Bernhard. München 1973, S. 549–580.

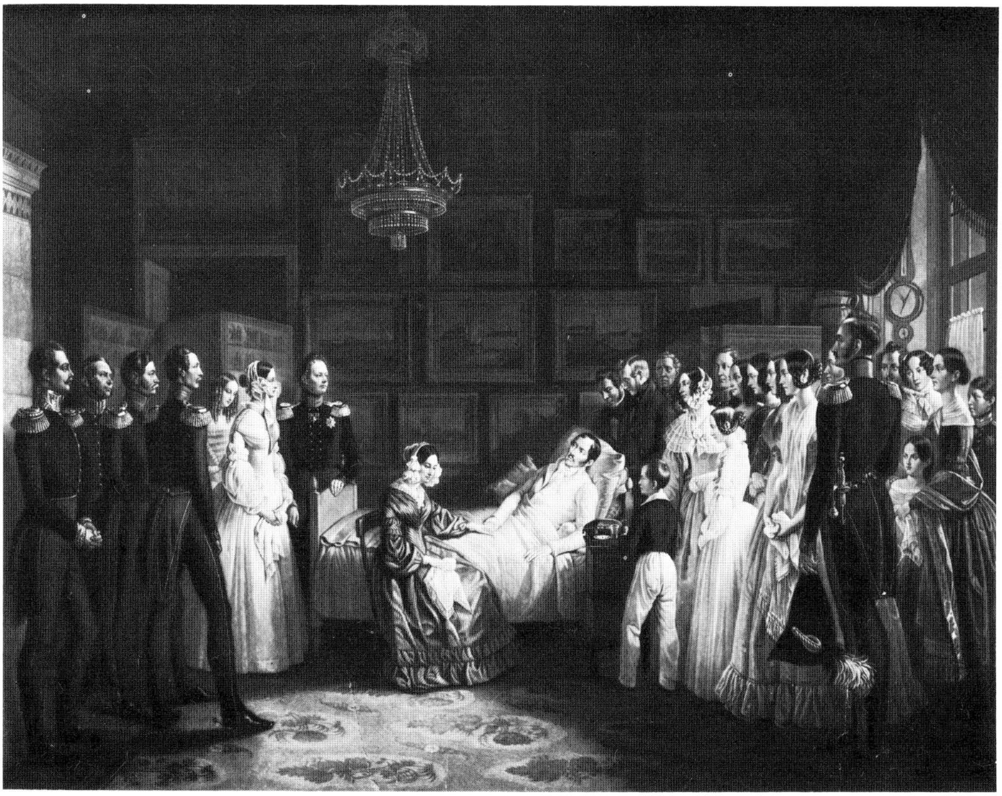

184 Alexandre Vincent Sixdeniers (1793–1846) nach Julius Schoppe (1795–1868), Friedrich Wilhelm III. auf dem Sterbebett. Um 1842. Schabkunstblatt, 65 x 88,5 cm. Plankammer

der Zeit des Großen Kurfürsten schon mehrfach Gegenstand der Malerei gewesen. Bezeichnend für den Geist des 19. Jahrhunderts ist hier an der Darstellung einer solchen Szene die Betonung der Liebe, die dem König von seiner Familie entgegengebracht wurde. Den König als den von seiner Familie und in gleicher Weise vom Volk geliebten zu zeigen, war das Anliegen des Nachfolgers. Das Schaukunstblatt nach dem Gemälde von dem Pariser Stecher Alexandre Vincent Sixdeniers sollte diesen Gedanken zu verbreiten helfen und auch noch einmal den bürgerlichen Lebenszuschnitt des Königs, wodurch er dem Volk sympathisch war, vor Augen führen.

Der dargestellte Innenraum ist das ehemalige gemeinschaftliche Wohnzimmer des Königs und der Königin Luise in ihrem Palais Unter den Linden. In dieses an Erinnerungen reiche Zimmer ließ sich der König bringen, als er sein Ende spürte. Über die von Schoppe gemalte Szene berichtet J. C. Kretzschmer: »Die sämmtlichen Angehörigen des Königs wechselten sich bei seinem Bette ab. Am Morgen, als schon jede Hoffnung, sein Leben zu erhalten, verschwunden war, versammelten sie sich zu einem Familien-Gottesdienste, und beteten für das Leben des theuren Vaters; es war ein herzzerreißender Augenblick. Als Nachmittags 4 Uhr der entscheidende Augenblick sich nahete, waren der Kaiser und die Kaiserin von Rußland, der Kronprinz (jetzt regierender König), der Prinz Wilhelm (des Königs Bruder), die Prinzessin der Niederlande, Louise, und die Fürstin v. Liegnitz, außerdem ein Arzt und der Geheime Kämmerer Kynast gegenwärtig. Man ließ nun auch die übrigen Mitglieder der Königlichen Familie in das Sterbezimmer treten[318].«

Nikolaus von Rußland ist vorn rechts zu erkennen, neben ihm seine Gemahlin. Vor dem Fenster rechts erscheinen der Kopf des Prinzen Wilhelm, Bruder des Königs, und rechts neben ihm die Prinzessin Marianne, sein Gemahlin. Am Nachttisch stehen der neunjährige Enkel des Königs Friedrich Wilhelm, der spätere Kaiser Friedrich III., und seine Mutter, die Prinzessin Augusta. Am Bett des Königs sitzt die Fürstin Liegnitz, und am Fußende stehen der Kronprinz neben seiner Gemahlin. Es folgen die Prinzessin Maria, Gemahlin des Prinzen Karl, Prinz Albrecht, Prinz Wilhelm und Prinz Karl. Die bis hoch unter die Decke hängenden Bilder geben eine Vorstellung davon, wie die Wohnungen Friedrich Wilhelms III. damals mit fast ausschließlich zeitgenössischen Gemälden im Durchschnitt kleineren Formates gefüllt waren.

Schoppe hat das alles mit großer Nüchternheit gemalt. Alle Beteiligten bewahren ihre Haltung. Wie die an der Wand gereihten Bilder so erscheinen die Personen als eine Summe von Einzelbildnissen, deren inneren Zusammenhalt nur das Sterbebett bildet. Das ist nicht Unvermögen des Malers, sondern es steht die Absicht dahinter, zu zeigen, daß eine militärisch anmutende Disziplin auch in extremen Situationen gewahrt werden soll.

Julius Schoppe war Bildnis-, Landschafts- und Historienmaler und wurde von Schinkel gern für dekorative Malereien in Schlössern und Palais herangezogen. 1825 wurde er Mitglied, 1836 Professor der Akademie. Am meisten sind seine Bildnisse geschätzt, die er oft vor detailliert durchgeführte Landschaftshintergründe stellte.

185

Als Ferdinand Olivier 1822 einen Stammbaum der neuen deutschen Kunst mit sechsundfünfzig Namenstäfelchen zeichnete, führte er unter den acht Berlinern, die er für erwähnenswert hielt, neben Schinkel, Rauch, Wilhelm Schadow, Hensel, Begas, Wach und Catel auch CARL FRIEDRICH ZIMMERMANN auf. Ludwig Grote, der Biograph der Brüder Olivier, schreibt, bezeichnend für die Vernachlässigung dieses Malers durch die Kunstgeschichte, dazu: »Bei Zimmermann handelt es sich um eine Persönlichkeit, die in dem Kreise der Nazarener Ansehen und freundschaftliche Zuneigung genoß, ohne daß sich heute dafür in seinem Schaffen ein Grund angeben ließe[319].«

Zimmermann hatte ein ähnliches Schicksal wie Carl Philipp Fohr. Er ertrank 1820 erst vierundzwanzigjährig beim Baden in der Loisach. Das einzige Gemälde, das von ihm zur Zeit nachgewiesen werden kann, ist die Ansicht der von Schinkel entworfenen Rüstkammer im Palais des Prinzen Friedrich in der Wilhelmstraße[320]. Das Bild ist anscheinend beim Tod Zimmermanns noch nicht ganz vollendet gewesen, denn die Gestalten des Prinzen Friedrich in Kürassieruniform und seiner Gemahlin Luise sind von Franz Krüger ausgeführt worden. Zimmermanns Spezialität war das Bildnis im exakt konstruierten Innenraum, der selber ein Porträt ist. Damit rückt er in die Nachbarschaft der Architektur- und auch der Theatermaler. Die lasierende Malerei über einer das Bild in allen Einzelheiten festlegenden Zeichnung erinnert an die Arbeitsweise Schinkels, als dessen Mitarbeiter Zimmermann schon 1813/14 bei Wandbildern im Hause des Kaufmanns Humbert bezeugt ist, und neben Julius Schoppe gehörte der Theatermaler Carl Gropius, der Sohn von

---

[318] J. E.Kretschmer, Friedrich Wilhelm III. Sein Leben, sein Wirken und seine Zeit. Danzig 1842 II, S. 550, 551.

[319] Ludwig Grote, Die Brüder Olivier und die deutsche Romantik. Berlin 1938, S. 220.

[320] Sievers 1950, Abb. 193. Helmut Börsch-Supan, Fragen zu drei neuerworbenen Bildern der Schlösserverwaltung, in: Sitzungsberichte der Kunstgeschichtlichen Gesellschaft in Berlin, Heft 25 NF, S. 5–7.

Wilhelm Gropius, für den Schinkel Dioramen gemalt hatte, zu den Freunden Zimmermanns. Mit Schoppe und Gropius bereiste er 1817 von Wien aus, wo er sich seit etwa 1816 aufhielt und wo er auch die Brüder Olivier kennen lernte, das Salzkammergut und Oberitalien.

Die Ansicht der Rüstkammer des Prinzen Friedrich ist nicht nur als Gemälde Zimmermanns, das sein großes Können erweist, und als einzige Wiedergabe einer verlorenen Raumschöpfung Schinkels bemerkenswert, es ist auch ein wichtiges Zeugnis für die romantische Sammelleidenschaft von mittelalterlicher und historisierender Kunst nach den Freiheitskriegen. Das Fenster im Hintergrund ist aus zahlreichen mittelalterlichen und nachmittelalterlichen Scheiben zusammengesetzt, die Zimmermann genauestens, gleichsam als gemalten Katalog, wiedergegeben hat. Das Bild über dem Kamin ist eine vereinfachte Kopie des Dombildes von Stefan Lochner, das damals als eine Art deutsches Gegenstück zur Sixtinischen Madonna Raffaels galt. Gegenüber steht eine moderne Büste der Jungfrau von Orléans, wiederum eine Reminiszenz an das Theater.

186

Eine reizvolle Abart der in Berlin vor allem von Johann Erdmann Hummel gepflegten Perspektivmalerei, ist die Gattung der seit den zwanziger Jahren verbreiteten ZIMMER-

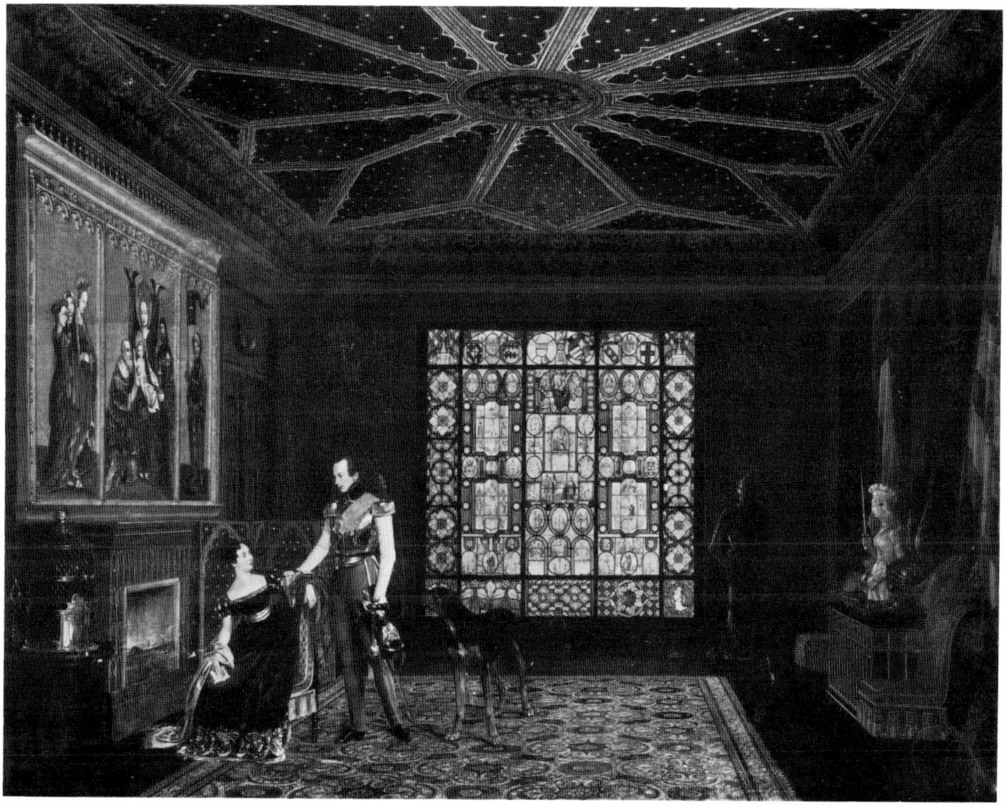

185 Carl Friedrich Zimmermann (1796–1820) und Franz Krüger (1797–1857), Rüstkammer des Prinzen Friedrich von Preußen in seinem Palais Wilhelmstr. 72. Um 1820. Öl a. Lwd., 73 x 96,5 cm. Sch 19

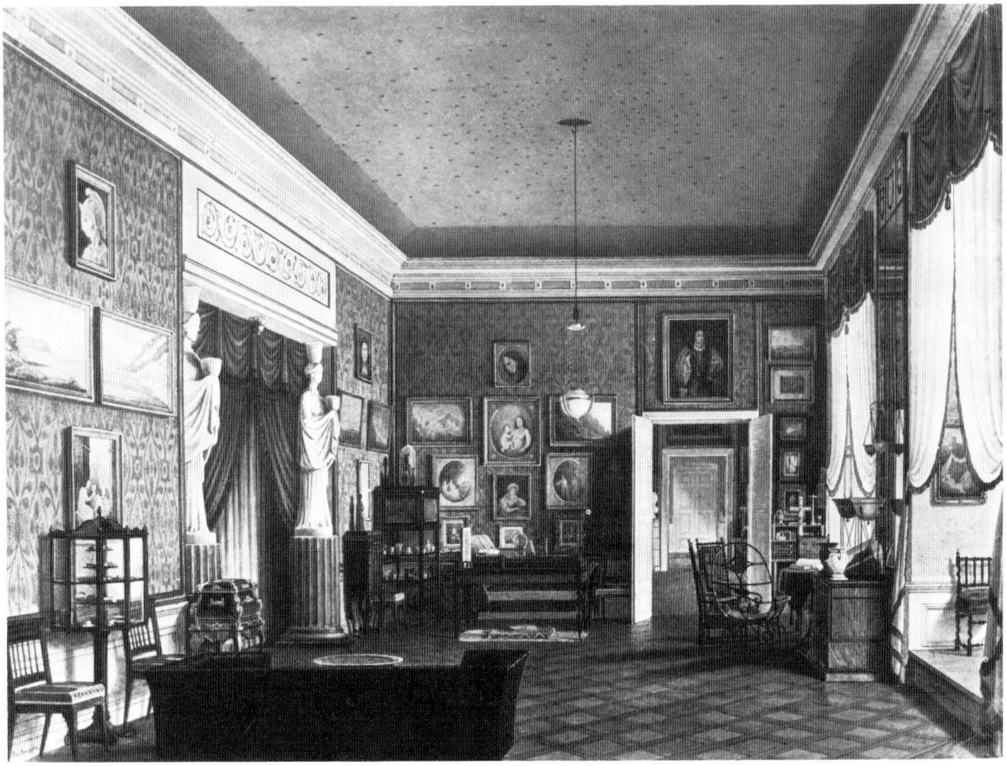

186 Karl Beckmann (1799–1859), Schlafzimmer der Prinzessin Marianne im Berliner Schloß. Sign., um 1850 Aquarell, 24,5 x 34 cm. Plankammer

BILDER[321]. Die Wohnräume hauptsächlich fürstlicher Personen wurden mit genauester Berücksichtigung des gesamten Inventars als Aquarell wiedergegeben. Vielfach entstanden sie als Erinnerungsstücke, wenn die Wohnung aufgelöst wurde, und viele dieser Interieurdarstellungen können in mehreren Exemplaren nachgewiesen werden, weil sie für mehrere Mitglieder einer Familie gemalt wurden. Dieser private Charakter erklärt auch, warum sie – mit einer einzigen Ausnahme – nie auf den Kunstausstellungen gezeigt wurden. In der Regel fehlt eine Staffage. Gegen das Ende des 19. Jahrhunderts wurde diese Gattung von der Fotografie verdrängt.

In Berlin haben vor allem Gaertner, Klose und Hintze, später auch Carl Graeb solche Zimmerbilder gemalt.

KARL BECKMANN, ein Schüler Wachs, der sich 1824 (ein Jahr vor Gaertner) in Paris aufgehalten hat und 1828–32 Italien bereiste, wurde wegen seiner Fähigkeiten auf dem Gebiet der Architektur- und Perspektivmalerei 1837 Lehrer für dieses Fach an der Akademie. Sein etwa 1850 zu datierendes Aquarell vom Schlafzimmer der Prinzessin Marianne im Berliner Stadtschloß verzeichnet alles Sichtbare in diesem Raum sachlich. Stimmung und Atmosphäre wiederzugeben, wird nicht versucht[322]. Das ist vielfach die Tendenz der Zimmermaler ungefähr seit der Mitte des Jahrhunderts.

Durch seine Neigung zur Architektur stand Beckmann Schinkel nahe. Er hat dessen Bild »Blick in Griechenlands Blüte« kopiert.

---

321 Helmut Börsch-Supan, Marmorsaal und blaues Zimmer. So wohnten Fürsten. Berlin 1976.

322 Börsch-Supan 1976, Abb. 39.

187

Wachsender Wohlstand und wachsender Geltungswille des Bürgertums, aber auch des Adels führten nach den Freiheitskriegen zu einer immer umfangreicher werdenden Produktion von PORTRÄTS. Immer mehr Maler konnten ihren Unterhalt als Porträtisten oder hauptsächlich als Porträtisten bestreiten. Käte Gläser hat 1929 bei dem Versuch einer Bestandsaufnahme der Berliner Bildnismalerei in der Zeit von 1820 bis 1850 an die fünfhundert Künstler zusammmengestellt, die in Berlin Porträts geschaffen haben[323]. Zu einem guten Teil ist es dieser Menge von Malern, die zumindest ihr Handwerk einigermaßen beherrschen mußten, zu verdanken, wenn etwas Künstlerisches in viele Wohnungen gelangte, in denen vorher nichts dergleichen gewesen war. Nur von relativ wenigen dieser Maler läßt sich heute noch eine Vorstellung gewinnen.

JOHANN EDUARD WOLFF, 1786 in Königsberg geboren, seit 1800 in Berlin und 1805–16 in Paris Schüler von Gros und David wie Begas

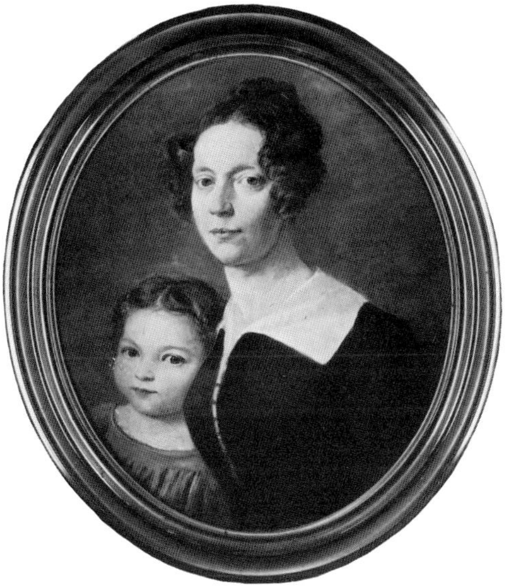

187 Johann Eduard Wolff (1786–1868), Susanne Schinkel mit ihrer Tochter Elisabeth. Um 1826. Öl a. Lwd., 61 x 52 cm, oval, unvollendet. Sch 17

und Wach, war bis zu seinem Tode 1868 ein angesehener Bildnismaler in Berlin und ist heute dennoch nahezu vergessen.

Das Bildnis der Frau Schinkels, Susanne geborene Berger, mit ihrer jüngsten Tochter Elisabeth muß um 1826 gemalt sein[324]. Es ist nicht ganz vollendet und zeigt daher eine lokkerere Pinselführung als andere Arbeiten Wolffs. Die bloß liegende Handschrift, der Rhythmus der Striche, der als ein Lebensimpuls der Dargestellten empfunden wird, macht die künstlerische Herkunft Wolffs von Gros und David deutlich. Die Gestalt der Frau wirkt bei aller freundlichen Offenheit selbstbewußt, während die Tochter sich kindlich an sie schmiegt. Wolff betont mehr als die nazarenisch beeinflußten Porträtisten die plastischen Qualitäten der Gestalten, die dadurch eine Ausstrahlung, manchmal auf Kosten von Innerlichkeit, entwickeln.

188

LUDWIG BUCHHORN war einer der tüchtigsten Zeichner der Berliner Schule. In Halberstadt geboren, wurde er Schüler Daniel Bergers und wandte sich dann nach Dessau und Leipzig, bis er 1806 nach Berlin zurückkehrte. Frühe weiß gehöhte Kreidezeichnungen auf Tonpapier, lebhaft im Vortrag, sind noch ganz dem Geist des späten 18. Jahrhunderts verpflichtet.

Ein typisches Beispiel für den reifen Zeichenstil Buchhorns ist dagegen das Bildnis der Frau des Malers Hampe von 1820. Mit Bleistift und mit sparsamer Verwendung von Farbe ist auf grundiertem Papier gezeichnet, wodurch der einzelne Strich eine miniaturhafte Präzision gewinnt. Dieses Mittel dient der genauen Schilderung der modischen Einzelheiten, aber das beeinträchtigt dennoch

---

[323] Käte Gläser, Berliner Porträtisten 1820–1850. Berlin 1929. Gläser 1932.

[324] Börsch-Supan 1975, S. 54, Nr. 60. Das Gegenstück, ein Bildnis Schinkels, bewahrt die Nationalgalerie Berlin (West).

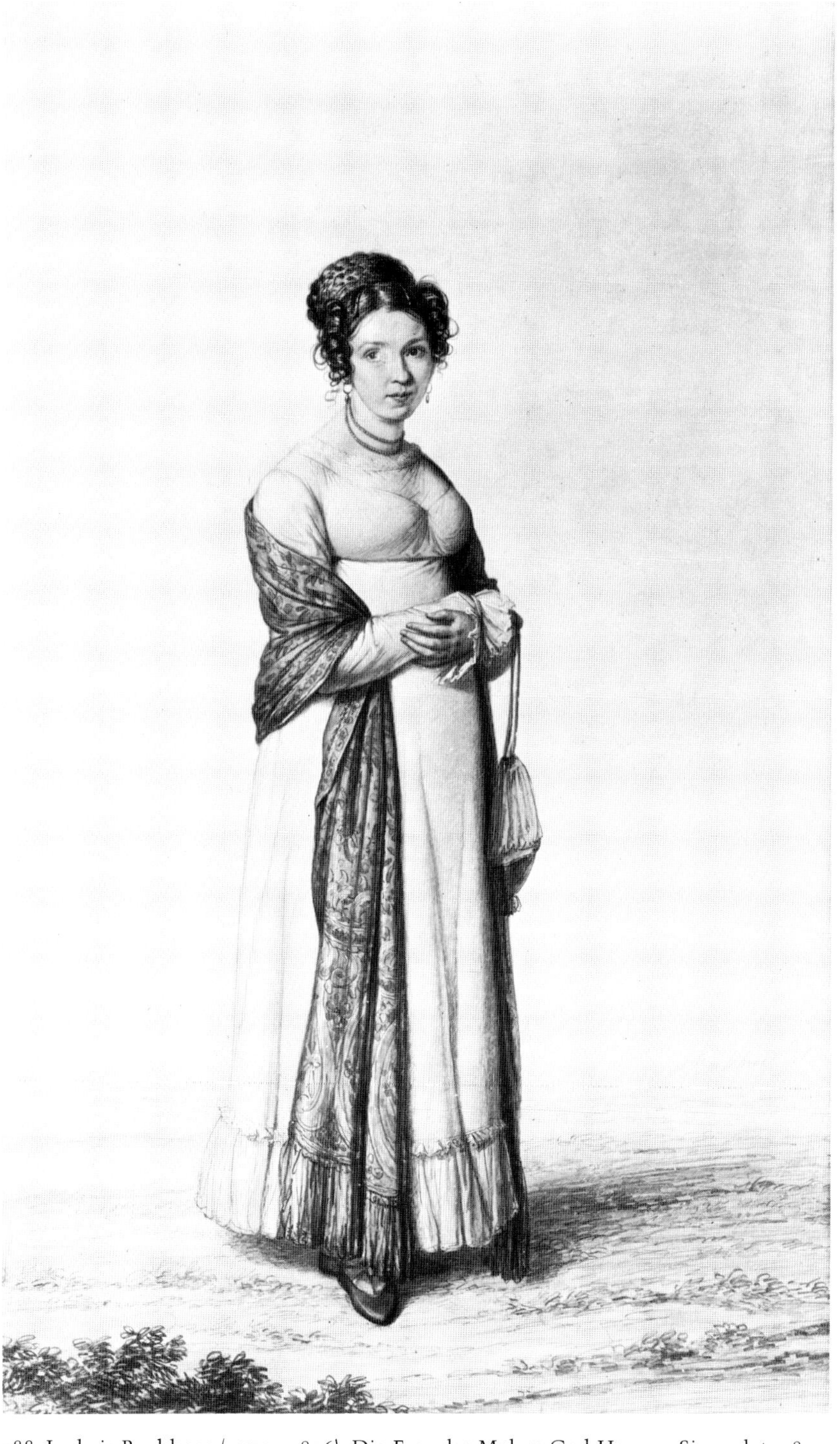

188 Ludwig Buchhorn (1770–1856), Die Frau des Malers Carl Hampe. Sign., dat. 1820. Bleistift, 33,5 x 20,5 cm. Sch 17

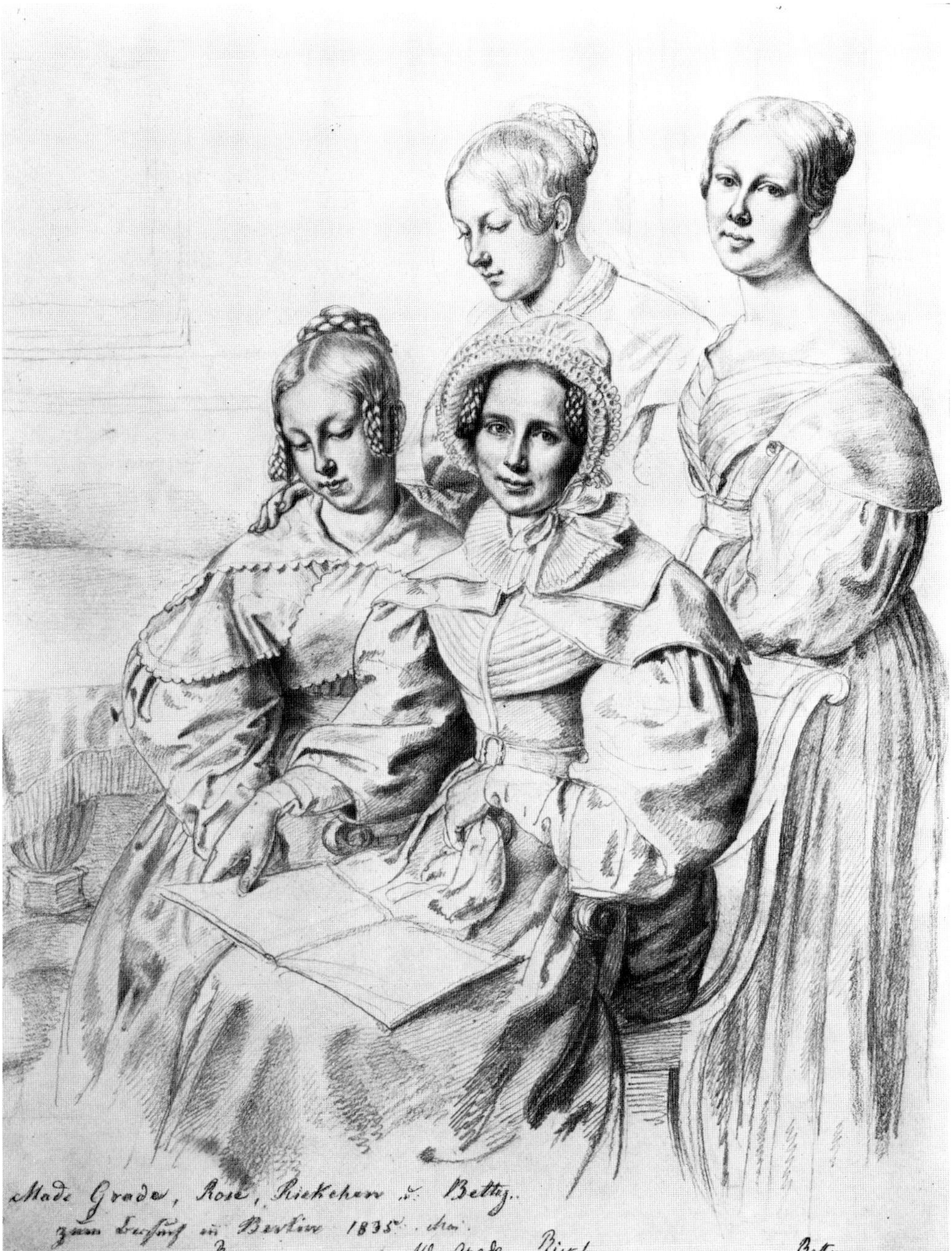
Made Grade, Rose, Riekchen u. Betty.
zum Besuch in Berlin 1835. Mai.
Rose
Mde. Grade
Betty

189 Luise Henry geb. Claude (1798–1839), Madame Grade mit drei Töchtern. 1835.
Bleistift, 26,2 x 20,7 cm. Plankammer

nicht eine großartig-würdige Auffassung der Person, die in einfachem Umriß vor freiem Himmel steht, anmutig und ernst.

Buchhorn wirkte hauptsächlich als Stecher und Lithograph. Als Stecher war er um 1800 bei der Chalcographischen Gesellschaft in Dessau tätig. 1812 wurde er Professor an der Berliner Akademie. 1825 übernahm er als Nachfolger Daniel Bergers die Leitung der Kupferstecherschule. Zu seinen Schülern zählen Eduard Eichens, Gustav Lüderitz, Adolf Schroedter und Eduard Mandel.

189

In einem Skizzenbuch der Malerin LUISE HENRY geb. CLAUDE befindet sich neben vielen ähnlichen Zeichnungen das Porträt einer Mutter mit ihren drei Töchtern. Es ist das Zeugnis einer persönlichen Beziehung der Künstlerin zu den Dargestellten, was sich besonders in der Wärme des Blicks spiegelt. Menschliche Verbundenheit bestimmt auch das Verhältnis der vier Frauen untereinander. Die liebevolle, auf jedes Detail eingehende Führung des Bleistiftes ist Ausdruck einer herzlichen Zuneigung. Auch die komplizierte Mode dieser Zeit verlangte äußerste Sorgfalt in ihrer Wiedergabe.

Luise Henry gehört zu den in Vergessenheit geratenen Berliner Künstlern. Der Verzicht auf repräsentative Darbietung, die Bescheidenheit in ihrem Auftreten bewirkten, daß sie übersehen wurde. Sie war mit dem Prediger der französischen Gemeinde der Friedrichstadt Paul Emil Henry verheiratet, und ihre Lehrerin war Felicité Tassaert, eine Tochter des Bildhauers.

190

Wie kaum ein zweiter Maler traf FRANZ KRÜGER den durchschnittlichen Geschmack der Berliner Gesellschaft der Biedermeierzeit[325]. Ein außerordentlicher Fleiß befähigte ihn, Aufträge schnell zu erledigen und dabei

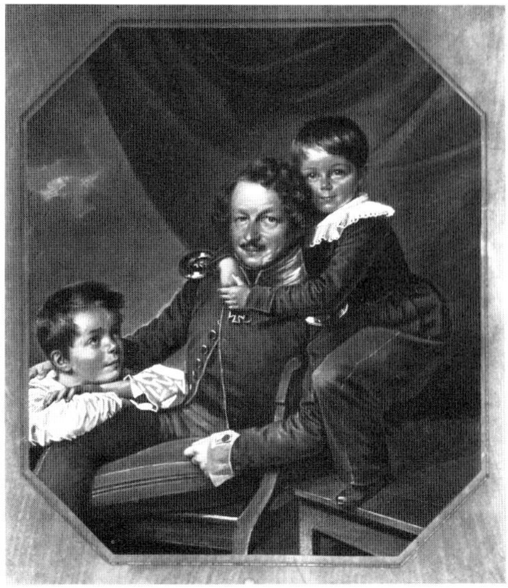

190 Franz Krüger (1797–1857), Ein Mitglied der Familie Zöllner mit zwei Söhnen. Um 1830. Schwarze und weiße Kreide, Deckfarbe, 30 x 25 cm. Plankammer

doch genau zu arbeiten. Seine Werke zeigen die Haltung, die als spezifisch preußisch geschätzt wurde, aber auch die großstädtische Eleganz, an der man sich erfreute. Das Werk, das er vor allem als Zeichner hinterließ, ist kaum überschaubar. Ein typisches Beispiel für seine weit verbreiteten BILDNISZEICHNUNGEN ist das Porträt eines Mitglieds der Familie Zöllner mit zwei Söhnen. Eine malerische Wirkung erreicht Krüger, indem er von einem mittleren Ton des Papiers ausgeht und mit schwarzer Kreide die Dunkelheiten einträgt. Mit weißer Kreide und grell aufblitzendem Deckweiß wird ins Helle gearbeitet. Der handschriftliche Schwung, der den Personen das Geistvolle mitteilt, bleibt so erhalten, ohne daß das Bildnis flüchtig wirkt. Diese Technik geht von Praktiken des 18. Jahrhunderts aus (vgl. L. Wolff, Nr. 167, S. 223); der moderne Zug Krügers liegt in der Präzision und in der Schärfe des Vortrags. Viele der Por-

325 Max Osborn, Franz Krüger. Bielefeld und Leipzig 1910. Walter Weidmann, Franz Krüger, der Mann und das Werk. Berlin 1927.

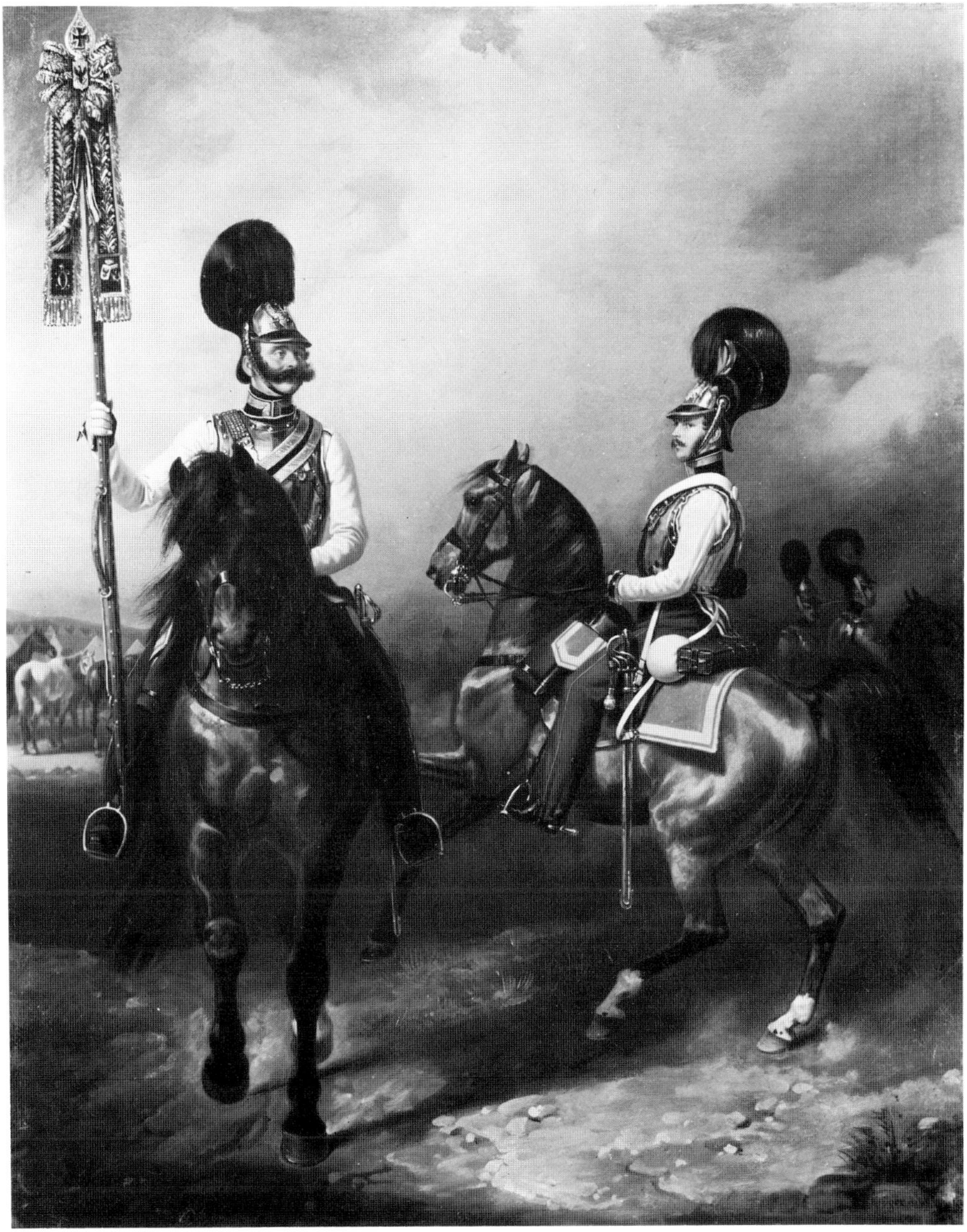

191 Franz Krüger, Zwei Kürassiere vom Regiment Kaiser Nikolaus I., Sign., dat. 1839. Öl a. Lwd., 69 x 55 cm. Sch 21

trätzeichnungen Krügers wurden in Lithographien reproduziert und verbreitet, und sein Stil fand zahlreiche Nachahmer. Sowohl in der Auffassung der Bildnisse wie in der Massenhaftigkeit ihrer Produktion kündet sich die Epoche der Daguerrotypie an. Eine gewisse Oberflächlichkeit in der Auffassung des Persönlichen ist bei Krüger nicht zu leugnen.

191

Als Maler ist KRÜGER meisterhaft in Gemälden, bei denen die Figuren in kleinem Maßstab wiedergegeben sind. Während lebensgroße Porträts oft enttäuschen, feiert seine Kunst Triumphe, wo er, wie in den Paraden und der Huldigung vor Friedrich Wilhelm IV., große Mengen solcher Figuren zu Bildnissen der ganzen Berliner Gesellschaft vereinigt. Seine Geschicklichkeit, seine Genauigkeit und sein Geschmack führen hier zu stupenden Leistungen, und legen es auch auf diesen Effekt der Überwältigung an. Zwei der drei großen Paraden sind für den Hof in Petersburg gemalt worden, wo die Zarin Alexandra Feodorowna, geborene Prinzessin Charlotte von Preußen, lebte. Sie konnte sich vor diesen Bildern die Menschen ihrer Vaterstadt vergegenwärtigen.

Für ihren Gemahl, den Zaren Nikolaus I. von Rußland, ist das Bild gemalt, das den Wachtmeister Zickner der 1. Eskadron und den Standartenführer und Unteroffizier Rahn der 4. Eskadron des späteren Kürassierregimentes Kaiser Nikolaus I. von Rußland auf den beiden schönsten, vom Kaiser geschenkten Pferden zeigt. Das Gemälde wurde 1840 vom Offizierskorps des Regimentes dem Kaiser zum Dank verehrt[326]. Obschon die Soldaten präzise porträtiert sind, ist das Wichtigste die Abbildung der beiden Pferde. Die Konfrontation von Vorder- und Seitenansicht legt den Grund zu einer klaren Ordnung, die dennoch Raum für Bewegung und Effekt läßt, wie auch die Genauigkeit in der Schilderung von Details, die dem Militär wichtig waren, die temperamentvolle Handschrift an anderen Stellen nicht ausschließt.

Franz Krüger, der »PFERDEKRÜGER«, verstand es, das, was als Leistung eines Auftraggebers vorgezeigt werden sollte, sei es der Besitz wie zum Beispiel ein rassiges Pferd, sei es der Status des eigenen Daseins, von der vorteilhaftesten Seite darzustellen und mit Geschick die Waage zwischen vornehmer Bescheidenheit und Wohlhabenheit zu halten.

192

Als Vorläufer der berühmten PARADEN Franz Krügers ist ein 1817–19 geschaffenes Gemälde von ANTONIO SCHRADER bemerkenswert, das eine Parade Unter den Linden zeigt. Rechts am Rand erscheint die 1816–18 erbaute Neue Wache Schinkels, dahinter die Universität, gegenüber das Opernhaus und die Bibliothek. Nicht ohne reizvolle Naivität, die bei Krüger einer weltstädtischen Gewandtheit des Vortrags gewichen ist, stehen die Truppen steif wie Zinnsoldaten aufgereiht da, in absichtvollem Gegensatz sowohl zu der berittenen Generalität mit dem König an der Spitze, die als bewegte Gruppe jäh in den Raum vorstößt, als auch zu den locker angeordneten Zivilisten links. Hier bemühte sich der Maler um die Schilderung nach Stand und Beruf unterschiedener Bürger, unter ihnen Studenten in der 1820 verbotenen altdeutschen Tracht.

Diese gleichsam inoffizielle Seite der Parade ist später auch für Krüger ein wichtiger Bestandteil der Darstellung.

Schrader kann von 1811–1836 in Berlin hauptsächlich als Bildnismaler nachgewiesen werden. Der absichtsvoll komponierte Wolkenhimmel gibt eine Vorstellung von Schraders Landschaftsmalerei, die nur durch die Erwähnungen verschollener Bilder bezeugt ist.

193

Die Siege der Befreiungskriege führten in Preußen nicht, wie es denkbar gewesen wäre, zu einer großen Produktion von SCHLACHTENBILDERN, so wie Napoleon seine Triumphe durch die Kunst hatte verherrlichen las-

[326] Ein anderes Exemplar des Bildes, das ehemals im Charlottenburger Schloß bewahrt wurde, ist verschollen. Paul Seidel, Zwei farbig wiedergegebene Bilder von Franz Krüger und Eduard Gaertner in den königlichen Schlössern, in: Hohenzollern-Jahrbuch XVI, 1912, S. 235.

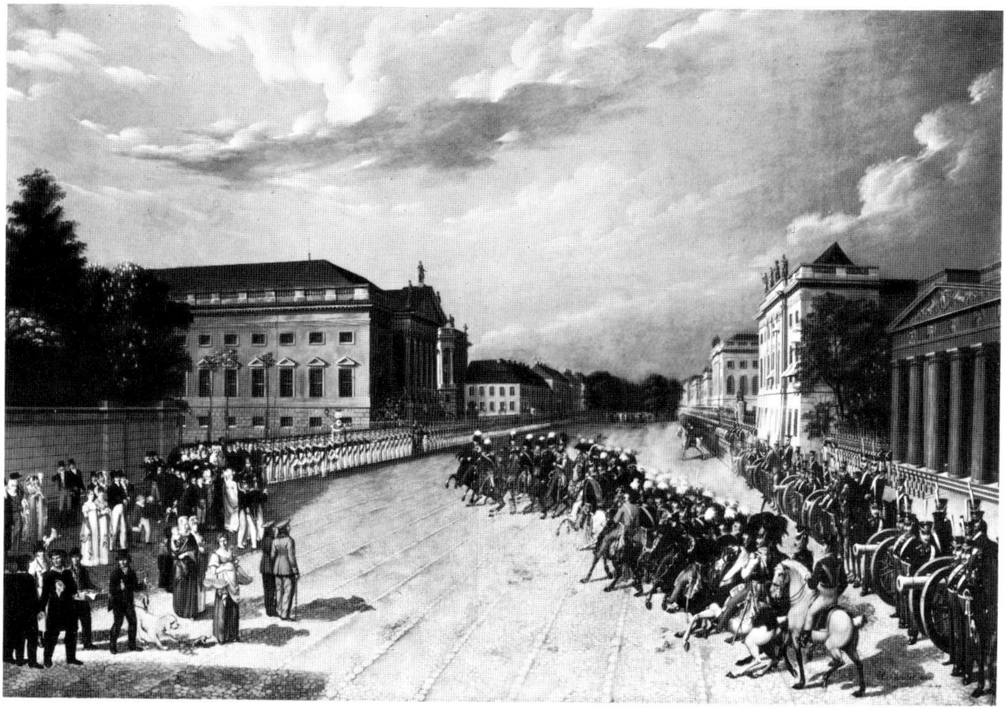

192 Antonio Schrader (1811–1836 nachgewiesen), Parade unter den Linden. Sign., dat. 1817–19. Öl a. Lwd., 189 x 251 cm. Als Leihgabe im Schloß Bellevue

sen und wie später in der Bismarckära Siege gefeiert wurden. Das wichtigste Bild des Militärgenres, das nach dem Krieg in Auftrag gegeben wurde, stellte eine wenig dramatische Szene dar und war zudem von einem Franzosen gemalt. Carle Vernets Weihe der preußischen Fahnen auf dem Marsfeld in Paris 1814[327]. Das Bild hat die Krügerschen Paraden mit angeregt. Es wurde im Speisesaal im Palais Friedrich Wilhelms III. Unter den Linden aufgehängt, der als einziger Raum in den Schlössern durch seine Ausstattung mit Historienbildern und Feldherrenporträts als eine Art Gedenkhalle für die Befreiungskriege angesehen werden konnte[328]. Friedrich Wilhelm Herbig und ein wenig bekannter Maler namens Zippel lieferten zwischen 1816 und 1818 drei Kriegsszenen für den Raum. Schließlich ergänzte LUDWIG ELSHOLTZ 1828–1836 die Ausstattung durch drei Schlachtendarstellungen, unter ihnen den 1836 gemalten »Moment aus der Schlacht vor Paris am 30. März 1814[329].«

Rechts ist Friedrich Wilhelm III. auf einem braunen Pferd neben Kaiser Alexander von Rußland auf einem Schimmel zu erkennen, hinter ihnen der preußische Kronprinz (im Dreiviertelprofil) und Prinz Wilhelm von Preußen (daneben, im Profil). Die Truppen der Alliierten im Vordergrund sind durch weiße Armbinden kenntlich, außerdem sind französische Gefangene, teils verwundet, dargestellt. Im Mittelgrund halbrechts sprengt eine Gruppe mit einem Parlamentär heran, der den Waffenstillstand anbietet. Links im Hintergrund erscheint der Montmartre.

Bezeichnenderweise ist nicht eine Kampfhandlung, sondern eine Szene dargestellt, bei

[327] Im Schloß Charlottenburg.

[328] Börsch-Supan 1976, Abb. 57.

[329] Börsch-Supan 1975, S. 66, Nr. 86.

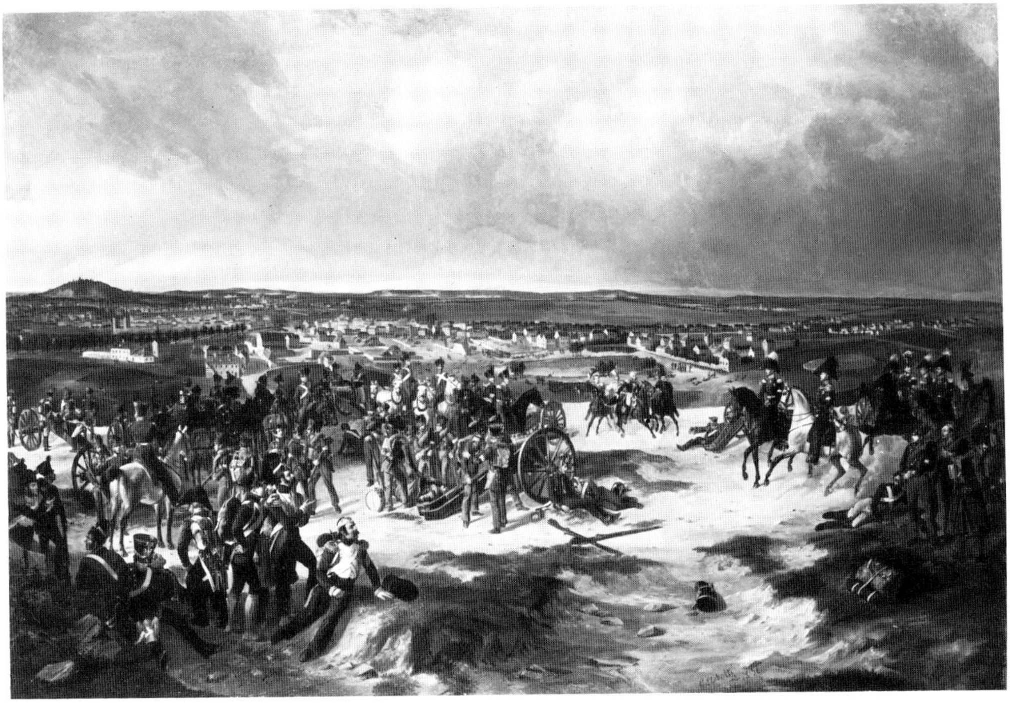

193 Ludwig Elsholtz (1805–1850), Moment aus der Schlacht vor Paris am 30. März 1814. Sign., dat. 1836. Öl a. Lwd., 96 x 143 cm. Ch 309

der die einzelnen Figuren in einer eher beruhigten Haltung erscheinen und das Individuelle, zum Teil sogar das Porträt, zur Geltung kommt.

Elsholtz, ein Schüler von Franz Krüger und im Stil seinem Lehrer verwandt, hat sich auf das Militärgenre spezialisiert. Beliebt waren neben der Darstellung historischer Ereignisse vor allem kleine anekdotische Szenen, manchmal mit einem humoristischen Unterton, die dem Soldatendasein eine beschauliche Seite abgewinnen und die Eintracht zwischen Militär und Zivilbevölkerung hervorheben wollten.

194

Wie Ludwig Elsholtz widmete sich auch der um 1800 geborene Gustav Schwarz dem Soldatengenre. Friedrich Wilhelm III., der sich für alles Militärische lebhaft interessierte, schätzte den Maler sehr und erwarb von ihm zwischen 1834 und 1840 mindestens fünfzehn Gemälde. Schwarz ist ein nüchterner Schilderer der Ereignisse, die er offenbar als Augenzeuge miterlebt hat. So malt er nicht Schlachten vergangener Zeiten und genrehafte Episoden, sondern vor allem Manöverszenen, bei denen er jedoch mitunter Volkstypen zur Bereicherung der Szenerie einfügt. Gottfried Schadow lobt den Maler anläßlich einer Besprechung der Akademieausstellung von 1838: »G. Schwarz' Darstellungen ganzer Manöver, die Figuren en miniature, waren das Beste, was man in dieser Art bis dahin gesehen hatte[330].«

Ein Jahr später stellte der Maler die »Manöverszene am Kreuzberg« aus. Im Hintergrund ist die Dorfkirche von Tempelhof zu erkennen. Von Franz Krüger, bei dem Schwarz vermutlich gelernt hat, unterscheidet sich dieser

330 Schadow 1849, S. 305.

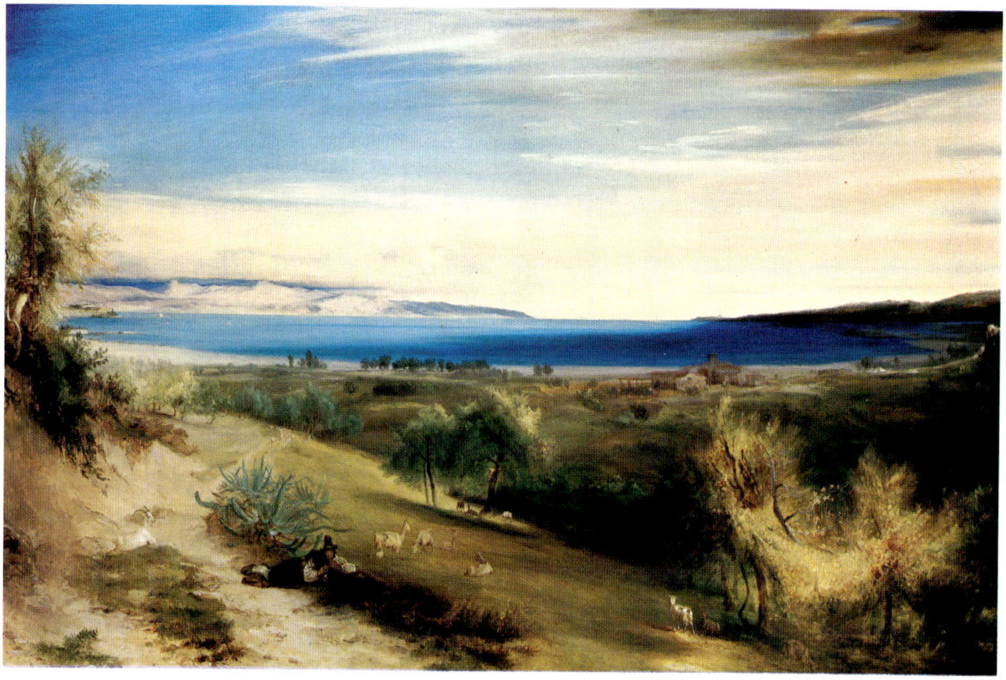

C. Blechen, Golf von La Spezia *(Seite 257 f.)*

schen Landschaft ausgebildet hatten. Ein Beispiel dafür ist die bald nach der Rückkehr nach Berlin entstandene Ansicht des Golfes von La Spezia, die einen vergänglichen Reiseeindruck spiegelt, nicht so sehr Aufzeichnung von etwas Statischem ist. Der Blick ist der, wie er sich am Abend kurz vor Sonnenuntergang bietet, wenn Partien der Landschaft schon im Dunkel liegen und andere noch einmal mit höchster Intensität aufleuchten. Vorgestellt wird auch durch den sandigen, staubigen Weg eine ermüdende Fahrt oder Wanderung, als dessen Ziel das Meer mit seiner erquickenden Frische erscheint. Das edelsteinhafte reine Blau des Wassers als Reflex des Himmels ist das überraschende Moment des Bildes. Niemand hat vor Blechen gewagt, ein so reines Blau in eine Landschaft zu setzen. Den Kontrast dazu bilden die trüben bräunlichen, grünlichen und ockerigen Töne des Vordergrundes mit seinen herbstlichen Bildern von Verfall und Auflösung. Die zerbröckelnde sandige Böschung am linken Bildrand mit den jungen Bäumen, die nur noch wenig Halt haben und bald herabstürzen werden, belegt, wie Blechen in der märkischen Landschaft gewonnene Sinn-Bilder auf Italien überträgt.

Der am Boden liegende, Flöte blasende Hirt mit den wenigen zerstreuten Ziegen und die flüchtig mit leichtem Pinsel hingewischten Gebäude in der Ferne wecken unbestimmte Empfindungen von Vergänglichkeit.

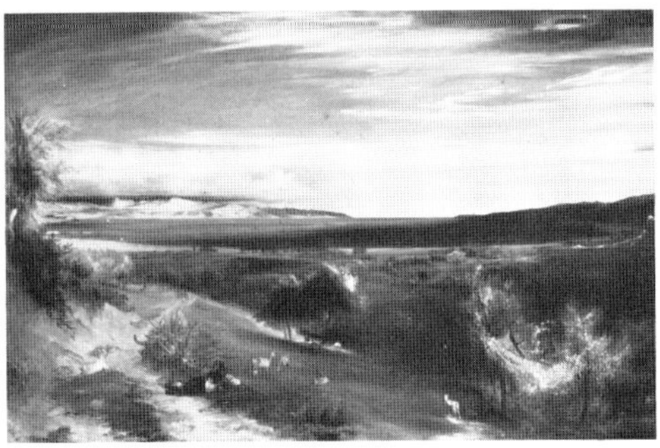

195 Carl Blechen (1798–1840), Golf von La Spezia. 1829. Öl a. Lwd., 93 x 142,5 cm. Sch 27
Farbtafel 13 nach S. 256

Blechen spricht diese Ansichten mit innerer Erregung aus. So ist der Nachdruck seiner ausgeprägten Handschrift zu verstehen, durch die er sich am stärksten von Friedrich mit seiner disziplinierten Pinselführung unterscheidet.

Der humane Gehalt der Kunst Blechens ist nur von wenigen seiner Zeitgenossen erkannt worden (unter ihnen Bettina von Arnim), und der Künstler hat unter dieser Zurücksetzung gelitten. Aber eigentlich verkannt worden ist er nicht, denn nach seinem Tode 1840 ist der größte Teil seines künstlerischen Nachlasses vom Staate erworben worden – eine rühmenswerte Tat –, und einige Sammler haben mit Eifer Werke Blechens zusammengetragen und bewahrt. Spätere Kritiker haben Blechen, vor allem wegen seiner Skizzen, als Vorläufer des Impressionismus mißverstanden und so den Zugang zu der gedanklichen Bedeutung seiner Kunst verstellt.

Blechen wurde 1798 in Cottbus geboren. Er nahm seit 1822 Zeichenunterricht an der Akademie und wurde Schüler Lütkes. 1823 kam er in Dresden in Berührung mit Dahl und Friedrich (dessen Werke er auch in Berlin ausgiebig studieren konnte). 1824–27 arbeitete er als Dekorationsmaler für das Königstädtische Theater. Hier lernte er, romantische Inhalte der Literatur in die Malerei zu übersetzen. 1831 erhielt er als Nachfolger Lütkes die Professur für Landschaftsmalerei an der Berliner Akademie und versammelte einen großen Kreis von Schülern um sich, die ihm treu anhingen. Seit 1836 hinderte ihn eine Geisteskrankheit an der Ausübung seines Lehramtes. 1838 entstand seine letzte Zeichnung.

196

Ein Beispiel für Blechens eindringlichen Zeichenstil und dazu ein Beispiel für seine Sicht der märkischen Landschaft ist die 1831 als Vorlage für einen Kupferstich gezeichnete Ansicht der Kirche von Neuhardenberg[332].

[332] (Rave) 1940, Nr. 1773.

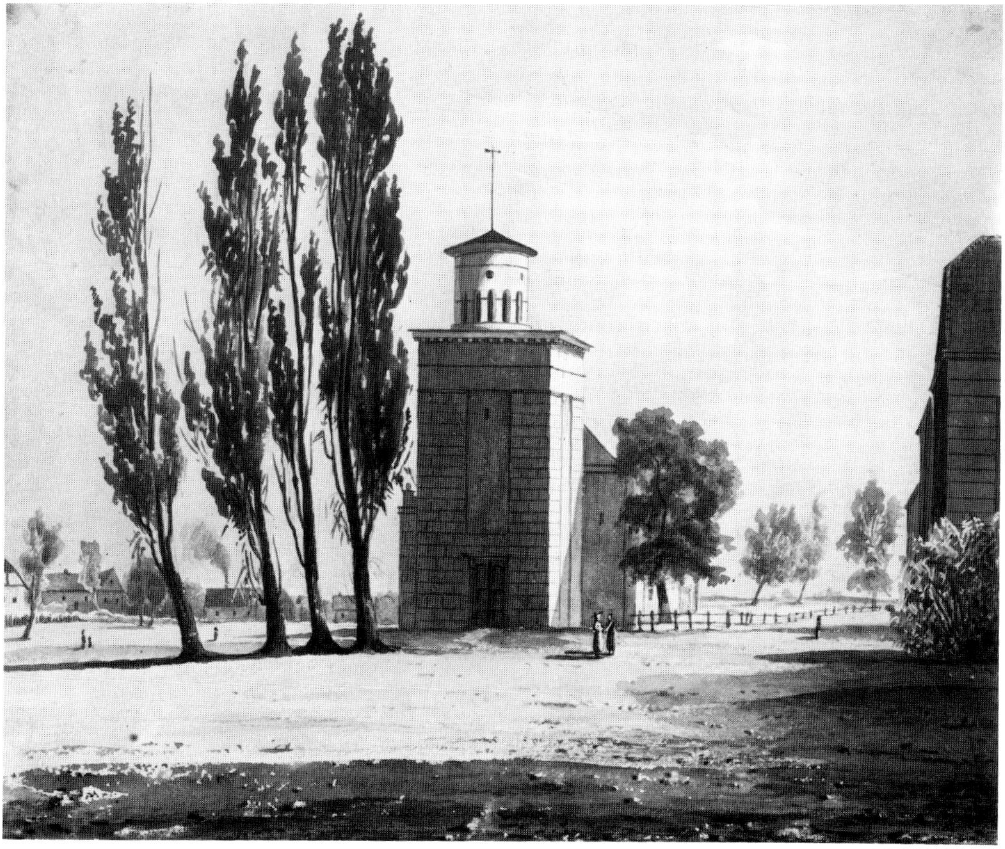

196 Carl Blechen, Kirche von Neuhardenberg. Sign., dat. 1831. Sepia, 18,5 x 23,5 cm. Sch 10 a

Das weite Land im grellen Sonnenlicht erweckt den Eindruck, als sei der platte Boden mit seinen verstreuten Steinen im Vordergrund eine ausgedörrte Steppe, auf der die Bäume als vereinzelt im Leben stehende Individuen zum Himmel aufragen. Die winzigen Staffagefiguren sind weit auseinandergezogen über die Fläche verteilt. Die Kirche als das Hauptmotiv, ein Bau Schinkels von 1814–17[333], erscheint, anders als ihre wirkliche Gestalt, trotz ihrer blockhaften Form labil wie ein Kartenhaus infolge der sensiblen Zeichnung der Oberfläche. Überragt wird die Kirche durch die teilweise dürren Pappeln, die wie ein vierfaches Ausrufungszeichen neben ihr stehen. Was diese Welt bewohnbar macht, ist wie durch eine Zentrifugalkraft an den Rand gedrückt. Die Entfernung der Häuser von der Kirche wirkt beklemmend.

Die Zeichnung ist scheinbar kunstlos, aber in dem schlichten und dabei sicheren Vortrag liegt der Fingerzeig auf das im Gehalt liegende Wesentliche.

197

Das bald nach der Rückkehr von einem Aufenthalt in Italien von 1821–28 in Berlin gemalte Bild stellte FLORIAN GROSPIETSCH auf

---

[333] Hans Kania und Hans-Herbert Möller, Karl Friedrich Schinkel, Lebenswerk. Mark Brandenburg. Berlin 1960, S. 124–127.

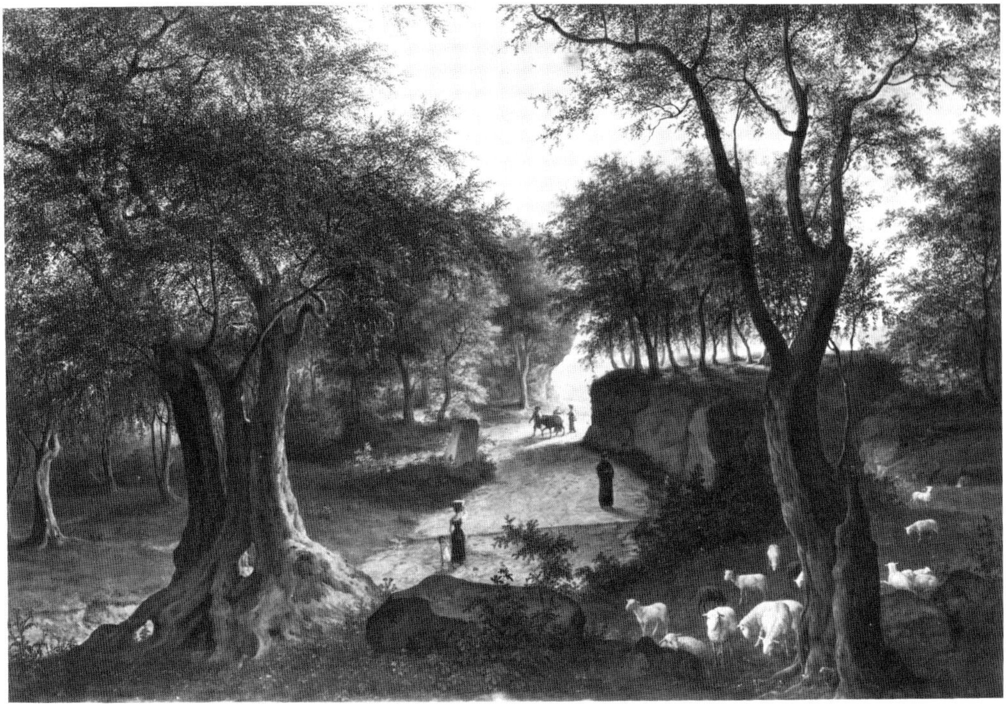

197 Florian Grospietsch (1789 – nach 1830), Olivenhain zwischen Tivoli und Monte Calli bei Rom. Sign., dat. 1829. Öl a. Lwd., 74 x 109 cm. Sch 17

der Berliner Akademieausstellung von 1830 aus[334]. Eigenartig ist die Hingabe, mit der das feine Blattwerk der Oliven minutiös mit spitzem Pinsel gemalt ist. Es scheint, daß sich Grospietsch bei seinem Aufenthalt in Italien an Johann Martin von Rohden angeschlossen hat, der mit vergleichbarer Geduld in seinen Waldpartien Blatt für Blatt wiedergab. Bonaventura Genelli hat denn auch auf einer Zeichnung Grospietsch mit Koch und Rohden zusammen dargestellt[335]. In anderen Bildern erinnert der Maler an die altertümliche Manier von Johann Anton Ramboux.

Trotz der Sorgfalt bei der Wiedergabe aller Einzelheiten und trotz der präzisen Ortsangabe ist das Bild dennoch nicht als Vedute zu verstehen. Grospietsch hatte die Absicht, die Natur zu verklären und ihr einen paradiesischen Zug abzugewinnen. Das zwischen den Blättern der Bäume durchbrechende Licht, ein Motiv, das auch Schinkel gern gemalt hat, ist ebenso wie z. B. die Herde der Schafe als Gleichnis für Gedanken- und Empfindungsgehalte – vielleicht Lebenszuversicht und Friedfertigkeit – zu verstehen. Die Gewissenhaftigkeit der Schilderung entspringt einer schlichten Naturfrömmigkeit. Der poetische Anspruch der Kunst von Grospietsch wird in Landschaften mit mythologischer Staffage offenkundig.

Grospietsch ist 1789 in Protzan in Schlesien geboren. Von 1818 bis 1830 stellte er auf der Berliner Akademieausstellung aus; danach verliert sich seine Spur in Schlesien. Wie für so manchen deutschen Künstler war nach seiner Rückkehr aus Italien seine Schaffenskraft nach kurzer Zeit gelähmt. In Naglers

[334] Börsch-Supan 1971, 1830, Nr. 180. Börsch-Supan 1975, S. 60, Nr. 75.

[335] Hans Geller, Bildnisse deutscher Künstler in Rom 1800–1830. Berlin 1952, Nr. 420.

Künstlerlexikon wird er als einer »der vorzüglichsten Landschaftsmaler seiner Zeit« bezeichnet[336].

198

Auch für AUGUST WILHELM AHLBORN aus Hannover war die Landschaft ein Ausdruck geistiger Inhalte, die den Menschen fest in das Universum einbinden. Als er 1822 Schüler Wachs wurde, ließ dieser ihn zuerst Landschaften von Schinkel kopieren. Auf diese Weise wurde ihm eine poetische Auffassung der Landschaft vertraut. Eine schwärmerische Religiosität gab dieser Anschauung später neue Nahrung. Ein Beispiel für diese sowohl an Schinkel wie an Friedrich orientierte Auffassung ist der 1835 im Anschluß an eine Reise in das Salzkammergut entstandene »Klosterfriedhof am Watzmann«[337]. Durch den gotischen Bogen im Vordergrund wird der Ausblick in die nächtliche Landschaft wie ein oben halbrund geschlossenes Altarbild gerahmt. Kreuz, Kirche und Friedhof – ob nach Naturstudien gemalt, ist ungewiß – repräsentieren die christliche Lehre als Verheißung eines Lebens nach dem Tod. Der Watzmann ist, wie mehrfach in romantischen Darstellungen, so bei C. D. Friedrich und Ferdinand Olivier, als majestätisch zum Himmel weisender Berg, der weithin die Landschaft beherrscht, ein Gottessymbol. Bei Friedrich ist der Mond, der die Nacht des irdischen Daseins und des Todes erleuchtet, ein Gleichnis für Christus. So dürfte das Mondlicht auch hier bei Ahlborn gemeint sein.

Die Schönheiten des Salzkammergutes waren, noch ehe die Wiener Romantiker sie entdeckten, 1811 von Schinkel als Sinnbilder gesehen und dargestellt worden, nachdem bereits Samuel Rösel um 1800 dort gezeichnet hatte[338]. 1817 besuchten die Berliner Schoppe, Zimmermann und Gropius die Gegend, 1828 Eduard Agricola und um 1832 Heinrich Hintze.

Die meisten Landschaften Ahlborns zeigen Motive aus Italien, wo er sich 1827–31, 1841–44 und 1848–57 aufhielt.

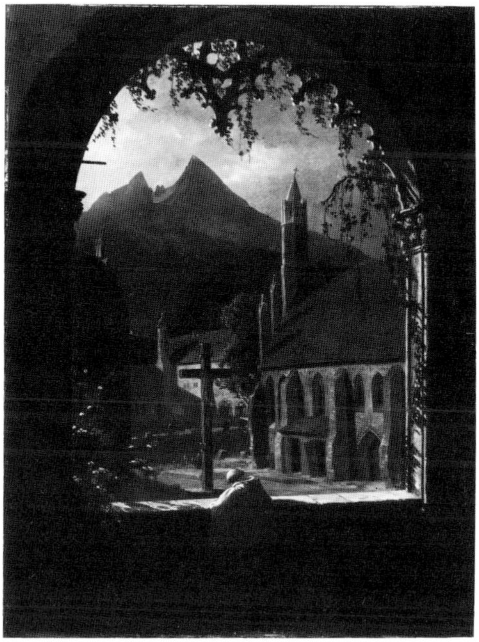

198 August Wilhelm Ahlborn (1796–1857), Klosterfriedhof am Watzmann. Sign., dat. 1835. Öl a. Papier, 46,3 x 32,5 cm. Sch 17

199

Ein anderer, ganz anders veranlagter Schüler Wilhelm Wachs war ADOLF HENNING. Er war hauptsächlich als Bildnis-, Genre- und Historienmaler erfolgreich, hat jedoch auch Landschaften gemalt. Ehe er 1833 nach Italien reiste, hielt er sich kurze Zeit in Düsseldorf auf. Dort entstand die frische, unmittelbar an Naturstudien Johann Wilhelm Schirmers erinnernde kleine Ansicht vom Chor der Abteikirche Altenberg bei Köln, die Hennings Tatsachensinn und den Unterschied seiner unromantischen Auffassung zu der Ahlborns

---

[336] Naglers Künstlerlexikon V, 1837, S. 398.

[337] Börsch-Supan 1975, S. 61, Nr. 78.

[338] Heinrich Schwarz, Salzburg und das Salzkammergut. 4. Aufl. Salzburg 1979.

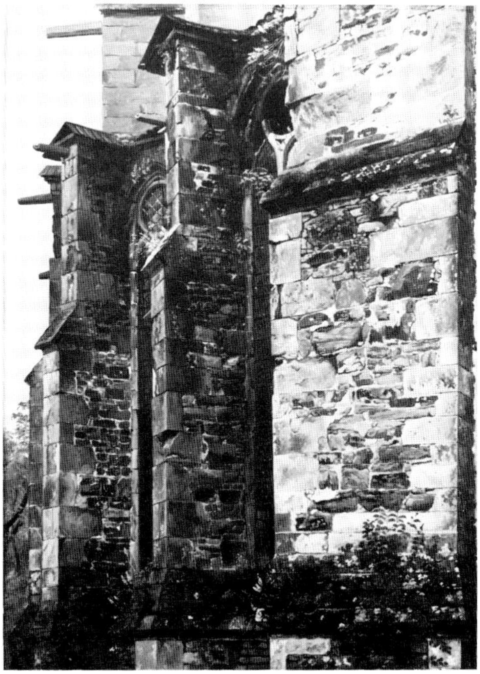

199 Adolf Henning (1809–1900), Chor der Zisterzienserkirche Altenberg. Dat. 1833. Öl a. Papier, 35,5 x 25,7 cm. Sch 17

erweist[339]. Die nuancenreiche Farbigkeit, die der Verfall des Gemäuers hervorbringt, wird als Reiz für das Auge genußvoll notiert ebenso wie die blühende Vegetation.

Diese kraftvolle und gesunde Auffassung der Natur schlägt sich auch in seinen Bildnissen nieder, die typische Beispiele für eine spezifisch berlinische Note des Biedermeier sind.

200

Der Blick von der Sohle des Aniotales gegen die Bergwand, die von den Häusern Tivolis mit dem Sibyllentempel rechts bekrönt wird, erweist EDUARD BIERMANN als einen Landschaftsmaler mit Sinn für dramatischen Effekt in der Natur[340]. Die Bewegung des Wasserfalls wird begleitet von einem lebhaften Spiel von Licht und Schatten. Grell sind die Felspartien unter dem Tempel als ein bizarres Ornament herausgehoben. Die Stadt, die sich über dieser Naturszenerie behauptet, erhält so einen heroischen Zug.

Biermann steht mit einem solchen Werk Blechen nahe, aber er verfügt nicht über dessen Sensibilität. Seine Kunst bleibt mehr im äußerlich Theatralischen, aber er war auch einer großen Präzision der Darstellung fähig. Er hat Werke von Schinkel kopiert und Panoramen für Gropius geschaffen. Auch hat er Wandgemälde im griechischen Saal des Neuen Museums ausgeführt. Er war Lehrer für landwirtschaftliches Zeichnen an der Berliner Bauakademie.

Als Landschaftsmaler wurde er, nachdem er 1828 den Rhein besucht hatte, vor allem gegen 1832 durch eine Reise nach Tirol gefördert, die ihn weiter nach Italien führte. 1852 entdeckte er die Landschaft Dalmatiens für die Kunst. In der Spätzeit läßt sein Können nach. Seine Malerei wird flüchtig und manieriert. Seine Farbskala verengt sich auf wenige Töne.

201

EDUARD GAERTNER gehört zu den Berliner Künstlern, deren Bedeutung noch kaum erkannt ist, obschon er zweifellos der beste deutsche ARCHITEKTURMALER, nicht nur des 19. Jahrhunderts, ist[341]. Wie wenig sein Können außerhalb Berlins gewürdigt wird, ist daraus zu ersehen, daß nur drei Museen in Westdeutschland Werke von ihm erworben haben: Hamburg, Stuttgart und Essen. Was seine Stadtansichten hoch über die seiner Berliner Zeitgenossen – Hummel ausgenommen – erhebt, ist die Fähigkeit, über die Bestandsaufnahme des Sichtbaren hinaus die geistige Atmosphäre einzufangen, die einer Stadt von ih-

---

339 Kat. Düsseldorfer Malerschule 1979, Nr. 99. Börsch-Supan 1975, S. 65, Nr. 84.

340 Börsch-Supan 1975, S. 64, 65, Nr. 83.

341 Irmgart Wirth, Eduard Gaertner. Frankfurt a. M., Berlin, Wien, 1978.

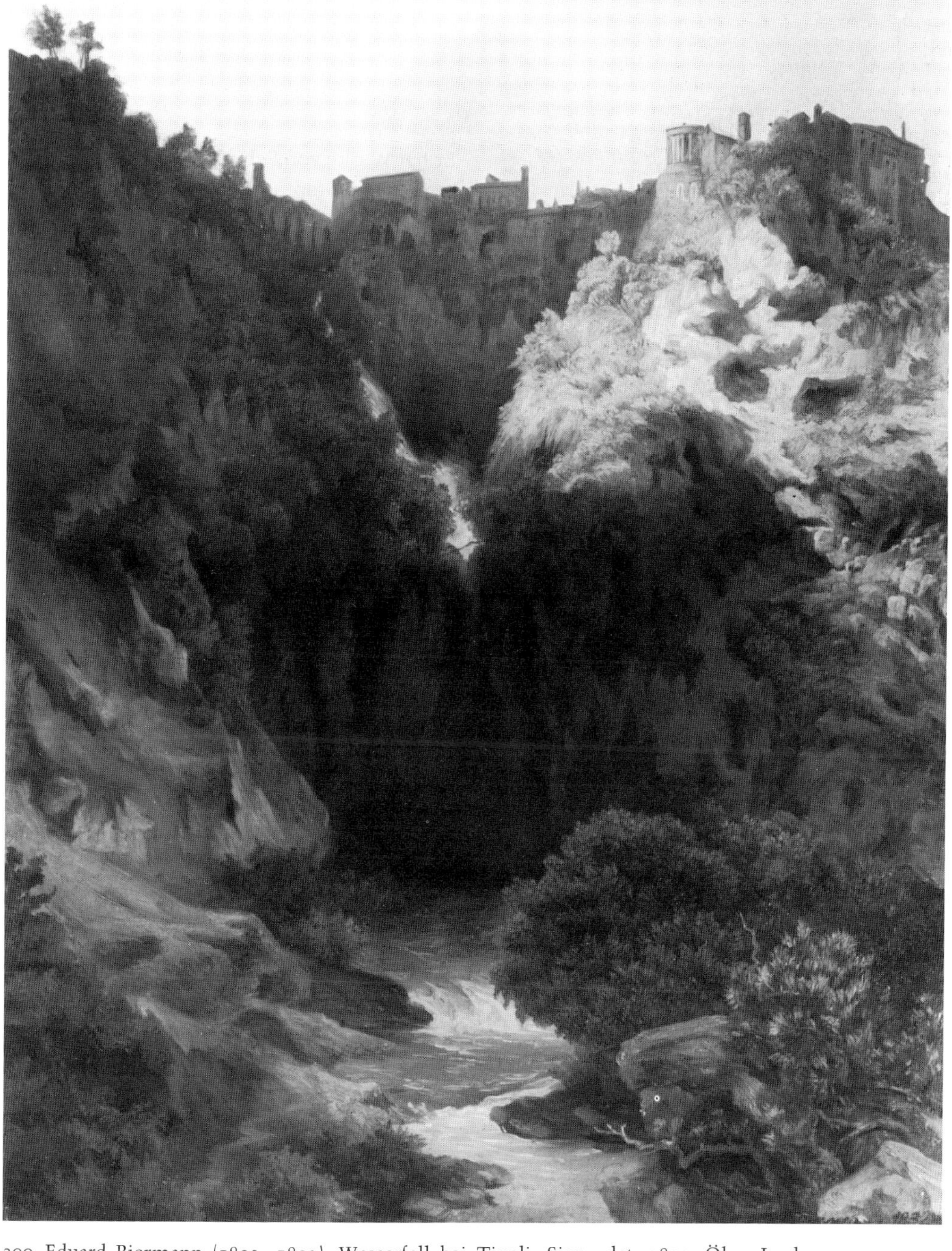

200 Eduard Biermann (1803–1892), Wasserfall bei Tivoli, Sign., dat. 1832. Öl a. Lwd., 57,5 x 42 cm. Sch 27

ren Bewohnern verliehen wird. Das Erscheinungsbild der Architektur wird als eine Funktion des Lebens verstanden, das sie erfüllt, und bei den Bauten wird daran erinnert, daß Menschen, die in einer bestimmten Weise geprägt worden sind, sie geschaffen haben. Daher ist die Staffage in Gaertners Veduten ein wesentlicher Bestandteil des Bildes, und ihrer Wiedergabe liegt ebenso viel genaue Beobachtung zugrunde wie der der Bauwerke.

In der 1827 gemalten Ansicht der Isle de la Cité in Paris ist der ehrwürdige Bau der Kathedrale Nôtre Dame mit seinem lang sich erstreckenden Schiff die Hauptsache. Abendliches Licht, das nur Teile des Gemäuers streift, weckt bei aller Sachlichkeit der Wiedergabe doch eine Stimmung, die Alter und Geschichtsträchtigkeit der Kirche nahe bringt. Das Bleibende dieser Stein gewordenen Idee wird gerade im vergehenden Licht deutlicher wahrgenommen.

Zu dieser Ansicht gehört der ruhig strömende Fluß, dessen Kaimauer die Spuren einstigen Hochwassers zeigt. Vor dieser würdigen Szenerie des Hintergrundes schildert Gaertner vorn die Geschäftigkeit der Wäscherinnen. Ein Wasserträger unterhält sich mit zwei anderen Männern. Zwei Frauen sprechen miteinander, während ein Mädchen, das dabei steht, ungeduldig und gelangweilt am Rock der Mutter zerrt, fortstrebt und zugleich noch einen Blick auf die Wäscherinnen wirft. An solchen treffenden Beobachtungen sind Gaertners Bilder reich. Dieses überzeugend erfaßte alltägliche Leben wird als das Fundament gezeigt, über dem sich das erhebt, worauf die Stadt stolz ist und was auch das bescheidene Dasein ihrer Bürger veredelt. Nicht die sozialen Gegensätze, sondern das funktionierende soziale Gefüge ist Gaertners Thema.

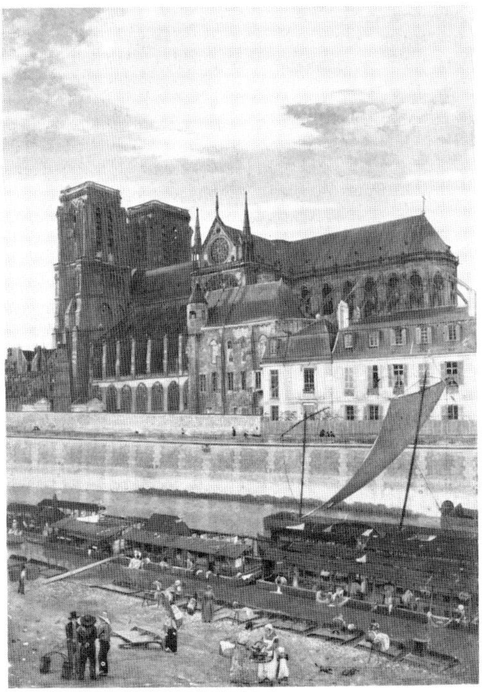

201 Eduard Gaertner (1801–1877), Nôtre Dame in Paris von Süden. Sign., dat. 1827. Öl a. Lwd., 58 x 42 cm. Sch 16 *Farbtafel 14 nach S. 264*

1801 in Berlin geboren, war Gaertner 1814–21 Malerlehrling bei der Königlichen Porzellanmanufaktur, deren Einfluß auf die Berliner Landschaftsmalerei überhaupt sehr hoch zu veranschlagen ist. Hier ist sein Sinn für das Genaue und handwerklich Vollendete geschult worden. Anschließend ging er zu dem Theatermaler Carl Gropius, dem Mitarbeiter und Freund Schinkels. In den beiden Innenansichten des Berliner Domes und der Schloßkapelle von Charlottenburg von 1824 bzw. 1825 begegnet bereits ein ausgeprägtes Empfinden für Architektur[342]. 1825–27 hielt sich Gaertner in Paris auf, wo er durch eine ähnlich orientierte Architekturmalerei eine Bestätigung seiner Stilrichtung erfuhr.

202

Das Hauptwerk Gaertners ist sein sechsteiliges Panorama von Berlin, gesehen vom Dach der Friedrichwerderschen Kirche[343].

[342] Beide im Schinkel-Pavillon. Wirth 1978, Abb. 10, 12.

[343] Kurt Brockerhoff, Eduard Gaertners Panoramen von Berlin, in: Berlinische Blätter für Geschichte und Heimatkunde, 1, 1933, S. 13–18.

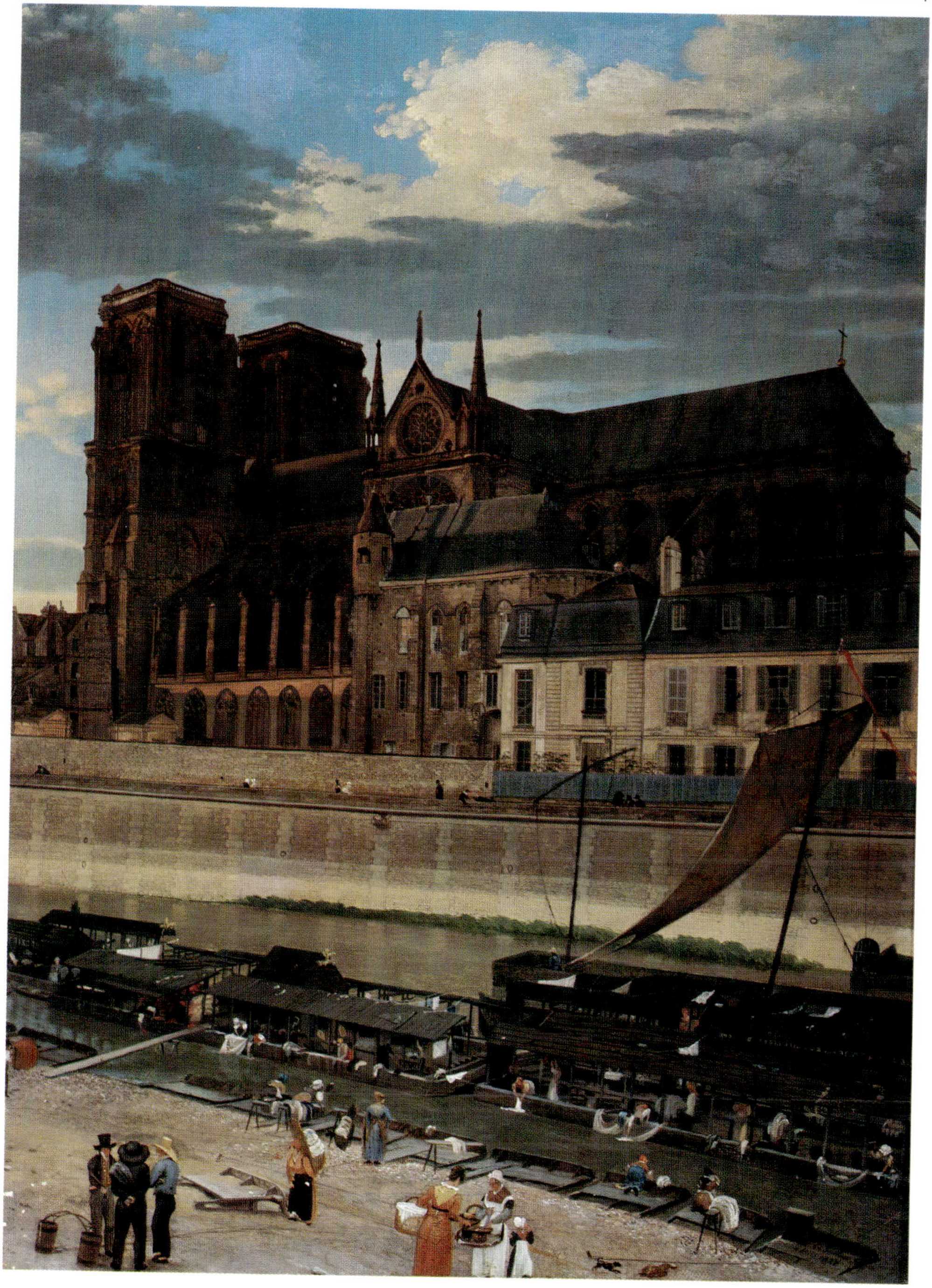

E. Gaertner, Nôtre Dame in Paris von Süden *(Seite 262 ff.)*

sonen, von denen einzelne als Porträts identifiziert werden können. Auf dem Teil mit dem Opernplatz steht neben einem Fernrohr Alexander von Humboldt. Die Menschen, die in der Ferne auf der Straße oder in den Fenstern erscheinen, vergegenwärtigen das Leben in der Stadt mit vielen reizvollen Einzelheiten.

Neben diesem Geschick des Erzählens ist Gaertners koloristische Begabung hervorzuheben. Wenn er beispielsweise an einer Fiale im Vordergrund die unterschiedliche Tönung einzelner Ziegel wiedergibt, so ist das nicht Pedanterie, sondern Gaertner entdeckt hier Farbklänge von einschmeichelndem Schmelz. Gerade dem schlichten Material gewinnt er Schönheit im Nuancenreichtum der farbigen Erscheinung ab. Er schildert Berlin mit unverhohlener Liebe zu seiner Vaterstadt, aber er bleibt dabei stets wahrhaftig. So sind seine Ansichten weniger für den Touristen als für den Einheimischen gedacht, mit dem er in seinem Lokalpatriotismus übereinstimmt. Er bevorzugt bei der Wahl der Motive die Neubauten und streicht gern die Modernität Berlins heraus. Gaertners Können als Architekturmaler haben die Zeitgenossen zwar bewundert, aber besondere Ehrungen sind ihm nicht zuteil geworden. Der nüchtern denkende Friedrich Wilhelm III. schätzte ihn bezeichnenderweise hoch und erwarb viele seiner Bilder. Friedrich Wilhelm IV. dagegen hatte kein sonderliches Interesse an dieser Kunst.

203

Einer der fleißigsten Berliner Architekturmaler war WILHELM BRÜCKE. Ungefähr gleichalterig mit Gaertner, kam er aus Stralsund nach Berlin und war hier ein halbes Jahrhundert lang, von 1820–1870, ziemlich regelmäßig auf den Akademieausstellungen mit Veduten vertreten. Ein Aufenthalt in Italien von 1829 – 34 erweiterte das Repertoire seiner Ansichten um die geschätzten Veduten aus diesem Reiseland. Brückes Bilder besitzen oft

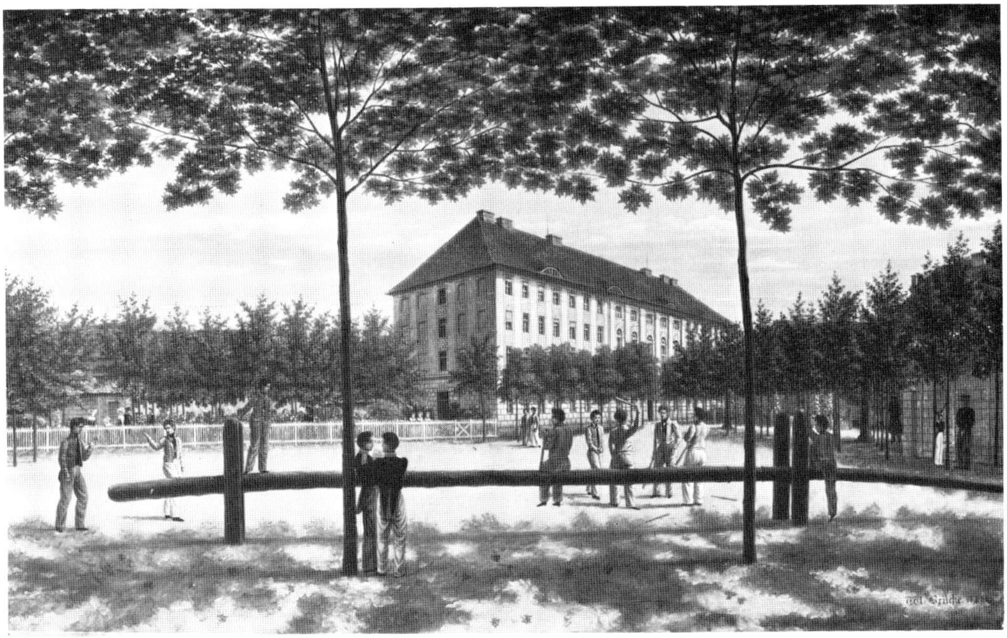

203 Wilhelm Brücke (um 1800 – nach 1870), Das Berliner Kadettenhaus. Sign., dat. 1828. Öl a. Lwd., 28,5 x 48 cm. Sch 16

einen liebenswürdig-naiven Zug, und eine gewisse Steifheit wird als der spröde Charme des Preußischen empfunden. Typisches scheint auf diese Weise unbewußt in die Darstellung einzufließen. So sehr er sich der sichtbaren Wirklichkeit zuwendet, bleibt doch ein Rest romantischer Empfindsamkeit und Abstraktheit zu spüren. Daß Caspar David Friedrich sein Landsmann war, kann er nicht ganz verleugnen.

Ein treffendes Beispiel für die Eigenart seiner Malerei ist die 1828 gemalte Ansicht der Berliner Kadettenanstalt, eines Gebäudes aus spätfriderizianischer Zeit (1776–79) von Georg Christian Unger. Auf dem weiten Spielplatz im Vordergrund agieren die Kadetten, von denen einige Ballschläger in der Hand halten, in streng bemessenen Posen wie auf einer Bühne. Dem Reglement scheinen sich auch die beiden Bäumchen im Vordergrund zu fügen. Der durchlichteten Zone des Laubs oben antworten unten die Schatten. Senkrechte und waagerechte Linien teilen die Fläche in übersichtlichem Schema. Es ist, als habe die militärische Disziplin dieser Anstalt auf die Gestaltung Brückes übergegriffen.

204

Ebenso wie Eduard Gaertner wurde auch der drei Jahre jüngere FRIEDRICH WILHELM KLOSE im Atelier von Karl Gropius ausgebildet. Hier lernte er die Perspektive zu beherrschen und in einem relativ trockenen Stil Veduten zu malen, bei denen das zeichnerische Gerüst dem Bild einen festen Halt gibt. Die Anlagen des neuen Packhofes auf der späteren Museumsinsel sind 1829–31 nach Plänen Schinkels und des Geheimen Oberbaurats

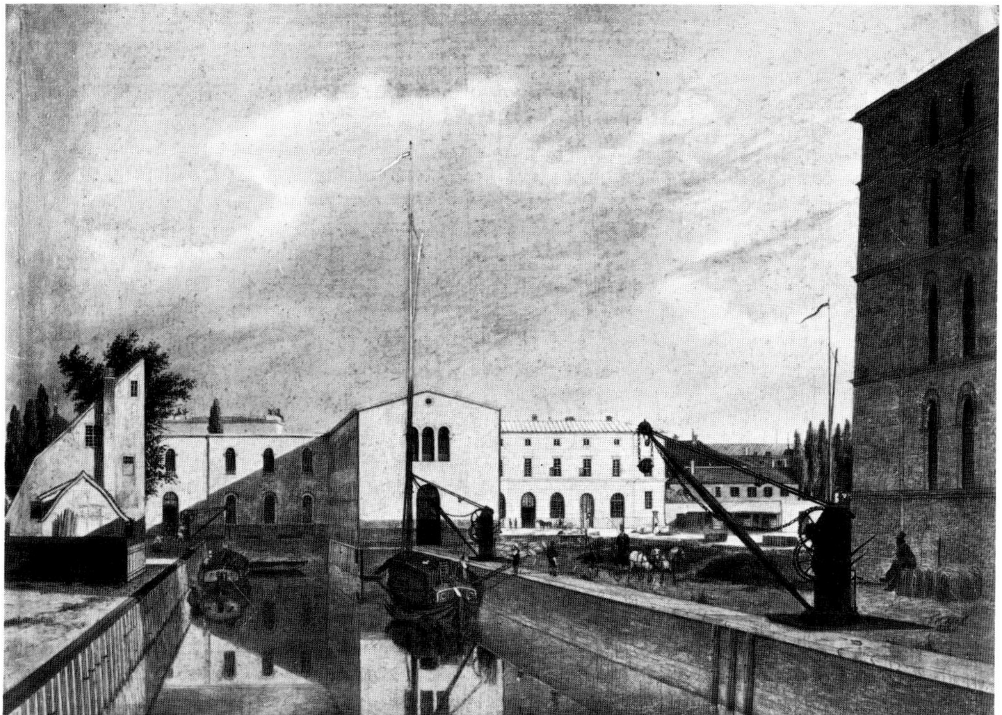

204 Friedrich Wilhelm Klose (1804 – nach 1863), Der neue Packhof. Sign., dat. 1835. Öl a. Lwd., 31 x 39 cm. Sch 16

Schmidt gebaut worden[344]. Es ist bezeichnend für die künstlerische Gesinnung Berlins, daß Klose die noch neuen, schlichten, hauptsächlich durch ihre Proportionen wirkenden Zweckbauten interessant genug fand, um sie im Bild wiederzugeben. Licht und Schattenfall und Spiegelungen im Wasser bereichern die klare Räumlichkeit des kubischen Baukörpers und des Kanals. Vegetation und Staffage wirken verkümmert in dieser fast magisch wirkenden Abstraktheit einer rational geplanten Arbeitswelt, die voll bejaht wird. Spätere Industriedarstellungen der Berliner Kunst scheinen hier einen Vorläufer zu haben. Klose ist kein souveräner Künstler, der diese eigenartige Stadtlandschaft – wie zum Beispiel Hummel und später Menzel – aus der intellektuellen Distanz gestaltet; er scheint vielmehr in seinem einfachen, prosaischen Vortrag mit dieser Atmosphäre eng verbunden zu sein und diese Sprache wie einen Dialekt zu sprechen.

205

Aus dem Atelier des Blumenmalers Gottfried Wilhelm Völcker ging der 1800 geborene Heinrich Hintze als ein weiterer Vertreter der Berliner Architekturmalerei hervor. Auch er hat sich nicht auf die Wiedergabe Berliner Ansichten beschränkt, sondern durch Reisen in Deutschland und Österreich seinen Motivvorrat erweitert[345]. Ferner muß ihn Schinkel

344 Paul Ortwin Rave, Karl Friedrich Schinkel. Berlin III. Berlin 1962, S. 120, Abb. 117.

345 Deutsche Landschaft vor hundert Jahren. Reiseskizzen des Architektur- und Landschaftsmalers H. Hintze. Remagen 1953.

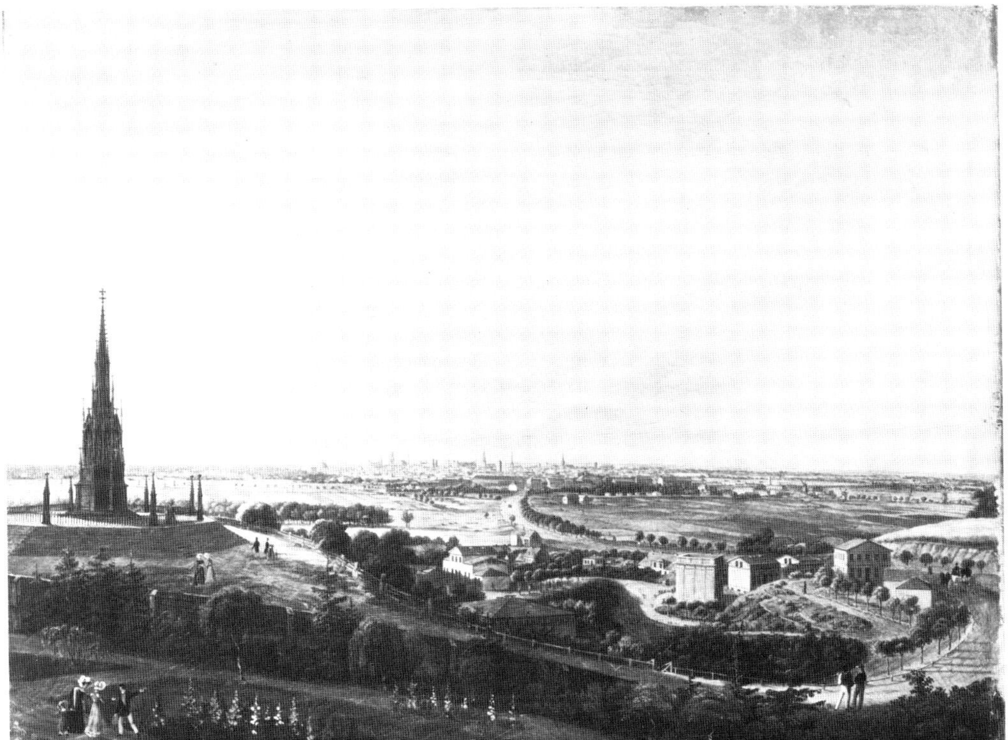

205 Heinrich Hintze (um 1800–1862), Blick vom Kreuzberg auf Berlin. Sign., dat. 1829. Öl a. Lwd., 48 x 66 cm. Sch 16

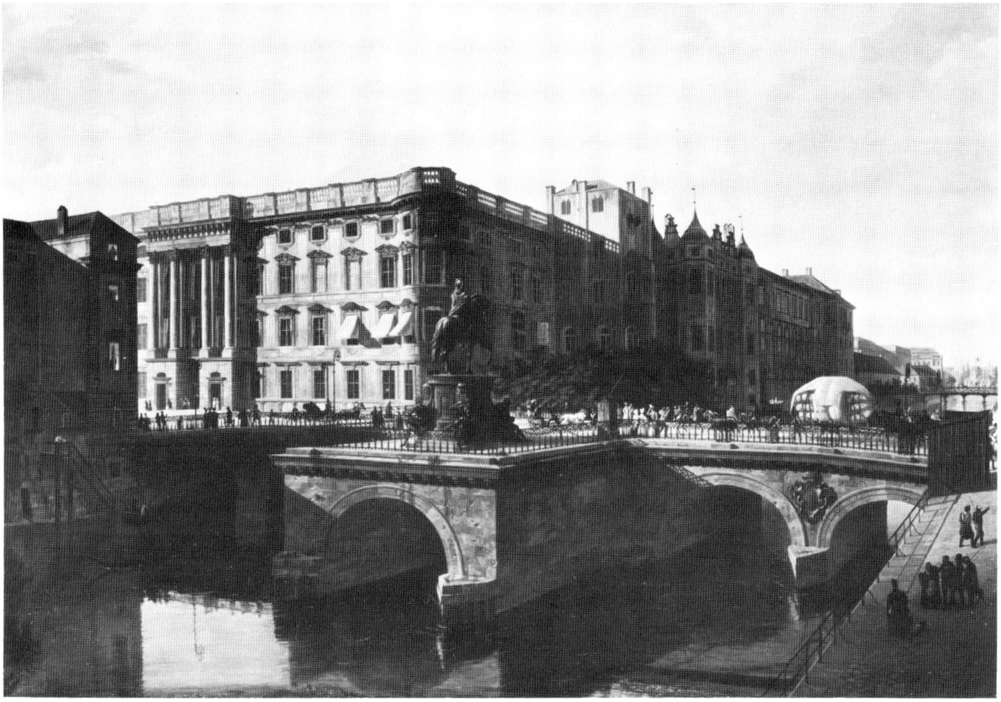

206 Maximilian Roch (1793 – nach 1862), Berliner Schloß und Lange Brücke, 1834. Öl a. Lwd., 96 x 142 cm. Ch 205

beeinflußt haben, nicht nur durch die zeichnerische Vorbereitung der Gemälde, in der alle architektonischen Details mit der Feder exakt festgelegt sind und wobei oft diese Vorzeichnung unter einer dünnen Lasur sichtbar bleibt, es gibt auch vereinzelte Beispiele idealer Architektur, die die Wirkung seines Vorbildes erkennen lassen[346].

In dem 1829 gemalten Blick vom Kreuzberg auf Berlin gibt die abendliche Stunde der Aussicht einen verhaltenen Stimmungswert. Große Flächen des Bildes liegen bereits im Schatten, so der Garten des Vergnügungsetablissements Tivoli im Vordergrund. Umso heller leuchten andere Partien im schräg einfallenden Licht auf. Der durchlichtete Himmel nimmt mehr als die Hälfte des Bildes ein. Diese Stimmung trägt der Bedeutung des 1821 eingeweihten, nach Schinkels Entwurf geschaffenen Nationaldenkmals für die Freiheitskriege Rechnung, aber Hintze hält sich frei von Pathos, wenn er das Denkmal und die Hauptstadt in der Ferne als die beiden wichtigsten Motive des Bildes nebeneinanderstellt. Die Nüchternheit dieser Auffassung entspricht der Mentalität, die dieses Denkmal bald zum Ausflugs- und Erholungsort machte und ihm ein Vergnügungslokal zum Nachbarn gab.

Hintzes Handschrift ist ähnlich kleinteilig und unpersönlich wie die von Klose.

206

Wesentlich seltener als die Ansichten von Gaertner, Brücke, Klose oder Hintze sind die des etwas älteren, 1793 in Breslau geborenen Maximilian Roch. Ein Bild wie die 1834 gemalte Ansicht der Langen Brücke mit dem Reiterstandbild des Großen Kurfürsten und

346 Matthias Mende und Inge Hebecker, Das Dürer-Stammbuch von 1828. Nürnberg 1973, Nr. 33.

dem Berliner Stadtschloß ist in der weicheren Manier des Vortrags und der Betonung der Helldunkelwirkung eher als die Bilder der Jüngeren an die Tradition der Vedutenmaler des späten 18. Jahrhunderts anzuschließen. Auch das große Format entspricht dieser Auffassung. Die Staffage ist geschickter gemalt als bei Klose und Hintze und erzählt anschaulich vom Leben auf der Straße.

Die Wahl des Blickpunktes verrät neben solchem Sinn für Volksszenen auch ein Empfinden für große Räume. Der Blick wird rechts bis weit in die Tiefe geführt, und die Straße mit der Brücke ist als eine diesen Bewegungszug kreuzende Achse deutlich vor Augen geführt. Man spürt, daß Roch nicht nur Architekturmaler war, sondern auch Darstellungen freier Landschaft geschaffen hat.

Roch war Schüler der Berliner Akademie. Nachdem er sein Studium beendet hatte, hielt er sich 1821–25 in Rom auf und kehrte dann nach Berlin zurück.

207

Eine Sonderstellung unter den Beispielen Berliner Architekturmalerei der Zeit nach den Freiheitskriegen nimmt in verschiedener Hinsicht LUDWIG DEPPES Gemälde »Häuser am Mühlengraben« ein. Alles, was über den Künstler bekannt ist, wird in einer Notiz im Katalog der Berliner Akademie-Ausstellung von 1820 überliefert, wo Deppe, der als »Geh. Secretär« aufgeführt wird, drei »Studien nach der Natur« ausstellte: »216. Hintere Ansicht der der Schleuse gegenüberstehenden Häuser, von einem Hofe in der Brüderstraße, angesehen. 217. Ein mit Stroh bedeckter Brunnen. 218. Ansicht einiger Häuser.«

Das zuerst genannte Bild kaufte der König, und auf diese Weise ist wenigstens eine einzige Arbeit dieses Malers, eines Dilettanten im besten Sinn, erhalten. Das Gemälde ist den vorzüglichsten Werken Gaertners ebenbürtig. Es übertrifft sie an Präzision der Zeichnung und technischer Vollendung der Malerei. Die Beharrlichkeit der Beobachtung, die so weit

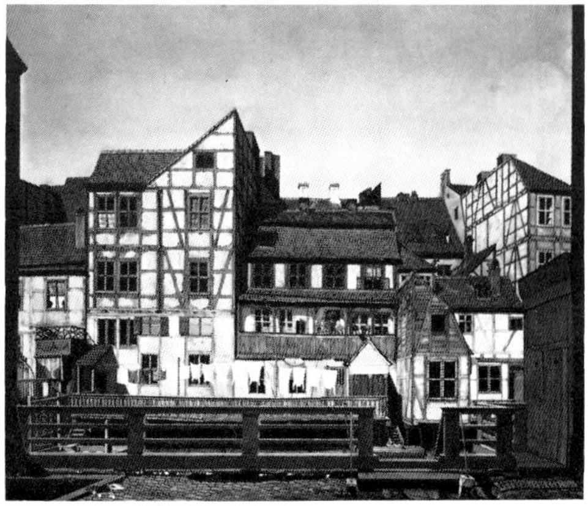

207 Ludwig Deppe (1820 nachgewiesen), Häuser am Mühlengraben. Sign., 1820. Öl a. Lwd., 45,5 x 56 cm, *Farbtafel 15 nach S. 272*

getrieben ist, daß eine magische Wirkung entsteht, erinnert noch am ehesten an Johann Erdmann Hummel. Von der üblichen Berliner Architekturmalerei unterscheidet sich das Bild jedoch vor allem durch die Wahl des Motivs. Es werden, wie es ein Rezensent der Ausstellung von 1820 kritisierte[347], die baufälligen Rückseiten von Häusern gezeigt, also etwas, womit Berlin nicht für sich werben konnte. Deppe präsentiert diese Welt jedoch ohne Wertung, wenn nicht die Geduld und Liebe der Ausführung als Verklärung des Motivs empfunden wird. Das Bescheidene durch Fleiß und technisches Können aufzuwerten, war ein preußisches Prinzip dieser Zeit. Vermutlich hat der Maler jedoch seinen Gegenstand gewählt, um seine Kunstfertigkeit vorzuführen, da eine Schilderung dieser verfallenden Häuserpartie dem Auge weit mehr Einzelheiten zu beobachten gibt als eine intakte Architektur. In diesem Sinne ist wohl die Bezeichnung des Bildes als »Studie« zu verstehen. So sind denn die Verfärbungen des Materials, der Hölzer, der Dachziegel oder der Putzflächen, durch Alter und Beschädigung gewissenhaft verzeichnet. Außer der zum Trocknen aufgehängten Wäsche ist kaum etwas vom Leben der Menschen zu bemerken.

[347] Literisches Wochenblatt VI, 1820, S. 465

Das gibt dem Bild eine stillebenhafte Ruhe, wozu auch die helle, unbewegte und ungetrübte Luft beiträgt.

208

Ein Dilettant war auch JEAN BARTHÉLEMY PASCAL. Als solcher wird er bezeichnet, als er 1819 zum Ehrenmitglied der Akademie ernannt wurde. Der 1774 geborene Pascal, der also eine Generation älter war als Gaertner, Brücke, Klose oder Hintze, trat seit 1816 auf der Akademieausstellung mit Landschaften, teils Kopien, teils eigenen Kompositionen, in Erscheinung. 1826 stellte er das vom König erworbene Gemälde »Die Kirche von Pankow, gesehen vom Gehölz bei Schönhausen, an einem Sonntag-Nachmittag« aus[348]. Pascal erweist sich hier als ein tüchtiger Maler, der wahrheitsgetreu und nicht ohne Humor erzählt. So bringt er im Gebüsch des Vordergrundes in der linken unteren Bildecke ein am Boden sitzendes Liebespaar an.

Die Generationszugehörigkeit des Malers wird spürbar in der Auffassung der Natur. Die mit Sinn für Atmosphäre gestaltete parkähnliche Situation läßt die Erinnerung an Hakkerts Frühwerke zu, zum Beispiel seine Ansichten des Tiergartens. Als Dilettanten sind Deppe und Pascal, der im Hauptberuf anscheinend Kunsthändler gewesen ist, Beispiele dafür, welch erstaunliches Niveau im Berlin der Biedermeierzeit mitunter Amateure erreichten und wie sich, ähnlich wie im

348 Börsch-Supan 1971, 1826, Nr. 71, als Gegenstück zu einer »Kirche von Stralau«, einem anderen Ausflugsort in der Nähe Berlins.

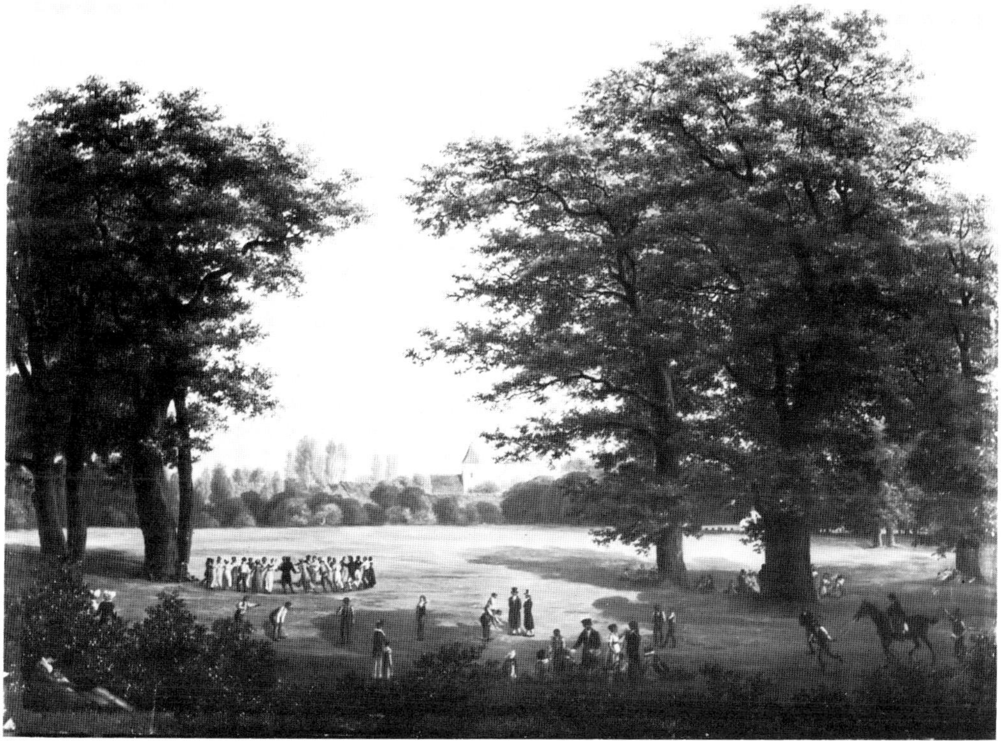

208 Jean Barthélemy Pascal (1774 – nach 1846), Die Kirche von Pankow. Um 1826. Öl a. Holz, 48 x 62 cm, Sch 16

17. Jahrhundert in Holland, die Grenzen zwischen Dilettanten und professionellen Künstlern verwischten. Malen war eine Beschäftigung, der sich viele widmeten, die Brüder Humboldt in ihrer Jugend zum Beispiel ebenso wie manche Mitglieder des Königshauses. Die dilettierende Beschäftigung mit der Malerei schärfte das Urteilsvermögen und trug wesentlich zur kulturellen Blüte Berlins in der ersten Hälfte des 19. Jahrhunderts bei.

209

Der 1810 in Marienwerder geborene AUGUST VON RENTZELL war hauptsächlich Bildnis- und Genremaler. In seinen Szenen aus dem Volksleben schlägt er meistens einen humoristischen Ton an, der ihn in die Nähe von Theodor Hosemann bringt. In seinen besten Bildern ist der malerische Vortrag locker und spontan. Bei dem 1836 entstandenen Gemälde, das den Zar Nikolaus I. von Rußland mit dem Prinzen Wilhelm von Preußen, dem Sohn des Königs, in einem russischen Gefährt auf der Straße Unter den Linden vor Schinkels Neuer Wache zeigt, ist es, als habe die Würde des Gegenstandes seine Pinselführung befangen gemacht[349]. Das Bild ist verhältnismäßig glatt gemalt. Jeder Pflasterstein

[349] Ein zweites Exemplar des Bildes bewahrt die Schlösserverwaltung in Potsdam-Sanssouci. Bartoschek 1973, Nr. 55.

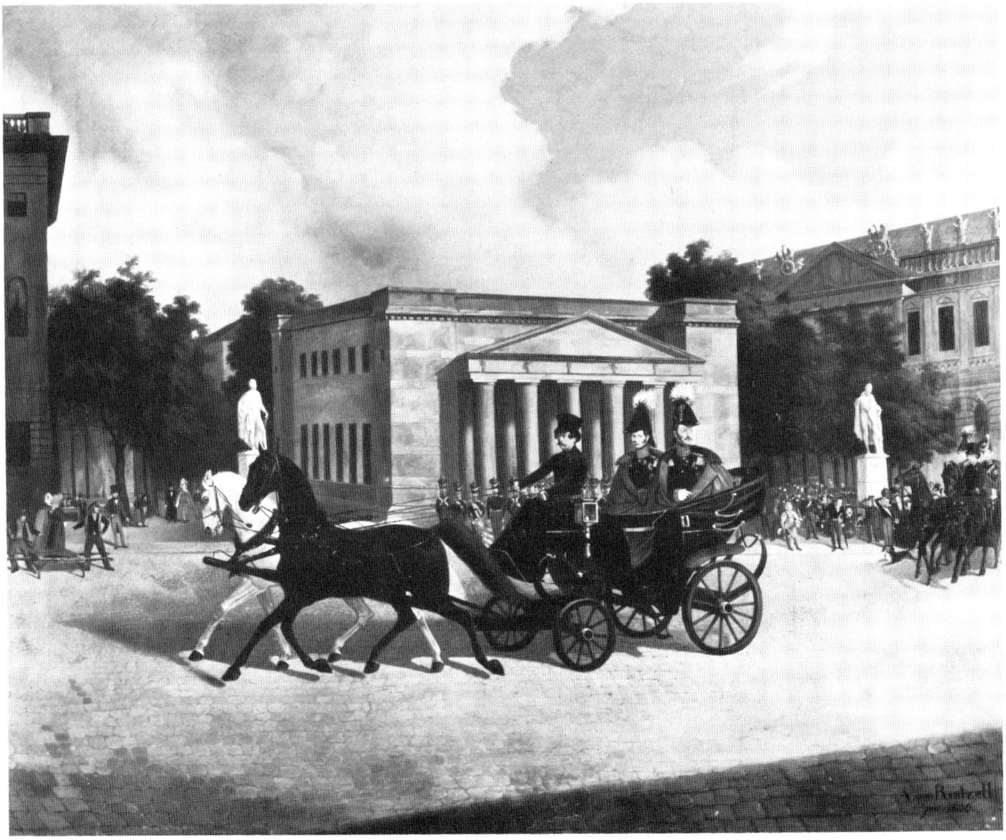

209 August von Rentzell (1810–1891), Zar Nikolaus I. und Prinz Wilhelm von Preußen vor der Neuen Wache. Sign., dat. 1836. Öl a. Lwd., 72 x 90 cm. Sch 16

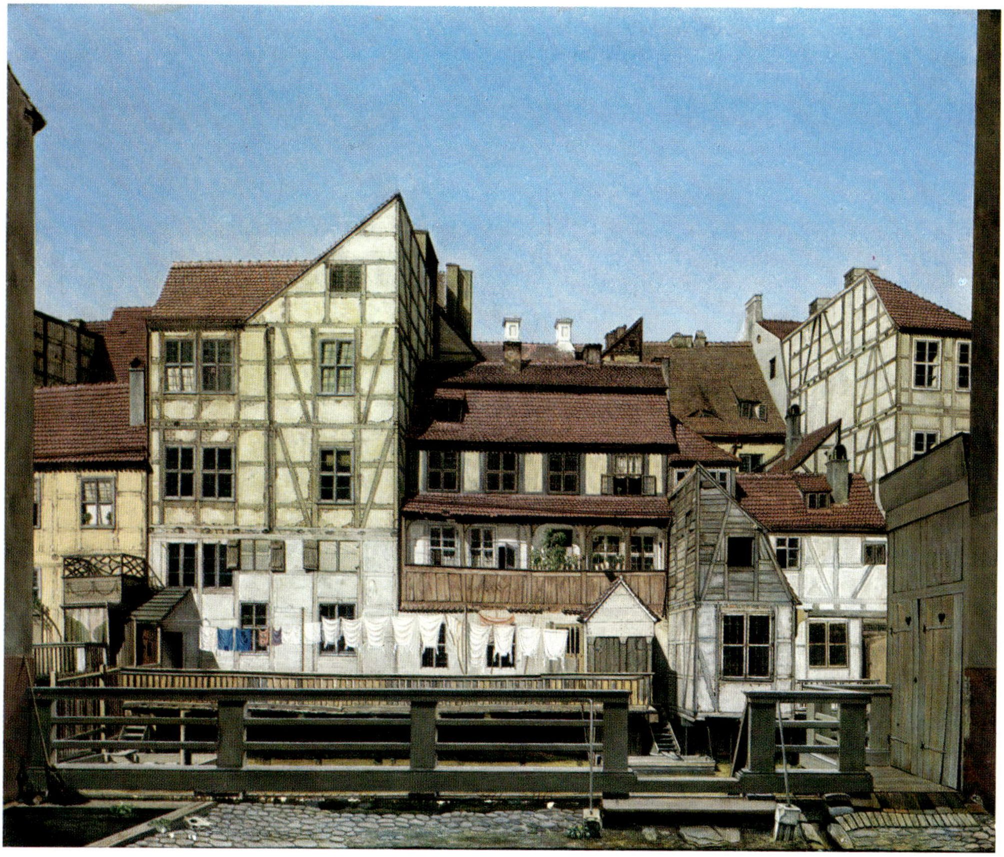

L. Deppe, Häuser am Mühlengraben *(Seite 270 f.)*

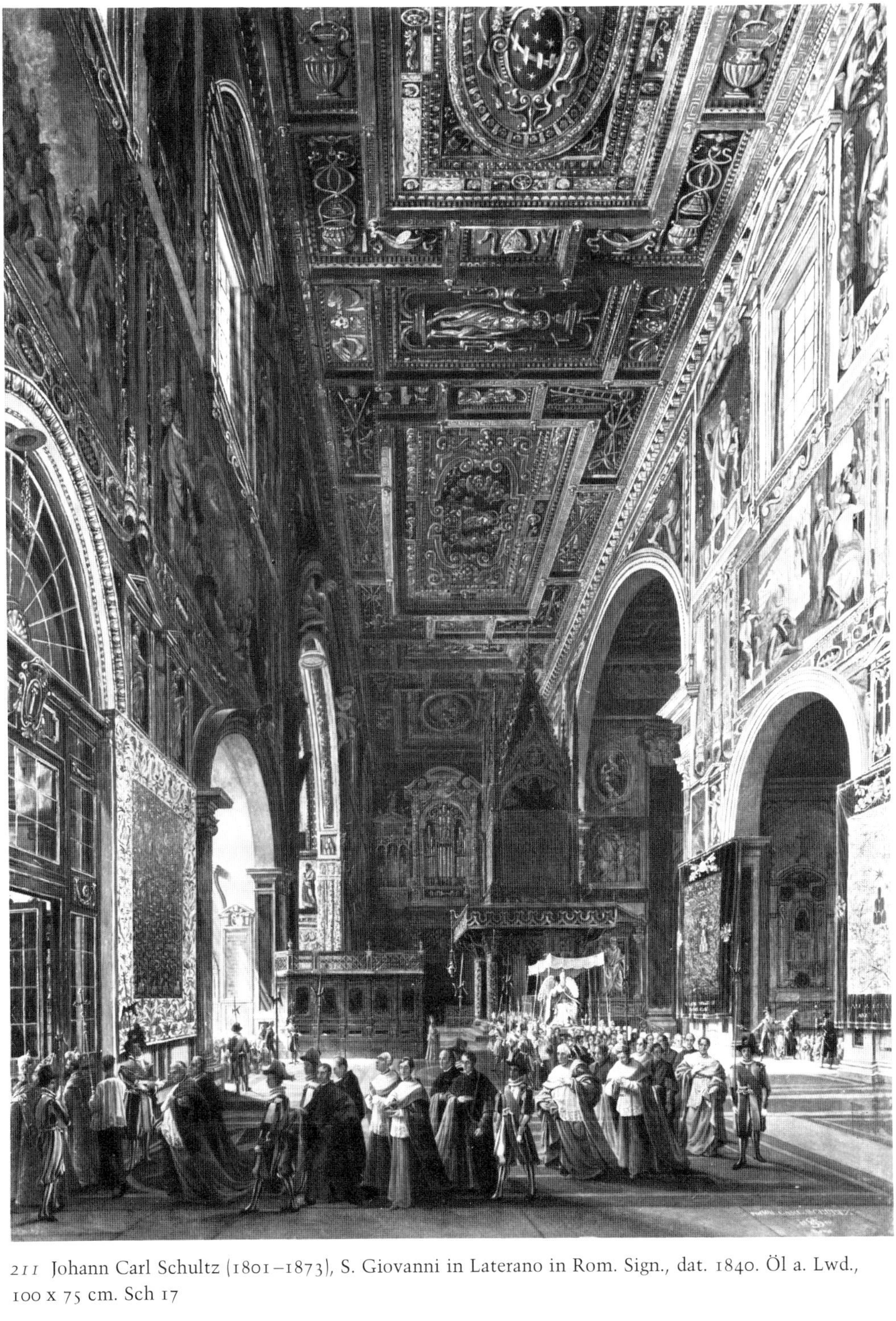

211 Johann Carl Schultz (1801–1873), S. Giovanni in Laterano in Rom. Sign., dat. 1840. Öl a. Lwd., 100 x 75 cm. Sch 17

Frage. Es ist ebenso wie eine der verschollenen Ansichten von Friedrich August Schmidt mit der Bezeichnung Frederic Frégevice als Maler gestochen worden. Dieser war ein Genfer Vedutenmaler, der sich zeitweilig in Berlin aufhielt und 1820 Mitglied der Akademie wurde. Es ist denkbar, daß bei der Eintragung in das Erwerbungsbuch beim Künstlernamen ein Irrtum unterlief. Es könnte auch sein, daß Lautier Gemälde von Frégevice kopiert hat.

Von Lautier sind sonst nur eine Beteiligung an den Berliner Akademieausstellungen von 1818 und 1822 als »Dilettant« und seine Verheiratung mit einer Malerin bekannt.

211

»Die Kirche St. Giovanni in Laterano zu Rom, die Kathedrale der katholischen Christenheit (ecclesia Urbis et Orbis, Mater et Caput ecclesiarum), bei der Gegenwart des Papstes. Der Standpunkt ist im Innern des Kreuzschiffes genommen. Nach angehörter Messe erscheint hier der Papst getragen, umgeben von seinem Hofe und der Schweizergarde, vorauf die Kardinäle mit ihren Schleppenträgern und die Patriarchen der griechisch unirten Kirche. Der rothe Reflex im Mittelgrunde entsteht durch die mit rothem Seidenzeug verhangenen Fenster des Chores, die im Bilde nicht sichtbar sind.« So wird das Bild im Katalog der Berliner Akademieausstellung von 1840 (Nr. 720) anscheinend von JOHANN CARL SCHULTZ selbst beschrieben. Offenbar hat ihn die farbige Pracht des Kircheninterieurs, die durch die Staffage noch erhöht und als Entfaltung päpstlichen Pompes motiviert wird, mehr als die architektonischen Formen gereizt. Der Papst ist Gregor XVI.

Schultz war Danziger und Schüler von Johann Adam Breysig, einem Theater- und Dekorationsmaler, der 1800 das erste Panorama in Berlin gezeigt hatte, also mit den Gesetzen der Perspektive bestens vertraut war. Danach bildete sich Schultz in Berlin bei Hummel und 1823 in München bei Domenico Quaglio weiter. 1824–28 war er in Rom. Nach vierjähriger Tätigkeit in Berlin wurde er Direktor der Kunstschule in Danzig.

Die Studien für die Ansicht von S. Giovanni in Laterano entstanden bei einem zweiten Aufenthalt in Rom 1839. Das Bild kann den engen Zusammenhang der Danziger und der Berliner Malerei in der ersten Hälfte des 19. Jahrhunderts belegen. Auch der Architekturmaler Carl Michael Gregorovius aus Danzig schulte sich wie Schultz in Berlin und kehrte wieder in seine Vaterstadt zurück. Mit den Genremalern Eduard und Wilhelm Meyerheim kamen zwei hervorragende Maler von dort nach Berlin, um hier zu bleiben.

212

1815 wurde das Rheinland preußisch. Damit wurde der größte deutsche GARTENKÜNSTLER seiner Zeit, PETER JOSEF LENNÉ, der damals freilich erst am Beginn seines Werdeganges stand, preußischer Untertan[350]. Friedrich Wilhelm III. stellte ihn 1816 in Sanssouci als »Gartengeselle« ein und gewann damit – ohne es zu ahnen – für Preußen eine Kraft, die die Bewegung des Landschaftsgartens hier zu einem Höhepunkt führte und, ähnlich wie Schinkel, auch noch die nachfolgende Generation von Gartengestaltern prägte. Lenné hat seit seiner Anstellung ein halbes Jahrhundert vor allem für die KULTURLANDSCHAFT UM POTSDAM gewirkt und dieses Kunstwerk, vielleicht das großartigste, das in Preußen entstanden ist, vollendet. Der Mangel an Naturschönheit in der kargen, sandigen Landschaft der Mark Brandenburg war umso stärker empfunden worden, je mehr sich im 18. Jahrhundert eine Sensibilität für Naturschönheit entwickelte. Die Umwandlung einer reizlosen Gegend in ein ländliches Paradies durch Gartenkunst, später auch unter Zuhilfenahme der modernen Technik in Gestalt von Dampfmaschinen, die das Gelände bewässer-

[350] Gerhard Hinz, Peter Josef Lenné und seine bedeutendsten Schöpfungen in Berlin und Potsdam. Berlin 1937.

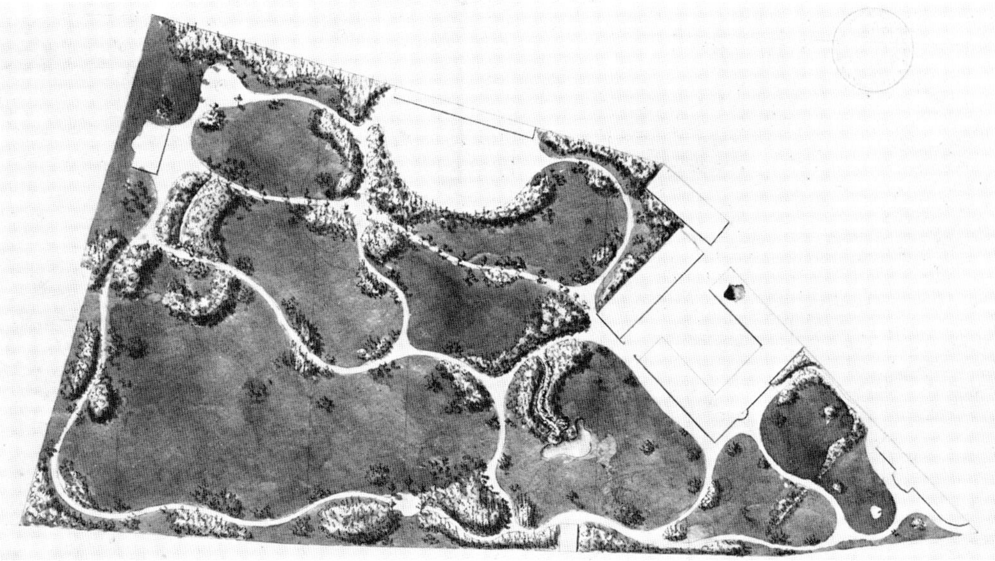

212 Peter Josef Lenné (1789–1866), Entwurf für die Umgestaltung der Umgebung des Schlosses Glienicke. Um 1816, Aquarell, 35 x 49 cm. Plankammer.

ten, war der eindrucksvollste Beweis kluger Ökonomie und segensreichen Wirkens einer Regierung. Durch die Kunst beschafft zu haben, was die Natur einem Lande zunächst versagt hat, war eine allgemein bewunderte Leistung.

Zu diesem großen Landschaftskunstwerk von Potsdam gehören im Bereich West-Berlins die Landschaftsgärten der Pfaueninsel (S. 174, Nr. 127) und GLIENICKES[351]. Die Entwicklung des Parkes von Glienicke zu dem Landschaftsgarten von höchster Vollkommenheit, wie er sich um die Mitte des 19. Jahrhunderts darstellte, beginnt nach einer Vorgeschichte in der zweiten Hälfte des 18. Jahrhunderts, als Glienicke ein Gut mit einem von geraden Alleen durchzogenen Gartenareal war, 1814, als der Staatskanzler Fürst Hardenberg Glienicke kaufte. Bald danach, um 1816, machte Peter Josef Lenné einen Entwurf für die Umgestaltung des Geländes zu einem englischen Landschaftsgarten mit gewundenen Wegen, deren Biegungen sich einem sensibel modellierten Terrain anpassen, und malerischen Baumgruppen die Motive für die Nahsicht bieten, womit in geregeltem Rhythmus Durchblicke in die Ferne abwechseln.

Als 1824 nach dem Tode Hardenbergs 1822 der Prinz Karl von Preußen, der dritte Sohn des Königs, Glienicke kaufte, reiften Lennés Pläne im Zusammenwirken mit Schinkel, dem Fürsten Pückler-Muskau und dem Besitzer. Schinkel machte aus den bestehenden Bauten des Gutshauses und eines kleinen Billardhäuschens über dem Havelufer das noble Schloß (1825–28) und das heitere Kasino (1824/25). Andere Bauten kamen in der Folgezeit als bedacht verteilte tektonische Kerne in dem landschaftlichen Areal hinzu, das durch Zukauf nach Norden beträchtlich erweitert wurde.

Der frühe Entwurf Lennés, der noch nicht den zeichnerischen Reiz seiner späteren Pläne besitzt, läßt die vorhandenen Bauten erken-

[351] Zu Glienicke siehe Johannes Sievers, Karl Friedrich Schinkel. Bauten für den Prinzen Karl von Preußen. Berlin 1942. Martin Sperlich und Michael Seiler, Schloß und Park Glienicke. Über die Notwendigkeit ihrer Wiederherstellung, in: Zehlendorfer Chronik 1977, 2. Aufl. 1979.

nen, ein Gewächshaus an der Straße nach Potsdam, das 1840 dem Stibadium von Persius weichen mußte, links davon ein Häuschen, das Schinkel 1825 zur Kleinen Neugierde umbaute, das Gutshaus mit seinen Nebengebäuden und das Billardhäuschen an der Havel.

Die Anlage von Glienicke kann nach der fast gänzlichen Zerstörung der prinzlichen Palais in Berlin samt ihren erlesenen Ausstattungen eine Vorstellung davon vermitteln, in welcher Weise neben dem König die Prinzen in der ersten Hälfte des 19. Jahrhunderts an der Pflege einer aristokratischen Kultur beteiligt waren.

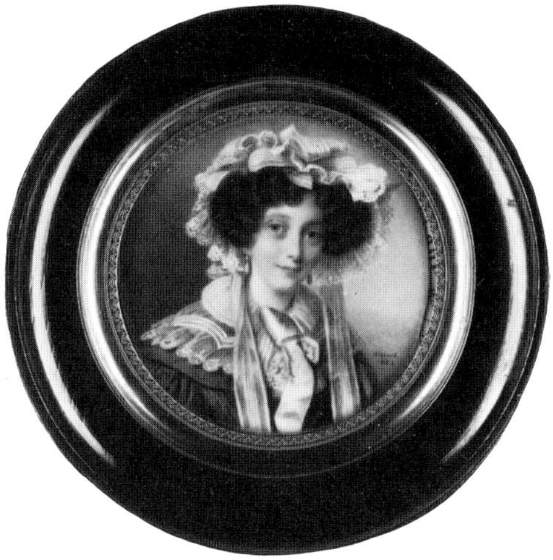

213 Johann Ludwig Sebbers (1804 – nach 1837), Die Frau des Geheimen Kämmerers Carl Timm. Sign., dat. 1832. Aquarell a. Elfenbein, Dm 6,5 cm. Sch 20

213

Auf dem Gebiet der BILDNISMINIATUR hat Berlin im frühen 19. Jahrhundert nicht die Rolle gespielt, wie es sich angesichts der Blüte der Porträtmalerei vermuten ließ. Künstler vom Range Daffingers in Wien oder Aldenraths in Hamburg hat Berlin in dieser Zeit nicht aufzuweisen, aber auch verglichen mit Miniaturmalern des 18. Jahrhunderts wie König oder Chodowiecki blieb die Stadt im Biedermeier zurück. Es scheint, als habe der intime Reiz der Miniatur, eines Bildes, das man mit sich tragen konnte, der preußischen Mentalität nicht sonderlich gelegen. Dafür kam der Porträtzeichnung, wie sie z. B. Franz Krüger pflegte, eine große Bedeutung zu.

Ein Beispiel für eine Berliner Bildnisminiatur ist das Porträt der Frau des Geheimen Kämmerers Timm, das JOHANN LUDWIG SEBBERS 1832 gemalt hat. Die Frisur und die Pracht der Bänder und Spitzen umrahmen das freundlich-offene Gesicht. Der Mode folgend wird mehr der gesellschaftliche Status und die Konformität mit dem Zeitgeist als die Individualität gezeigt. Der Hintergrund mit seinem Helldunkel ist wie bei manchen barocken Bildnissen weder reine Landschaft noch reiner Innenraum.

Johann Ludwig Sebbers war Porzellanmaler und als solcher in Braunschweig ausgebildet. 1824 wirkte er in München. 1826 porträtierte er in Weimar Goethe auf einer Porzellantasse, und im Jahr darauf wurde er Leiter der Porzellanmanufaktur in Braunschweig und Hofmaler. Spätestens 1830 ist er jedoch bereits nach Berlin übergesiedelt, denn 1830–34 zeigte er Arbeiten auf der Berliner Akademieausstellung, darunter auch große in Öl gemalte Porträts, als Hofmaler des Herzogs von Braunschweig in Berlin.

214

Seit der Zeit der Aufklärung diente die MEDAILLE nicht mehr nur dazu, eine Person, in erster Linie den Herrscher, zu verherrlichen und an ein mit ihm verknüpftes Ereignis zu erinnern, sie propagierte vielfach eine Idee und benutzte dafür die Allegorie und die mythologische oder historische Gestalt beziehungsweise Begebenheit, soweit sich aus ihr ein Gedanke entwickeln ließ. Medaillen mit solcher Tendenz, »Gelegenheits-Denkmünzen« genannt, wurden auch zu Geschenkzwecken für jedermann geprägt und waren im Handel zu erwerben. Als Geschenk waren sie dann Auszeichnung und moralische Verpflichtung zugleich. So schenkte man z. B. Kindern eine Medaille mit der Gestalt Moses', der auf das vierte Gebot hinweist.

Die Medaille des Vereins zur Förderung des Gewerbefleißes in Preußen von HENRI FRANÇOIS BRANDT ist ein Beispiel für eine Denkmünze, die eine private Institution als Auszeichnung vergab. Der Entwurf der Vorderseite in seinem klaren Klassizismus stammt von FRIEDRICH TIECK. Der Bildhauer beschreibt die Szene selbst in einem an Goethe gerichteten Brief vom 21. 2. 1824, der eine Sendung von 16 Brandtschen Medaillen begleitete. »Die Vorderseite nach meiner Angabe und Modell geschnitten, soll überhaupt an sinnreiche und nützliche Erfindungen erinnern, und habe ich dazu den Thalos und die Erfindung der Säge gewählt, im Hintergrund die schon erfundene Töpferscheibe[352].«

Die sinnend dastehende Athena mit der Licht spendenden Fackel, eine Erinnerung auch an Prometheus, prüft das Ergebnis.

Brandt, der 1824 Schinkel auf dessen Reise nach Italien begleitete, stammte aus dem damals preußischen Neufchâtel und war in Paris bei Droz und David ausgebildet worden. 1817 berief ihn der König als Königlichen Münz- und Hofmedailleur nach Berlin. In der Schärfe der Zeichnung und in der Knappheit der Form läßt sein Stil die französische Schulung erkennen. Mit ihm, dem besten der Berliner Medailleure des 19. Jahrhunderts, kam die Medaillenkunst hier zu einer neuen Blüte. Brandts Vorgänger war Daniel Loos. Dieser und sein Sohn Gottfried Bernhard betrieben eine Medaillen-Münze, in der seit den zwanziger Jahren eine Reihe hervorragender Medailleure tätig waren, so Karl Friedrich Voigt, Carl Pfeuffer, Friedrich Anton König jr. und Wilhelm Kullrich[353]. Bereits seit 1800 war Johann Ludwig Jachtmann, einer der besten Berliner Medailleure nach Brandt, mit Medaillen auf der Berliner Akademie-Ausstellung vertreten.

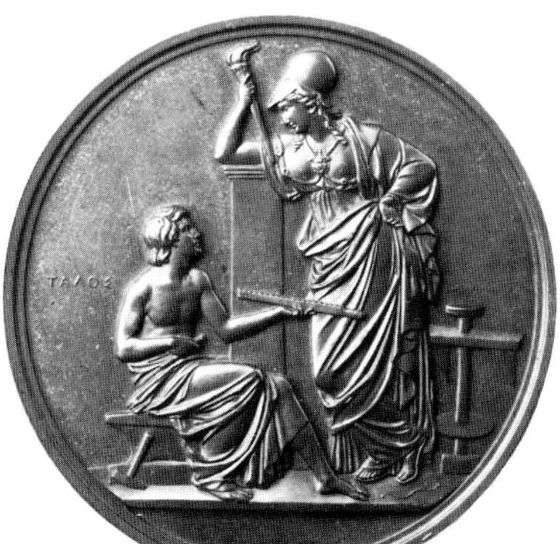

214 Henri François Brandt (1789–1845) nach Ludwig Tieck, Medaille des Vereins zur Förderung des Gewerbefleißes. Um 1824. Bronze, Dm 8 cm. Sch 22

215

In Malapane (Schlesien) wurde 1787 mit dem EISENKUNSTGUSS begonnen. 1796 entstand eine zweite Hütte in Gleiwitz, die in der Folgezeit große Bedeutung erlangte. 1804 folgte in Berlin die Gründung der Königlichen Eisengießerei, und als weitere staatliche Manufaktur kam 1815 nach der Angliederung des Rheinlandes an Preußen die bereits bestehende Sayner Hütte hinzu[354].

Zu den populärsten Erzeugnissen der Gleiwitzer Hütte gehören die Medaillen, die größtenteils nach Modellen von Leonhard Posch angefertgt wurden. Die Dargestellten wurden gern als hohe Büste oder als Halbfigur in das kreisrunde Bildfeld gesetzt, so daß seitlich viel Raum bleibt und das Beengte des normalen MEDAILLENPORTRÄTS vermieden wird. So kann sich eine Atmosphäre um die Gestalt bilden.

Der aus Tirol stammende LEONHARD POSCH war Schüler und Mitarbeiter von Johann Bap-

352 Hildebrandt 1906, S. 159.
353 (Menadier) 1901.
354 Schmitz 1917. Hintze 1928.

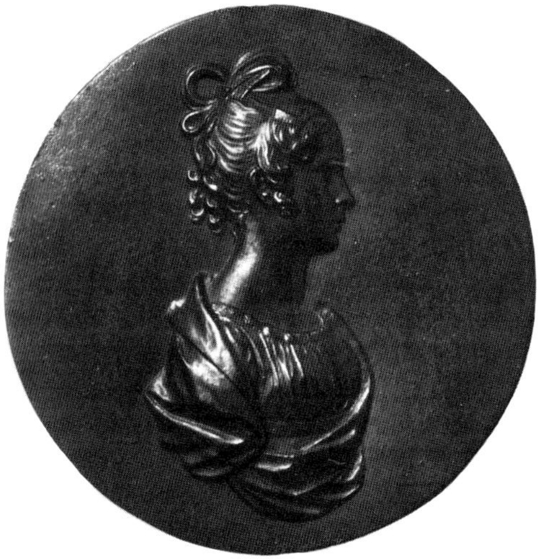

215 Gleiwitzer Eisenkunstguß nach Leonhard Posch (1750–1831), Prinzessin Charlotte von Preußen. Um 1815. Eisen, Dm 9 cm. Sch 26

tist Hagenauer in Salzburg und Wien und kam 1803 in bereits fortgeschrittenem Alter über Hamburg nach Berlin, wo er durch seine in Wachs modellierten Bildnisse Erfolg hatte[355]. 1816 wurde er als Medailleur Mitglied der Akademie. Die Herkunft aus dem österreichischen Rokoko ist in seinen späten Arbeiten kaum noch zu spüren, dennoch sind gerade seine weiblichen Bildnisse durch eine Anmut und Lebhaftigkeit der Formensprache ausgezeichnet, die sich von preußischen Traditionen unterscheidet. Seine Bildnisse wurden auch von der Porzellanmanufaktur verwendet. Der Reiz seiner Gestaltungen kommt im Porzellan vielleicht noch besser zur Geltung als im Eisen.

Die Blüte des preußischen Eisenkunstgusses fällt in die Zeit zwischen etwa 1815 und 1835. Eine große Zahl von privaten Gießereien – in Berlin sind es allein 27 – bewirkten eine Verschlechterung der künstlerischen und gußtechnischen Qualität, indem sie billige Massenware produzierten. Eine Vielfalt von Gegenständen, die in Eisen hergestellt wurden wie Leuchter, Briefständer, Uhrständer, Briefbeschwerer und vielfältiger Nippes ließen mit der Zeit die Bedeutung vergessen, die das Material in der Epoche der Romantik besessen und den künstlerischen Gehalt der Erzeugnisse bestimmt hatte. Die königliche Eisengießerei in Berlin bestand noch bis 1874, nachdem sie bereits 1838 den Guß von Kleingerät eingestellt hatte.

216

Kein kunstgewerbliches Erzeugnis Preußens ist in der ersten Hälfte des 19. Jahrhunderts so bezeichnend für den Geist dieses Landes wie der Eisenkunstguß[356]. Vor allem seit den Befreiungskriegen, die eine »eiserne Zeit« genannt wurden, erhielt das Material eine patriotische Bedeutung. Das billige Metall wurde im Hinblick auf seine ideelle Aussage über das Gold gestellt. Die Spenden von Edelmetall aus dem Volk zur Unterstützung der Kriegsführung, insbesondere der Eintausch von goldenen Trauringen gegen eiserne, wurde unter der Devise »Gold gab ich für Eisen« organisiert. In dem 1813 gestifteten Eisernen Kreuz, dessen Entwurf Schinkel aus dem Kreuz der Deutschordensritter entwikkelte, trat auch im Orden das Eisen an die Stelle des Edelmetalls. Das Einfache wurde zur Auszeichnung erhoben, wie die »Ritter vom Eisernen Kreuz« ohne Ansehen ihres Standes nur aufgrund ihrer Tapferkeit ausgewählt worden waren. Insofern verbanden sich mit dem Eisen Hoffnungen auf politische Reformen.

Es ist verständlich, daß aufgrund solcher Ideen das Eisen auch für SCHMUCK verwendet wurde. Dazu war jedoch eine technische Leistung notwendig. Das Eisen mußte so dünnflüssig geschmolzen werden, daß es in die feinsten Formen gegossen werden konnte. Der patriotische Stolz war also auch in einem

---

355 Helmut Niemann, Die Abstammung des Berliner Hofmodelleurs Leonhard Posch (1750–1831), in: Archiv für Sippenforschung XXXVII, 1971, S. 23–26.

356 Brigitte Stamm, Blick auf Berliner Eisen. Aus Berliner Schlössern. Kleine Schriften VI. Berlin 1979.

216 Johann Conrad Philipp Geiß (1772–1846), Kette. Um 1825. Eisenguß. Sch 26

technischen Vermögen gegründet, das helfen sollte, die Armut des Landes zu überwinden. Der Optimismus des beginnenden technischen Zeitalters kündet sich darin an. Durch die einzigartige Vollkommenheit des Gusses war Berliner Eisen weltberühmt.

Da die vaterländische Gesinnung sich nach 1813 in der altdeutschen Tracht kundtat, lag es nahe, vor allem gotische Formen im Schmuck zu reproduzieren. Ein Beispiel dafür ist eine Kette mit der Signatur Geiß, deren Glieder wechselweise Rosetten und mit Maßwerk gefüllte sphärische Dreiecke bilden, bei denen aus der äußeren Spitze ein Blatt herauswächst, Geometrisches und Organisches verbindend.

JOHANN CONRAD PHILIPP GEISS war Goldschmied und aufgrund dieser Ausbildung befähigt, den Eisenschmuck in Berlin zur Blüte zu bringen. 1830 trat sein Sohn Moritz in die Werkstatt des Vaters ein. Später hat sich Moritz Geiß auch durch die Begründung der von Schinkel nachdrücklich geförderten Zinkgußindustrie einen Namen gemacht, die vor allem billige Bauornamentik lieferte.

217

Im Katalog der Berliner Akademieausstellung des Jahres 1800 wurde die von JOHANN CARL FRIEDRICH RIESE modellierte sogenannte Ballgruppe mit folgenden Worten erläutert: »König Friedrich der 2te wird von seinem Großneffen (des jetzt regierenden Königs

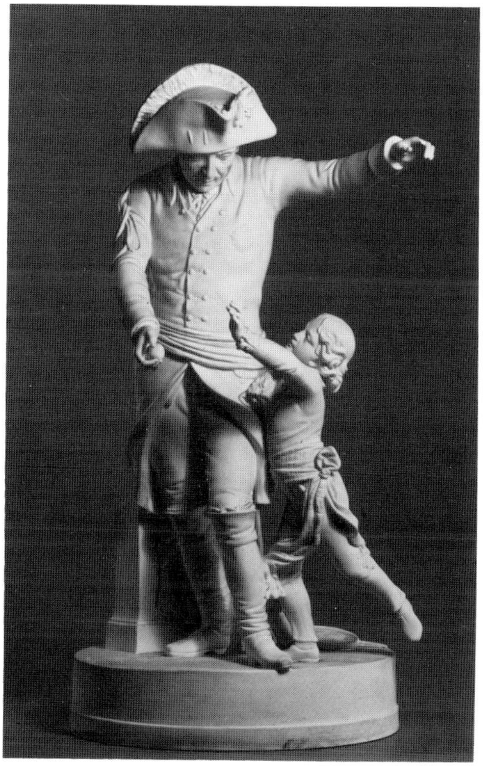

217 Johann Carl Friedrich Riese (1759–1834), Ballgruppe. Um 1800. Bisquitporzellan. H 37 cm. Ch 311

Majestät) dringend gebeten, ihm den Ball wieder zu geben, welcher auf den Schreibtisch gefallen war. Die Worte, welche der große König sprach, sind allen unvergeßlich[357].«

Friedrich meinte, dem Prinzen werde man Schlesien nicht wieder nehmen. Diese Anekdote war zu Beginn der Regierungszeit Friedrich Wilhelms III. sehr populär, weil sie die Absicht des Königs, an die Tradition Friedrichs des Großen anzuknüpfen und sich dem Expansionsdrang Frankreichs entgegenzustellen, unterstreichen sollte. Chodowiecki hat am meisten dazu beigetragen, diese und andere Anekdoten über Friedrich den Großen in Stichen zu verbreiten. An den Stil dieses Künstlers mit seinen geraden, aber ausdrucksvollen Bewegungen knüpft Rieses Werk an. Auch die Präzision der Modellierung aller Einzelheiten läßt sich mit der Gewissenhaftigkeit Chodowieckischer Kupferstiche vergleichen. Reizvoll ist der Gegensatz von Alt und Jung, der stehenden Gestalt des Königs mit seinen in den Raum greifenden Bewegungen und der noch im Lauf gezeigten des Prinzen, einer Lieblingsformel Chodowieckis. In der Eleganz und Zierlichkeit, auch im Erzählerischen, lebt noch etwas von der Gesinnung des Rokoko fort, was nicht gerade zur Glaubwürdigkeit des patriotischen Gedankens beiträgt, aber für die innere Widersprüchlichkeit der Epoche vor 1806 bezeichnend ist. Die dem Marmor ähnliche Materie des BISQUITPORZELLANS war dem Klassizismus angenehm. In kleinen Porträtbüsten, zuerst der Voltaires von 1774, hatte die KPM schon zur Zeit Friedrich des Großen Bisquitporzellan verwendet. Die endgültige Abkehr von den glasierten weißen und bemalten Porzellanstatuetten wurde in den späten 1780iger Jahren eingeleitet.

218

Das intensive Streben des frühen 19. Jahrhunderts nach handwerklicher Vervoll-

357 Börsch-Supan 1971, 1800, Nr. 364. Köllmann 1963, II, Tf. 182 a.

kommnung, das nicht zuletzt durch die ausländische Konkurrenz genährt wurde, führte in der KÖNIGLICHEN PORZELLANMANUFAKTUR zu unübertroffenen Leistungen. Aber nicht nur die Qualität der Ausführung, auch der Ideenreichtum der entwerfenden Künstler macht diese Epoche in der Geschichte des Berliner Porzellans so überaus reizvoll. Diese Entwicklung führte freilich zu einer Entfernung von den Ursprüngen. Der Scherben als eine formbare, in höchstem Maße veredelte irdene Masse tritt in manchen Erzeugnissen kaum noch in Erscheinung, sondern ist völlig verdeckt von Malerei und Vergoldung. Für die Malerei ist das Porzellan der helle Untergrund, der den Farben die höchste Transparenz verleiht, die auch für Ölgemälde der Berliner Schule des frühen 19. Jahrhundert typisch ist. Waren im Rokoko die Malereien auf Porzellanen aphoristisch behandelte Motive, Inseln, die ohne feste Bildgrenzen auf dem weißen Grund schwebten, so liebte der Klassizismus klar definierte Bildfelder, und die Formen der Gefäße nahmen vielfach auf diese Forderungen Rücksicht, so zum Beispiel das gezeigte Dejeuner mit einer fast architektonischen Gestaltung, wo zahlreiche Flächen für den Schmuck mit antikischen Motiven zur Verfügung stehen[358]. Die Malerei ahmt hier feinste Mosaikarbeiten nach. Das Gerade und Kantige soll jedoch auch die Erinnerung an ägyptische Strenge wecken. Vor allem seit Mozarts »Zauberflöte« und seit Vivant Denons Publikation ägyptischer Altertümer im Gefolge von Napoleons Feldzug genoß das alte Ägypten seit dem späten 18. Jahrhundert die Sympathien der gebildeten Welt Europas, und so konnten die Zeugnisse dieser verfeinerten Kultur auch das Berliner Kunstgewerbe anregen.

219

Zwei Motivkreise waren es, die das Publikum im 19. Jahrhundert in der PORZELLANMALEREI bevorzugte: Blumen und Veduten. Blumen waren schon im 18. Jahrhundert gern

[358] Köllmann 1963, II, Tf. 191 a.

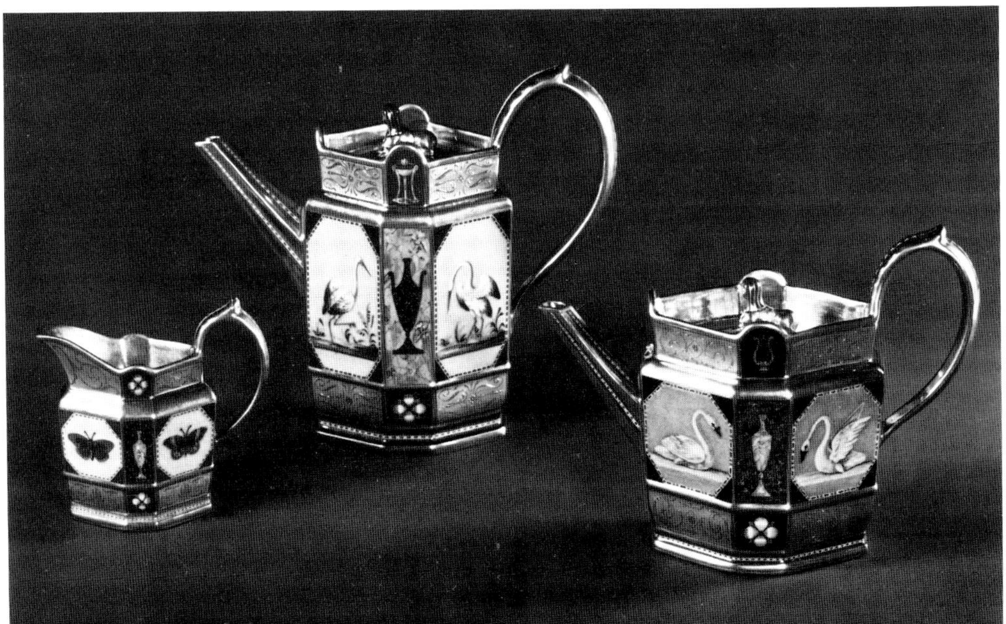

218 Königliche Porzellanmanufaktur, drei Teile eines Solitäts. Um 1800/06. Porzellan Belvedere

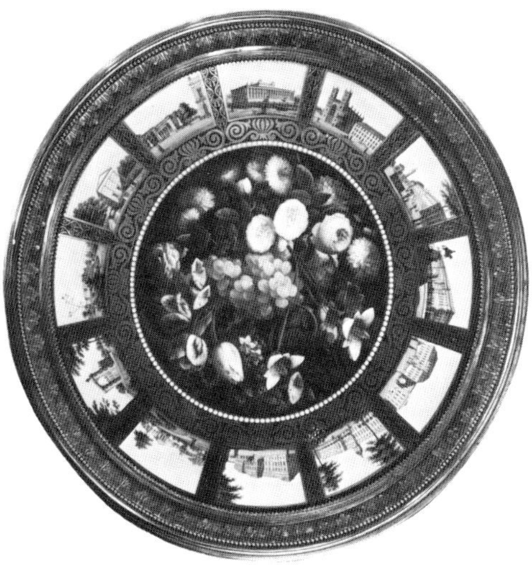

219 Ernst Sager (1810–1830 nachgewiesen), bemalte Tischplatte Sign., dat. 1830. Porzellan, Dm 65 cm. Ch 12/13

zum Dekor von Porzellanen gewählt worden, die Vedute jedoch, die eine Beziehung zwischen dem Besitzer des Porzellans und der dargestellten Gegend herstellte, wurde erst im 19. Jahrhundert zu einem häufigen Gegenstand der Porzellanmalerei. Porzellanplatten konnten sogar zum Bildträger für Ansichten werden, die, als Tafelbilder gerahmt, an die Wand gehängt wurden. Auf der von ERNST SAGER gemalten Platte eines Ziertisches sind Stilleben und Vedute vereinigt. Sager war Landschafts-, Genre- und Stillebenmaler und hatte seine Ausbildung an der Akademie bei dem besten Blumenmaler Berlins, bei Gottfried Wilhelm Völcker, genossen, dessen Werke früher in den Schlössern in größerer Zahl vertreten waren. Der Sinn der Zeit für Botanik, sowohl als Wissenschaft wie als praktische Pflanzenzucht in den Gärten, hatte der Blumenmalerei einen neuen Aufschwung gegeben. Die Romantik hatte sogar die Symbolsprache der Blume neu entdeckt. Botanische Genauigkeit und handwerkliche Präzision waren Forderungen, die sich gegenseitig bedingten und zu hervorragenden Leistungen führten.

Die Veduten, die auf Sagers Porzellanplatte das Mittelfeld rahmen, stellen folgende Motive dar: Schloß Charlottenburg, Stadtschloß Potsdam, Schloß Pfaueninsel, Schloß Glienicke, die Singakademie, die Neue Wache, das Alte Museum, die Werdersche Kirche, das Opernhaus, das Schloß mit der Langen Brücke sowie das Kronprinzenpalais mit dem Kronprinzessinnenpalais.

220

Das Gebot der Einfachheit, das die Epoche des Klassizismus beherrscht, bewirkt in der MÖBELKUNST eine Betätigung der künstlerischen Phantasie weniger auf dem Gebiet des Formens und Ausschmückens als auf dem der Erfindung neuer origineller Typen. Wichtige Anregungen für diese Entwicklung in Deutschland kamen aus England. Ein Beispiel ist der Sekretär des Tischlermeisters ADOLPH VOIGT, den er sich als »schmalen Sekretär in Form eines Kaminschirmes« 1805 patentieren ließ[359]. Die Schreibplatte mit Fächern kann heruntergeklappt und die Schreibunterlage als Lesepult hochgestellt werden. Der ovale Spiegel an der Rückwand läßt sich drehen.

Die Formen des Möbels, weit ausschwingende Beine und eine Lyra darüber, deren Saiten durch Drähte dargestellt sind, zitieren antike Gestaltungen. Das Problem des Künstlers war es, diese Formen in Einklang mit seinen praktischen Ideen zu bringen. Beinahe stärker als die sparsam angebrachten Schmuckelemente wirkt das Ornament des Furniers aus schwarz gepunktetem Vogelahorn. Die Freude an solchen natürlichen Strukturen entspricht dem Geist der Zeit. Bezeichnend für ihn ist auch die Leichtigkeit und Zierlichkeit des Möbels. Wollte ein großer und kostbar ausgestatteter Schreibsekretär früher ge-

[359] Ein gleichartiges Stück im Kunstgewerbemuseum Berlin-Köpenick. Georg Himmelheber, Die Kunst des deutschen Möbels III. Klassizismus, Historismus Jugendstil, München 1973, S. 103, Abb. 423.

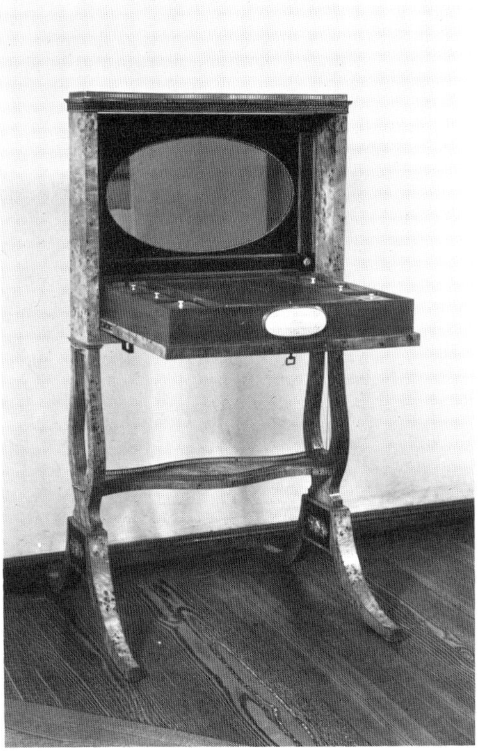

220 Adolph Voigt (1805–1826 nachgewiesen), Patentsekretär. Um 1805. H 120 cm. Ch 311

den Bildnissen Sr. Maj. des Königs und Sr. Königl. Hoheit des Kronprinzen u.s.w. verziert. Die Bildnisse nach Modellen von Posch gegossen und von Stolle ciseliert, nebst einem Becher mit Inschriften, zum Gebrauch bei hohen festlichen Gelegenheiten bestimmt. b) Mit zwei Ansichten von Berlin getriebene Arbeit. Ciselierung von Stolle. a. für den Preußischen Konsul in Cypern; b. für den Englischen Konsul in Kairo, von einem Reisenden zum Ankenden bestimmt.« So sind die Stücke im Ausstellungskatalog beschrieben[360].

Eine der Vasen konnte 1974 für den Schinkel-Pavillon erworben werden. Die Bestimmung der anderen Vase für den englischen Konsul in Kairo dürfte den Dekor auch dieses Stückes mit den Löwenprotomen der ägyptischen Göttin Sachmet inspiriert haben. Ägyptisierend sind ferner die schlanken Palmetten darunter. Die übrigen Formen sind dem all-

[360] Börsch-Supan 1971, 1822, Nr. 571 a, b.

sellschaftlichen Rang und Gewicht der Geschäfte seines Besitzers demonstrieren, so tritt dieser Sekretär, ungeachtet seiner Eleganz und der sinnvollen Einrichtung, betont bescheiden auf. Er war wohl in erster Linie als ein Schreibtisch für Damen gedacht. Angeblich soll er sich im Besitz der Königin Luise befunden haben. Später gehörte er einer Fürstin zu Wied.

221

1822 zeigte die Berliner Firma »J. GODET U. SOHN, Hofjuwelier und Gold- und Silberwarenfabrik und Fabrik feiner Eisengußwaren« auf der Berliner Akademie-Ausstellung »Zwei Vasen als Tischaufsätze zu Blumen und zugleich als Räuchergefäße brauchbar. a) Mit

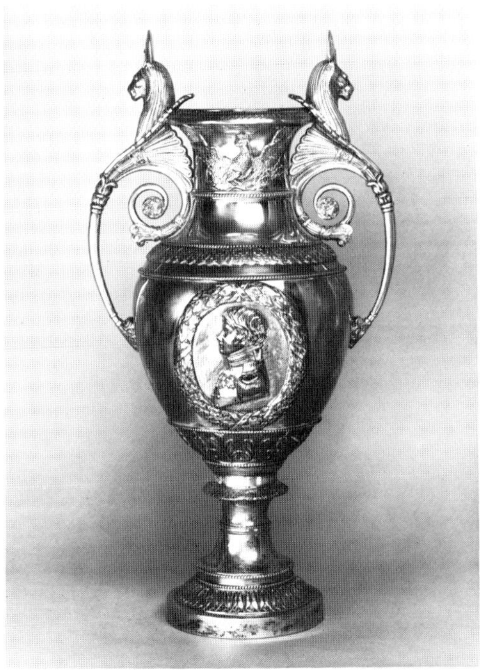

221 Jean Frédéric Godet (1798–1860), Vase. Sign., um 1822. Silber, H 28 cm. Ch 20

gemein bekannten Vorrat klassizistischen Gedankengutes entnommen und mit der Absicht, eine prächtige Wirkung zu erzielen, gehäuft. Großformiger und kleinteiliger Dekor wechseln ab und machen die Gesamtwirkung unruhig. Das 1815 modellierte Bildnis des Kronprinzen zeigt den Zwanzigjährigen.

Die Familie Godet hat durch vier Generationen hindurch Goldschmiede in Berlin hervorgebracht[361]. Der 1732 in Berlin als Sohn eines Strumpfwirkers aus Neufchâtel geborene Jean Godet begründete die Dynastie. Sein Sohn Jean Jacques war der Vater von Jean Fréderic, dem Verfertiger der Vase. Dessen beide Söhne Pierre und Jean wurden ebenfalls Goldschmiede. Jean Fréderic übernahm die Firma seines Vaters 1817 nach dessen Tod. 1821 wurde er Amtsmeister.

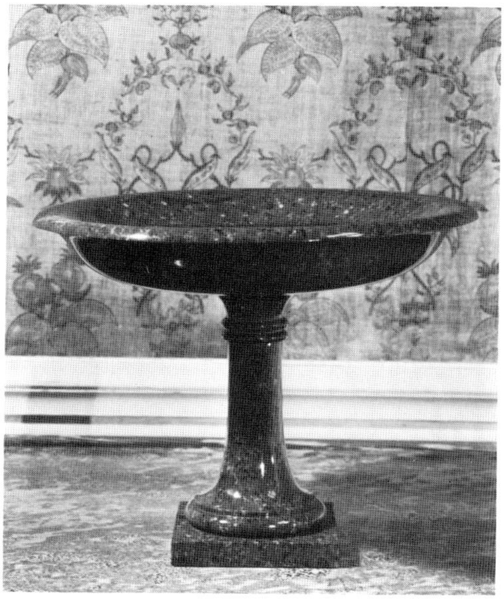

222 Schale. Um 1825/30. Roter Granit, H 24,5, Dm 31 cm. Schlößchen auf der Pfaueninsel

222

Seit etwa 1820 versuchte man in Berlin, den außerordentlich harten einheimischen GRANIT so zu bearbeiten, daß er für Postamente von Skulpturen, Vasen und Ähnliches benutzt werden konnte. Besonders aufwendig war der Vorgang des Schleifens und Polierens. So bedingte das Material stets eine relativ einfache Form, die dadurch einen Ausdruck besonderer Würde erhielt.

1822 stellte der Steinmetzmeister Adolf Heinrich Wimmel zuerst eine Granitvase auf der Berliner Akademieausstellung aus[362]. Außer ihm war es Christian Gottlieb Cantian, der Granit zu bearbeiten vermochte und sogar in der Lage war, die als technisches Wunder bestaunte Granitschale von fast 7 Meter Durchmesser vor dem Alten Museum 1828–32 auszuführen.

Cantian wurde 1828 auch damit beauftragt, die Sandsteinfassade des Mausoleums in Charlottenburg durch eine gleiche in Granit zu ersetzen. Als »vaterländisches Gestein« hatte der Granit in der an Steinen armen Mark Brandenburg – ähnlich dem Eisen – einen besonderen ideellen Wert, der durch die technische Leistung der Bearbeitung noch gesteigert wurde. Den unbeachtet daliegenden Feldstein durch Geschick und Ausdauer zu einem in Form und Oberfläche vollkommenen Gefäß zu machen, war eine Leistung, die auch nach ethischem Maßstab gewürdigt werden sollte.

Die kleine Schale auf der Pfaueninsel dürfte aus der Werkstatt Cantians oder Wimmels stammen.

223

Der Geist einer Zeit ist nur in den Brechungen vieler Facetten zu erkennen. Manchmal spiegelt sich eine von ihnen vollkommen in

---

[361] Scheffler 1968, Nr. 268, 978, 1177, 1378, 1798, 1798 a. Die Vasen sind unter 1798 a verzeichnet.

[362] Börsch-Supan 1971, 1822, Nr. 606. Nach Entwurf von Schinkel. 1776–1926. Zum Einhundertfünfzigjährigen Gedenktage der Geschäftsgründung durch den Steinmetzmeister Johann Heinrich Wimmel in Berlin unter der Regierung Friedrichs des Großen. (Festschrift) Berlin 1926.

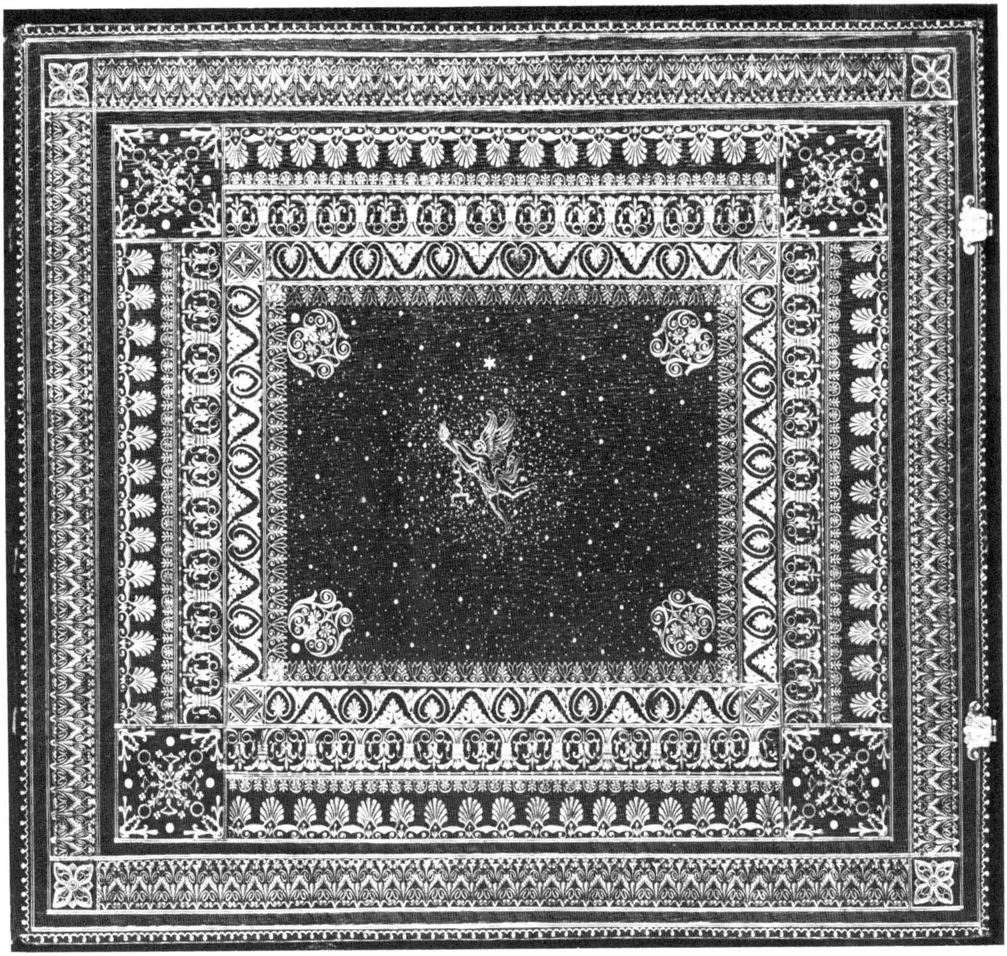

223 Carl Lehmann jun. (gest. 1823), Bucheinband. Um 1820. Leder, 28 x 31,5 cm. Sch 19

einem Werk, das nicht mit dem Anspruch einer autonomen künstlerischen Aussage auftritt. Gerade wenn es sich als ein Ding für den Gebrauch in die Lebenszusammenhänge einordnet, kann es unabsichtlich einen Gehalt umso reiner mitteilen. So läßt sich in einem roten MAROQUINEINBAND um einen Klavierauszug von Glucks Oper Armida das idealistische Vertrauen der Zeit auf die bildenden Kräfte der Kunst erkennen. Ein breiter und motivreicher Rahmen gepunzter Goldornamentbänder, prächtig und dabei diszipliniert in der strengen Reihung, umgibt ein Mittelfeld, in dem die freie Ordnung des sternenübersäten Himmels als ein symbolhaltiges Bild erscheint. Ein Stern unter allen ist hervorgehoben als der Morgen- und Abendstern, Venus Urania. An ihm hat ein Genius seine Fackel angezündet, um das Feuer des Sternes auf die Erde zu bringen. Durch dieses Gleichnis für eine aus höheren Sphären des Geistes kommende Inspiration findet der Gedanke mühelos zur Musik als dem eigentlichen Inhalt des Einbandes. Ohne das Vorbild Schinkels ist eine solche Idee kaum denkbar. Der Genius als körperliches Bild des Geistes ist ein Lieblingsmotiv seiner Kunst.

Der Einband ist das Werk des königlichen

Hof- und Ratsbuchbinders Carl Lehmann jun. und trägt den Besitzstempel der Prinzessin Luise von Preußen, der jüngsten Tochter Friedrich Wilhelms III. Goethe schrieb 1828 in einem kleinen Artikel über Lehmann: »Von obengenanntem, sorgfältig und geschmackvoll arbeitenden Landsmanne haben wir mehreres zur Hand, was mit englischen und französischen Einbänden gar wohl wetteifern könnte, und wir finden den inwendig beigefügten Namen umso schicklicher, als der Arbeiter dadurch sich selbst das Zeugnis gibt, er habe nicht allein schon längst Gutes geleistet, sondern auch künftig dürfe man seiner Firma das beste Zutrauen gönnen[363].« Auch der Einband der »Armida« ist mit der kleinen eingeklebten Firmenadresse versehen.

---

363 Johann Wolfgang von Goethe, Kunsttheoretische Schriften und Übersetzungen. Schriften zur bildenden Kunst II. Berlin 1974, S. 445.

Friedrich Wilhelm IV. (1840–1861)

Mit Friedrich Wilhelm IV. bestieg 1840 ein künstlerisch ungewöhnlich hoch begabter, dabei persönlich liebenswürdiger und geistreicher König den preußischen Thron. Vor allem der Architektur galt sein Interesse. Seine rege Phantasie brachte eine Unzahl von Entwürfen hervor, die noch in vielen Zeichnungen seiner Hand überliefert sind. Seine schöpferische Tätigkeit als Regent verstand er jedoch nur zu sehr als Gestaltung einer ästhetischen Welt unter Verkennung der politischen Tagesforderungen. In der Umgebung des Königs wurde über seinen Drang gespottet, zeichnend allerlei äußerliche Formen der Repräsentation seiner Idee des Königstums zu bestimmen. Es lag eine Tragik darin, daß er, den man den Romantiker auf dem Königsthron genannt hat, erst 45jährig zur Regierung kam, als die Romantik bereits ihre stärksten Kräfte verbraucht hatte. Die Ermüdungserscheinungen des höfischen Kulturlebens nach einer 43jährigen Regierungszeit des Vaters konnte der Sohn, dessen ursprünglich liberale und frische Geistesregungen mittlerweile ermattet waren, nicht wirklich überwinden. Das bürgerliche Kunstleben, das an Breite und Bedeutung immer mehr zunahm, folgte eigenen Entwicklungsgesetzen. Die entscheidenden Bewegungen waren hier in den dreißiger Jahren in Gang gekommen. So bedeutet der Regierungsantritt des künstlerisch vielleicht begabtesten Hohenzollern im Unterschied zu früheren Wechseln des Herrschers keine wirkliche Wendung. Gemindert wurde die Energie des Neubeginns noch durch den Tod großer Künstler. Schinkel, auf dessen Genie Friedrich Wilhelm bei der Verwirklichung seiner architektonischen Träume gerechnet hatte, fiel ein viertel Jahr nach dem Regierungsantritt in seine schwere Krankheit. 1841 starb er. Mit dem Tod von Karl Blechen hatte Berlin 1840 auch seinen größten Maler der romantischen Richtung verloren.

Auf dem Gebiet der Architektur war durch die Schüler Schinkels ein relativ hohes Niveau in ganz Preußen gesichert. Seine Prinzipien bildeten für lange Zeit die tragende Grundlage des Bauens. Herausragende Leistungen vom Range des Alten Museums oder der Bauakademie entstanden jedoch nicht mehr. Die größte künstlerische Unternehmung der Regierungszeit Friedrich Wilhelms IV. war, bezeichnend für seine restaurative Gesinnung, der 1842 begonnene Ausbau des Kölner Domes. Das Projekt eines großen Domes in Berlin kam nicht zur Verwirklichung. Aber andere Kirchenbauten entstanden in Berlin und Potsdam in der Absicht, die Religion im Volk zu stärken. Skulptur und Malerei profitierten in relativ geringem Maße von der Förderung sakraler Bauten. Die nazarenischen Ideale, die dieser Baugesinnung entsprachen, waren zu kraftlos geworden, als daß der König sie hätte beleben können, wie es ihm vorschwebte.

Fruchtbarer war das Kräftespiel der Künste bei den Schloßbauten, die, eingebunden in gärtnerische Anlagen, vor allem in der Umgebung Potsdams entstanden. Die von Friedrich dem Großen begonnene Gestaltung der Landschaft um Potsdam zu einer Synthese von Kunst und Natur von einzigartiger Dichte und Ausdehnung erreichte unter Friedrich Wilhelm IV. ihre Vollendung. In Peter Joseph Lenné stand ihm ein Gartenkünstler obersten Ranges für diese Aufgabe zur Verfügung. Auf dem für Preußen so wichtigen Gebiet der Skulptur herrschte die Schule Rauchs so wie in der Architektur die Schinkels. Aber auch hier waren die Grundlagen des Stils eine Generation früher gelegt worden. Das bedeutendste Werk, das unter Friedrich Wilhelm IV. vollendet wurde, war Rauchs 1851 enthülltes Reiterdenkmal Friedrichs des Großen. Daneben traten alle übrigen Leistungen der Denkmalkunst in den Hintergrund und erreichten auch nicht mehr das Niveau der frühen Feldherrenstatuen Rauchs.

Die allgemeine Tendenz zur Verflachung macht sich vor allem in der Malerei geltend. Die Absicht zu unterhalten führte zu einer Ausbreitung der Genremalerei. Mehr als andere deutsche Länder öffnete sich Preußen ausländischen Einflüssen. Zu der traditionellen Aufgeschlossenheit gegenüber der französischen Kunst kam die Sympathie für die Belgier. Zweifellos der wichtigste Berliner Maler der Aera Friedrich Wilhelms IV. ist Adolph Menzel, aber es ist bezeichnend für die Kluft zwischen höfischer und bürgerlicher Kultur dieser Zeit, daß Menzel dem König fern stand und in seinen Darstellungen aus der Geschichte Friedrichs des Großen das Bild eines liberalen und fortschrittlichen Preußenkönigs auch als Kritik an dem regierenden Zeitgenossen zeichnete. Erst unter dem Nachfolger, unter Wilhelm I., erhielt Menzel einen großen Auftrag vom Hof, die Darstellung der Krönung des neuen Königs 1861 in Königsberg.

224

Der 1803 geborene Ludwig Persius kam schon früh auf der Bauakademie mit Schinkel in Berührung, wurde bereits 1821 mit der Ausführung Schinkelscher Bauten beauftragt und wuchs so in eine Stellung hinein, die ihn in engen Kontakt mit dem Kronprinzen brachte[364]. Als dieser König geworden und Schinkel

[364] Eva Börsch-Supan, Berliner Baukunst nach Schinkel 1840–1870. München 1977.

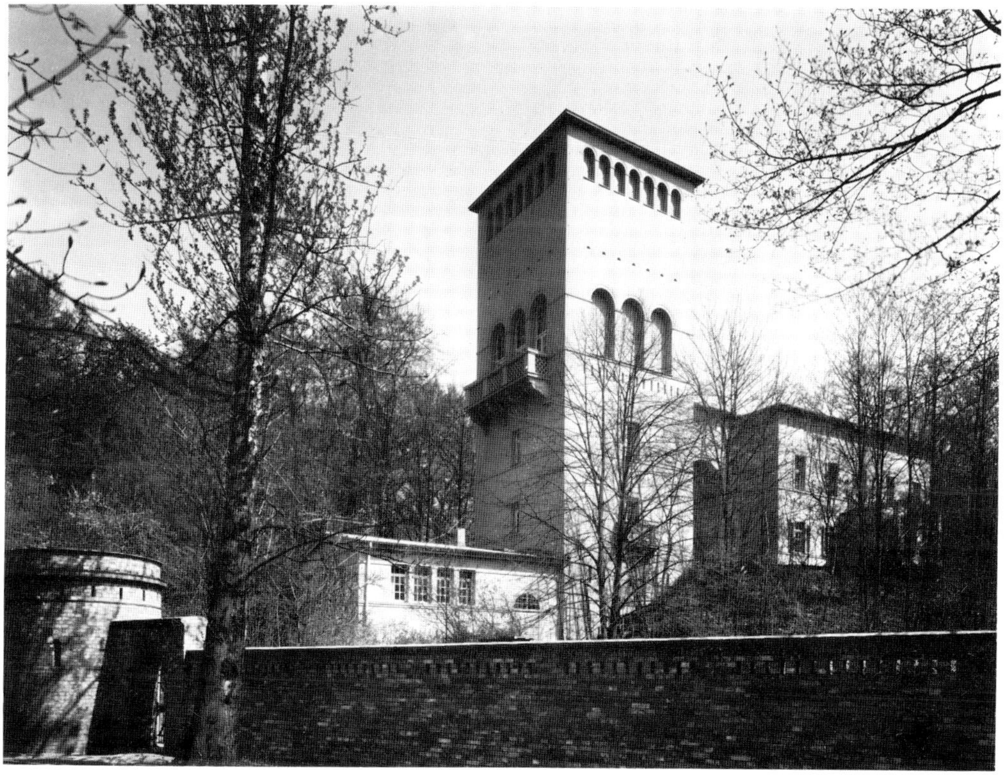

224 Ludwig Persius (1803–1845), Dampfmaschinen- und Gärtnerhaus in Glienicke. 1836–1838.

gestorben war, rückte Persius zum bevorzugten Architekten Friedrich Wilhelms auf. Seine Fähigkeiten, Bauten in eine landschaftliche Umgebung einzupassen und dieser dadurch zu einer gesteigerten Bedeutung zu verhelfen, war dem in Bildern denkenden König höchst willkommen. So hat Persius sich vor allem um die Besetzung der gärtnerischen Anlagen um Potsdam mit harmonisch sich einfügenden Bauten, die zumeist Erinnerungen an Italien weckten, verdient gemacht.

Noch vor der Thronbesteigung Friedrich Wilhelms IV., 1836–38, erbaute Persius für den Prinzen Karl das GÄRTNER- UND MASCHINENHAUS IN GLIENICKE, wobei der steil zur Havel hin abfallende Hang in geschickter Weise durch die Abfolge von Pergola, Gärtnerhaus, Bogen, Turm und Maschinenhaus begleitet wird[365].

Eine Mauer mit Rundtürmen hinter dem Uferweg nimmt die horizontale Richtung des Wasserspiegels auf und gibt dem bewegten Relief des Geländes dahinter an dieser Stelle einen wehrhaft drohenden Akzent. In dem mächtigen Turm mit dem Wasserreservoir begegnet der gleiche energische Ausdruck, aber das Fortifikatorische dieser Anlage wird doch gemildert durch die großen Arkaden und den Balkon, die den Turm als Ort für eine schöne Aussicht kenntlich machen.

Die Drohung wird spielerisch zurückgenommen. Es folgt das Gelenkstück mit dem Hoheitsmotiv des großen Rundbogens, der das Auf- bzw. Absteigen des Geländes wie in einer Schrittbewegung verdeutlicht und dem Betrachter zugleich den Blick in das Gebiet dahinter öffnet, jedenfalls verhindert, daß der Bau als absperrender Riegel empfunden wird. Das Gärtnerhaus oben leitet schließlich zu dem Niveau des Parkes über.

225

Für die teils konservativ-rückwärtsschauende, teils der Zeit vorauseilende Denkweise des Prinzen Karl von Preußen bezeichnend ist der Klosterhof im Park von Glienicke, den FERDINAND VON ARNIM 1850 nach Ideen des Prinzen erbaute[366]. Noch bevor die Museen mittelalterliche und byzantinische Skulptur zum Sammelgebiet erwählten, kaufte der Prinz auf seinen Reisen nach Italien besonders venezianisch-byzantinische Skulpturen und Bauteile des 6. bis 12. Jahrhunderts. Für diese Kunstwerke ließ er den Klosterhof als musealen Rahmen erbauen und verwandte dabei originale Bauteile als Spolien. So stammen zierliche Doppelsäulen mit verschiedenen Kapitellen von dem Kartäuserkloster auf der Insel S. Andrea della Certosa bei Venedig. Die Anlage von Arnim sollte bewirken, daß diese Fragmente wieder in eine künstlerische Einheit eingebunden werden und als Ensemble die Vorstellung einer vergangenen Epoche vermitteln. In vergleichbarer aber doch nicht so konsequenter Weise war in dem 1843–46 erbauten Neuen Museum den Denkmälern fremder Kulturen durch stilistische Anpassung der Innenausstattung und besonders durch zugehörige Landschaftsgemälde ein erklärender Hintergrund gegeben worden.

Eingebettet in einen Landschaftsgarten ist der Klosterhof jedoch nicht nur als frühes Beispiel eines historisierenden Museumsbaues, sondern auch als Nachfolger von Gartenarchitekturen des 18. Jahrhunderts wie dem Gotischen Haus in Wörlitz oder der Löwenburg im Park von Wilhelmshöhe zu sehen, wo geschichtliche Erinnerungen sich mit dem Naturerlebnis zu einem mehr die Empfindung als das wissenschaftliche Interesse ansprechenden Eindruck vermischen. Die Formen des Baues sind durch die Spolien vorbestimmt, sie kamen aber auch dem Stilwollen der Zeit entgegen, die mittelalterliche Schmuckfreudigkeit als Ausdruck eines Reichtums mit einer klaren klassizistischen Gestalt des Baukörpers zu verbinden strebte. So konnten italienische Kirchen, die diesem Ideal entsprachen und in ihrer Gestalt eine Synthese von Antike und Christentum vor

[365] Sievers 1941, S. 148–150. E. Börsch-Supan 1977, S. 30.

[366] Sievers 1941, S. 159–162.

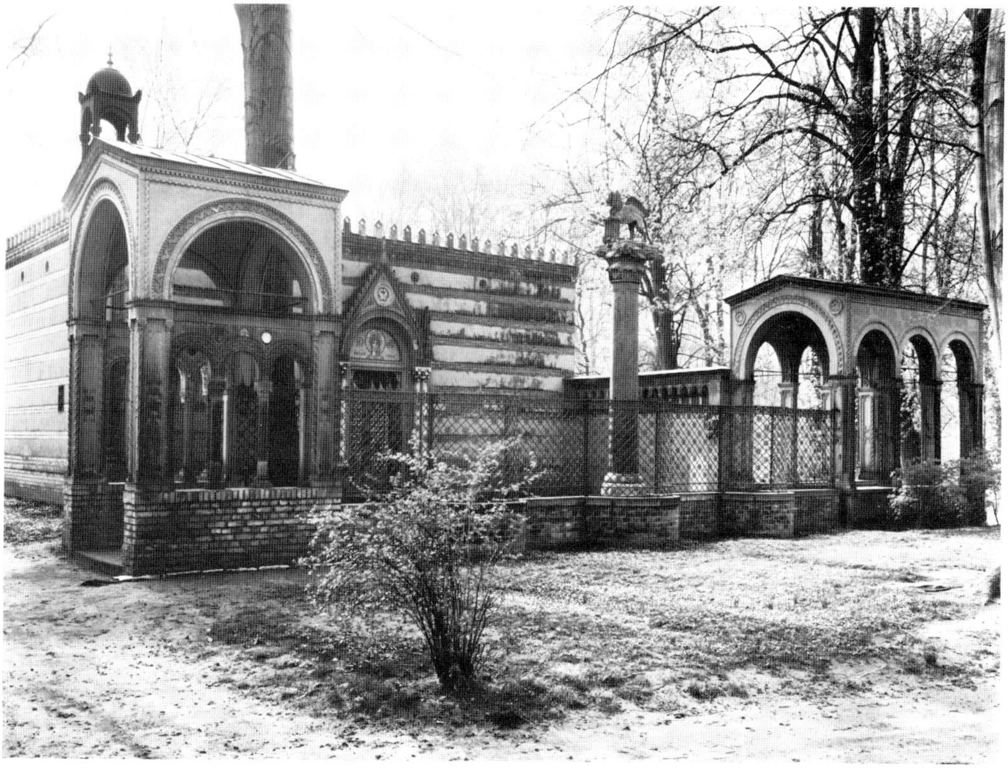

225 Ferdinand von Arnim (1814–1866), Klosterhof im Garten von Glienicke. 1850

Augen führten, für die modernen Kirchenbauten Friedrich Wilhelms IV. in Berlin und Potsdam vorbildlich werden.

226

Auf dem Gebiet der SKULPTUR blieb CHRISTIAN DANIEL RAUCH bis zu seinem Tod 1857 die überragende Gestalt. Ihm war 1836 endlich der Auftrag für das DENKMAL FRIEDRICHS DES GROSSEN übertragen worden, nachdem die Entscheidung für die Form des Reiterdenkmals gefallen war[367]. Nicht nur preußische und ausländische Bildhauer, sondern auch Architekten vom Range Friedrich Gillys, Langhans' und Schinkels hatte die Aufgabe seit dem Tod des Königs, ja vereinzelt sogar schon zu seinen Lebzeiten, beschäftigt. Friedrich der Große war der Inbegriff des Preußentums, und die Interpretation dieser Gestalt war eine Selbstdarstellung der preußischen Monarchie. So war es verständlich, daß die Diskussion, wie sein Denkmal zu gestalten sei, lebhaft geführt wurde und lange zu keinem Ende kommen konnte. Als Reiterstandbild, das Unter den Linden vor dem Palais des damaligen Prinzen Wilhelm aufgestellt werden sollte, war es als Gegenstück zu dem des Großen Kurfürsten von Schlüter zu verstehen. Der Grundstein wurde, nachdem endlich das letzte Modell des Reiters 1839 vom König genehmigt worden war, am 1. Juni 1840, sieben Tage vor dem Tod des Königs, gelegt. Die Enthüllung fand 1851 statt.

Die erst kürzlich bekannt gewordene und von der Schlösserverwaltung erworbene

[367] Simson und Mielke 1976. Der 1978 erworbene Entwurf war bisher unbekannt.

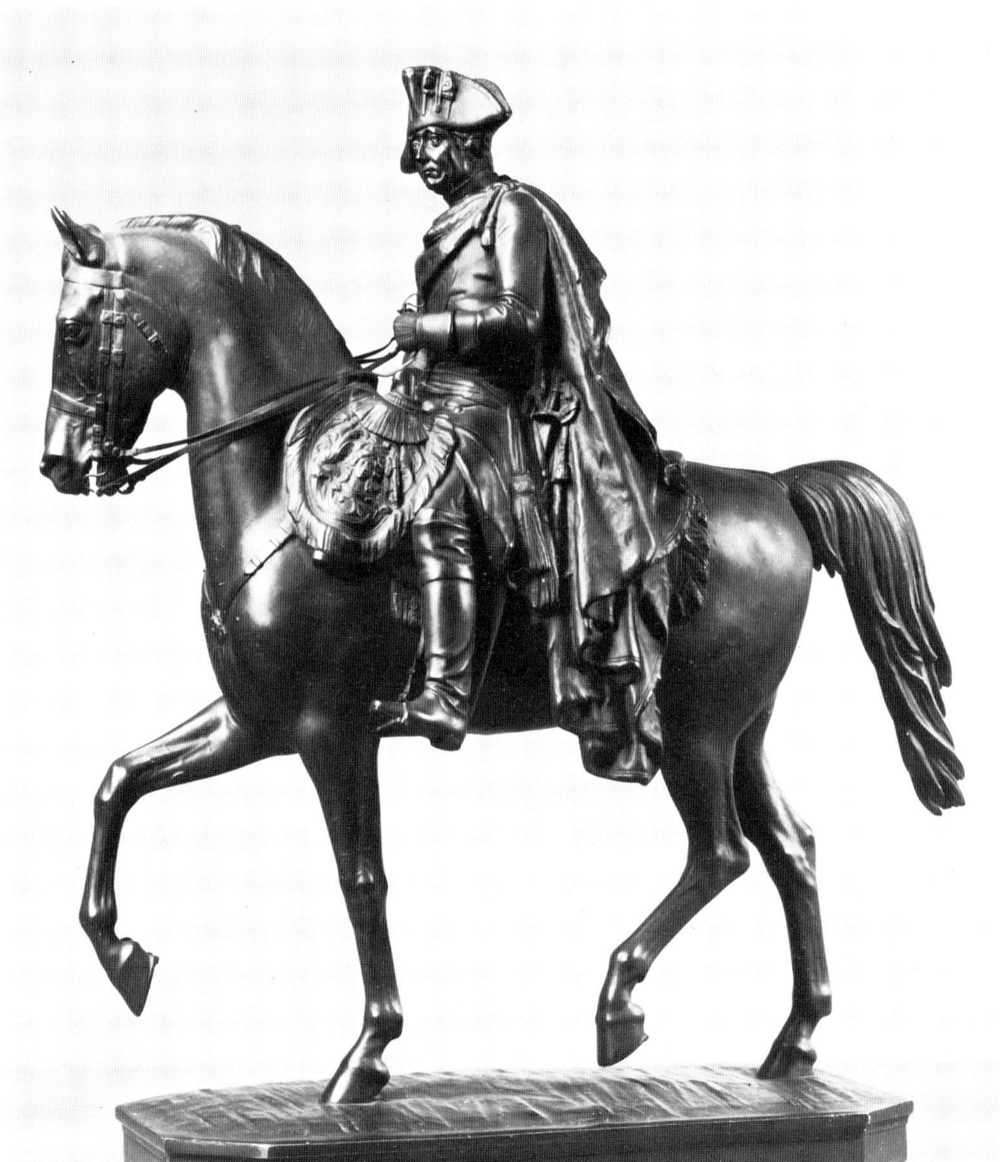

226 Christian Daniel Rauch, Friedrich der Große zu Pferd. Um 1839. Bronze, H 67 cm. Sch 206

Bronzestatuette gibt ein bisher unbekanntes Modell wieder, das noch nicht ganz mit dem endgültig gebilligten Entwurf übereinstimmt. Das Reiterstandbild zeigt den König in der Blüte der Mannesjahre, frei von Anekdotischem, das seine Gestalt im 19. Jahrhundert so populär machte, als den zielbewußten Regenten und Feldherren. Lediglich der Krückstock, der am rechten Handgelenk hängt, erinnert an den »Alten Fritz«. Die Uniform einschließlich des Dreispitzes betonen ebenso wie die Anatomie des edlen Pferdes die Wirklichkeitsnähe dieser Erscheinung. Mit dem Hermelin, der das Volumen der Gestalt vergrößert und ihr Verhältnis zum Pferd zu ihren Gunsten verändert, verläßt Rauch jedoch die Ebene des Historisch-Realistischen und verweist auf die königliche Würde sowie die Geltung des monarchistischen Prinzips auch für seine Gegenwart.

227

Unter Friedrich Wilhelm IV. fand verstärkt nazarenische Gesinnung auch in die Berliner Skulptur Eingang, die sich sonst überwiegend an antiken Vorbildern orientierte. Bei Rauch und seinen Schülern sind religiöse Motive selten. Als 1841 mit der Erweiterung des Mausoleums im Charlottenburger Schloßpark die ursprüngliche Idee des Baues verändert und der Tod des Herrscherpaares nun im kirchlichen Sinn zur christlichen Weltsicht in Beziehung gesetzt wurde, sollte der Darstellung der Königin Luise und Friedrich Wilhelms III. auf ihren Sarkophagen der Tod Christi am Kreuz über dem Altar antworten[368]. Wilhelm Achtermann, ein streng gläubiger Katholik aus Münster, der 1833 nach Berlin gekommen, hier Schüler Rauchs und Tiecks geworden und 1840 nach Rom übergesiedelt war, wurde mit dem Werk beauftragt[369]. Sein Christus zeigt den ergeben Leidenden mit mildem Ausdruck. Auf Schönlinigkeit und Ebenmäßigkeit der Oberfläche, die sich mit der strahlenden Wirkung des makellosen Marmors verbindet, ist vor allem Wert gelegt. Zu den Sarkophagen Rauchs vermag das zurückhaltende Werk freilich kein Gegengewicht zu bieten.

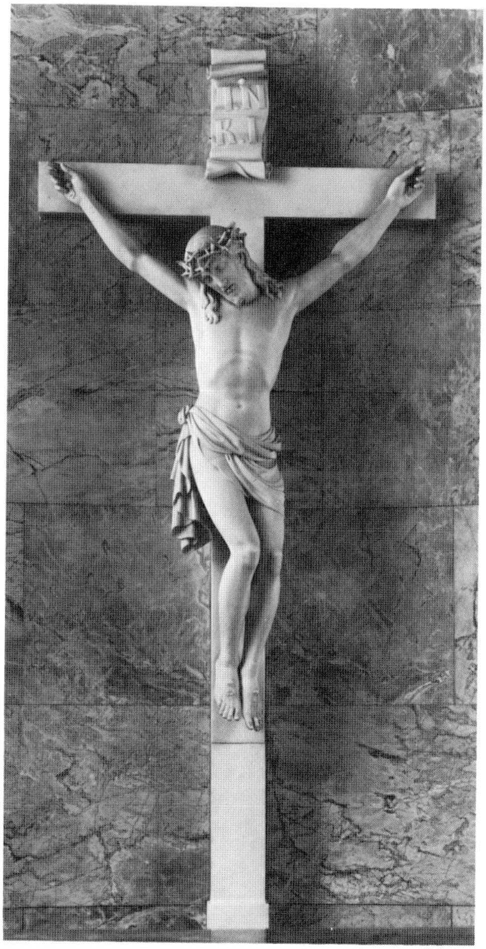

227 Wilhelm Achtermann (1799–1884), Christus am Kreuz. Um 1841. Marmor, H 137 (Corpus). Mausoleum

228

Die Vorliebe für Eleganz und Zierlichkeit ist eine Seite der Berliner Kunst des Biedermeier, die andere ist ein neuer, hauptsächlich durch die französische Romantik geweckter Sinn für Dramatik auch in der Skulptur. Die bronzene Amazone von Kiß, die sich vom Pferd herab gegen einen Tiger verteidigt – 1843 vor dem Museum Schinkels aufgestellt, im Entwurf jedoch schon 1837 vollendet und damals als ein neuer Höhepunkt Berliner Skulptur gefeiert[370] – ist das krasseste Beispiel dieser Richtung, die auf Begas und den Neubarock vorausweist. Davon abhängig ist die 1842 geschaffene Gruppe eines Germanen zu

368 Kühn 1970, I, S. 179.

369 Kat. Abbilder-Leitbilder 1978, Nr. 50.

370 Bloch und Grzimek 1978, S. 133, Abb. 156, 157.

Pferd, der einen mit einer Keule bewaffneten römischen Legionär angreift, von AUGUST FISCHER, einem für die Kunstindustrie tätigen, aber auch durch monumentale Werke, vor allem dekorative Bauskulptur bekannten Bildhauer der Schadow- und Rauchschule[371]. Auch bei der Kämpfergruppe im Statuettenformat läßt die Silhouettenwirkung der Komposition und die in den Raum ausgreifende Handlung eine Ausführung in Lebensgröße und eine Aufstellung im architektonischen Zusammenhang – beispielsweise wie die Gruppen Kalides auf dem Dach von Schinkels Museum – als möglich erscheinen. War bei dem beliebten Amazonenthema die romantische Wildheit durch die Herkunft des Stoffes aus der Antike gleichsam entschuldigt, so besitzt hier die Kampfdarstellung eine patriotische Motivation. Seit den Freiheitskriegen ist der Kampf der Germanen gegen die Römer, speziell das Thema der Hermannsschlacht, ein gegen Frankreich gerichteter Bildgegenstand. Die Skulptur sucht den Wunsch eines breiten Publikums nach Handlung und nach Emotion zu befriedigen, verzichtet auf die Disziplinierung der Gefühle in der strengen Form und bietet statt dessen die bewundernswerte handwerkliche Perfektion der Silbertauschierung, deren schmuckhafter Reiz zu dem Geschehen nicht recht passen will.

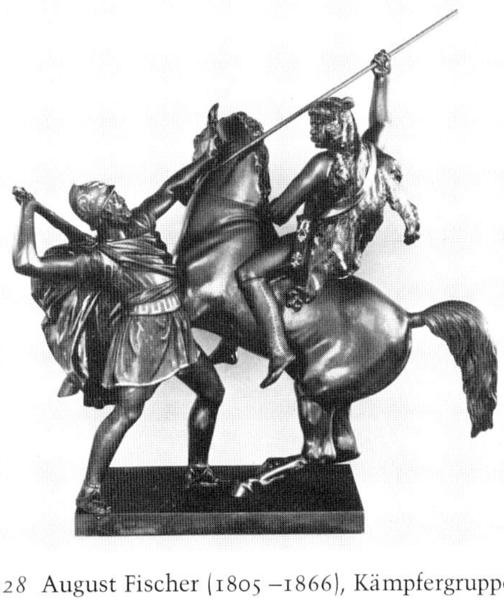

228 August Fischer (1805–1866), Kämpfergruppe. Sign., dat. 1842. Eisen, Silbertauschierung, H 46 cm. Sch 19

229

Wie sich das Empfinden seit den 1820er Jahren gewandelt hat, kann das DENKMAL für Friedrich Wilhelm III. im Tiergarten bezeugen, übrigens das erste aufgestellte Denkmal eines preußischen Herrschers in der Hauptstadt nach dem Reiterdenkmal des Großen Kurfürsten. Rauchs Schüler FRIEDRICH DRAKE schuf das Standbild auf dem hohen Sockel 1841–49[372].

Die verkleinerte Nachbildung im Schinkelpavillon führte FRIEDRICH VOLLGOLD aus. Bei Rauchs Feldherrendenkmälern war die Knappheit ihrer Formensprache gebändigte, disziplinierte Geisteskraft. Hier ist die Einfachheit des Standbildes Ausdruck der Rechtschaffenheit des Landesvaters. Der König soll durch die Geradheit seines Wesens, ja durch die häuslichen Tugenden, Vorbild für das ganze Volk sein. Er steht nämlich neben einer altarartigen Stele, die das Bildnis der Königin Luise zeigt. Die Betonung dieser menschlich anrührenden, patriarchalischen Züge schien in der Zeit des Vormärz opportun. Weder an die Freiheitskriege noch an das Versprechen der Verfassung wird erinnert. Dafür rückt der Gedanke der Fürsorge für das Volk in den Vordergrund, denn die Motivation für die Errichtung des Denkmals war die »Umschaffung des Tiergartens in den reizendsten Park, in den herrlichsten Volksgarten.« Das gab die Veranlassung, am Sockel, dem Platz für erzählende Reliefbilder, das

371 Schmitz 1917, Tf. 17. Willmuth Arenhövel, Manufaktur und Kunsthandwerk im 19. Jahrhundert, in: Berlin und die Antike. Kat. Schloß Charlottenburg 1979, S. 243, Nr. 460.

372 Volkmar Essers, Johann Friedrich Drake 1805–1882. München 1976. Kat. Abbilder-Leitbilder 1978, Nr. 57. Bloch und Grzimek 1978 Sp. 142, 143. Bloch 1979, s. 191, Nr. 344.

Vergnügen der Menschen in der Natur zu schildern. Im Unterschied zu dem der wirklichen Erscheinung entsprechenden Standbild sind die Gestalten am Sockel idealisiert, nackt oder mit antikischen Gewändern bekleidet. Die Idee eines solchen Frieses dürfte von den zur gleichen Zeit ausgeführten Fresken Schinkels in der Museumsvorhalle beeinflußt sein. Das Verhältnis der Statue zu den Sockelreliefs ist von den Zeitgenossen als Verbindung des Historischen zum Poetischen verstanden worden. In dieser Polarität ist ein Wesenszug berlinischer Kunst dieser Zeit überhaupt beschrieben. Darüber hinaus ist Drake die Charakterisierung eines wesentlichen Zuges der Persönlichkeit des Königs gelungen, der Vereinigung von Bescheidenheit und Würde.

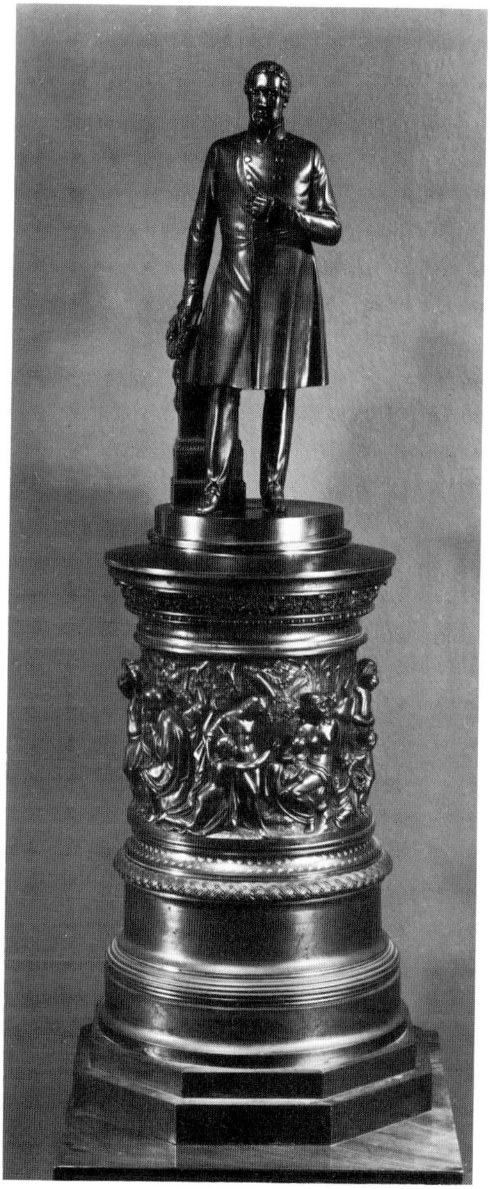

229 Friedrich Vollgold (um 1790 –nach 1859) nach Friedrich Drake (1805 –1882), Sign., dat. 1859. Eisen, Silbertauschierung, H 93,5 cm. Sch 21

230

Das ganzfigurige STANDBILD IM STATUETTENFORMAT ist in Berlin besonders in den späten 1830er Jahren beliebt gewesen. Das ursprünglich für die Öffentlichkeit bestimmte große Denkmal wird nun für das private Zimmer verfügbar als Zeichen einer persönlichen Verehrung des Besitzers für den Dargestellten. Vor allem Gustav Bläser und Friedrich Drake haben solche intimen Denkmäler hauptsächlich von Geistesgrößen geliefert, denen damals noch kein lebensgroßes Standbild gesetzt werden konnte.

In diese Tradition gehört auch die Statuette der gefeierten Schauspielerin Elisa Rachel, die am 15. Juli 1852 auf der Pfaueninsel vor König Friedrich Wilhelm IV. und Zar Nikolaus I. von Rußland auftrat[373]. Der König besaß eine 1848 von dem Franzosen Jean Auguste Barre geschaffene Statuette der Schauspielerin, die BERNHARD AFINGER bereits 1851 um das doppelte vergrößerte. Friedrich Eggers schreibt darüber im Deutschen Kunstblatt von 1852, Afinger habe »das Meisterstück vollbracht, die so gegebene Figur treu nachzubilden und doch in derselben, so zu sagen, keinen Stein auf dem andern, keinen Fleck unverändert zu lassen. Er hat von innen heraus gearbeitet, er hat der nackten Figur das Gewand umgelegt, so dass dasselbe durchdrungen wird von dem

[373] Bloch und Grzimek 1978, Sp. 373.

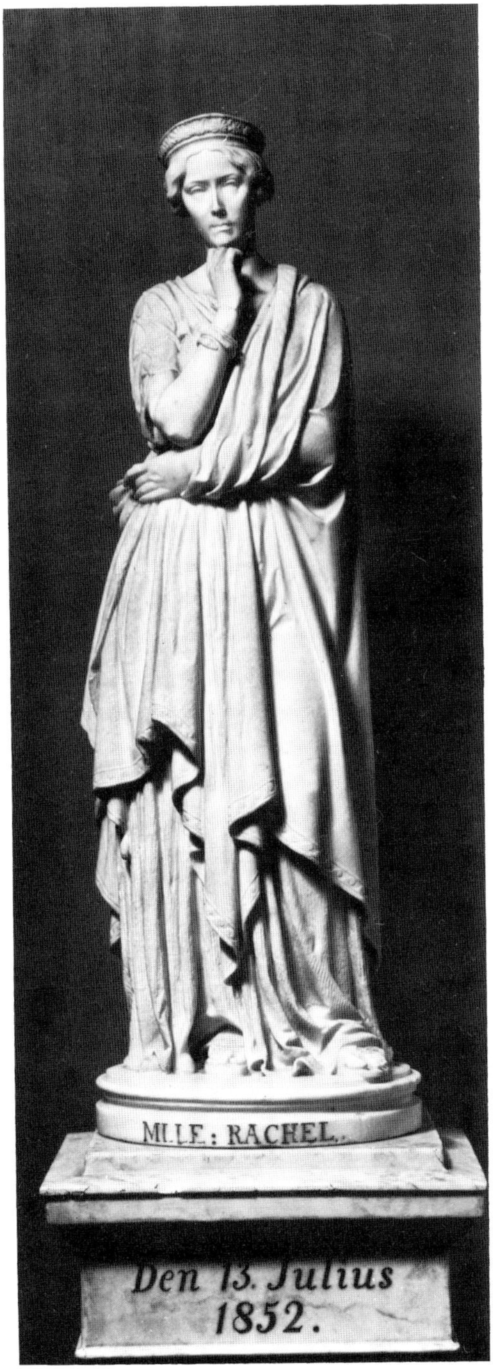

230 Bernhard Afinger (1813–1822), Die Schauspielerin Elisa Rachel. Sign., dat. 1851. Marmor, H 67. Schlößchen auf der Pfaueninsel

warm darunter pulsenden Leben ... Dem organisch gebildeten und bekleideten Körper hat der deutsche Künstler mit einer unnachahmlichen Biegung des Halses einen Kopf angesetzt, den er zuvor mit Fleiß nach der Natur modelliert hatte. Er hat ihm einen edlen würdevollen und tragischen Ausdruck verliehen[374].«

Das Verhältnis von Körper und Gewand, wie es Eggers beschreibt, läßt an die Luisenstatue Rauchs denken. Afinger hat dieses Bildwerk kopiert, nachdem Rauch ihn 1840 aus Nürnberg nach Berlin geholt hatte. Seit 1846 besaß er hier eine eigene Werkstatt.

231

Die Tendenz zum Genre, die in der Berliner Skulptur in den dreißiger Jahren mit Macht einsetzt und sich zunächst in der Kleinplastik auswirkt, greift später auch auf die lebensgroßen Statuen über. Ein Werk des Rauchschülers Carl Heinrich Möller, der viel für die preußischen Schlösser gearbeitet hat, spricht die neue Gesinnung aus[375]. Als fast lebensgroße Kinderdarstellung steht es zwischen Klein- und Großplastik. Das Tanzmotiv lokkert das Statuarische. Skulptur zielt nicht mit ihrer Dauerhaftigkeit auf einen unveränderlichen Wesenskern, wie z. B. bei Rauchs Denkmälern, es wird vielmehr gerade die Veränderung im Tanzen wie in der Vorstellung sich erst entfaltenden Menschseins betont.

Der kleine Junge und das etwas ältere Mädchen, vielleicht Geschwister, verdeutlichen durch ihren Altersunterschied den Wachstumsvorgang, an dem sich der Betrachter erfreuen soll. Die Bewegungen des Knaben sind noch unbeholfen, die des Mädchens besitzen schon eine Grazie und einen Charme, die auf ein späteres Entwicklungsstadium vorausweisen. Und während der Knabe sich in un-

[374] Friedrich Eggers, Bernhard Afinger's Statuette von der Schauspielerin Rachel, in: Deutsches Kunstblatt III, S. 15.

[375] Börsch-Supan 1975, S. 100, Nr. 155.

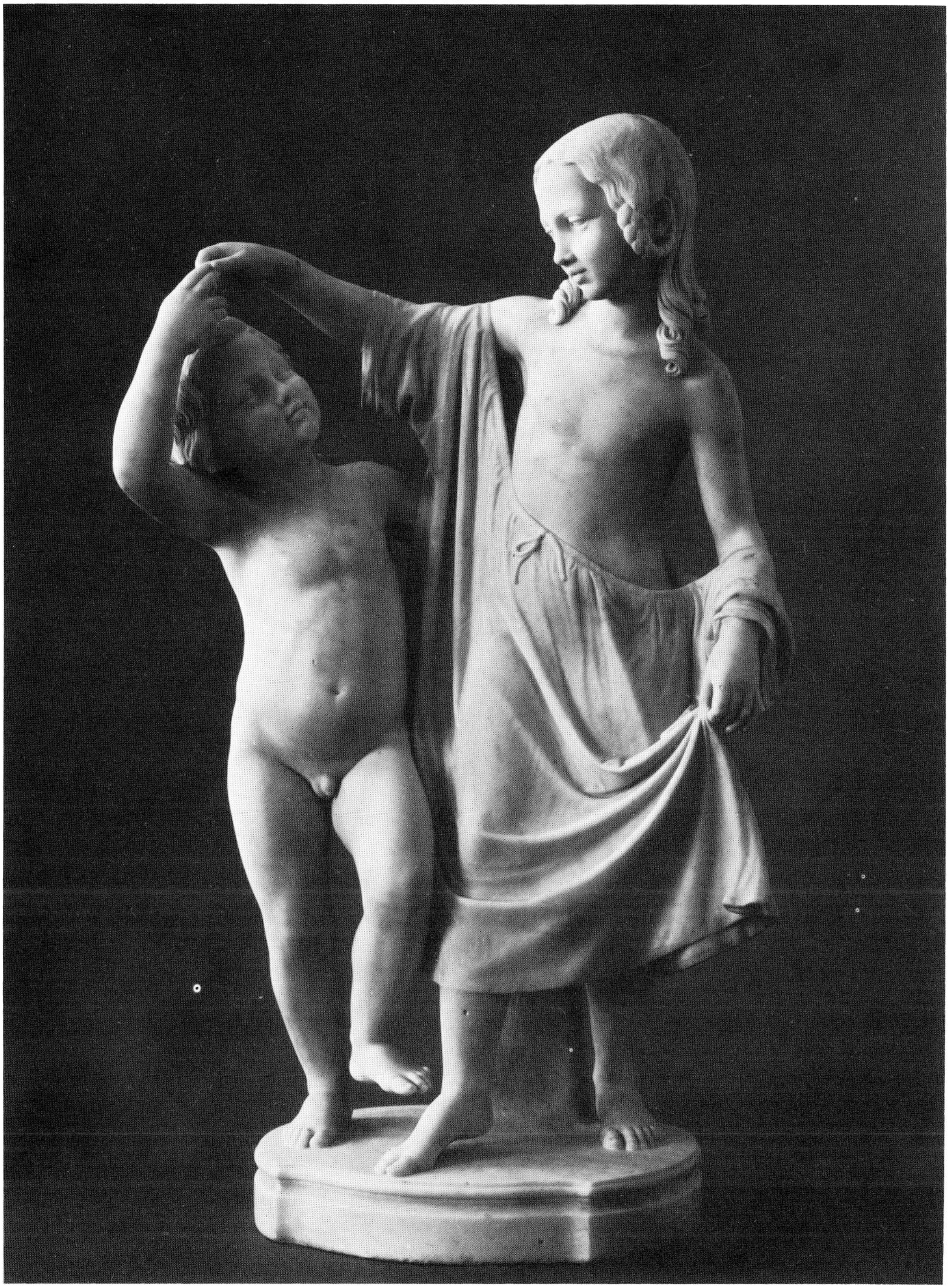

231 Carl Heinrich Möller (1802–1882), Tanzende Kinder. Sign., dat. 1853. Marmor, H 89 cm. Ch 210

schuldiger Nacktheit zeigt, ist das Mädchen mit einem Hemd bekleidet, das jedoch von den Schultern heruntergeglitten ist und neben den Umrissen des Körpers durch den Faltenfall eine eigene Linienmelodik ausspielt. Das Bildwerk zielt noch auf allgemein Menschliches, ein Nachhall der Romantik und ihrer ernsten Sicht des Kindes ist noch zu spüren, aber das Anekdotische überwiegt.

232

Mit der Berufung von Peter Cornelius aus München 1841 beabsichtigte Friedrich Wilhelm IV., der Entwicklung der Malerei in Preußen eine dem Zeitgeist und der lokalen Eigenart entgegenlaufende Richtung zu geben, nämlich mit der ernsten Monumentalität der nazarenischen Kunst, die sich mit einer entsprechenden Architektur verbinden sollte, der allgemeinen Tendenz zum Unterhaltsamen entgegenzuwirken. Dieser Versuch mißlang. Cornelius konnte in Berlin außer – freilich grandiosen – Entwürfen nicht viel hervorbringen. Allerdings behauptete sich der nazarenische Stil in der kirchlichen Kunst mit den Arbeiten seiner Schüler.

Als nach dem Tod Friedrich Wilhelms III. für die Aufnahme von dessen Sarkophag das Mausoleum im Charlottenburger Schloßgarten erweitert und, gemäß der Denkweise des Königs, durch Anfügung einer Apsis mit Altar im kirchlichen Sinne uminterpretiert wurde, übertrug man zunächst Cornelius die Aufgabe, die Wölbung der Apsis mit einem Fresko auszumalen. Die Entwürfe, die er lieferte, befriedigten nicht ganz, die Ausführung verzögerte sich, und schließlich malte 1849/50 Cornelius Schüler CARL GOTTFRIED PFANNSCHMIDT die Apsis nach eigenen Entwürfen aus[376]. In stilistischer Anlehnung an frühmittelalterliche Apsisdekorationen, aber doch auch mit einer Hinwendung zu der lieblicheren Kunst eines Fra Angelico, ist in der Mitte der thronende Christus als der Weltherrscher dargestellt, vor dem Friedrich Wilhelm III. und die Königin Luise knien und dem sie ihre Kronen als Zeichen der Unterordnung weltlicher Macht unter göttliche darreichen. Das Individuelle in den Gesichtern, das Pfannschmidt wiedergeben mußte, widerspricht zwar der abstrakten Gesamtform, aber in dem gegebenen Rahmen hat Pfannschmidt doch eine gute Lösung geboten. Seit 1865 Professor an der Akademie in Berlin hat er nicht nur hier sondern auch außerhalb, vor allem in Pommern, Mecklenburg und im Rheinland kirchliche Wand- und Tafelgemälde sowie Glasfensterentwürfe geschaffen.

233

Ein Sohn Gottfried Schadows aus dessen zweiter Ehe war der 1819 geborene FELIX SCHADOW, der 1851 Eugenie d'Alton, eine Enkelin Rauchs heiratete. Als Stiefbruder des Düsseldorfer Akademiedirektors Wilhelm Schadow lag es für ihn nahe, sich an dessen Stil zu orientieren. Er war Schüler von Julius Hübner und Eduard Bendemann, der seine Schwester Lida geheiratet hatte. Wie Carl Gottfried Pfannschmidt hatte Felix Schadow 1843/44 unter der Leitung von Cornelius an den Fresken für die Vorhalle des Museums nach Schinkels Entwürfen mitgearbeitet.

Das in Dresden gemalte, 1843 erworbene Bild »Maria und Martha« ist nicht nur in der malerischen Behandlung, sondern auch im Thema eine charakteristische Aussage der nazarenischen Richtung in der Düsseldorfer Variante, die mit der Berufung Eduard Bendemanns (1837) und Julius Hübners (1839) nach Dresden auch dort Boden gewann[377]. Der Disput zwischen Maria als Vertreterin der Frömmigkeit und der kontemplativen Lebenshaltung und Martha als der tüchtigen, um das Praktische sich kümmernden Hausfrau ist ungewöhnlicherweise im Vorder-

---

[376] Kühn 1970, I, S. 179. Martin Pfannschmidt, Carl Gottfried Pfannschmidt. Ein deutsches Künstlerleben. Stuttgart 1896, S. 215–217.

[377] 1844 in der Berliner Akademieausstellung gezeigt. Börsch-Supan 1971, 1844, Nr. 880.

grund isoliert von der Gruppe mit Christus und den Jüngern, die sich draußen aufhalten. Auf diese Weise ist das Historisch-Erzählerische zugunsten des Gleichnishaft-Bedeutungsvollen zurückgedrängt. Vorhang und Säule als Abzeichen der Würde hinter Maria bezeichnen die Parteinahme des Malers für deren Lebensauffassung. Auch andere Einzel-

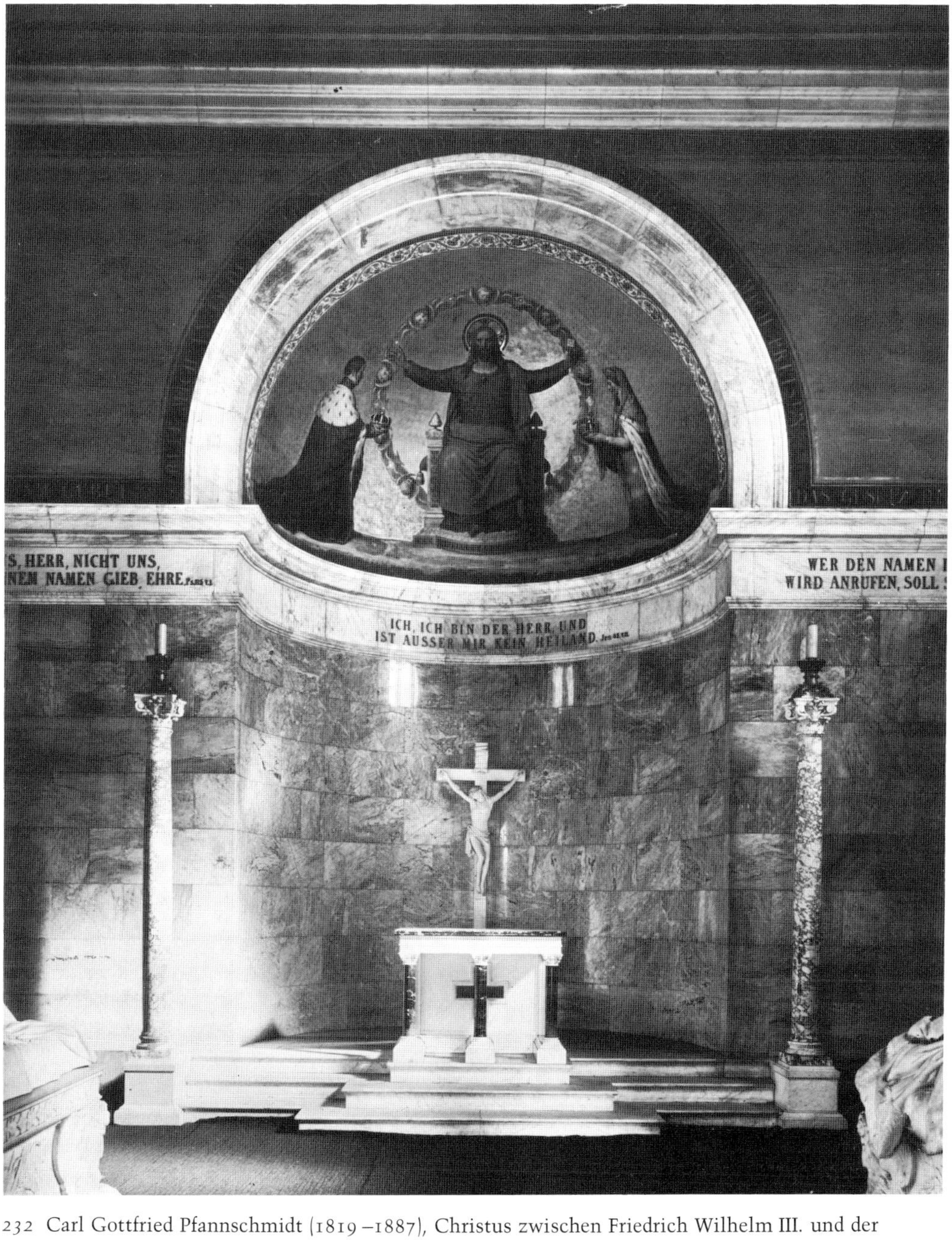
S, HERR, NICHT UNS,
NEM NAMEN GIEB EHRE.
WER DEN NAMEN
WIRD ANRUFEN, SOLL
ICH, ICH BIN DER HERR UND
IST AUSSER MIR KEIN HEILAND.

232 Carl Gottfried Pfannschmidt (1819–1887), Christus zwischen Friedrich Wilhelm III. und der Königin Luise. 1849/50. Fresko. Mausoleum

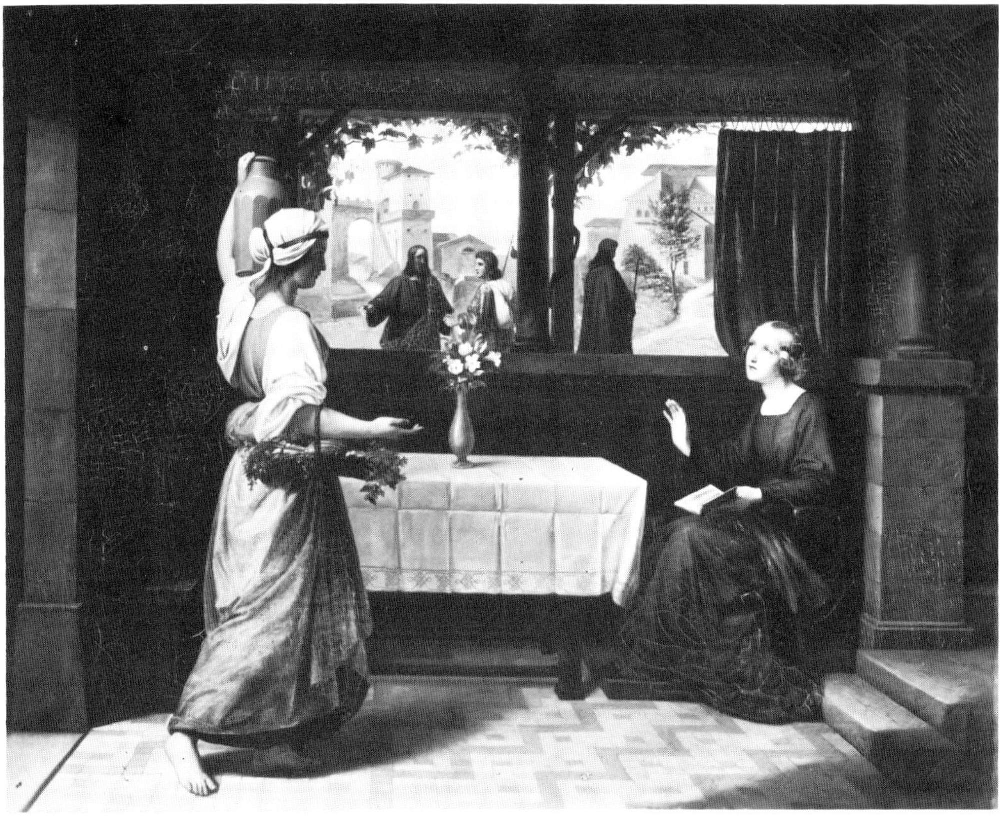

233 Felix Schadow (1819–1861), Christus bei Maria und Martha. Sign., dat. 1842. Öl a. Lwd., 66 x 83 cm

heiten wie Turm und Tor hinter Christus, die Vase mit den Blumen auf dem Tisch oder der Weinstock, der an der Pergola vor dem Haus emporwächst, sind als bedeutungsvolle Anspielungen gemeint.

Das Lehrhafte der Aussage soll durch eine sorgfältige, an jeder Stelle auf Richtigkeit bedachte Mal- und Zeichenweise zusätzliche Überzeugungskraft erhalten.

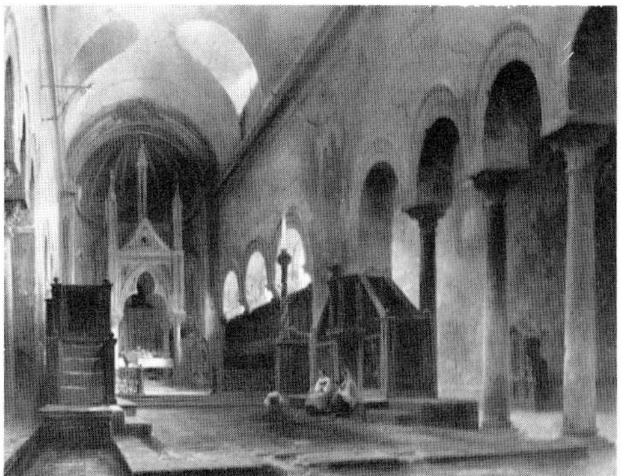

234 Carl Graeb (1816–1884), S. Maria in Cosmedin in Rom. Sign., dat. 1846. Öl a. Lwd., 40 x 53 cm. Sch 27
Farbtafel 16 nach S. 304

234

Carl Graeb steigt um die Mitte des Jahrhunderts zum führenden Architekturmaler neben Gaertner auf. Er war Schüler des Theatermalers Johann Kurt Jakob Gerst und später dessen Mitarbeiter. Diese Herkunft von der Dekorationsmalerei bleibt auch in seinen späteren Tafelbildern, Aquarellen und Farblithographien spürbar, denn sie zeichnen sich durch einen Sinn für Effekt aus, der vor allem in farbiger Pracht besteht, wobei das Natürliche allerdings nur geringfügig übersteigert wird. Die Zeichnung ist immer äußerst exakt und fein. Während der Farbsinn Blechens Einfluß verrät, sucht Graeb in der Zeichnung niemals dem Ungestüm der Handschrift dieses Vorbildes nachzueifern, sondern bleibt stets diszipliniert berichtend.

So geht er in seiner 1846 (nach Entwürfen von 1843) gemalten Innenansicht von S. Maria in Cosmedin in Rom allen Einzelheiten der Dekoration und den Spuren der Zeit nach[375]. Die Kapitelle und die Kosmatenarbeit zum Beispiel sind mit höchster, kunsthistorisches Verständnis beweisender Exaktheit gemalt. Aber zugleich ist die momentane Atmosphäre eingefangen, die von Licht und anderen veränderlichen Zufälligkeiten des Augenblicks abhängt.

Mit seiner Herkunft vom Theater hängt auch Graebs Vorliebe für das Interieur zusammen. Viele Innenräume der Schlösser hat er in Aquarellen mit einer Genauigkeit geschildert, die diese Blätter zu einem zuverlässigen Geschichtsdokument machen. Diese Gattung wurde später von der Fotografie abgelöst.

235

Mit dem Befreiungskampf der Griechen gegen die Türken 1821–29 war das Interesse der europäischen Künstler an der GRIECHISCHEN LANDSCHAFT wieder erwacht. Da der neue König Otto von Griechenland ein Wittelsbacher war, waren es zuerst die Münchner

375 Börsch-Supan 1975, S. 70, Nr. 95.

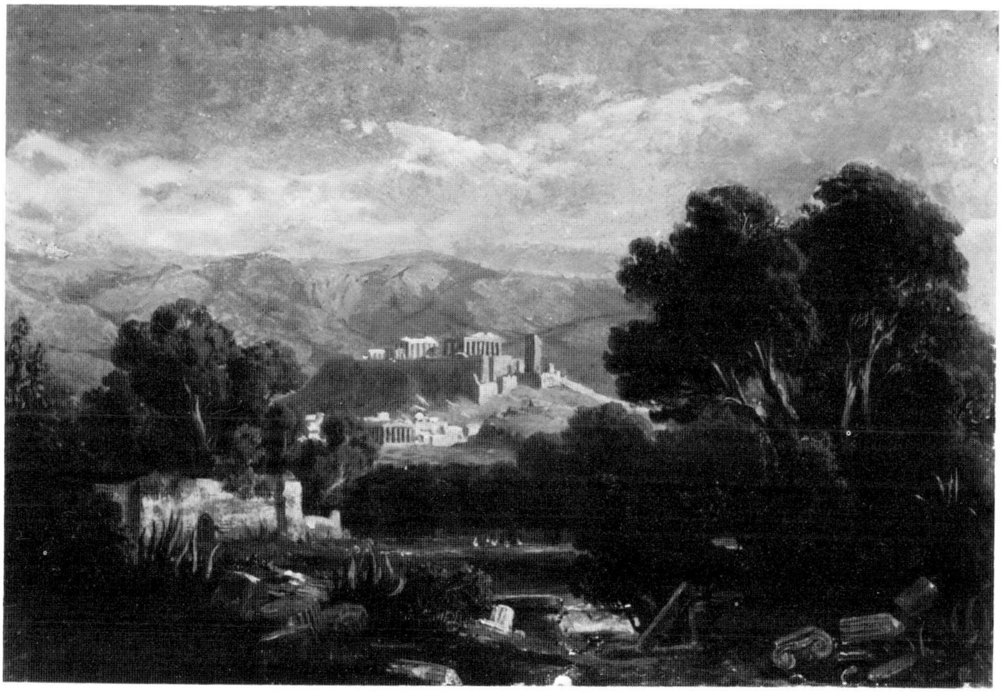

235 Albert Eichhorn (1811–1851), Blick auf die Akropolis in Athen. Um 1842. Öl a. Papier. 21 x 32,5 cm. Sch 17

Künstler, die dorthin zogen, Carl Rottmann vor allem[379]. Friedrich Wilhelm IV., ein Schwager des griechischen Königs, schickte 1842 ALBERT EICHHORN nach Griechenland. Man wollte sich von dem gegenwärtigen Zustand des Landes, dessen kulturelle Vergangenheit das Denken so sehr beschäftigte, eine Vorstellung bilden.

Eichhorn, ein Schüler Biermanns, lieferte nach seiner Rückkehr zahlreiche griechische Ansichten, in denen die architektonischen Details treffend wiedergegeben sind, in Handschrift und Kolorit jedoch, der Zeitströmung entsprechend, ein subjektives, Stimmung erzeugendes Moment mitschwingt. Mindestens 23 Bilder besaß Friedrich Wilhelm IV. von ihm, darunter auch italienische und deutsche Ansichten.

Der Blick auf die Akropolis von Athen mit dem Theseion davor und dem Hymettosgebirge im Hintergrund ist eine Skizze und wohl eher ein Entwurf als eine vor Ort gemalte Studie, denn der Vordergrund mit den Trümmern antiker Säulen läßt die Absicht des komponierenden Malers erkennen[380].

236

Ein Schüler Franz Krügers – daneben Adolf Schrödters – war EDMUND RABE. Er widmete sich vor allem dem in Preußen beliebten MILITÄRISCHEN GENRE. Das abgebildete Gemälde war ein Geschenk Friedrich Wilhelms IV. und seiner Gemahlin zum Weihnachtsfest 1851 an den damals zwanzigjährigen Neffen Friedrich Wilhelm, den späteren Kaiser Friedrich. Rabe verlegt die Szene in die Zeit Friedrichs des Großen und erhöht dadurch das inhaltliche Interesse. Gezeigt ist die Eintracht von Bevölkerung und Militär vermutlich in einer Manöverpause auf dem Lande. Die verschiedenartigsten Uniformen geben dem Kundigen Anlaß, seine Kenntnis zu beweisen. Aber diese Beschäftigung soll spielerisch sein. Was

379 Helmut Friedel, Das Bild Griechenlands in der Münchner Malerei 1800–1850, in: Kat. Münchner Landschaftsmalerei 1800–1850, München 1979, S. 116–125.

380 Börsch-Supan 1975, S. 69, 70, Nr. 94. Bartoschek 1973, S. 41, 42.

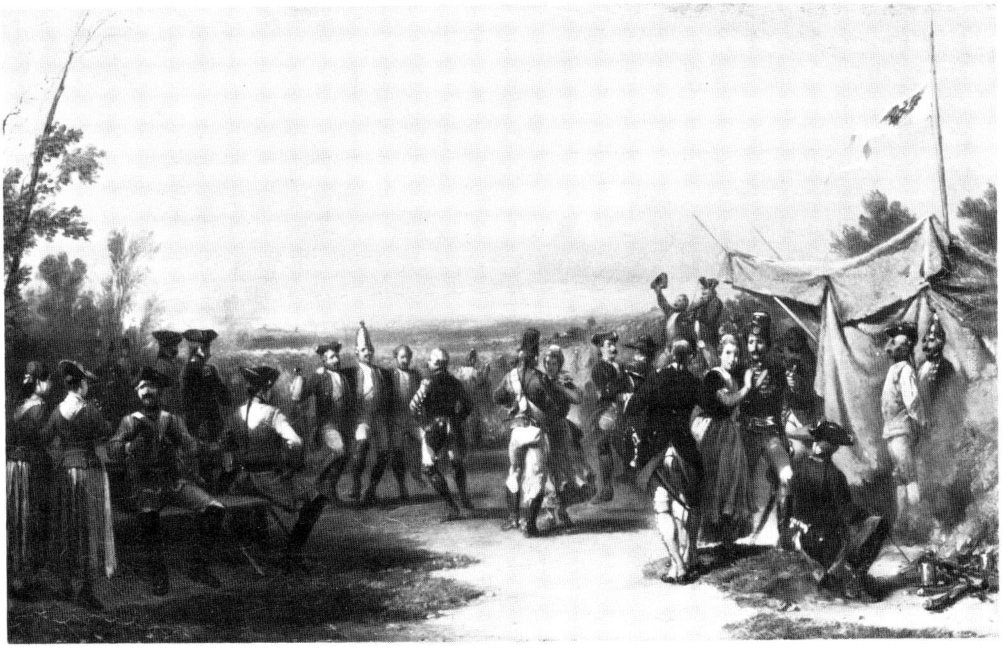

236 Edmund Rabe (1815–1902), Soldatenvergnügen. Um 1851. Öl a. Lwd., 22 x 36,5 cm. Ch 309

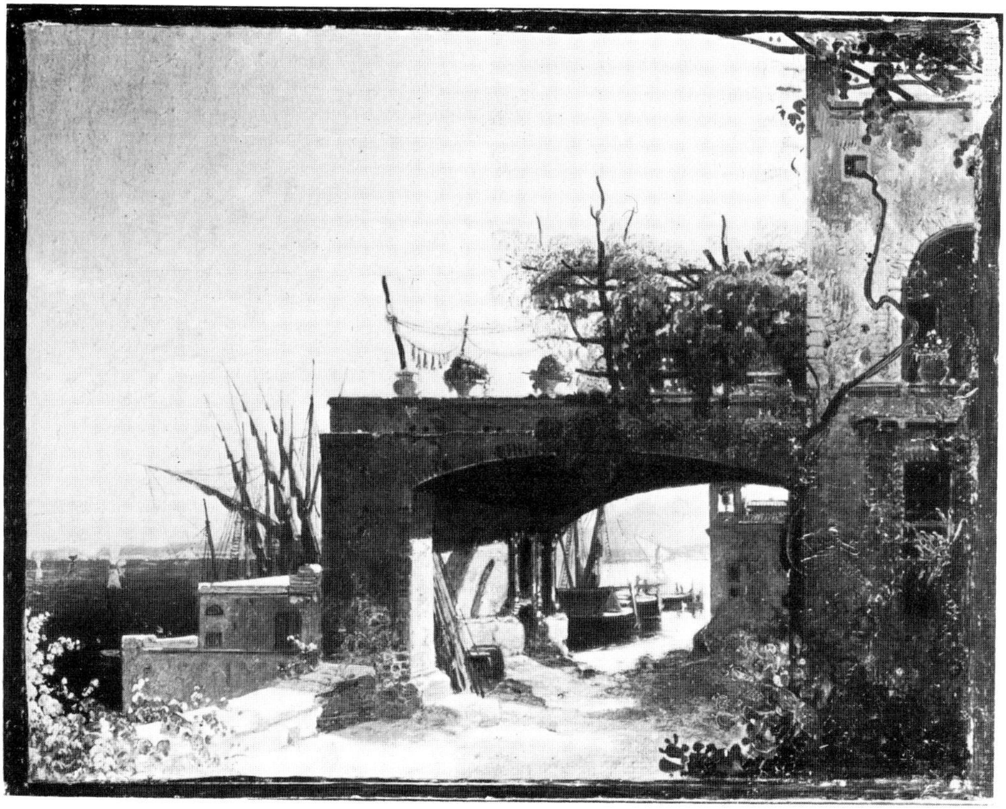

237 August Wilhelm Schirmer (1802–1866), Süditalienische Küstenlandschaft. 1830/40. Öl a. Papier, 23,5 x 31 cm. Sch 17

das Militär eigentlich veranschaulichen sollte, disziplinierte Kampfbereitschaft, soldatische Tugenden, die damals in anspruchsvollen großformatigen Historienbildern demonstriert wurden, wird humorvoll beiseite geschoben. Die menschliche Seite auch dieses Bereiches wird hervorgekehrt, indem der Maler die Soldaten in wenig militärischen Posen vorführt und eine Fülle amüsanter Einzelheiten in Haltungen und Physiognomien mitteilt. Man will volkstümlich sein, und dieser Versuch gelingt auch, nicht zuletzt dank des flüssigen malerischen Vortrages, der dem Bild die für das humoristische Genre erforderliche Leichtigkeit gibt.

237

Als Carl Blechen wegen seiner Geisteskrankheit die Lehrtätigkeit als Leiter der Landschaftsklasse an der Akademie einstellen mußte, wurde August Wilhelm Ferdinand Schirmer zu seinem Nachfolger ernannt. Das bezeichnet die Wertschätzung dieses Malers zu seiner Zeit, verrät jedoch auch eine dem Realismus entgegenarbeitende Tendenz. Heute ist Schirmer fast vergessen, und manche seiner Arbeiten werden unter dem Namen des berühmteren Johann Wilhelm Schirmer geführt.

Die Anfänge des Berliner Schirmer verraten seine Herkunft von Schinkel, doch auch in späteren Werken ist ein Sinn für eine strenge, zumeist durch Architektur gestützte Bildord-

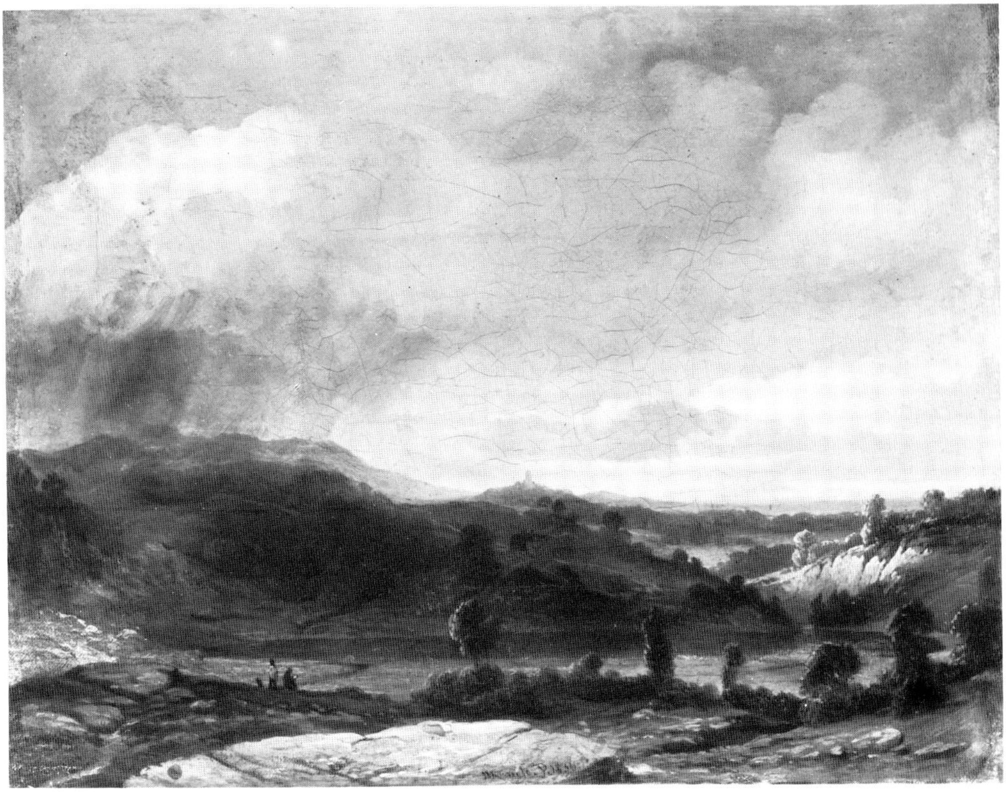

238 Wilhelm Krause (1803–1864), Saalelandschaft. Sign., dat. 1856. Öl a. Lwd., 31,5 x 42 cm. Sch 17

nung zu beobachten, ein Merkmal einer idealistischen Kunstgesinnung, die sich daneben starker, das Gefühl erregender Lichteffekte bedient. Hierin lassen sich Anregungen von anderen Künstlern erkennen. 1827–30 war Schirmer in Italien gewesen und hatte Umgang mit Koch, Reinhart und Turner gehabt.

Sein Kompositionstalent befähigte Schirmer dazu, das 1834 erschienene Werk des Fürsten von Pückler-Muskau »Andeutungen über Landschaftsgärtnerei, verbunden mit der Beschreibung ihrer praktischen Anwendung in Muskau« mit 44 Lithographien zu illustrieren.

Schirmers Landschaftsauffassung, die sich vor allem in der Darstellung italienischer Gegenden manifestieren konnte, war Friedrich Wilhelm IV. sympathisch. Mindestens 33 Werke von ihm befanden sich in den Schlössern[381]. Die kleine Studie einer italienischen Küstenlandschaft ist 1970 erworben worden. Die Zuschreibung an Schirmer stützt sich auf den überlegten Bildbau und eine eigentümliche Ordnung der Pinselschrift, die besonders in der Vegetation auffällt. Wie mit der Hand eines Gärtners ist das Wachstum gezügelt und dafür ein ornamentaler Reiz in den nebeneinander gesetzten Punkten der Blätter gewonnen.

238

Die Eigenart der deutschen Kunstzentren – Dresden, München, Berlin – die am Anfang des 19. Jahrhunderts scharf voneinander geschieden waren, schliffen sich im Laufe der

[381] Bartoschek 1973, S. 66.

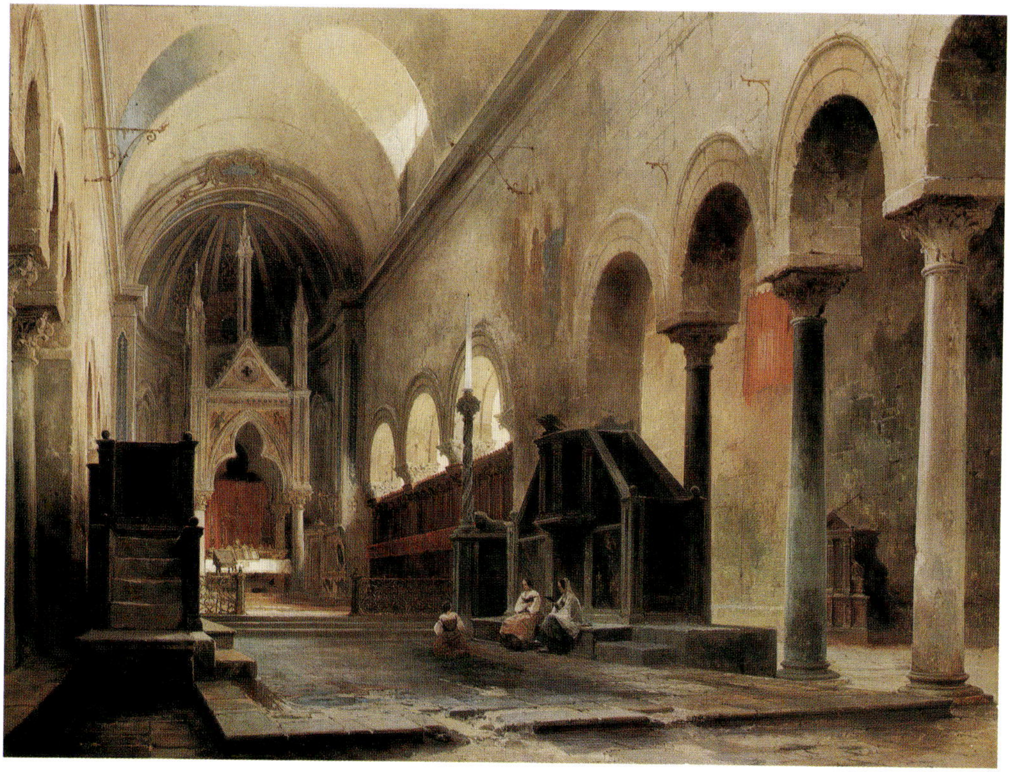

C. Graeb, S. Maria in Cosmedin in Rom *(Seite 300 f.)*

Malers vielleicht am eindrucksvollsten vertritt[382].

1838–40 war er in Berlin Schüler von Wilhelm Krause gewesen, der 1831 als einer der ersten deutschen Maler nach Norwegen gereist war und später Holland, Belgien, die Normandie, England und Schottland besuchte. 1842/43 bildete sich Hildebrandt in Paris weiter und wurde nach seiner Rückkehr nach Berlin mit Alexander von Humboldt bekannt, der den Maler in seinem Interesse an Natur und Kultur fremder Länder bestätigte und ihn Friedrich Wilhelm IV. empfahl. Dieser schickte ihn 1844 auf eine Reise nach Brasilien und Nordamerika. Weitere Reisen schlossen sich an, so 1851 nach Italien, Sizilien, Ägypten, Palästina, in die Türkei und nach Griechenland. Es folgten eine Nordlandreise 1856 und schließlich 1862–64 eine Reise um die ganze Erde, die ihn auch nach Mexiko führte. Auf dieser Reise entstand die kleine Ölskizze »Blick auf den Vulkan Cotopaxi in den Anden bei Quito«, die Vorzüge und Schwächen der Kunst Hildebrandts zu erkennen gibt. Die Unrast des Reisenden, der Wille, vieles zu notieren, führte zur Ausbildung einer lebendigen Bildsprache, bewirkte aber auch Oberflächlichkeit in der Sicht der Dinge und Beschränkung auf einen flüchtigen Effekt, der vor allem durch die Farbe erzeugt wurde. Einzelheiten, die den Ethnologen interessieren würden, wie die Kleidung der Eingeborenen oder die Bauart der Häuser sind nur undeutlich zu erkennen. Hatte die Vedutenmalerei früher zur Genauigkeit bei der Darstellung erzogen und stets der Zeichnung als Grundlage bedurft, so führte bei Hildebrandt die Überdehnung des Horizontes zu einer Hektik der Produktion, die nicht mehr genau sein konnte, der Foto-

382 Eduard Hildebrandt, Aquarelle und Zeichnungen aus Beständen der National-Galerie von der Sowjetunion 1958 übergeben. Kat. Staatl. Museen zu Berlin 1959.

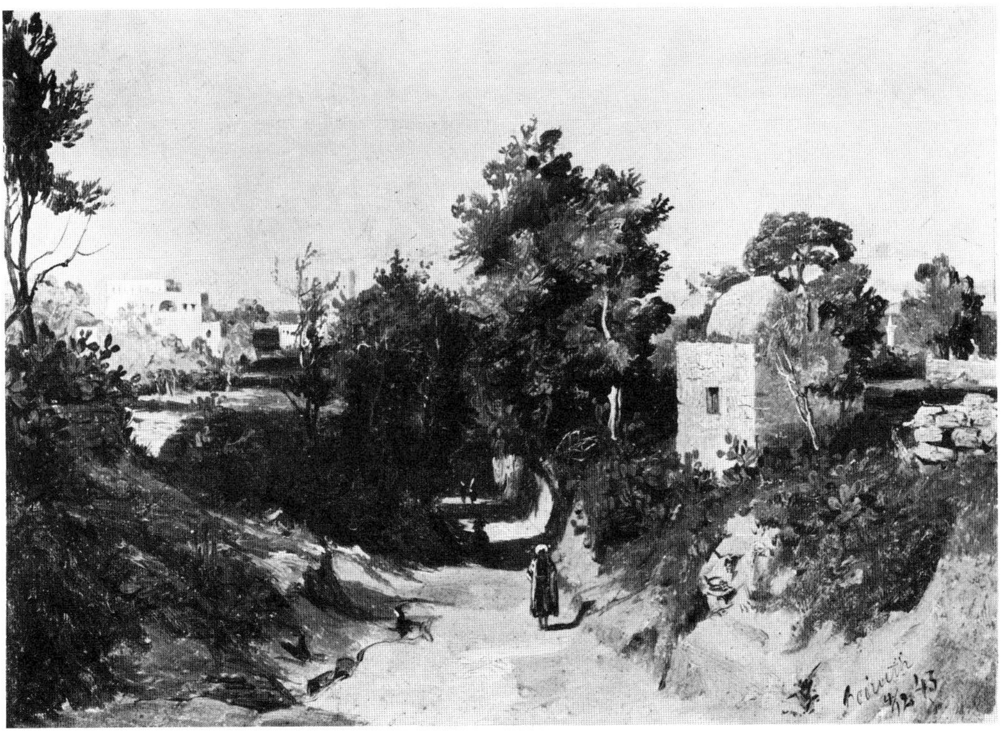

240 Max Schmidt (1818–1901), Blick auf Beiruth. Dat. 4. 12. 1843. Öl a. Pappe, 19 x 27,5 cm

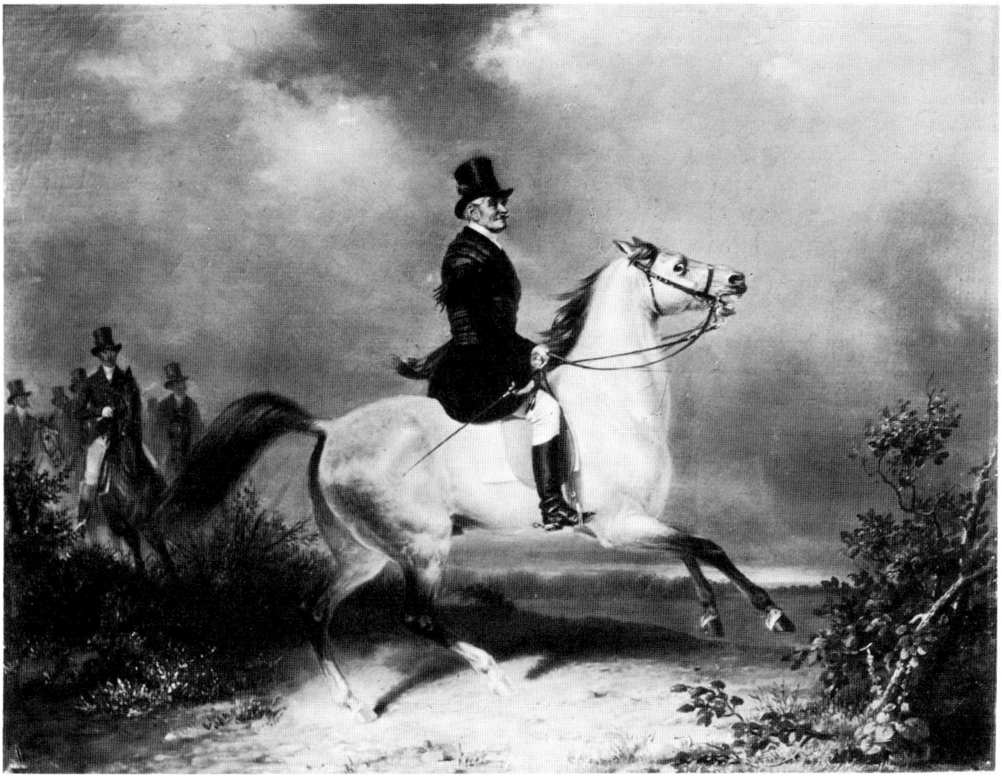

241 Eduard Grawert (um 1800–1864), Generalfeldmarschall Wrangel als Roter Jäger. Sign., um 1850. Öl a. Lwd., 48,5 x 64 cm. G 6

grafie den Platz räumen mußte und bereits Merkmale des modernen Tourismus ahnen läßt.

240

Im Zuge der künstlerischen Entdeckung außereuropäischer Landschaften wandte sich MAX SCHMIDT, Schüler von Karl Begas, Karl Krüger und August Wilhelm Schirmer, dem Orient zu. Er besuchte Konstantinopel, Syrien, Palästina, Ägypten und Arabien und wurde aufgrund dieser speziellen Erfahrungen zur Ausmalung des griechischen und ägyptischen Saales im Neuen Museum durch passende Landschaften mit herangezogen. 1868 ging er als Lehrer an die Weimarer Kunstschule und von dort 1872 nach Königsberg i. Pr.

Die »Beiruth 4/12 43« bezeichnete Skizze ist vor der Natur entstanden und beschreibt eine als Motiv wenig imposante Situation am Rande der Stadt vor dem nur hier und da hervortretenden Hintergrund des Meeres in einer lebendigen und doch präzisen Handschrift, die die Herkunft seiner Malerei aus der Umgebung Blechens verrät. Schmidt sucht hier nicht das Fremdartige zu charakterisieren, geschweige denn phantasievoll zu übersteigern, im Gegenteil schildert er das wenig Spektakuläre als etwas Vertrautes. Er sieht es unromantisch, als wäre der Orient nur wenig verschieden von Italien oder Deutschland.

241

EDUARD GRAWERT gibt sich in seinem Bildnis des Generals Wrangel zu Pferd als Nach-

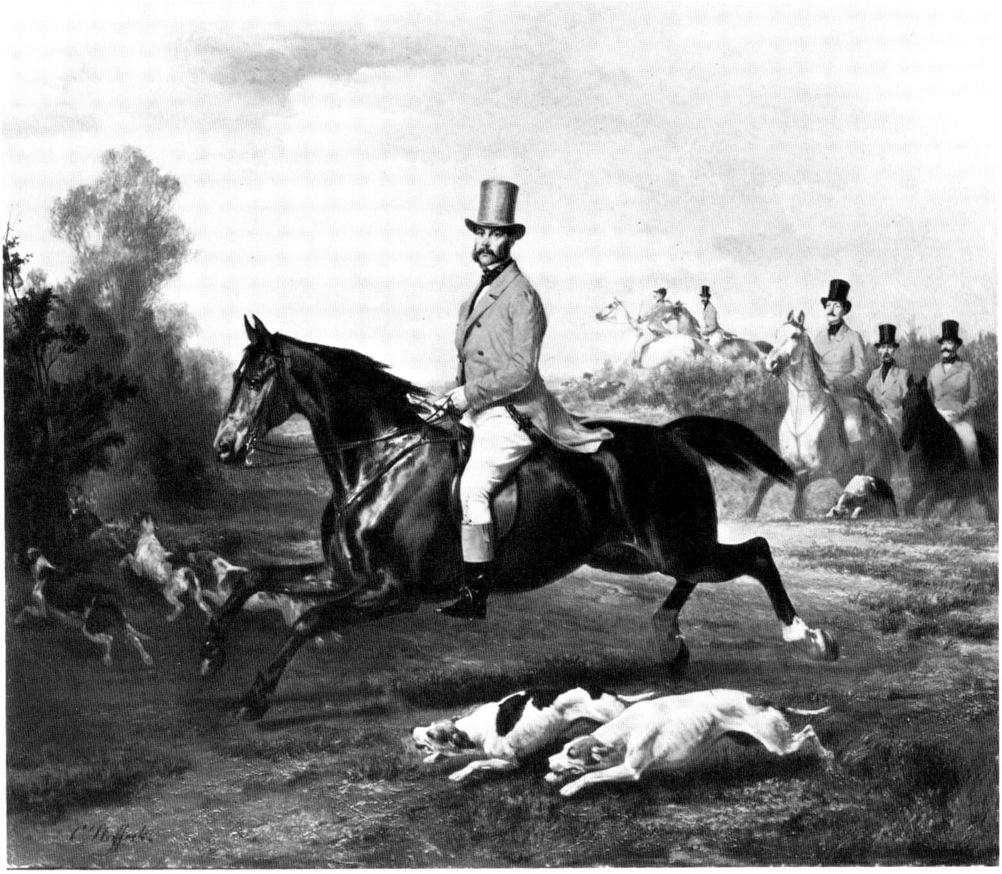

242 Carl Steffeck (1818–1890), Prinz Karl von Preußen als Roter Jäger. Sign., um 1860. Öl a. Lwd. 80 x 97 cm. G 6

folger Franz Krügers zu erkennen[383]. Der Gruppe von Reitern im Mittelgrund ist die Hauptfigur wirkungsvoll gegenübergestellt. Die Weite der flachen Landschaft, der bewölkte, gewittrige Himmel und die entsprechende Beleuchtung verraten den Willen zur großartigen Form, aber das Modische in der Kleidung und das Minutiöse in der Schilderung der Details bis hin zu der zugespitzten Charakterisierung der Physiognomie mit dem Ausdruck von Jovialität und Schlagfertigkeit tragen eine ungewollte Ironie in das Bild und zerstören die Ansätze zur Monumentalität. Die Erinnerung an alte Porträtphotographien vor gemalten Landschaftshintergründen stellt sich ein.

Grawert war Hofmaler und ist fast nur durch die wenigen Werke bekannt, die sich in den Schlössern bewahrt haben. Sein handwerkliches Können ist beachtlich, ebenso sein Geschmack in Farbgebung und Arrangement, aber es fehlt die Souveränität des künstlerischen Geistes, die man von einem Hofmaler wohl auch nicht erwartete.

242

Carl Steffeck, der bekannteste Schüler Franz Krügers, benutzt in seinem gegen 1860 gemalten Bildnis des Prinzen Karl von Preu-

[383] Börsch-Supan 1964, Nr. 95.

ßen den gleichen Typus des Reiterbildnisses als Jäger wie Eduard Grawert, aber seine Auffassung ist kraftvoller und selbstbewußter[384]. Trotz der Genauigkeit in der Wiedergabe der Details – auch die drei Reiter im Mittelgrund rechts sind als Porträts zu identifizieren – ist die mitreißende Bewegtheit der Jagdszene durch die unterschiedlichen Laufrichtungen der Pferde und Hunde, die den gesamten Bildraum beherrschen, mitgeteilt. Die Stofflichkeit der Oberflächen, Erdboden, Gras, die Felle der Tiere und die Kleidung, sprechen durch den dichten Farbauftrag stark mit. Der gesunde Tatsachensinn dieser Malerei hält das Element höfischer Eleganz in Grenzen.

Steffeck wurde 1880 Direktor der Akademie in Königsberg. Er hat Historienbilder, Porträts und Tierstücke gemalt. Seine berühmtesten Schüler in Berlin waren Hans von Marées und Max Liebermann.

243

In der Restaurationszeit erfährt das Tierstück mit jagdbarem Wild, das im 18. Jahrhundert und früher Abzeichen für die Zugehörigkeit zu einem privilegierten Stand war, eine neue Blüte. In diesem Sinne hatte auch der Prinz Karl von Preußen 1828 die jährlichen Parforcejagden im Grunewald wiedereingeführt. Auf das Jagdgenre spezialisierte sich in Berlin Carl Friedrich Schulz, der den Beinamen Jagdschulz erhielt. Das Bild »Zwei Rehe« befand sich vermutlich früher in

384 Börsch-Supan 1964, Nr. 170. Carl Steffeck (1818–1890). Seine Kunst, sein Leben, seine Werke. Zur Ausstellung aus dem Nachlasse Carl Steffecks Oktober 1913. Berlin 1913. Der Katalog verzeichnet als Nr. 51 Prinz Carl von Preußen beim Halali« (1859) in Privatbesitz.

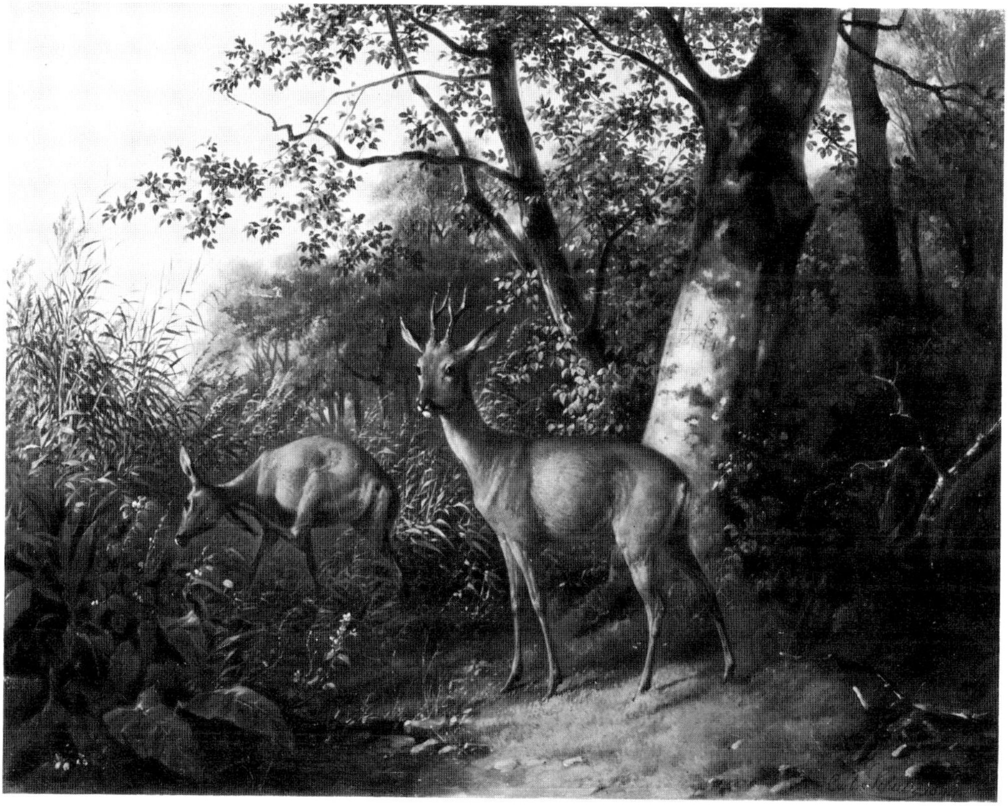

243 Carl Friedrich Schulz (1796–1866), Zwei Rehe. Sign., dat. 1844. Öl a. Lwd., 51 x 68 cm. G 6

der Sammlung des Grafen Redern, dem Schinkel am Pariser Platz ein großartiges Palais gebaut hatte, und war wohl 1844 auf der Berliner Akademieausstellung mit dem Titel »Ein Rehbock und eine Ricke treten aus dem Holz auf Aesung« gezeigt worden[385].

Aus Stimmung und Wiedergabe spricht weniger die Leidenschaftlichkeit des Jägers als die scharfe Beobachtungsgabe des Naturfreundes. Das Bild will sowohl durch die genaue Erfassung der Bewegungen bei den Tieren wie aller Einzelheiten der Vegetation überzeugen. Im Vordergrund ist jedes Blatt wiedergegeben. Durch das spätere Absinken dieses Tiergenres, die Tendenz zum Niedlichen bei der Darstellung von Rehen, der zum Dumpf-Brutalen bei Hirschen, ist es nicht leicht, die Qualität eines solchen Bildes zu würdigen, die, ähnlich wie bei Gaertner, in einer liebevoll-objektiven Sicht des Gegenstandes besteht.

Der Düsseldorfer Landschaftsmaler Johann Wilhelm Schirmer schreibt in seinen Lebenserinnerungen, Bilder von Schulz, die 1825 in Düsseldorf gezeigt wurden, hätten ihn wegen der Frische der Naturauffassung stark beeindruckt. Ein solches Urteil wird vor diesem Bild verständlich. Es gibt Naturstudien Schirmers, in denen sich der Maler ganz ähnlich wie Schulz hier in den aus der Nähe gesehenen Pflanzenwuchs vertieft.

244

Die anläßlich der Huldigung Friedrich Wilhelms IV. am 15. Oktober 1840 geschaffene Prunkvase der KÖNIGLICHEN PORZELLANMANUFAKTUR zeigt mit ihrem ungewöhnlich dichten Dekor bei ungewöhnlicher Größe den Weg, den das Ornament bei Gegenständen einschlug, die Macht und Ansehen, dabei auch Geschmack und Bildung zur Schau stellen sollten[386]. Nicht die Proportionen der Form oder ein klares gemaltes Bild bestimmen die Wirkung, sondern ein Reichtum von Schmuckmotiven, mit höchster handwerklicher Präzision durchgeführt, der nur nach und

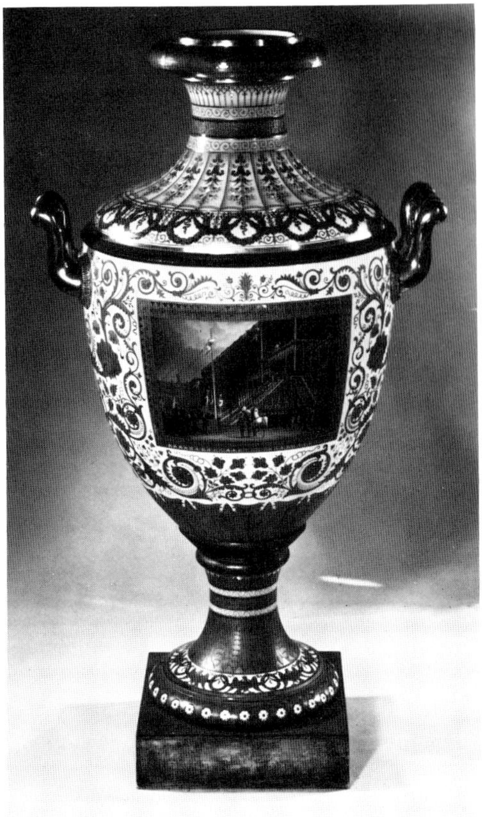

244 Königliche Porzellanmanufaktur, Prunkvase. Um 1840. Porzellan, H 109. Ch 210

nach zur Kenntnis genommen werden kann und den Eindruck von Kostbarkeit durch Fleiß der Ausführung hervorruft. Die im Einzelnen auf antikes Formgut zurückgreifenden Motive sind addierend nebeneinandergestellt. Antikisch ist auch die Gesamtform, die auf unteritalische Hydrien zurückgeht, und vor allem das Medaillon mit dem Bildnis Friedrich Wilhelms IV. als Onyx-Kameo. Kameen dieser Art aus der römischen Kaiserzeit galten als Abzeichen höchster herrscherlicher Würde auch in nachantiker Zeit. Das rückseitige Bild, die Darstellung der Huldigung vor dem

---

[385] Börsch-Supan 1975, D. 67, Nr. 88.

[386] Baer 1979, S. 270, Nr. 519.

Berliner Stadtschloß, erklärt diese gesteigerte Form des Bildnisses.

Friedrich Wilhelm III. hatte sich bei ähnlichen Vasen, wo eine Ansicht und sein Porträt gegenüberstehen, mit einem Bildnis im üblichen Sinn ohne Hinweis auf ferne Traditionen begnügt.

Die Porzellanmanufaktur hat trotz der Steigerung der technischen Leistung ihren künstlerischen Höhepunkt um diese Zeit überschritten.

245

Nach seiner Thronbesteigung hatte Friedrich Wilhelm IV. für sich und seine Gemahlin im Obergeschoß des Neringbaues des Charlottenburger Schlosses eine Wohnung einrichten lassen. Nicht nur durch modernes Mobiliar und Kunstwerke – Bilder und Skulpturen – auch durch Eingriffe in die vorhandene wandfeste Innendekoration gab er den INTERIEURS eine bezeichnende Note. Vergangenheit und Gegenwart sollten ineinanderfließen, ohne daß die Grenzen immer eindeutig auszumachen wären. Das historisch Ungenaue und die Mischung der Stile erzeugten eine Atmosphäre, die vielfältige Assoziationen zuließen und geschichtlicher Betrachtung ein weites Feld öffneten.

Das um 1845 gemalte Aquarell mit der von JOHANN HEINRICH STRACK eingerichteten Bibliothek der Königin Elisabeth ist ein Beispiel für diese Art Einfühlung in die Vergangenheit. Man hat die Neringsche Stuckdecke erhalten. Die geschnitzten Felderteilungen an den Wänden und der Spiegel mit Konsole im Rokokostil sind dagegen modern und echter Rokokoornamentik in benachbarten Zimmern nachempfunden. Andere Reminiszenzen wekken die Bücherschränke. Während die rechteckigen Felder noch etwas von der Strenge

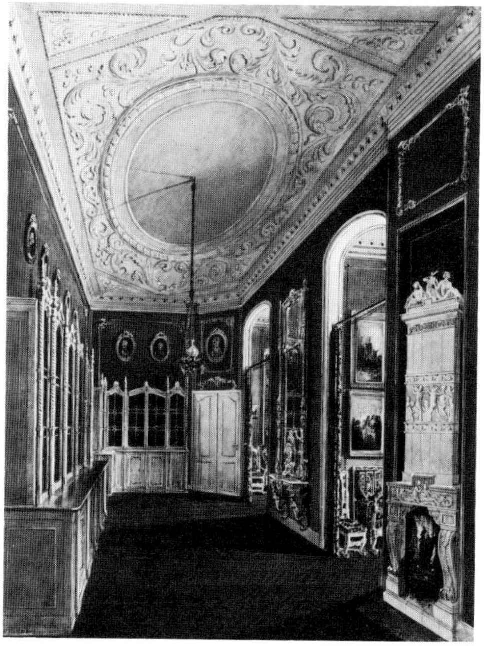

245 Johann Heinrich Strack (1805–1880), Einrichtung der Bibliothek der Königin Elisabeth im Schloß Charlottenburg. Um 1841. Aquarell von Friedrich Wilhelm Klose. Um 1845. Plankammer

des Schinkelschen Klassizismus zeigen, lassen die gedrehten Säulchen mit ihren spitzen Endigungen an Gotisches denken. Im Kamin dagegen lebt barockes Formgut wieder auf, verbunden mit zierlichen Figuren, die modern wirken[387].

Im Laufe der Zeit sollten sich solche Räume mit kaum übersehbaren Mengen von Kunstgegenständen und kunstgewerblichen Gebrauchsgegenständen füllen. Die Vielfalt der Formen lud geradezu zu weiteren Anregungen ein. Ein großer künstlerischer Gedanke freilich konnte sich in einer solchen Erinnerungslandschaft nicht mehr mitteilen.

---

[387] Kühn 1970, I, S. 81, 82, Abb. 52.

Literaturhinweise

Arenhövel, Willmuth, und Christa Schreiber (Hrsg.), Berlin und die Antike. Aufsätze. Berlin 1979

Badstübner-Gröger, Sibylle, Bibliographie zur Kunstgeschichte von Berlin und Potsdam. Berlin 1968

Baer, Winfried, Ausgewählte Werke des Kunsthandwerks. Erwerbungen der Berliner Schlösserverwaltung in der Nachkriegszeit. In: Schloß Charlottenburg – Berlin – Preußen, Festschrift für Margarete Kühn. München, Berlin 1975, S. 103–138

Bartoschek, Gerd, Berliner Biedermeier. Malerei und Grafik aus den Sammlungen der Staatlichen Schlösser und Gärten Potsdam-Sanssouci. Potsdam 1973

Berckenhagen, Ekhart, Pierre du Colombier, Margarete Kühn, Georg Poensgen, Antoine Pesne. Berlin 1958

Berckenhagen, Ekhart, Die Malerei in Berlin vom 13. bis zum ausgehenden 18. Jahrhundert. Berlin 1964

Bleckwenn, Hans. Unter dem Preußen-Adler. München 1978

Bleibaum, Friedrich, Johann August Nahl. Baden b. Wien, Leipzig 1933

Bloch, Peter und Waldemar Grzimek, Die Berliner Bildhauerschule im neunzehnten Jahrhundert. Berlin 1978

Boeck, Wilhelm, Oranienburg. Geschichte eines preußischen Königsschlosses. Berlin 1938

Börsch-Supan, Eva, Berliner Baukunst nach Schinkel 1840–1870. München 1977

Börsch-Supan, Helmut, Die Gemälde im Jagdschloß Grunewald. Berlin 1964

Börsch-Supan, Helmut, Literaturverzeichnis zur Geschichte der Gemäldesammlungen in den brandenburgisch-preußischen Schlössern. In: Gedenkschrift für Ernst Gall. Berlin, München 1965, S. 432–443

Börsch-Supan, Helmut, Die Kataloge der Berliner Akademie-Ausstellungen 1786–1850. Berlin 1971

Börsch-Supan, Helmut, Die Erwerbungstätigkeit der Verwaltung der Staatlichen Schlösser und Gärten in Berlin seit 1945. In: Schloß Charlottenburg – Berlin – Preußen, Festschrift für Margarete Kühn. München, Berlin 1975, S. 23–102

Borrmann, Richard, Die Bau- und Kunstdenkmäler von Berlin. Berlin 1893

Brües, Eva, Karl Friedrich Schinkel, Lebenswerk. Die Rheinlande. München, Berlin 1968

Doebber, Adolph, Heinrich Gentz, ein Berliner Baumeister um 1800. Berlin 1916

Eggers, Friedrich und Karl, Christian Daniel Rauch, Berlin 1873–1891

Falke, Otto von, Altberliner Fayencen. Berlin 1923

Galland, Georg, Der Große Kurfürst und Moritz von Nassau, der Brasilianer. Studien zur brandenburgischen Kunstgeschichte. Frankfurt a. M. 1893

Geyer, Albert, Geschichte des Schlosses zu Berlin. Berlin 1936

Göbel, Heinrich, Wandteppiche. Teil 3, Bd. 2, Berlin 1934

Grundmann, Günther, Karl Friedrich Schinkel. Schlesien. Berlin 1941

Herz, Rudolf, Berliner Barock. Bauten und Baumeister der ersten Hälfte des 18. Jahrhunderts. Berlin 1928

Hildebrand, Arnold, Das Bildnis Friedrichs des Großen. 2. Aufl. Berlin, Leipzig 1942

Himmelheber, Georg, Die Kunst des Deutschen Möbels, Bd. 3, Klassizismus, Historismus, Jugendstil. München 1973

Hintze, Erwin, Gleiwitzer Eisenkunstguß. Breslau 1928

Humbert, Abraham, und Joachim Martin Falbe, Nachrichten von verschiedenen Künstlern, welche von Zeit Friedr. Wilhelms des Großen und denen ihm folgenden Königen, in Berlin gelebt und gearbeitet haben, theils noch leben. In: Carl Friedrich Heinecken, Nachrichten von Künstlern und Kunst-Sachen. Leipzig 1768 S. 1–94

Huth, Hans, Zur Geschichte der Berliner Wirkteppiche. In: Jahrbuch der Preußischen Kunstsammlungen 56, 1935, S. 80–99

Huth, Hans, Friderizianische Möbel. Darmstadt 1958

Kania, Hans, Karl Friedrich Schinkel. Potsdam. Staats- und Bürgerbauten. Berlin 1939

Kania, Hans, und Hans-Herbert Möller, Karl Friedrich Schinkel, Lebenswerk. Mark Brandenburg. Berlin 1955

Katalog Abbilder-Leitbilder. Berliner Skulpturen von Schadow bis heute. Schloß Charlottenburg, Orangerie 1978

Katalog Berlin und die Antike. Schloß Charlottenburg 1979

Köllmann, Erich, Berliner Porzellan 1763–1963. Braunschweig 1966

Kreisel, Heinrich, Die Kunst des deutschen Möbels, Bd. 2, Spätbarock und Rokoko. München 1970

Kühn, Margarete, Der Gemäldebesitz der brandenburgisch-preußischen Schlösser. In: Gedenkschrift Ernst Gall. Berlin, München 1965, S. 403–432

Kühn, Margarete, Die Bauwerke und Kunstdenkmäler von Berlin. Schloß Charlottenburg. Berlin 1970

Kurth, Willy, Sanssouci. Ein Beitrag zur Kunst des deutschen Rokoko. Berlin 1964

Ladendorf, Heinz, Andreas Schlüter. Berlin 1935

Lenz, Georg, Berliner Porzellan. Die Manufaktur Friedrichs des Großen 1763–1786. Berlin 1913

Mackowsky, Hans, Johann Gottfried Schadow. Jugend und Aufstieg. 1764 bis 1797. Berlin 1927

Mackowsky, Hans, Die Bildwerke Gottfried Schadows. Berlin 1951

Menadier, Julius, Königliche Museen zu Berlin. Die Schaumünzen des Hauses Hohenzollern. Berlin 1901

Nicolai, Friedrich, Beschreibung der königlichen Residenzstädte Berlin und Potsdam. 3. Aufl. Berlin 1786

Nicolai, Friedrich, Nachricht von den Baumeistern, Bildhauern, Kupferstechern, Malern, Stukkaturern und anderen Künstlern welche vom dreyzehnten Jahrhunderte bis jetzt in und um Berlin sich aufgehalten haben ... Berlin, Stettin 1786

Neubauer, Edith, und Gerda Schlegelmilch, Bibliographie zur brandenburgischen Kunstgeschichte. Berlin 1961

Oesterreich, Matthieu, Description de tout l'intérieur des deux palais de Sans-Souci, de ceux de Potsdam et de Charlottenbourg ... Potsdam 1773

Ortenberg, Georg, Mit Gott für König und Vaterland. München 1979.

Peschken, Goerd, Karl Friedrich Schinkel, Lebenswerk. Das Architektonische Lehrbuch. München, Berlin 1979

Rave, Paul Ortwin, Karl Friedrich Schinkel, Lebenswerk. Berlin I–III. Berlin 1941, 1948, 1962

Rumpf, Friedrich, Beschreibung der aeussern und innern Merkwürdigkeiten der Königlichen Schlösser in Berlin, Charlottenburg, Schönhausen in und bey Potsdam. Berlin 1794

Johann Gottfried Schadow, Kunst-Werke

und Kunst-Ansichten. Berlin 1849, Neudruck Berlin 1980

Scheffler, Wolfgang, Berliner Goldschmiede, Daten Werke Zeichen. Berlin 1968

Schmidt, Robert, Brandenburgische Gläser. Berlin 1914

Schmitz, Hermann, Berliner Baumeister vom Ausgang des achtzehnten Jahrhunderts. Berlin 1914

Schmitz, Hermann, Berliner Eisenkunstguß. München 1917

Seidel, Paul, Friedrich der Große und die Kunst. Berlin 1922

Sievers, Johannes, Karl Friedrich Schinkel. Bauten für den Prinzen Karl von Preußen. Berlin 1942

Sievers, Johannes, Die Arbeiten von K. F. Schinkel für Prinz Wilhelm, späteren König von Preußen. Berlin 1950

Sievers, Johannes, Karl Friedrich Schinkel. Die Möbel. Berlin 1950

Sievers, Johannes, Karl Friedrich Schinkel, Lebenswerk. Bauten für die Prinzen August, Friedrich und Albrecht von Preußen. Berlin 1954

Schreiner, Ludwig, Karl Friedrich Schinkel, Lebenswerk. Westfalen. Berlin, München 1969

Vogel, Hans, Karl Friedrich Schinkel, Lebenswerk. Pommern. Berlin 1952

Wendland, Folkwin, Berlins Gärten und Parke von der Gründung der Stadt bis zum ausgehenden neunzehnten Jahrhundert. Berlin 1979

Werner, Anton von, Zur Jubelfeier 1698–1896. Kgl. akad. Hochschule für die bildenden Künste zu Berlin. Berlin 1896

Wirth, Irmgard, Eduard Gaertner. Der Berliner Architekturmaler. Berlin 1979

Wolzogen, Alfred Freiherr von, Aus Schinkel's Nachlaß. Berlin 1862–1864

Zick, Gisela, Berliner Porzellan der Manufaktur von Wilhelm Caspar Wegely 1751–1757. Berlin 1978

Künstlerregister

Die **halbfett** *gedruckten Ziffern sind die laufenden Nummern, unter denen Werke von Künstlern besprochen werden. Sie sind zugleich die Abbildungsnummern. Normalziffern verweisen auf Seiten, auf denen Künstler lediglich erwähnt sind.*

Grundrisse und Raumnummern

Jagdschloss Grunewald

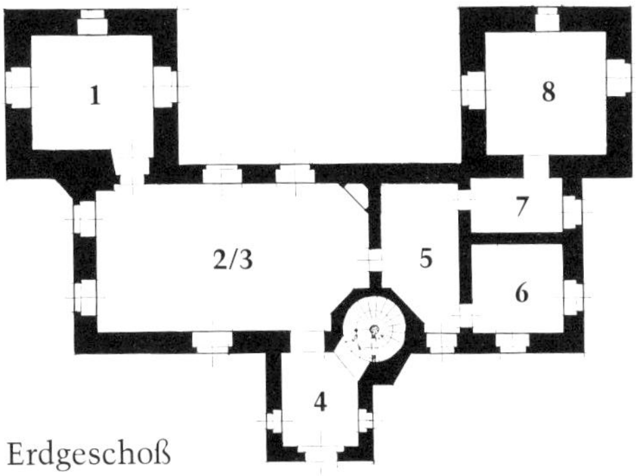

Erdgeschoß

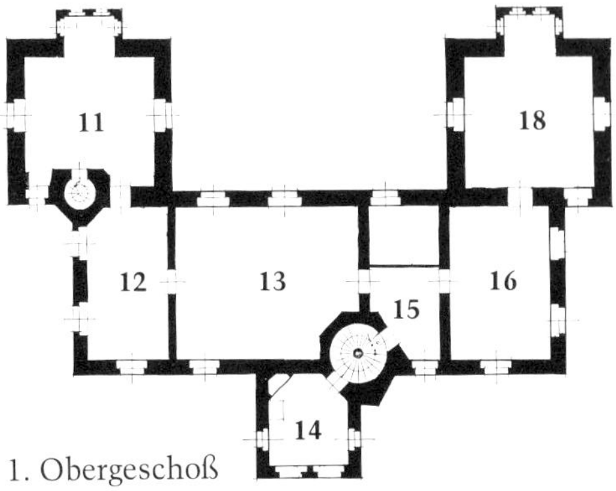

1. Obergeschoß

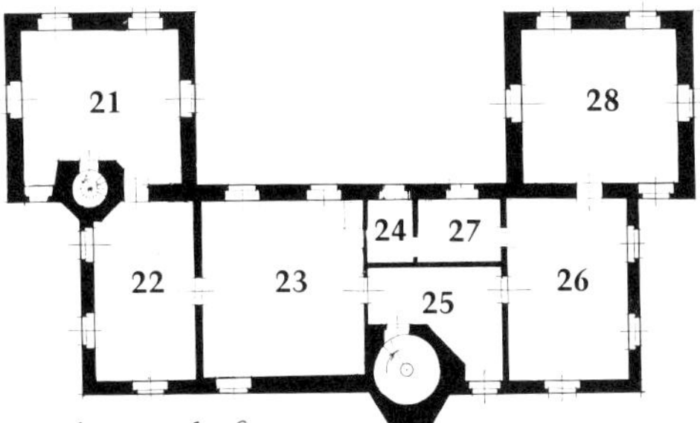

2. Obergeschoß

Schinkel-Pavillon

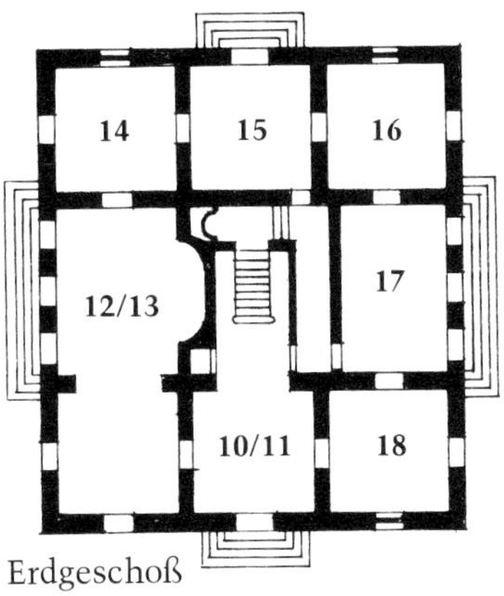

Erdgeschoß

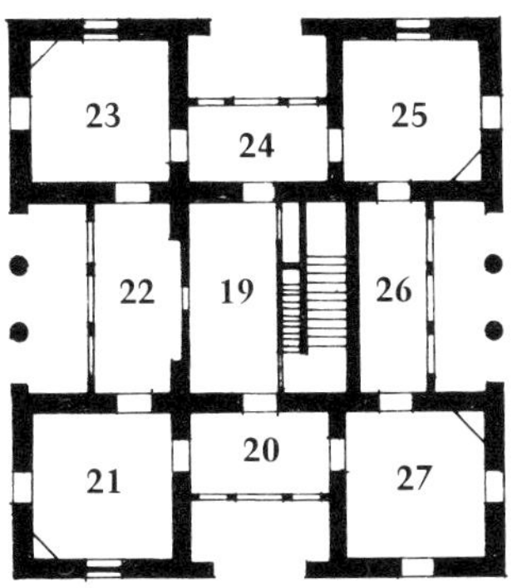

Obergeschoß

Schloss Charlottenburg

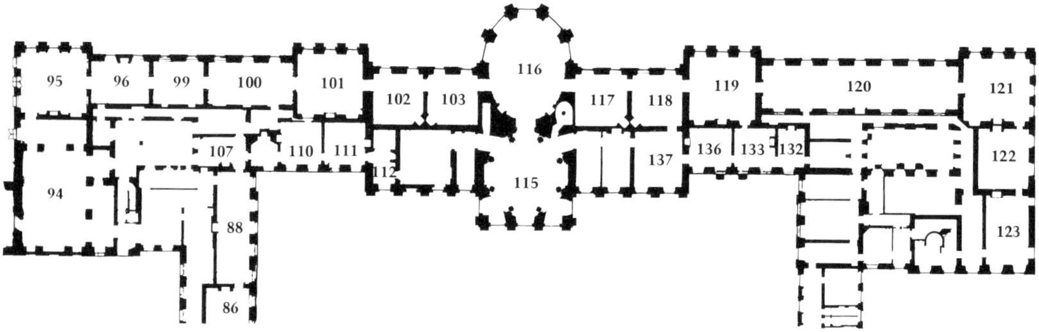

Mittelbau, Erdgeschoß

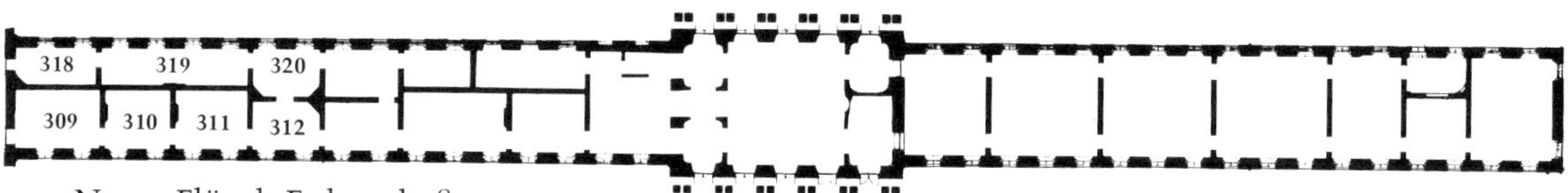

Neuer Flügel, Erdgeschoß

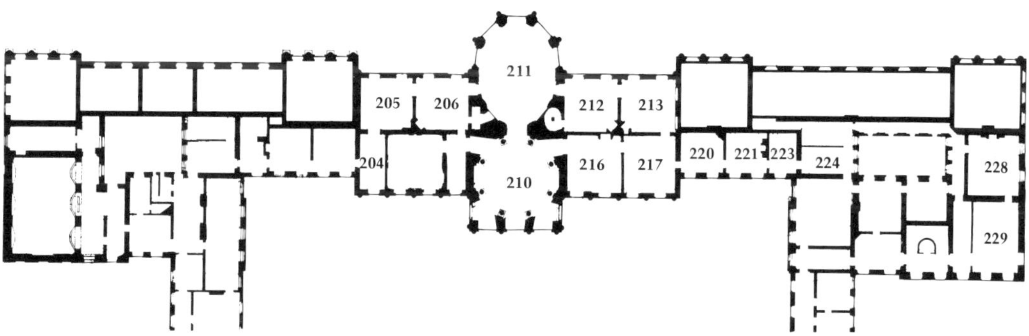

Mittelbau, Obergeschoß

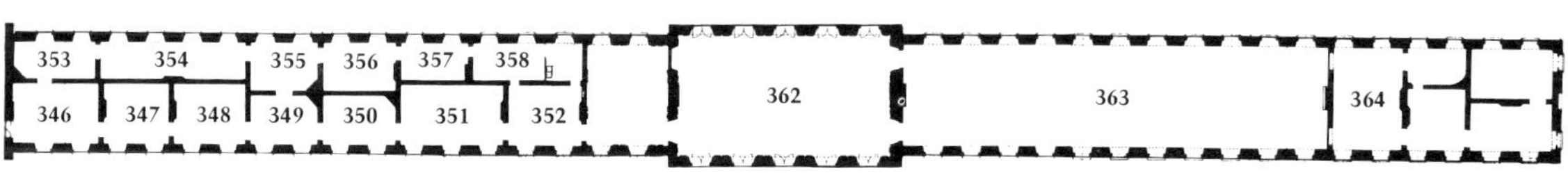

Neuer Flügel, Obergeschoß